高职高专"十三五"规划教材

Medicinal Chemistry

药物化学

第二版

◎ 徐　峰　陶雪芬　主编

U0230835

化学工业出版社

·北京·

《药物化学》(第二版)根据高等职业教育人才培养要求编写。全书分为十六章,编写内容注重知识的难易结合,在绪论中,主要介绍了药物化学的研究内容、任务和药物的命名;第一章主要介绍了药物化学结构与药效的关系和药物代谢;第二章到第十六章,分别介绍了麻醉药,镇静催眠药、抗癫痫药和抗精神失常药,解热镇痛药和非甾体抗炎药,镇痛药,拟胆碱药和抗胆碱药,心血管系统药,合成抗菌药,拟肾上腺素药,抗病毒药,抗组胺药,甾体激素药,降血糖药,抗肿瘤药,维生素和抗生素。本书还附有两个课内实验。

《药物化学》(第二版)正文中穿插了较多的"小故事""小知识"和"课后阅读",以此来增加本书的趣味性和故事性,提升本书对于高职学生的吸引力;同时根据本书内容设置了课后作业可供学生练习;介绍具体药物时,按照"通用名""化学名""CAS 号""理化性质""合成""代谢""药理及临床作用"和"不良反应"八个模块编写,明确又有条理,易于让读者接受;本书还以二维码的形式配有动画及视频,便于学生对重、难点知识的掌握。

本书可作为高职高专院校、成人高校及其他同等水平院校的药学相关专业的公共基础课和专业课教材,也可作为社会中各类读者学习药物化学的参考书。

图书在版编目(CIP)数据

药物化学/徐峰,陶雪芬主编. —2 版 . —北京:
化学工业出版社,2018.9(2023.9 重印)
ISBN 978-7-122-32626-3

Ⅰ.①药… Ⅱ.①徐…②陶… Ⅲ.①药物化学
Ⅳ.①R914

中国版本图书馆 CIP 数据核字(2018)第 170400 号

责任编辑:刘心怡 窦 臻 装帧设计:刘丽华
责任校对:边 涛

出版发行:化学工业出版社(北京市东城区青年湖南街 13 号 邮政编码 100011)
印　　装:北京建宏印刷有限公司
787mm×1092mm　1/16　印张 18½　字数 473 千字　2023 年 9 月北京第 2 版第 5 次印刷

购书咨询:010-64518888　　售后服务:010-64518899
网　　址:http://www.cip.com.cn
凡购买本书,如有缺损质量问题,本社销售中心负责调换。

定　　价:45.00 元
版权所有　违者必究

编写人员名单

主　　　编　　徐　峰　陶雪芬

章节编写人员　（以姓氏笔画为序）

张世杰（浙江中医药大学）

余卫国（浙江医药高等专科学校）

孟　越（湖州师范学院）

金银秀（台州职业技术学院）

徐　峰（台州职业技术学院）

陶雪芬（台州职业技术学院）

蒋军荣（台州职业技术学院）

微课编写人员　（以姓氏笔画为序）

叶海伟（台州职业技术学院）

闫启东（台州职业技术学院）

张　晶（台州职业技术学院）

杨珍珍（台州职业技术学院）

柯中炉（台州职业技术学院）

徐　峰（台州职业技术学院）

陶雪芬（台州职业技术学院）

前言

《药物化学》是浙江省示范性高等职业院校省优势特色专业药品生产技术专业建设成果之一，自第一版出版以来，受到用书学校的广泛好评。在全体编委的努力下，《药物化学》第一版完成了修订。本书侧重药物化学基础知识及应用知识的介绍，基本传承了第一版教材的章节安排，增加了抗生素章节及课内实验；还增加了一些最新的药物；对部分药物增添了新的知识和内容。

我国高职高专人才培养模式的基本特征是以服务为宗旨，以就业为导向，以此来适应行业发展和岗位需要的目标。高职学生最显著的特点就是爱上实操型课程，对纯理论课程兴趣不大。如何在一些专业强的基础理论课程教授的过程中让高职学生感兴趣，一直是让高职院校教师头疼的问题。

全体编写人员一致认为本教材的编写，需要遵循职业教育规律，结合药物化学的研究对象和任务，针对高职学生的实际情况，知识量应以"够用、实用、适用、能用"为度，同时提高教材的趣味性和故事性，从而提高本教材对于学生的吸引力。而教师在教授课程的过程中，也可适当的引入本教材涉及的相关趣味故事，增强课堂效果。

本教材根据高等职业教育人才培养要求编写，注重知识的难易结合。全书分为十六章，在绪论中，主要介绍了药物化学的研究内容、任务和药物的命名；第一章药物的基本知识中，主要介绍了药物化学结构与药效的关系和药物代谢；第二章到第十六章，分别介绍了麻醉药、镇静催眠药、抗癫痫药和抗精神失常药、解热镇痛药和非甾体抗炎药、镇痛药、拟胆碱药和抗胆碱药、心血管系统药、合成抗菌药、拟肾上腺素药，抗病毒药、抗组胺药、甾体激素药、降血糖药、抗肿瘤药、维生素和抗生素。章节中穿插了"小故事""小知识"和"课后阅读"，以此来增加本书的趣味性和故事性，提升本书对于高职学生的吸引力；同时根据本书内容设置了课后作业可供学生自测练习；介绍具体药物时，按照"通用名""化学名""CAS号""理化性质""合成""代谢""药理及临床作用"和"不良反应"八个模块编写，明确又有条理，易于让读者接受。

本书新增的一个特点是增加了微课视频，包括难点的解析、合成或鉴别实验的操作流程、部分仪器的分析方法介绍等，使读者能够零距离地边学边看，加深理解。

本书由徐峰和陶雪芬任主编。参加本书编写的有：台州职业技术学院金银秀、蒋军荣、徐峰和陶雪芬，浙江中医药大学张世杰，浙江医药高等专科学校余卫国以及湖州师范学院孟越。其中参加微课拍摄的是台州职业技术学院的徐峰、陶雪芬、张晶、叶海伟、柯中炉、杨珍珍和闫启东。

本书在编写过程中借鉴和参考了国内外大量参考文献及相关教材，许多老师提供了非常宝贵的建议，同时得到了编者所在院校的大力支持，在此一并表示感谢。

　　虽然编者十分重视编写质量，但是成稿时间较为仓促，且编者水平有限，疏漏和不妥之处在所难免，敬请广大读者及同行提出宝贵的意见和建议。

编者

2018 年 6 月 25 日

我国高职高专人才培养模式的基本特征是以服务为宗旨，以就业为导向，以此来适应行业发展和岗位需要的目标。高职学生最显著的特点就是爱动手，不爱动脑。如何让一些专业强的基础理论课程在教授的过程中让高职学生开动脑筋，一直是困扰高职院校教师的问题。

药物化学是关于药物的发现、发展和确定，并在分子水平上研究药物作用方式的一门科学。它是一门集药剂学、药理学、有机化学、无机化学等多门课程为一体的交叉的综合性课程。因而如何让高职学生学好这样一门综合性课程，是值得深思的问题。本教材全体编写人员一致认为，需要遵循职业教育规律，结合药物化学的研究对象和任务，针对高职学生的实际情况，知识量应以"够用、实用、适用、能用"为度，同时提高教材的趣味性和可读性，从而提高本教材对于学生的吸引力。而教师在教授课程的过程中，也可适当地引入本教材涉及的相关趣味故事，提高课堂效果。

本教材根据高等职业教育人才培养要求编写，注重知识的难易结合。全书分为十五章，在绪论中，主要介绍了药物化学的研究内容、任务和药物的命名；第一章药物化学基本知识中，主要介绍了药物化学结构与药效的关系和药物代谢；第二章到第十五章，分别介绍了麻醉药、镇静催眠药和抗癫痫药和抗精神失常药、解热镇痛药以及非甾体抗炎药、镇痛药、拟胆碱药和抗胆碱药、心血管系统药、合成抗菌药、拟肾上腺素药、抗病毒药、抗组胺药、甾体激素药、降血糖药、抗肿瘤药、维生素。在文中穿插了"小故事""小知识"和"课后阅读"，以此来增加本书的趣味性和可读性，提升本书对于高职学生的吸引力；同时根据本书内容设置了课后作业可供学生自测练习；介绍具体药物时，按照"通用名""化学名""CAS号""理化性质""合成""代谢""临床应用"七个模块编写，明确又极具条理，易于让读者接受。

本书由台州职业技术学院徐峰任主编，蒋军荣、金银秀任副主编。参加本书编写的有：台州职业技术学院杨珍珍和叶海伟，浙江中医药大学张世杰，浙江医药高等专科学校余卫国以及湖州师范学院孟越。

本书在编写过程中借鉴和参考了国内外大量参考文献及相关教材，许多老师提供了非常宝贵的建议，同时得到了编者所在院校的大力支持，在此一并表示感谢。

虽然编者十分重视编写质量，但是成稿时间较为仓促，且编者水平有限，疏漏和不妥之处在所难免，敬请广大读者及同行提出宝贵的意见和建议。

编者
2015 年 9 月 10 日

目录

绪 论 ‹‹‹‹‹‹‹‹

一、药物化学的研究内容和任务

药物化学（Medicinal Chemistry）是关于药物的发现、发展和确证，并在分子水平上研究药物作用方式的一门学科。将此定义展开，药物化学其实是一门发现和发明新药，合成化学药物，阐明药物化学性质，研究药物分子与机体细胞（生物大分子）之间相互作用规律的综合性学科。因而它是涉及化学、生物学、药学和医学的一门综合性交叉学科。

药物化学研究对象是药物。凡是用来预防、治疗和诊断疾病或为了调节人体生理机能、提高生活质量或保持身体健康的特殊化学品均可称为药物。药物按照来源可分为天然药物、化学药物、生物药物。其中化学药物是目前临床用药的主力军。化学药物的来源很广，可以来自于人工合成、半合成、动植物提取、矿物提取、微生物发酵、疫苗、血清等。其中来源最广的还是属于人工合成以及半合成药物。

药物化学研究的内容主要包括：①基于生物学科研究揭示的潜在药物作用靶点，参考其内源性配体或已知活性物质的结构特征，设计新的活性化合物分子；②研究化学药物的制备原理、合成路线及其稳定性；③研究化学药物与生物体相互作用的方式，在生物体内吸收、分布和代谢的规律及代谢产物；④研究化学药物的化学结构与生物活性（药理活性）之间关系［构效关系，Structure-Activity Relationship（SAR）］、化学结构与活性化合物代谢之间关系［构代关系，Structure-Metabolism Relationship（SMR）］、化学结构与活性化合物毒性之间关系［构毒关系，Structure-Toxicity Relationship（STR）］；⑤寻找、发现新药，设计、合成新药。

药物化学的研究任务主要包括：①发现具有进一步研究、开发价值的先导化合物（Lead Compound，hit），对其进行结构改造和优化，创造出疗效好、毒副作用小的新药，改造现有药物或有效化合物以期获得更有效、安全的药物；②实现药物的产业化；③研究药物理化性质、杂质来源、体内代谢等，为制定质量标准、剂型设计和临床药学研究提供依据，从而合理应用药物。

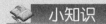

小知识

一些药物化学常用名词相关定义

1. 药物作用靶点：药物与机体生物大分子的结合部位。包括受体、酶、离子通道、转运体、免疫系统、基因等。

2. 构效关系：是药物或其他生理活性物质的化学结构与其生理活性之间的关系，是药物化学的主要研究内容之一。

3. 先导化合物：具有一定生理活性的化合物，可以作为结构改造的模型，从而获得预期药理作用的模型。

二、药物的命名

药物的名称包括药物的商品名、通用名和化学名。

M0-1　药物的命名

1. 药物的商品名

药物的商品名是国家药品监督管理局部门批准的特定企业使用的商品名称。同一种药由不同的企业生产，企业为了使自己的产品和其他企业生产的产品区别开来，进而保护自己的品牌，就给自己的产品起了一个名称，这就是商品名。如同一种感冒药酚麻美敏片，有新帕尔克牌，也有泰诺牌。在药品的包装上面，有商品名的地方往往会在商品名的右上角显示符号"®"，表明此商品名经过国家认证注册。并且使用商品名便于区别药物的其他名称（如通用名或化学名）。

按照我国《药品注册管理办法》，商品名应该符合高雅、规范、不粗俗；不能暗示药品的作用和用途；简单顺口的特点。且商品名管理十分严格，只有新化学药品、新生物制品以及具有化合物专利的药品，经过国家药监部门的批准，才可以使用商品名。因而原料药、中药等药品就没有商品名。

2. 药物的通用名

药品的通用名是由药典委员会按照《药品通用名称命名原则》组织制定并报卫生部备案的药品的法定名称，是同一种成分或相同配方组成的药品在中国境内的通用名称，具有强制性和约束性。因此，凡上市流通的药品的标签、说明书或包装上必须要用通用名称。其命名应当符合《药品通用名称命名原则》的规定，不可用作商标注册。药品通用名的英文名称采用世界卫生组织编订的国际非专利药名（International Nonproprietary Names for Pharmaceutical Substances，简称 INN）中的名称；INN 没有的，采用其他合适的英文名称。药品的通用名与药品一一对应，即一个药品对应一个通用名，如果两个药品的通用名一样，表明这两个药品具有相同的活性成分。这样可以避免一药多名或一名多药的问题。

3. 药物的化学名

M0-2　药物的化学名

（1）药物的化学名定义　药物的化学名是根据药品的化学结构写出的药品名称。同一个药品可能不止一种化学名，如解热镇痛药扑热息痛，其化学名可为对乙酰氨基酚，也可叫做 N-乙酰基-4-羟基苯胺。但是现有药物的化学名一般按照中国化学会公布的《有机化学命名原则》来命名，其母体的选择与美国《化学文摘》（Chemical Abstract，CA）系统一致。

（2）写化学名的基本步骤　一般根据药物化学结构写出化学名的基本

步骤为：第一步，规定药物结构的母体，然后将母体编号，母体的选择原则一般是环（多元环、并环等）或主要的官能团（醇、酸、胺、酯等）；第二步，按照母体编号，写出连在母体上的取代基；第三步，将母体名称放在最后，按次序由小到大，由前往后依次写出取代基。其中，数字与数字、符号与符号之间用"，"隔开，数字与符号、数字与汉字之间用"-"隔开。下面进一步举例说明。

（3）举例

【举例1】 根据药物布洛芬的化学结构写出其化学名。

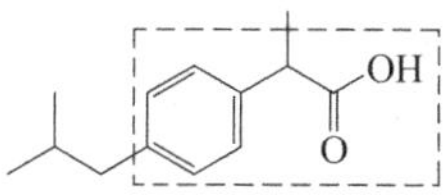

第一步：选母体，并写出母体名（一般为环+官能团）。布洛芬的母体为"苯乙酸"，其编号为（为了与其他数字区分，α 和 β 代替乙酸上取代编号1和2）：

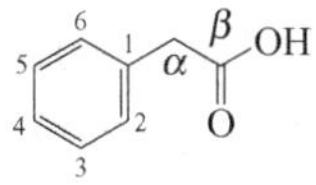

第二步：按照母体编号，写出连在母体上的取代基。取代基表示有两部分组成，分别是取代位置号和取代基团名称，且两者之间用"-"相连。布洛芬的取代基有两个，分别是"α-甲基"和"4-(2-丙基甲基)"。

第三步：将母体名称放在最后，按次序由小到大，由前往后依次写出取代基。"苯乙酸"写在最后，"α-甲基"写在最前，因而应该是：α-甲基-4-(2-丙基甲基)苯乙酸，且取代基之间用"-"连接。

【举例2】 根据药物氯贝丁酯的化学结构写出其化学名。

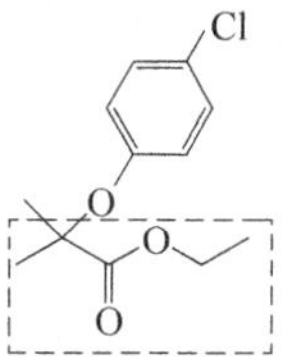

第一步：对于酯类或酰胺类药物，一般母体选择酯基或酰氨基作为母体。因而此处选择丙酸乙酯作为母体。编号为：

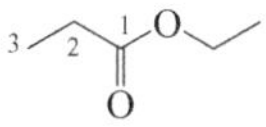

第二步：按照母体编号，写出连在母体上的取代基。氯贝丁酯的取代基有两个，分别是"2-甲基"和"2-(4-氯苯氧基)"。

第三步：将母体名称放在最后，按次序由小到大，由前往后依次写出取代基。由前往后依次写出"2-甲基""2-(4-氯苯氧基)"和"丙酸乙酯"。因而其最后的化学名：2-甲基-2-(4-氯苯氧基)丙酸乙酯。

三、影响药物作用的因素

药物产生药理作用及效应是药物与机体相互作用的结果，药物的作用常受到多种因素的影响，这些因素归纳起来主要包括两方面：一是药物方面的因素，二是机体方面的因素。

（一）药物方面的因素

1. 药物剂型及给药途径

同一种药物可以制成多种不同的剂型，采用不同的给药途径，不同给药途径的药物吸收速率和吸收程度不同，临床上主要依据病情和药物的特点决定给药途径。药物的制备工艺和原辅料的不同，也可能显著影响药物的吸收和生物利用度，如不同药厂生产的相同剂量的地高辛片，口服后的血药浓度可相差 7 倍。

有的药物采用不同的给药途径时，还会产生不同的作用和用途，如硫酸镁内服可以导泻和利胆，而注射则产生镇静和降低颅内压的作用。

2. 给药时间、次数及疗程

不同的药物有不同的用药时间规定。一般情况下，饭前服药吸收较好，发挥作用较快；饭后服药吸收较差，显效也较慢，但是对胃肠道刺激性较强的药物宜饭后服用，催眠药应在临睡前服用，助消化药宜在进餐前片刻或进餐时服用，胰岛素应在餐前注射。

用药的次数应根据病情的需要和药物在体内的消除速率而定，对半衰期短的药物给药次数要相应增加。长期用药应注意避免蓄积中毒，对毒性大或消除慢的药物常规定每日用量和疗程。为防止药物蓄积中毒，在肝、肾功能不全时，可减少用药量或延长给药时间。对于一定时间内给药总剂量不变的情况，给药间隔时间短，可减少血药浓度的波动，必须适当减少每次用量剂量，以免发生蓄积中毒；给药间隔时间长，则血药浓度波动大，必须注意不能让血药最高浓度超过最低中毒浓度且血药最低浓度不能低于疗效浓度。

大多数药物 1 日给药 3 次，消除快的药物每日给药 4 次，消除慢的药物应延长给药间隔时间。临床上需要立即达到有效血药浓度时，可在首次给药时采用负荷量，以后给予维持量。

疗程是指为了达到一定的治疗目的，需要连续用药的时间。疗程长短视病情而定，一般情况下，在症状消失后即可停药，但在应用抗菌药治疗某些感染时，为了巩固疗效、避免耐药性的产生，在症状消失后需要再服药一段时间。

3. 药物相互作用

临床上所指的药物相互作用是指两种或两种以上的药物同时或序贯应用时，产生了药物之间的相互影响和干扰，改变了药物的体内过程及机体对药物的反应，从而使药物的药理效应或毒性发生变化。广义的药物相互作用包括药理学的增效或减效、协同或拮抗、增毒或减毒，以及药剂学中的配伍禁忌。

药物相互作用主要表现在三个方面。

（1）体外药物相互作用　每种药物都有各自的理化特性，配伍不当即可产生物理或化学反应，导致药物失效或发生毒性反应，因此，药物的体外相互作用也称为配伍禁忌。药物配伍使用时导致药物外观、性质、药效发生变化，属于物理性配伍禁忌。这种情况一般不改变药物成分，但会造成制剂外观或均匀性发生变化，可能影响药物疗效或对患者造成损害。药物配伍使用时引起的药物成分的化学变化，导致疗效降低、毒副作用增大，属于化学性配伍禁忌。

（2）药动学的相互作用

① 吸收过程的相互作用。胃肠道 pH 影响药物的解离度，从而影响药物吸收。酸性药物在酸性环境下解离度低，分子型药物占大多数，因而脂溶性较高，较易透过生物膜被吸收；碱性药物在碱性环境下解离度低，分子型药物占大多数，脂溶性高，易吸收。但是酸性

药物如果跟碱性药物一起服用，比如碳酸氢钠与阿司匹林同时服用，将减少阿司匹林在胃里面的吸收。硝酸甘油片舌下含服，需要充分的唾液帮助其崩解和吸收，若同时服用抗胆碱药，则由于唾液分泌减少而使之降效。

② 分布过程的相互作用。两种蛋白结合率高的药物联合应用，药物会相互竞争血浆蛋白结合部位，可发生竞争性置换，使游离药物浓度提高，作用加强，甚至出现毒性反应。常见的血浆蛋白结合率高的药物有水杨酸类、保泰松、丙磺舒、香豆素类抗凝药、苯妥英钠、青霉素类、硫喷妥钠、磺胺药、磺酰脲类降糖药、吲哚美辛等。

③ 代谢过程的相互作用。大多数药物主要在肝脏由肝微粒体酶代谢，使脂溶性药物转化为极性较高的水溶性代谢物，易于从肾脏排泄。有些药物会抑制肝微粒体酶的活性。如苯巴比妥对肝药酶有致活作用，患者在口服抗凝血药双香豆素期间加服苯巴比妥，可使血液中双香豆素的浓度下降，抗凝作用减弱。西咪替丁有抑制肝药酶的作用，与抗凝药华法林同服可增强其抗凝血作用。

④ 排泄过程的相互作用。大多数药物在肾脏排泄，因此，影响药物排泄的相互作用通常发生在肾脏，主要表现在药物从肾小管的重吸收、肾小管的分泌等环节。如苯巴比妥中毒时，给患者输入碳酸氢钠等药物碱化尿液，促进苯巴比妥从尿液中排出，有利于患者中毒的解救。丙磺舒和青霉素竞争肾小管上的酸性转运系统，可延缓青霉素经肾排泄，使其抗菌作用时间延长。

（3）药效学相互作用　药效学的相互作用大致有两种。协同作用是指两个作用机制各异但效应相同的药物联合应用，可引起的效应大于单用效应的总和。比如，磺胺类药物和甲氧苄啶合用可使抗菌作用明显增强，而庆大霉素和呋塞米合用时，耳毒性增强，不良反应加重。

拮抗作用是指两个作用机制不同、效应相反的药物联用，可使彼此作用减弱。如饮茶或咖啡，可导致地西泮的镇静催眠作用减弱或消失。

（二）机体方面的因素

1. 遗传因素对药物作用的影响

遗传基因的差异是构成药物反应个体差异的决定因素。在人群中即使用药条件相同，也有少数人对药物的反应有所不同，称为个体差异。这种差异既有量反应差异，也有质反应差异。在量的方面表现为：①高敏性，某些患者对某种药物特别敏感，所需剂量低于常用量，较小剂量药物就会产生较强的药理作用；②耐受性，某些患者对药物的反应性特别低，所需剂量高于常用量，须用较大剂量才能出现药物效应。在质的方面表现为：①变态反应；②特异质反应。如对于有 6-磷酸葡萄糖脱氢酶（G6PD）缺乏症家族史的人，在使用抗疟药、解热镇痛药和磺胺类药时应预先检查其 G6PD 活性，以免引起溶血反应。

2. 精神因素对药物作用的影响

精神状态和情绪对药物的疗效有很大影响，精神振奋、情绪激昂可影响降压药、镇静催眠药的疗效。相反，精神萎靡、情绪低落可影响抗肿瘤药、抗菌药的治疗效果，严重者甚至可引起机体内分泌失调，降低机体抵抗力，导致或加重疾病。

3. 疾病对药物作用的影响

疾病本身能导致药物代谢动力学和药物效应动力学的改变，是影响临床用药的重要因素，尤其是肝脏、肾脏及心血管疾病可对药物的作用产生影响，肝肾功能损伤易引起药物体内蓄积、产生过久或过强的药物作用，甚至发生毒性反应。此外要注意患者有无潜在性疾病影响药物疗效。如氯丙嗪诱发癫痫；非甾体抗炎药激活溃疡；氢氯噻嗪加重糖尿病；抗 M

胆碱药诱发青光眼等。

4. 特殊人群用药

为保证用药的有效性和安全性，用药要充分考虑特殊人群的用药特点。特殊人群是指孕妇、新生儿、婴幼儿及老年人等，他们在生理、生化功能等方面表现出一定的特殊性，影响药物的药动学过程。

由于妊娠期母体生理学发生变化以及激素的影响，药物在孕妇体内的药动学过程与非妊娠期有所不同。孕妇妊娠期间受雌、孕激素的影响，胃酸分泌减少，使弱酸性药物吸收减少、弱碱性药物吸收增多；肠蠕动减弱，使口服药物吸收延缓；早孕反应如呕吐，可致药物吸收减少。

大多数药物可经胎盘进入胎儿体内，且有相当多的药物经过代谢而形成有害物质，可致胎盘死亡或致畸形。一般脂溶性高、解离度低、分子量小、血浆蛋白结合力低的药物容易进入胎儿体内。因此，孕妇用药，特别是孕早期用药要十分慎重。

小儿用药尤其需要谨慎，使用不当会造成器官和组织发育障碍，甚至发生严重不良反应，造成后遗症。小儿，尤其是婴幼儿，体液含量比例较高，药物消除慢，对影响水、盐代谢和酸碱平衡的药物很敏感。新生儿、婴幼儿器官和组织处于发育生长期，肝、肾、中枢神经系统发育不完全，尤其是血脑屏障通透性高，对直接作用于中枢的药物较敏感。新生儿及婴幼儿血浆蛋白浓度低，结合力较差，尤其是新生儿体内存在许多能与血浆蛋白竞争结合的内源性物质，使血液中结合型药物减少，游离型药物浓度明显增加，可引起药效增强或中毒。

老年人组织器官的功能随年龄增长日渐衰退，功能代偿能力降低，耐受性下降，药物的代谢及排泄功能减慢；老人血浆蛋白含量较低，体液含量比例减少，脂肪较多，故药物血浆蛋白结合率偏低。

5. 机体对药物的反应性变化

长期反复用药可引起机体（包括病原体）对药物的反应性发生变化，主意表现为：①耐受性，连续用药后机体对药物的反应性降低，药效下降，增加剂量可保持药效不减；②依赖性，可分为生理依赖性和精神依赖性，前者是由于反复用药造成机体对药物的一种适应状态。

四、药品的质量和质量标准

1. 药品的质量评定原则

药品作为维护人类健康的特殊商品，其质量的好坏直接关系着人们的身体健康。因此，药品的研制、生产、销售和使用的各个环节都受到相应法规的严格控制，以保证其质量。控制药品质量的法定依据是药品质量标准。药品质量标准规定，控制药品的质量一般包括鉴别、检查与含量测定三个方面，必须全面考虑。随着药学事业的迅猛发展，目前评定药品质量逐步由体外稳定性及外观质量转向体内有效性与安全性的方面。评定药品的质量，应从以下两个方面考虑。

（1）药品的疗效和不良反应　疗效和不良反应是评价药品质量的最重要的指标。由于药品的基本属性是治疗疾病，因而药品的有效性至关重要，但是，不良反应直接关系到药品的安全性，也是影响药品疗效发挥的一个重要因素。因此，质量好的药品应该是疗效确切、不良反应少，即具有高效低毒的特点，这也是药品的基本内涵。

（2）药品的纯度　药品的纯度是单位药品所含药品有效成分的含量，又称药用纯度或药用规格，是药物中杂质限度的体现。药品纯度可由药品的性状、物理常数、杂质限量、有效成分的含量、生物活性等多个方面的指标来体现，这些均能反应药品质量。通常将任何影响药品纯度的物质均称为杂质，具体是指药物中存在的、无治疗作用或影响药物的稳定性和疗效，甚至对人体健康有害的物质。因此，质量好的药品必须达到一定的纯度标准。

药品中的杂质来源一般有以下两个途径。①生产过程中引入或产生。如来源于原料中杂质、原料反应不完全、反应过程中副反应、加入的溶剂或催化剂、所用的反应设备等。②贮存过程中引入。药物中某些官能团受到湿度、温度、光照、空气、微生物、金属离子等因素影响，可能发生水解、氧化等化学反应，产生新的杂质。因此，在生产过程中应尽量优化工艺，提高反应的原子利用率，尽量减少杂质产生；在贮存过程中应根据具体药品的理化性质选择适宜的贮存方法和条件，并严格规定在有效期内使用。

2. 药品的质量标准

为了保证药品安全有效，需要一个统一的质量标准，即药品质量标准，它是药品在生产、检验、供应和使用等方面必须遵循的法定依据。各国都有自己的药品质量标准，即药典，如美国药典（USP）、欧洲药典（EP）、英国药典（BP）、日本药典（JP）、中国药典（ChP）。中国药典全称为《中华人民共和国药典》，每5年再版1次，是国家级标准；除此之外，由国家食品药品监督管理总局颁布的药品质量标准称为局颁标准。标准中对药品的质量作了具体的规定，包括化学结构、化学名、分子式、分子量、含量标准、性状、鉴别、检查、含量测定、制剂规格等项目，以保证药品生产规范、使用安全有效。

小知识

《中华人民共和国药典》

《中华人民共和国药典》简称《中国药典》第一部《中国药典》（1953年版）由卫生部编印发行，随后又多次修订得到1977版、1985版、1990版、1995版、2000版、2005版、2010版和2015版中国药典。最新的药典即为2015版，是2015年6月5日由中国医药科技出版社出版的图书，是由国家药典委员会创作的，分为四部出版：一部收载药材和饮片、植物油脂和提取物、成方制剂和单味制剂等；二部收载化学药品、抗生素、生化药品以及放射性药品等；三部收载生物制品；四部收载通则，包括制剂通则、检验方法、指导原则、标准物质和试液试药相关通则、药用辅料等。

五、处方药与非处方药

1. 药品分类管理

药品分类管理是根据药品品种、规格、适应证、剂量及给药途径等的不同，将药品分为处方药和非处方药，并作出相应的管理规定。实施药品分类管理，可以保证公众用药安全、有效及使用方便。处方药和非处方药并不是药品本质的属性，而是一种管理的界定，是国际通行的药品管理模式。我国《处方药与非处方药分类管理办法》自2000年1月1日起实施。

2. 处方药（Prescription Medicine）与非处方药（Over-the-Counter，OTC）的概念

（1）处方药 处方药是必须凭执业医师或助理执业医师处方才可调配、购买和使用的药品。处方药主要包括以下几种情况：刚上市的新药，需要进一步观察其药理活性及不良反应；能够产生依赖性的药物，如吗啡类镇痛药及某些催眠安定药物等；毒性较大的药物，如抗癌药等；必须由医生和实验室检查来确诊的某些疾病，需医生处方并在医生指导下使用的药物，如心脑血管疾病治疗药物等。

（2）非处方药（OTC）　非处方药是指患者可以自己根据药品说明书自选、自购、自用的药物。这类药毒副作用较少、较轻，而且也容易察觉，不会引起耐药性、成瘾性，与其他药物相互作用也小，在临床上使用多年，疗效肯定。非处方药主要用于病情较轻、稳定、诊断明确的疾病，如感冒、咳嗽、消化不良、头痛、发热等。主要包括解热镇痛药、镇咳药、消化系统药、皮肤病用药、滋补药、维生素、微量元素及添加剂，多以口服、外用、吸入等剂型为主。根据药品的安全性，OTC 又可以分为甲、乙两类。OTC 标识红底白字的是甲类，绿底白字的是乙类。甲、乙两类非处方药虽然都可以在药店销售，但乙类安全性更高，除了在药店销售外，还可以在有关部门批准的超市、宾馆、商店等处销售。简而言之，非处方药属于可以在药店随意购买的药品。但非处方药是随着社会发展，人民文化水平的提高而诞生的，所以要遵循见病吃药、对症吃药、明白吃药、依法（用法、用量）吃药。

习　题

一、选择题

1. 凡具有治疗、预防、缓解和诊断疾病或调节生理功能、符合药品质量标准并经政府有关部门批准的化合物，称为（　　　）。

　　A. 化学药物　　　　　　　　B. 无机药物　　　　　　　　C. 合成有机药物

　　D. 天然药物　　　　　　　　E. 药物

2. 药物商品名上的"®"表示（　　　）。

　　A. 已经注册成功的商品名　　B. 已经注册成功的通用名　　C. 已经注册成功的化学名

　　D. 待注册的商品名　　　　　E. 法定名称

3. 药物扑热息痛的最合适的母体选择是（　　　）。

$$HO-\!\!\!\bigcirc\!\!\!-NH-\overset{\overset{\displaystyle O}{\|}}{C}-CH_3$$

　　A. 对氨基苯酚　　　　　　　B. 乙酰胺　　　　　　　　　C. 乙酰基

　　D. 苯环　　　　　　　　　　E. 苯胺

4. 单位药品所含药品有效成分的含量称为药品的（　　　）。

　　A. 有效物　　　　　　　　　B. 纯度　　　　　　　　　　C. 有效性

　　D. 纯净度　　　　　　　　　E. 杂质

5. 下列不属于药品杂质来源的是（　　　）。

　　A. 生产过程中引入

　　B. 生产过程中产生

　　C. 贮存过程中引入

　　D. 官能团发生水解、氧化等化学反应

　　E. 由于药品真空密封保存

6. 中国药典的表示方法为（　　　）。

　　A. EP　　　　　　　　　　　B. JP　　　　　　　　　　　C. CP

　　D. ChP　　　　　　　　　　E. USP

7. 下列可以买到抗癌药的地方为（　　　）。

　　A. 超市　　　　　　　　　　B. 小卖部　　　　　　　　　C. 宾馆

　　D. 药店　　　　　　　　　　E. 医院

二、简答题

1. 药物化学的研究内容和任务包括哪些？
2. 请写出 3 个现在市场上出售的药品的商品名、通用名和化学名。
3. 根据药物化学结构写出其化学名的基本步骤是什么？
4. 根据下列药物结构，写出其化学名。

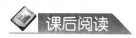

5. 处方药和非处方药的区别是什么？
6. 如何评定药品的质量？

三、名称解释

1. 药物化学　2. 先导化合物　3. 构效关系　4. 药物化学名
5. 药物通用名　6. 药物商品名　7. 处方药　8. 纯度　9. 非处方药

习题答案（部分）

一、选择题

1. E；2. A；3. A；4. B；5. E；6. D；7. E

课后阅读

药物化学发展简史

19 世纪末，化学工业的兴起、Ehrlich 化学治疗概念的建立，为 20 世纪初化学药物的合成和进展奠定了基础。例如早期的含锑、砷的有机药物用于治疗锥虫病、阿米巴病和梅毒等。在此基础上发展用于治疗疟疾和寄生虫病的化学药物。

20 世纪 30 年代中期发现百浪多息和磺胺后，合成了一系列磺胺类药物。1940 年青霉素疗效得到肯定，β-内酰胺类抗生素得到飞速发展。随着 1940 年 Woods 和 Fildes 抗代谢学说的建立，不仅阐明抗菌药物的作用机理，也为寻找新药开拓了新的途径。例如以抗代谢学说发现抗肿瘤药、利尿药和抗疟药等。药物结构与生物活性关系的研究也随之开展，为创制新药和先导物提供了重要依据。30～40 年代是药物化学发展史上的丰收时代。

进入 50 年代后，新药数量不及最初阶段，药物在机体内的作用机理和代谢变化逐步得到阐明，导致联系生理、生化效应和针对病因寻找新药，改进了单纯从药物的显效基团或基本结构寻找新药的方法。例如利用潜效（Latentiation）和前药（Prodrug）概念，设计能降低毒副作用和提高选择性的新化合物。1952 年发现治疗精神分裂症的氯丙嗪后，精神神经疾病的治疗，取得突破性的进展。非甾体抗炎药是 60 年代中期以后研究的活跃领域，一系列抗炎新药先后上市。

60 年代以后构效关系研究发展很快，已由定性转向定量方面。定量构效关系（QSAR）是将化合物的结构信息、理化参数与生物活性进行分析计算，建立合理的数学模型，研究构-效之间的量变规律，为药物设计、指导先导化合物结构改造提供理论依据。另外，分子力学和量子化学与药学科学的渗透、X 衍射、生物核磁共振、数据库、分子图形学的应用，为研究药物与生物大分子三维结构、药效构象以及二者作用模式、探索构效关系提供了理论依据和先进手段，现认为 3D-QSAR 与基于结构的设计方法相结合，将使药物设计更趋于合理化。2013 年诺奖获得者 Karplus，也是由于他在 3D-QSAR 软件 Discovery Studio 上的杰出研究而获奖。

对受体的深入研究，尤其许多受体亚型的发现，促进了受体激动剂和拮抗剂的发展，寻找特异性地仅作用某一受体亚型的药物，可提高其选择性。如 α 和 β 肾上腺素受体及其亚型阻滞剂是治疗心血管疾病的常用药物；组胺 H_2 受体阻滞剂能治疗胃及十二指肠溃疡。内源性脑啡肽类对阿片受体有激动作用，因而呈现镇痛活性，目前阿片受体有多种亚型（如 δ、ε、γ、η、κ 等），为设计特异性镇痛药开拓了途径。

随着对酶的三维结构、活性部位的深入研究，以酶为记点进行的酶抑制剂研究取得很大进展。例如通过干扰肾素（Renin）-血管紧张素（Angiotensin）-醛固酮（Aldosterone）系统调节而达到降压效用的血管紧张素转化酶（ACE）抑制剂，是 70 年代中期发展起来的降压药。一系列的 ACE 抑制剂如普利类，已是治疗高血压、心力衰竭的重要药物。3-羟基-3-甲戊二酰辅酶 A（HMG-CoA）还原酶抑制剂，对防治动脉粥样硬化、降血脂有较好的疗效。噻氯匹定可抑制血栓素合成酶，用于防治血栓形成。

离子通道类似于活化酶存在于机体的各种组织，参与调节多种生理功能。70 年代末发现的一系列钙拮抗剂（Calcium Antagonists）是重要的心脑血管药。其中二氢吡啶类研究较为深入，品种也较多，各具药理特点。近年发现的钾通道调控剂为寻找抗高血压、抗心绞痛和 I 类抗心律失常药开辟了新的途径。

80 年代初诺氟沙星用于临床后，迅速掀起喹诺酮类抗菌药的研究热潮，相继合成了一系列抗菌药物，这类抗菌药和一些新抗生素的问世，被认为是合成抗菌药发展史上的重要里程碑。

生物技术是近 20 年发展的高新技术，医药生物技术已成为新兴产业和经济生长点。90 年代初以来上市的新药中，生物技术产品占有较大的比例，并有迅速上升的趋势。通过生物技术改造传统制药产业可提高经济效益，利用转基因动物-乳腺生物反应器研制、生产药品，将是 21 世纪生物技术领域研究的热点之一。除此之外，组合化学技术结合高通量筛选技术的快速发展，将对发现先导化合物和提高新药研究水平都具有重要意义。

21 世纪初，很多酶、受体、蛋白的三维空间结构已被一个个地阐明，以此为药物作用靶点，用计算机辅助设计技术与药物筛选进行紧密地结合进行药物高通量筛选的技术已经逐渐被广泛利用。且随着进一步发展，利用计算机进行药物的高通量筛选的准确性也会大大提高。

我国化学事业的发展虽然取得了很大的进步，但与国际先进水平相比，还有很大的差距。原料药大多是仿制品，一般都是国外专利到期的药物进行合成工艺的改进研究。新药的研制及创新能力很薄弱，具有知识产权的药物极少。中国加入世贸组织（WTO）后，药物相关产业面临着更大的国际竞争压力。只有更快更好地吸收国际药物化学研究的先进理念，建立一支成熟的集教学、研究和生产良性循环的队伍体系，我国药物化学事业才能迎来崭新的明天。

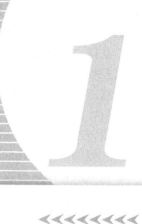

第一章

药物的基本知识 <<<<<<<<

第一节 药物化学结构与药效的关系

药物的构效关系（SAR），即药物的化学结构与药效的关系是药物化学课程的核心问题，通过药物构效关系的研究，才能将不同来源的先导化合物逐步优化，达到提高其活性，降低毒性的目的。

在研究此问题之前，首先应该了解药物进入生物体内后发生药效的过程，这个过程分为三个阶段（见图 1-1）：①药剂学阶段（Pharmaceeutical Phase），即选择适合的给药途径和剂型，使药物在生物体内达到最佳的治疗效果；②药代动力学阶段（Pharmacokinetic Phase），包括药物的吸收、分布、代谢、排泄等方面；③药效学阶段（Pharmacodynamic Phase），主要是药物与目标靶点的相互作用产生药效的过程。

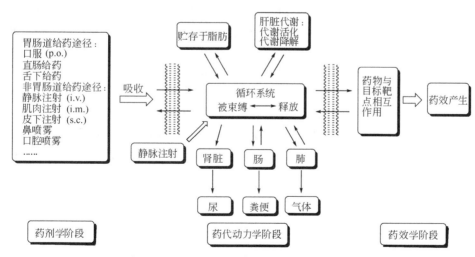

图 1-1　药物进入生物体内后发生药效示意图

药物在分子水平上根据其化学结构对药效的影响程度，分为结构非特异性药物和结构特异性药物。前者的药效主要受药物分子的理化性质影响，与其化学结构关系不大；而后者的生物活性除了与其理化性质有关外，还与化学结构有紧密关系，往往药物的化学结构与目标靶点（受体）之间的相互作用的契合度和强度决定着药物药效。大多数药物都属于后者，因而研究药物构效关系时要研究药物的理化性质和结构因素对药效的影响。

药物产生药效的决定因素有两个：一是药物必须以一定的浓度到达作用部位，即药物进入人体后，经过药代动力学阶段后，能够到达作用靶点；二是药物和作用靶点（受体）能够相互作用，产生生物效应，即药物的化学结构，能否进入目标受体，并与受体形成以氢键、共价键、范德华力等具有稳定作用力的复合物。

综上所述，影响药效主要因素有药物的结构因素和理化性质。

一、药物的结构因素对药效的影响

药物的结构因素包括药物的基本结构、官能团变化以及立体因素对药效产生的影响。

1. 药物的基本结构对药效的影响

在药物研究过程中，人们发现具有类似药理作用的药物，往往具有相同或者相似的结构部分，它们被称为药物的基本结构。如具有磺酰脲结构的药物往往具有降血糖作用；具有 β-内酰胺类药物往往作为抗生素用于抗菌。

磺酰脲基本结构　　　　　　β-内酰胺基本结构

药物的基本结构往往是特异性药物具有何种活性的标记，是药物产生活性必不可少的基元。在药物的结构改造和新药设计中，往往保持药物的基本结构不变，改变其局部基团或原子，以此来改变药物的理化性质，达到提高药效和降低毒性的目的。

2. 药物的官能团变化对药效的影响

结构特异性药物与受体结合，形成稳定的复合物才能发挥药物生理活性。而要形成稳定的复合物主要依赖于药物分子的大小、形状和电子分布。而这些因素归根到底还是由药物的化学结构决定。在药物基本结构不变的情况下，不同的局部官能团变化往往使得药物的理化性质、体内代谢，甚至连生理活性也发生改变。因而研究官能团变化对于先导化合物的进一步优化具有积极的指导意义。

（1）烃基　药物中引入烃基具有增加疏水性、降低解离度、增加空间位阻、增加稳定性的作用。如雌二醇（Estradiol）的 17 位碳上的 β 羟基在体内易被代谢氧化，不能口服。在 17 位碳上 α 位引入乙炔基变成炔雌醇（Ethinylestradiol），则增加了分子的空间位阻，不易被代谢，口服有效。

雌二醇　　　　　　　　　　炔雌醇

（2）卤素　卤素原子具有较大的电负性，为强吸电子基，能够影响化合物的电荷分布，往往能增强药物原有活性。如神经激肽 1（Neurokinin 1，NK1）受体拮抗剂 *N*-乙酰-L-色氨酸-苯甲酯的苯环上的 3、5 位接上两个三氟甲基，发现其拮抗作用增加了 1000 倍，活性大大提高。除此之外，增加卤素原子能够增强化合物的脂溶性。如新一代的全身麻醉药中有较多的卤素原子，如氟烷（Halothane），能够通过血脑屏障进入中枢神经系统，达到全身麻醉的作用。

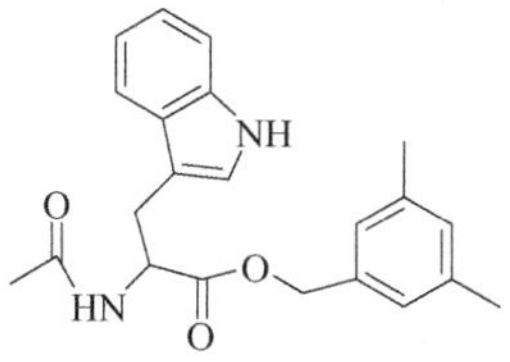

N-乙酰-L-色氨酸-(3,5-二甲基)苯甲酯 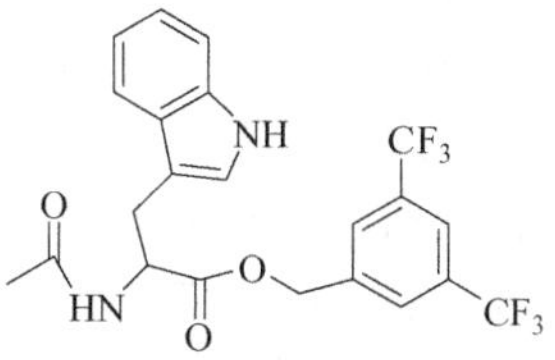　　　　*N*-乙酰-L-色氨酸-(3,5-二三氟甲基)苯甲酯

$CF_3CHBrCl$
氟烷

（3）羟基和巯基　羟基的存在一方面能增加化合物的水溶性，降低药物毒性，如解热镇痛药非那西汀（对乙氧基乙酰苯胺）原本具有较大的毒副作用，将其乙氧基用羟基取代变成扑热息痛后，毒性大大降低；另一方面可以增加分子与受体的结合力，如吗啡、多巴胺等大多含羟基的化合物与受体之间存在氢键的作用，以此可增强药物活性。

与羟基相比，巯基的存在会使化合物的水溶性增加较小，但是脂溶性会较醇高。巯基化合物易与金属离子或一些酶的吡啶环形成复合物，因此对代谢有显著影响。

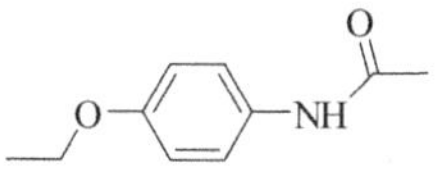

非那西汀 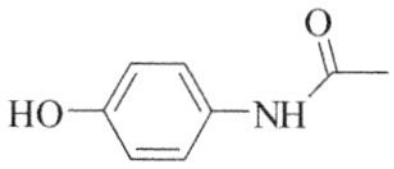　　　　　　　　扑热息痛

（4）酸性和碱性基团　常见的酸性基团有羧基（COOH）、磺酸基（SO_3H）、磷酸基（H_2PO_4）、四唑基等。酸性基团对药物具有两个作用：一方面可以使药物增加水溶性，如抗肿瘤药物 CA-4，由于体内水溶性不高，因而活性较低，经过改进，变成 CA-4 的磷酸钠盐，水溶性大大提高，生物利用度也随之提高；另一方面的作用能改变药物生理活性，如具有抗菌防腐作用的苯酚的邻位增加羧基后变成水杨酸，就具有抗炎作用。

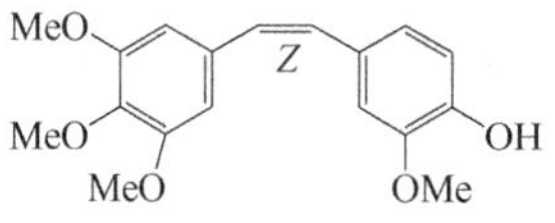

CA-4 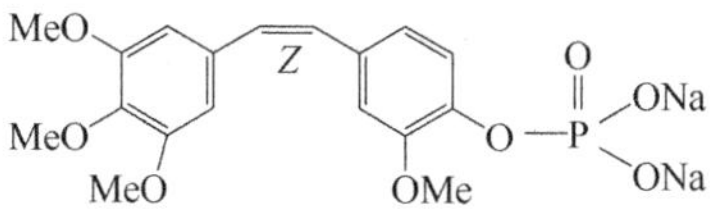　　　　　　　　　　CA-4 磷酸二钠盐

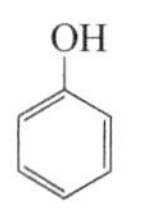

苯酚 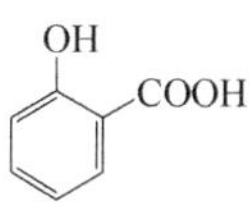　　　　　　　　　　水杨酸

常见的碱性基团有：氨基（NH_2）、肼基（NH_2NH_2）、胍基 $[NHC(=NH)NH_2]$ 以

及含氮杂环等。碱性基团对药物也具有两方面作用：一方面也能增加水溶性；另一方面由于氮原子存在孤对电子，容易与受体中的氢原子形成氢键，因而其与受体的作用会加强。如三嗪、四嗪类化合物上的氮原子容易与受体形成氢键。

3. 药物的立体因素对药效的影响

药物除了官能团变化会给药效带来影响外，立体因素也是影响药效一大原因。药物的立体因素包括光学异构、几何异构和构象异构。

（1）光学异构   具有手性中心的药物具有手性对映体，如一个手性中心的药物有一对手性对映体，两个手性中心的药物往往有两对手性对映体。少数药物手性对映体具有相同药理作用和强度，如抗组胺药异丙嗪（Promethazine）；大部分手性对映体具有类似的药理作用，但作用强度有明显差别，如局麻药氯胺酮（Ketamine），其右旋体的止痛和安眠作用是左旋体的 3 倍和 1.5 倍；部分手性药物的一个对映体有活性，另一个没有活性，如抗氧化药硫辛酸（Lipoic Acid），其右旋体具有很好的抗氧化和抗辐射活性，但左旋体基本无活性；还有少量药物，其手性对映体具有完全不同的药理作用，如抗疟疾药物奎宁（Quinine），其对映体奎尼丁（Quinidine）具有抗心律失常的作用。这与药物手性中心是不是与受体结合的中心位点有关。

异丙嗪   氯胺酮   硫辛酸

奎宁   奎尼丁

（2）几何异构   几何异构，又叫顺反异构，是分子中由于双键不能自由旋转且同一个双键碳上连有不同的基团引起的，一般指不饱和烃（包括烯烃、炔烃）的双键，也有 C＝N 双键，N＝N 双键及环状等化合物的顺反异构。几何异构一般有一对异构体，称为顺式（*cis*-或 *Z*-）和反式（*trans*-或 *E*-）异构体。由于几何异构体中的官能团往往相差较大，因而其理化性质和药效往往有较大的差别。如抗肿瘤药 CA-4，其对于微管蛋白受体抑制活性 *Z* 式远好于 *E* 式活性；己烯雌酚（Diethylstilbestrol）的雌激素活性 *E* 式远好于 *Z* 式。

己烯雌酚

（3）构象异构   构象异构是分子内各原子或基团的空间排列因单键旋转而发生动态立体异构现象。神经递质组胺能分别作用 H_1 受体和 H_2 受体，呈现两种不同的激动活性。顺式构象作用于 H_1 受体，反式构象作用于 H_2 受体。

组胺

反式

顺式

R＝

组胺构象

二、药物的理化性质对药效的影响

无论是非特异性药物还是特异性药物，它们的药效都受到药物本身理化性质的影响。药物的理化性质主要在药代动力学阶段，即药物进入人体后，在吸收、代谢环节对药效产生较大的影响。药物的理化性质主要体现在药物的溶解度和解离度。

1. 药物的溶解度

药物不论以任何的剂型和途径进入人体，都要通过层层细胞膜，进入血液、细胞液等体液中。而要通过细胞膜，就需要药物具有一定的脂溶性；能够随血液运输到作用部位或进入细胞液又需要药物具有一定的水溶性。因而一般药物要具备一定的脂溶性和水溶性才能最终发挥药效，这也往往体现在较多的药物结构中，如解热镇痛药阿司匹林的结构中，具有水溶性的羧基，同时还存在脂溶性的酯基。

阿司匹林

一般用药物的分配系数（P）来定量地说明药物的脂溶性和水溶性的好坏。较早且常用来计算分配系数的方法是将药物溶解在正辛醇（C_o）和水（C_w）中，计算它们的浓度比（$P = C_o/C_w$），P 值越大，表明药物的脂溶性越好。

药物的结构变化对其溶解度有较大的影响。如引入烷基、卤素、芳基等可以增加药物的脂溶性；而引入氨基、肼基等碱性或羧基、磺酸基等酸性基团能够增加药物的水溶性。这种思路往往应用于先导化合物结构优化中。随着计算机科学的发展，现有计算机软件可以根据化合物结构直接计算其理论分配系数，这对加快药物化学研究与发展起了重要的指导意义。

M1-1　5-氟尿嘧啶在正辛醇/水中的分配系数测定

2. 药物的解离度

有机药物多数为弱酸或者弱碱性，在体液（血液、胃液、肠液和细胞液）中能部分解离，即其离子型和分子型在体液中会同时存在。通常药物以分子型通过生物膜，进入细胞后，在膜内的水介质中解离成离子型，以离子型起作用。故药物应有适宜的解离度。

药物的解离度，即解离分子与未解离的分子比例，由解离常数（pK_a）和体液的 pH 的决定。每个药物都有一个固定的 pK_a 值。弱酸性

M1-2　药物的解离度

或弱碱性药物的 pK_a 都是该药在溶液中 50% 离子化时（即解离分子与未解离分子的比值为 1）的 pH 值。对弱酸性药物而言，如果环境的 pH 值越小，那么未解离的药物浓度就越高；对于弱碱性药物，如果环境 pH 越大，则未解离的药物浓度就越高。往往根据药物的 pK_a 值和环境 pH 值，能够计算药物在此环境中未解离分子与解离分子的浓度比。

$$\text{酸类：} pK_a = pH + \lg \frac{[RCOOH]}{[RCOO^-]} \qquad \text{碱类：} pK_a = pH + \lg \frac{[RNH_3^+]}{[RNH_2]}$$

【举例】 已知阿司匹林的解离常数 pK_a 是 3.5，现计算其在胃液（pH＝1.5）中的解离情况。

根据上述公式：

$$\lg \frac{[RCOOH]}{[RCOO^-]} = pK_a - pH = 3.5 - 1.5 = 2$$

$$\frac{[RCOOH]}{[RCOO^-]} = 10^2 = 100$$

结果可以发现，阿司匹林的未解离分子远远多于解离分子，因而在胃液中，阿司匹林几乎以分子形态存在，这就促进了它在胃中的吸收。

第二节　药　物　代　谢

药物进入人体后，不仅可对人体产生一系列的药理作用，同时机体也对药物这种外源性物质产生作用，包括对其进行吸收、分布、代谢和排泄。其中发生化学变化的阶段主要在代谢阶段。药物代谢主要分为 Ⅰ 相代谢和 Ⅱ 相代谢。Ⅰ 相代谢是通过氧化、还原、水解等反应，使药物的化学结构发生改变，主要使药物的结构中增加或者暴露出水溶性基团，如羧基、羟基、氨基、巯基等，有助于下一步的排泄。Ⅱ 相代谢是基于药物经过 Ⅰ 相代谢后，进一步与体内的一些内源性物质，包括谷胱甘肽、硫酸、葡萄糖醛酸或某些氨基酸发生结合反应，进一步增加其水溶性，从而通过尿液、粪便或胆汁等渠道排出体外。因而在药物代谢中主要的反应种类为氧化、还原、水解和结合反应。

一、氧化反应

大部分的药物都在肝脏中代谢，以此降低毒性。肝脏中含有肝微粒体非特异性酶系，主要以细胞色素 P-450 为主体的双功能氧化酶系，是药物发生氧化反应主要代谢酶系。发生氧化反应的底物往往具有芳环结构、烯烃结构、含氧（硫）或环烷烃结构、氨基结构。

1. 对芳环结构的氧化

含芳环类药物发生氧化反应后，往往生成含羟基的衍生物。当药物含有一个芳环时，氧化的位置往往发生于芳环的对位；如果有多个芳环时，则一般发生于电子云密度较大的芳环上。如抗癫痫药苯妥因（Phenytoin）代谢后的产物主要是苯环对位羟基化产物。

苯妥因

而含有两个苯环的氯丙嗪（Chlorpromazine）则发生氧化位置主要位于其结构的 7 位，

即在电子云密度较大的苯环上。

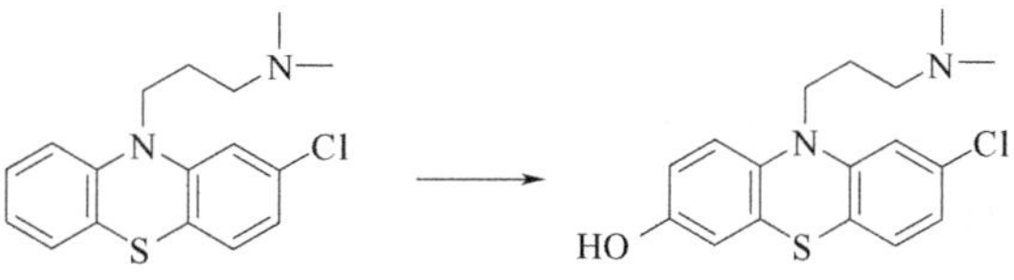

氯丙嗪

2. 对烯烃结构的氧化

烯烃的氧化首先较为稳定地生成环氧化物中间体,然后进一步代谢生成二醇化合物。如抗癫痫药卡马西平(Carbamazepine)。

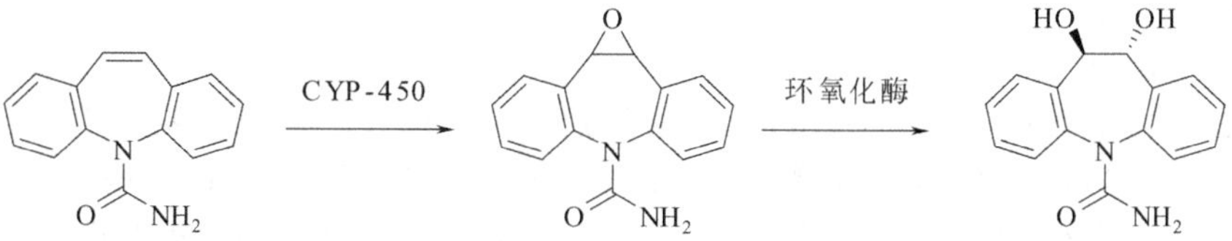

卡马西平

3. 对含氧(硫)或环状烷烃结构的氧化

含氧(硫)烷烃包括醚、硫醚和醇类。其中醚类主要发生 O-去烃或 S-去烃反应生成醇;醇类主要发生氧化反应生成醛和酸。如非那西汀能够脱乙基生成扑热息痛。

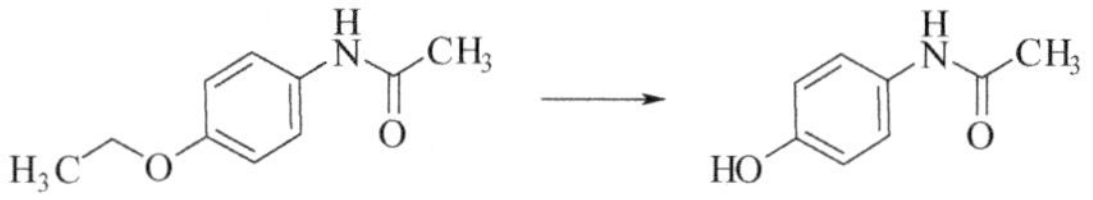

非那西汀   扑热息痛

环状烷烃一般在环烷烃上氧化生成羟基化产物。如口服降糖药醋磺己脲主要代谢产物是反式羟基化合物。

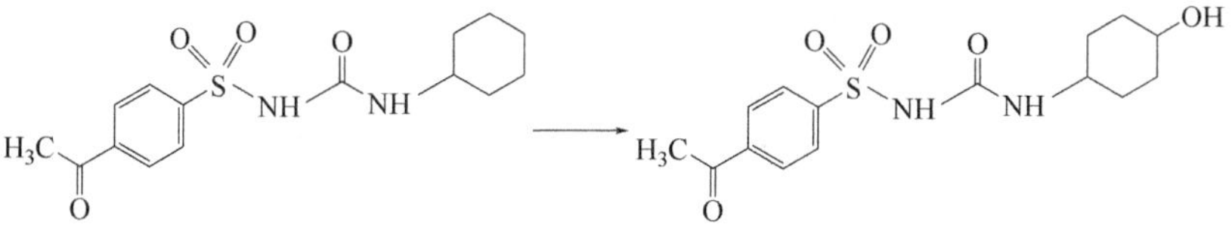

醋磺己脲

4. 对氨基结构的氧化

氨基的氧化包括 N-脱烃氧化、氧化脱氨反应。

N-脱烃反应主要是将与 N 原子相连的烷基脱掉的过程。发生这个反应有个前提,就是 N 连接的烷烃碳上含有氢原子。如全身麻醉药氯胺酮(Ketamine)进行发生 N-脱甲基反应生成含伯胺的氯胺酮衍生物。

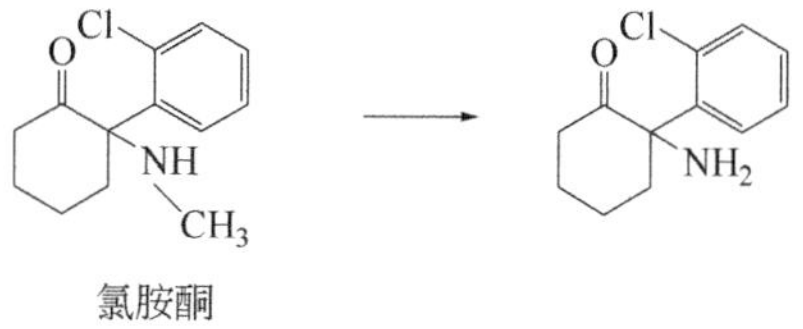

氯胺酮

伯胺和仲胺容易发生氧化脱氨反应。如肾上腺素（Adrenaline）容易脱掉甲氨基，并氧化成相应的苯乙酸衍生物。

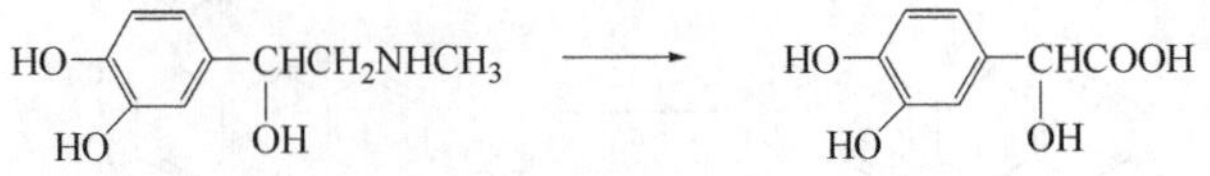

肾上腺素

二、还原反应

还原反应也是药物代谢反应中的重要代谢途径。主要还原药物结构中的羰基、硝基、偶氮基等结构。

1. 羰基的还原

羰基是药物结构中常见的基团，一般经过体内代谢后还原成羟基，然后与体内的内源性物质，如硫酸或葡萄糖醛酸等结合排出体外，此过程的代谢产物中往往会引入手性碳，因而具有立体选择性。如萘丁美酮（Nabumetone）代谢后生成具有立体选择性的羟基衍生物。

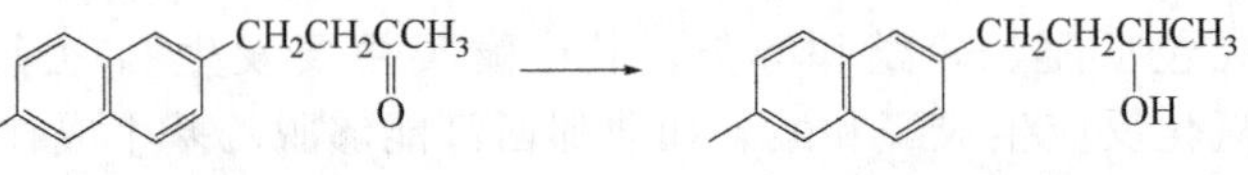

萘丁美酮

2. 硝基的还原

硝基化合物一般还原成氨基化合物。如氟硝西泮（Flunitrazepam）能够代谢成为7-氨基氟硝西泮。

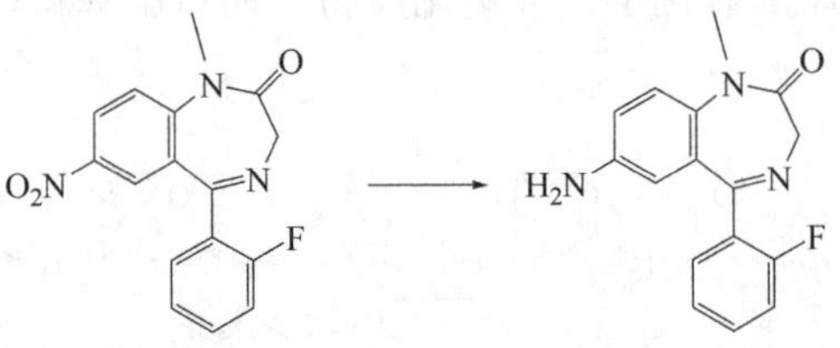

氟硝西泮

3. 偶氮基的还原

偶氮化合物一般是偶氮键断裂分解为两分子氨基化合物。如柳氮磺吡啶（Sulfasalazine）还原分解为磺胺吡啶（Sulfapyridine）和5-氨基水杨酸（5-Aminosalicylic acid）。

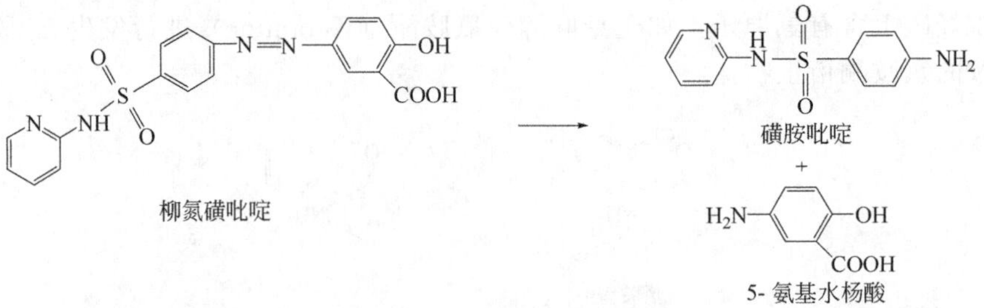

柳氮磺吡啶

磺胺吡啶

5-氨基水杨酸

三、水解反应

水解反应主要作用于药物结构中的酯基和酰胺基。如局麻药普鲁卡因（Procaine）中的酯基就容易水解而失活；局麻药 R-（-）-丙胺卡因（Prilocaine）的酰胺基水解后生成具有潜在毒性的邻甲苯胺。

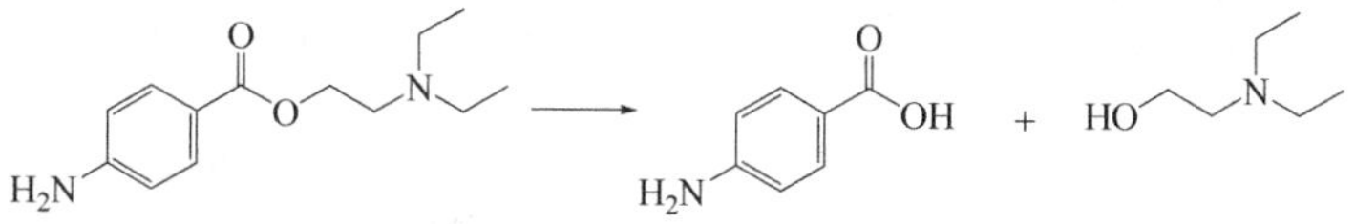

普鲁卡因

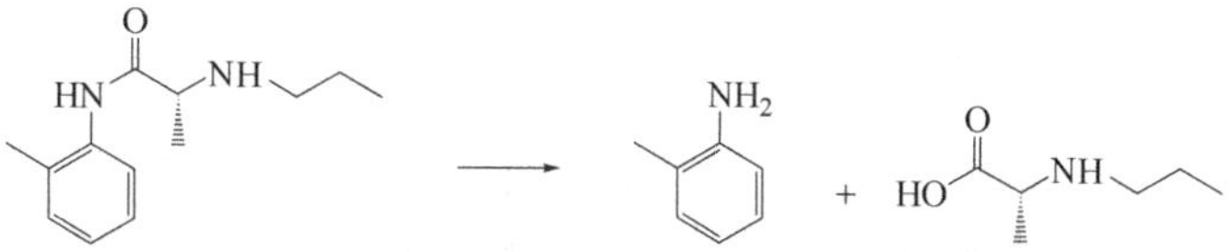

R-(-)-丙胺卡因

四、结合反应

结合反应是在酶的催化作用下将内源性的极性小分子结合到药物分子中或Ⅰ相代谢产物中，生成水溶性大，无生物活性的产物，从尿液或胆汁排出体外。按照内源性小分子种类的不同，将结合反应分为如下几种类型。

1. 与葡萄糖醛酸结合

药物或Ⅰ相代谢产物与葡萄糖醛酸结合是Ⅱ相代谢中最为常见的反应。通常与药物分子或Ⅰ相代谢物中的羟基、氨基、巯基进行结合反应，形成无活性的水溶性 O-葡萄糖苷酸、N-葡萄糖苷酸和 S-葡萄糖苷酸而排出体外。如镇痛药吗啡（Morphine）与葡萄糖醛酸结合反应部位就在酚羟基的位置。

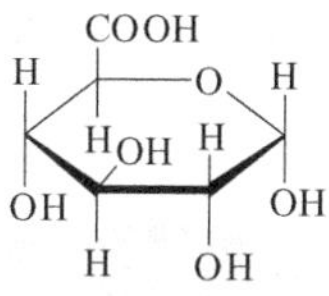

葡萄糖醛酸

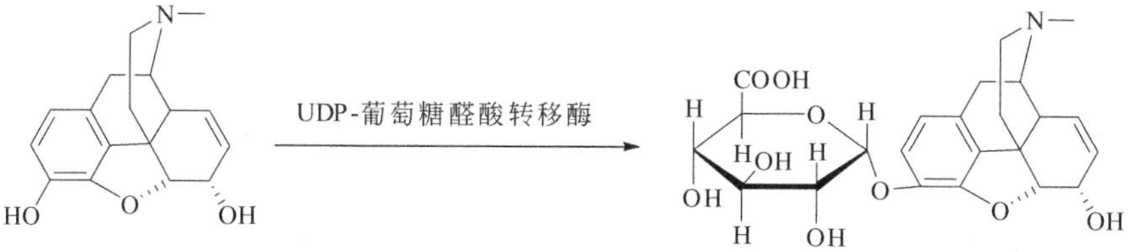

UDP-葡萄糖醛酸转移酶

2. 与硫酸结合

药物与硫酸的结合反应较葡萄糖醛酸少，因为体内硫酸含量远少于葡萄糖醛酸。一般含有羟基、芳氨基和羟胺基的药物能够与硫酸发生结合反应。而含有这些基团的药物一般也能与葡萄糖醛酸发生结合。如婴儿在缺乏葡萄糖醛酸酸化机制时，对扑热息痛的代谢主要采用硫酸化结合反应；而成人主要为葡萄糖醛酸酸化。

与葡萄糖醛酸结合 ←——成人—— HO—⟨benzene⟩—NH—CO—CH₃ ——婴儿——→ 与硫酸结合

3. 与氨基酸结合

含有芳香羧基和芳香烷酸的药物能够与氨基酸（如甘氨酸、谷氨酰胺等）结合，结合物增加了水溶性。如水杨酸在乙酰合成酶和 N-酰基转移酶的作用下与甘氨酸缩合。

$$\underset{\text{OH}}{\overset{\text{COOH}}{\bigcirc}} \xrightarrow[\text{ATP, CoA}]{\text{乙酰合成酶}} \underset{\text{OH}}{\overset{\text{CO—S—CoA}}{\bigcirc}} \xrightarrow[\text{甘氨酸}]{N\text{-酰基转移酶}} \underset{\text{OH}}{\overset{\text{CONHCH}_2\text{COOH}}{\bigcirc}}$$

4. 与谷胱甘肽（GSH，γ-Glutamylcysteinylglycine）结合

谷胱甘肽广泛存在于肝细胞溶质、肾、肠等组织中。它是一个含硫醇基的三肽，可以作为一个亲核物质与亲电性代谢物（环氧化物、苯醌系列、酰卤、卤代烯烃等）发生结合反应，从而降低代谢物的毒性，增加代谢物的水溶性。除此之外，谷胱甘肽还具有很好的抗氧化作用，可以消除体内自由基，起到延缓人体衰老的作用。

谷胱甘肽

除了上述常见的 II 相代谢方式外，还有甲基化反应（组胺、5-羟色胺和儿茶酚胺主要代谢方式）和乙酰化反应（含伯氨基药物主要代谢方式）。需要指出的是，一个药物代谢过程是极为复杂的，往往多种代谢方式同时或先后进行，因而一般产生较多的代谢产物。药物的生物转化一般在肝脏中进行，因而肝也被称为"解毒器官"，但也有些代谢在肝外进行，如胰岛素和维生素 D 就在肾中进行代谢。

习 题

一、选择题

1. 下列不属于非胃肠道给药途径的是（　　）。

A. 静脉注射　　　　　　B. 肌肉注射　　　　　　C. 口服给药

D. 皮下注射　　　　　　E. 鼻喷雾

2. 口服药物经过人体代谢后，不属于可能最终去向的是（　　）。

A. 以粪便形式排出　　　B. 以尿液或汗液形式排出　　C. 贮存于脂肪

D. 经过呼吸道排出　　　E. 经过胆汁排出

3. 下列不属于特异性药物的是（　　）。

A. 阿司匹林　　　　　　B. 咖啡因　　　　　　　C. 碳酸氢钠

D. 奎宁　　　　　　　　E. 己烯雌酚

4. 下列官能团修饰药物后能够增加药物疏水性的是（　　）。

A. 羟基　　　　　　　　　B. 磺酸基　　　　　　　　C. 卤素

D. 羧基　　　　　　　　　E. 氨基

5. 要提高药物的脂水分配系数，不可以作为官能团来修饰的是（　　）。

A. 酯基　　　　　　　　　B. 氨基　　　　　　　　　C. 卤素

D. 烷基　　　　　　　　　E. 芳基

6. 关于药物的解离度 pK_a，论述不正确的是（　　）。

A. 随着环境 pH 可变　　　B. 是固定值

C. 表示药物在溶液中 50% 离子化时的 pH 值

D. 大于 7，表示此药可能是弱碱性药物

E. 小于 7，表示此药可能是弱酸性药物

7. 下列不属于药物 II 相代谢反应类型的是（　　）。

A. 与葡萄糖醛酸反应　　　B. 与硫酸反应　　　　　　C. 与氨基酸反应

D. 与谷胱甘肽结合　　　　E. 与乙酸结合

8. 服用某弱酸性药物（$pK_a=3.5$），预计它的吸收主要在（　　）。

A. 胃　　　　　　　　　　B. 肠道　　　　　　　　　C. 胃和肠道

D. 肾　　　　　　　　　　E. 无法吸收

9. 某药物存在顺反异构体，那么该药物的化学结构中一定有（　　）。

A. 手性碳原子　　　　　　B. 手性中心　　　　　　　C. 杂原子

D. 不可扭转的刚性结构如双键　　　　　　　　　　　E. 共轭键

10. 服用某弱碱性药物（$pK_a=8.5$），预计它的吸收主要在（　　）。

A. 胃　　　　　　　　　　B. 肠道　　　　　　　　　C. 胃和肠道

D. 肾　　　　　　　　　　E. 无法吸收

11. 光学异构体药物表现出的性质中最为罕见的是（　　）。

A. 活性强弱不同　　　　　B. 具有相同的活性　　　　C. 出现相反的活性

D. 一个异构体有活性，另一个异构体没有活性　　　　E. 两个活性强度相同

12. 药物 I 相代谢的目的就是暴露或增加药物结构中的水溶性基团，下列不属于此代谢可能出现的基团的是（　　）。

A. 羟基　　　　　　　　　B. 巯基　　　　　　　　　C. 羧基

D. 羰基　　　　　　　　　E. 氨基

13. 下列不属于手型化合物对映体的表示方法的是（　　）。

A. 左旋与右旋　　　　　　B. d 与 l　　　　　　　C. D 与 L

D. R 与 S　　　　　　　E. 左手法则与右手法则

二、简答题

1. 药物进入人体主要经过哪三个阶段？

2. 药物产生药效的决定性因素是什么？

3. 手性药物的一对对映体，其可能存在的药理活性情况有哪些？

4. 已知弱酸性某药物 pK_a 是 6.2，现计算其在肠液（pH=7.2）中的解离情况。

5. 为什么药物的解离度对药效有影响？

6. I 相代谢和 II 相代谢分别包括哪些反应？

7. 胃肠道给药和非胃肠道给药的主要剂型有哪些？

三、名词解释

1. 解离常数（pK_a）　2. 光学异构　3. 几何异构　4. 构象异构

5. Ⅰ相代谢   6. Ⅱ相代谢

习题答案（部分）

一、选择题

1. C；2. D；3. C；4. C；5. B；6. A；7. E；8. A；9. D；10. B；11. C；12. D；13. E

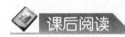 课后阅读

手性化合物表示方法

M1-3 手性化合物的表示方法

在有机物分子中，若某个碳原子连接着四个不同的原子或原子团，这种碳原子就叫做手性碳原子或不对称碳原子，含有手性碳原子的分子一般是手性分子，手性分子就可能存在对映异构体。一对对映体就像我们的一对双手，当我们伸出双手，双手手心向上时，可以看出左右手是对称的，但是将双只手叠合，无论如何也不能全部重叠，总有一部分是不能重合在一起的；如果我们将左手置于一面平面镜前，手心对着镜子，可以看到镜子里的左手的像和右手手心对着自己一样，即左手的像和右手可以完全重叠。像这样左手和右手看来如同物与像，但又不能叠合在一起，互相成为"镜像"关系就称为一对对映体，因而双手就称之为一对对映体。

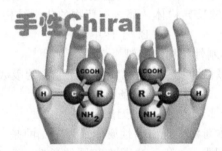

手性对映体的表示方法有多种：一般有 *d-l*、左旋-右旋、D-L、*R-S*、（＋）-（－）。

光是由各种波长的在垂直于前进方向的各个平面内振动的光波所组成。普通光通过尼可尔棱镜后，其振动平面就只有一个和镜轴平行的平面。这种仅在某一平面上振动的光，叫平面偏振光，或简称偏振光。能使偏振光发生偏转的性质，称为旋光性。具有这种性质的物质，称为旋光性物质。使偏振光振动方向旋转的角度称为旋光度；使偏振光振动平面向右旋转（顺时针方向）的叫右旋，向左旋转（反时针方向）的叫左旋。右旋用"*d*"或"＋"，左旋"*l*"或"－"表示。因而某个手性化合物是右旋化合物，那么它的旋光性是（＋），可用 *d* 表示；相反的，如果是左旋，那么它的旋光性是（－），可用 *l* 表示。而确定化合物是左旋还是右旋只能通过旋光测定仪测定。

D-L 命名系统是 Emil Fisher 提出的表示对映体的方法，其符号也是最早的立体化学符号。它基于 Fisher 投影式，并以 *α*-羟基酸和 *α*-氨基酸为参照物质。标准的 Fisher 投影式的写法必须遵循以下原则：

① 以最高氧化态的碳置于"首位"将碳链竖起来（因此 COOH＞CHO＞CH_2OH＞C ＝C＞CH_3）。

② 手性碳 C 放在中间。（横线与直线的交叉点便代表手性碳 C。与手性碳原子相连的两个横键伸向前方，两个竖键伸向后方。见下图。）

③ 看看距离"首位"最远的手性碳 C 上，此 C 上连接的具有立体结构的官能团（—OH 或—NH_2）。若在右边便是 D-（大写），反之在左边便是 L-（大写）。

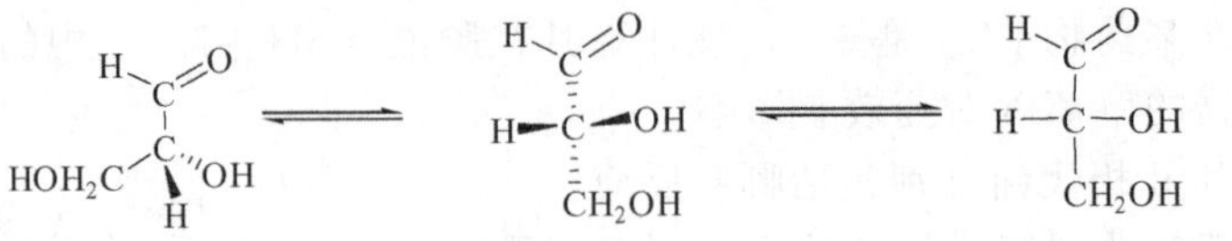

透视表示法
Perspective representation

费舍尔投影式
Fischer projection

透视表示法与费舍尔投影式的转换

R-S 命名系统是 20 世纪 50 年代 R. S. Cahn 等三位杰出的化学家提出的一种确定连接在手性中心的四个基团先后顺序的方法（简称 CIP 次序规则），从而为手性分子构型的确定找到了一种比较系统的 R-S 命名方法。为了使这一命名方法更加高效和简便化，不少学者此后提出了应用 CIP 次序规则确定 R-S 构型的一些简便方法，其中有人发表了如何利用右手确定有机化合物构型的"右手螺旋定则"。此法具体内容是：手性碳连接的四个取代基按大小次序排列，右手（除大拇指外）四指以卷曲形式朝取代基次序减小（除最小基团）的方向，此时大拇指指向最小基团则此化合物为 R 构型，如果大拇指指向与最小基团方向相反，则为 S 构型。如图所示（其中基团 a＞b＞c＞d）。

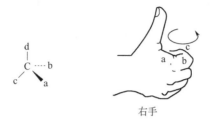

右手

第二章

麻醉药

据记载，我国最早施行全身麻醉手术的人是春秋战国时期的扁鹊，一次，他给两人医病，并让他们喝他自制的药酒，喝完后两人昏迷三日，据说期间对他们进行剖腹探心的手术均无痛感；公元二世纪华佗曾用酒服"麻沸散"进行全身麻醉，进行刮骨疗毒并无疼痛。近年来随着科学技术的迅猛发展、医疗设备和技术的日益完善以及对麻醉药物的发现和应用的日趋广泛，人们对于麻醉药的认识也逐渐深入。

麻醉药主要分为全身麻醉药和局部麻醉药。两类药物的作用机制不同，但均能使痛觉暂时消失，为外科手术准备必要的条件。全身麻醉药作用于中枢神经系统，使其受到可逆性抑制，从而引起意识、感觉和反射暂时消失，以利于进行外科手术。局部麻醉药是能局部可逆性地阻断感觉神经冲动的发生和传导的药物，可使病人在完全清醒的状态下，局部疼痛暂时消失，以便利于外科手术的药物。

第一节　全身麻醉药

全身麻醉药根据给药方式不同分为吸入性全身麻醉药和非吸入性全身麻醉药。

一、吸入性全身麻醉药

最早应用于外科手术的吸入性全身麻醉药（Inhalation Anesthetics）有乙醚（$C_2H_5OC_2H_5$，1842 年）、氧化亚氮（N_2O，1844 年）和三氯甲烷（$CHCl_3$，1847 年）。

乙醚具有优良的全身麻醉作用，并能产生良好的镇痛作用及肌肉松弛作用，但其易燃易爆，且有对呼吸道黏膜刺激性较大和诱导期较长、苏醒缓慢等缺点，现已少用；氧化亚氮的化学性质稳定，不易燃不易爆，毒性较低，但麻醉作用较弱，需在肺泡中达到 $80\%\sim85\%$ 的浓度时才能产生麻醉作用，因其具有良好的镇痛作用，临床常与其他全麻药配伍使用，可达到满意的效果；三氯甲烷具有较好的全身麻醉作用和肌肉松弛作用，但是毒性较大，对心、肝、肾的毒性较大，因此临床上已淘汰。

乙醚、氧化亚氮和三氯甲烷具有各自不同缺点，因而人们致力于寻找更好的全身麻醉药。

第二次世界大战期间人们发现了在烃类及醚类物质中引入氟原子的新方法，使氟化物的研究得到迅猛发展。1946 年 Robbins 首先对含氟有机化合物的麻醉作用作了综合研究，为以后含氟麻醉药的发展奠定了基础。现在含氟全麻药几乎完全可以取代过去的挥发性麻醉药。目前临床上具有应用价值的氟化物为氟烷（Fluothane）、甲氧氟烷（Methoxyflurane）、恩氟醚（Enflurane）、氟乙烯醚（Fluroxene）、异氟烷（Isoflurane）、七氟烷（Sevoflurane）、地氟烷（Desflurane）。

其中七氟烷是在 20 世纪 80 年代继恩氟烷、异氟烷之后开发的一种新型吸入性麻醉药，具有诱导期短、苏醒快、毒性小等特点，且对肝、肾无直接损害，适用于小儿、牙科及门诊手术的麻醉。

地氟烷是 90 年代推出的一种吸入性麻醉药，具有麻醉诱导快、术后恢复期短、对肝肾手术无明显影响，适合门诊手术的麻醉。

$$F_3C-CHBrCl \qquad Cl_2HC-CH_2F_2-OCH_3 \qquad CHF_2-OCF_2-CHFCl$$

氟烷　　　　　　　甲氧氟烷　　　　　　　恩氟醚

$$F_3C-CH_2O-CH=CH_2 \qquad F_2HC-OCHCl-CF_3 \qquad FH_2CO-CH-CF_3 \\ | \\ CF_3 \qquad CHF_2-OCFH-CF_3$$

氟乙烯醚　　　　　异氟烷　　　　　　七氟烷　　　　　　地氟烷

二、非吸入性全身麻醉药

非吸入性全身麻醉药（Non-Inhalation Anesthetics）又称静脉麻醉药（Intravenous Anesthetics），是经过静脉注入能够产生全麻状态的药物。最早应用的静脉麻醉药为一些巴比妥类药物。巴比妥类药物是具有丙二酰脲骨架的化合物，以此为骨架，在其 5 位进行修饰得到不同取代基巴比妥类类似物，这些药物往往具有较好的脂溶性，极易透过血-脑屏障到达脑组织，因而麻醉作用快而短（仅能持续数分钟），如硫喷妥钠（Thiopental Sodium）、硫戊比妥钠（Thiamytal Sodium）、海索比妥钠（Hexobaroital Sodium）、美索比妥钠（Methohexital Sodium）等。苯巴比妥类麻醉药具有作用快、对呼吸道黏膜无刺激性的优点，但同时具有安全范围小、高浓度抑制呼吸和循环的缺点。常用于小手术，诱导全麻，与吸入麻醉剂配合使用。

硫喷妥钠　　　　　硫戊比妥钠　　　　　海索比妥钠　　　　　美索比妥钠

近年来，非巴比妥类静脉麻醉药发展很快，品种不断增多，已有多种类型，如氯胺酮（Ketamine）、γ-羟丁酸钠（Sodium Hydroxybutyrate）、丙泮尼地（Propanidid）、依托咪酯（Etomidate）、异丙酚（Propofol）等。其中，氯胺酮含有手性碳，一般以外消旋体作为药用品出售。右旋体的止痛和安眠作用分别是左旋体的 3 倍和 1.5 倍，且副作用也比左旋体少。左旋体由于易产生幻觉，被滥用为毒品，因而它属Ⅱ类精神药品。异丙酚，又叫丙泊酚，是一种快速强效的全身麻醉剂，其临床特点是起效快、持续时间短、苏醒迅速而平稳、不良反应少，该药已广泛应用于临床各科麻醉及重症病人镇静。羟丁酸钠麻醉作用较弱、起效较慢，但是其毒性较小、无镇痛作用，可与其他麻醉药配伍使用，体弱者较为适用。

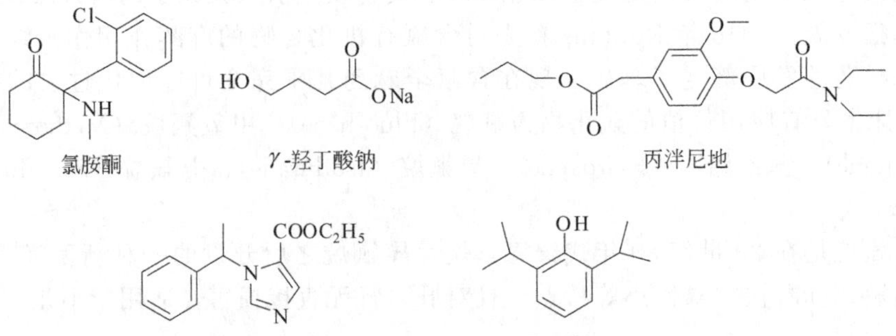

氯胺酮   γ-羟丁酸钠   丙泮尼地

依托咪酯   异丙酚

小故事

流行天王迈克尔·杰克逊之死？——异丙酚

一代天王杰克逊不明不白地死了。警方在反复调查后确认，他的私人保健医生疑犯过失杀人罪，并被起诉。由于杰克逊有严重的失眠症，因此每天都要使用大量的安眠药才能入睡。事发当天，由于杰克逊无法入睡，遂请他的私人医生为他用药。在使用多种催眠药仍无效后，杰克逊再次要求他的医生为他注射异丙酚（一种快速起效的麻醉诱导药物，能迅速诱发类似自然睡眠的睡眠状态，但也可能使心率减慢、血压下降、呼吸停止）。他的医生为他注射了异丙酚后就去了洗手间。等他回来时，杰克逊已停止了呼吸。由于他不是麻醉科医生，无法有效施行心肺复苏（CPR），遂使一代天王绝尘而去。警方之所以认定杰克逊的私人医生犯有过失杀人罪，是因为异丙酚属于麻醉管制药，只有麻醉科医生才可以使用。不懂麻醉药特性又不具备抢救技能的医生，碰到类似杰克逊这样的病人就难保不失手。

第二节　局部麻醉药

局部麻醉药（Local Anesthetics，简称局麻药）是指当局部使用时能够可逆性阻断周围神经冲动从局部向大脑传递的药物。应用局部麻醉药，可使病人在意识完全清醒的状态下，局部疼痛暂时消失，从而进行外科手术。使用局部麻醉药时痛觉最先消失，然后依次是温觉、触觉和深部感觉，最后才是运动功能。临床普遍用于口腔、眼科、妇科和外科小手术。

一、局部麻醉药的发展

早在 1532 年人们就知道秘鲁人通过咀嚼南美古柯树叶（*Erythroxylum coca Lam*）来止痛。1860 年，Niemann 从此树叶中提取得到一种生物碱，取名为可卡因（Cocaine）。1884 年，可卡因作为局部麻醉药正式应用于临床。但是可卡因在应用过程中被发现具有较强的毒副作用、成瘾性和高压消毒易水解失效等缺点，因而应用推广受到限制。为了寻找更好的局部麻醉药，人们对其结构进行了改造。一开始研究者认为可卡因的双环结构是必须结构，因而改造的思路为保持其双环结构，对其双酯支链进行简单改造：将双酯支链进行水解得到爱康宁（Ecgonine），或者只水解其中的苯甲酸酯基得到爱康宁甲酯，发现无论是爱康宁还是爱康宁甲酯均无麻醉作用。用其他羧酸代替苯甲酸与爱康宁成酯，麻醉作用降低或完全消失。由此说明苯甲酸酯在可卡因的局麻作用中起着重要的作用。进一步研究发现将可卡因的甲氧羰基去掉得到的托哌卡因（Tropacocaine）具有局麻活性，因而证明甲氧羰基并非活性必须基团。可卡因的进一步研究思路是简化其母核结构，保留苯甲酸酯的结构，将四氢吡咯环打开，合成 α-优卡因（α-Eucaine）和 β-优卡因（β-Eucaine），都具有局麻作用，由此说明可卡因结构中的双杂环不是必须结构。

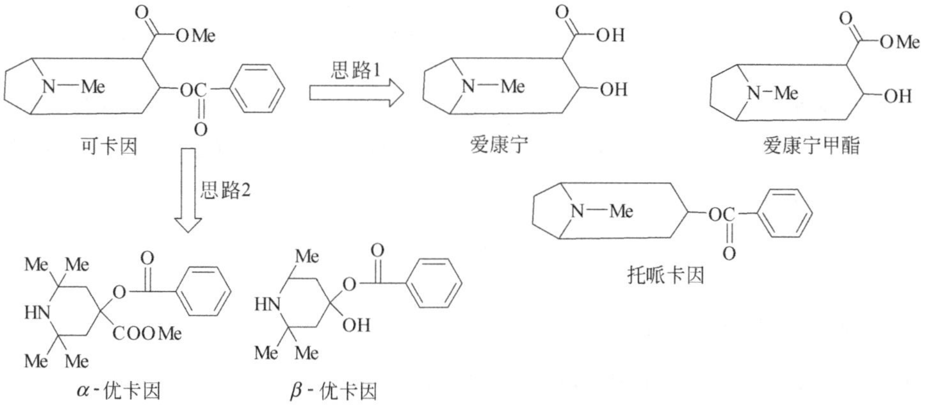

认识到可卡因结构中苯甲酸酯的必要性后，人们开始研究苯甲酸酯类化合物。1890年首先证实对氨基苯甲酸乙酯（苯佐卡因，Benzocaine）具有局部麻醉作用。之后发现氨基羟基苯甲酸酯类具有较强局麻作用，如奥索方（Orthoform）和新奥索方（Orthoform New）。但此类化合物的水中溶解度较小，因而不能注射使用，如果制备成盐酸盐，因酸性太强，会造成局部刺激而不能使用。为了克服上述缺点，要求与芳酸或氨基芳酸结合成酯的醇中必须含有一个脂肪氨基或碱性氮原子，以利于与酸制备成盐供注射之用。终于在1904年合成了局部麻醉作用优良的普鲁卡因（Procaine）。回头再对照普鲁卡因和可卡因的结构，会发现可卡因的侧链与普鲁卡因类似，即可卡因分子中复杂的双环结构不过相当于氨代烷基侧链作用。

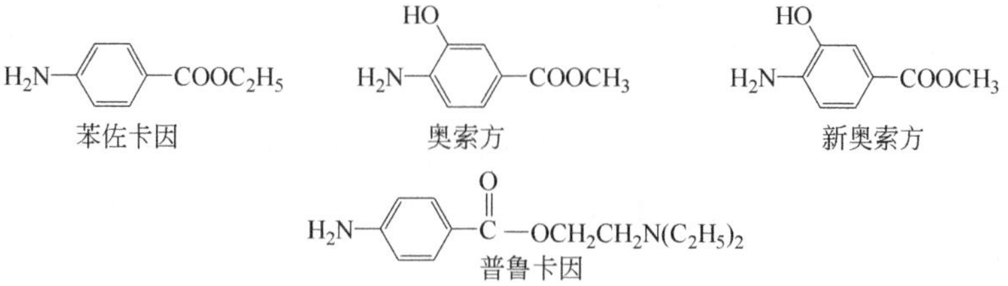

可卡因局部麻醉作用的发现

19世纪中叶，可卡因被认为只是一种类似于茶叶的具有温和兴奋作用的生物碱。奥地利科学家柯勒曾用可卡因来解除一位朋友的吗啡成瘾性，但得到了悲剧性的结果，这位朋友又染上了可卡因的成瘾性；同时发现可卡因可以使人的舌头麻木，这使他意识到可卡因可作为用于眼睛的麻醉药。他立即回到自己的实验室，把盐酸可卡因溶于蒸馏水中，再向蛙的一只眼中滴了几滴这种溶液，几秒钟后这只眼的反射就消失了，大约又过了1分钟，他用针尖轻触这只眼的角膜，没有任何反射动作，而另一只眼则和平常一样，对轻微触摸即有反应。他非常兴奋，用同样的方法试验了兔和狗的眼睛，得到了同样的结果。然后，柯勒和他的助手彼此向对方的眼中滴入可卡因溶液，对着镜子用大头针的头触摸角膜，没有任何感觉，也没有任何的不适感。他把他的发现写成文章，托他的一位去参加1884年9月15日在海德堡举行的眼科会议的朋友在会上宣读并做演示。文章受到与会者的极大欢迎。1个月之内可卡因便在全欧洲乃至美国普遍使用，柯勒在全世界的医学界成了著名人物。柯勒是个犹太人，尽管他变成了一位著名的医生，可是在几个月以后发生的反犹太人的运动中，他还是不得不搬出维也纳，后来定居于纽约。

二、局部麻醉药的结构类型

普鲁卡因的发现，使人们认识到对氨基苯甲酸酯结构在局麻药中的重要作用，开始了对对氨基苯甲酸酯的研究，并发展了酰胺类、氨基酮类、氨基醚类等其他类似结构的局麻药物。

1. 对氨基苯甲酸酯类（*p*-Aminobenzoates）

（1）对氨基苯甲酸酯类药物的发展　对氨基苯甲酸酯类局麻药从普鲁卡因发现（1904年）至今已经一百多年的历史，但是其副作用较小，没有像其他药物（如可卡因）那样严重的毒性，至今一直是临床应用最为经典的局部麻醉药物。

普鲁卡因的易水解的特性决定其麻醉作用不会很长，且强度相对较低（相比于可卡因），因而为了改进其活性，增加其麻醉强度，对其局部结构进行了修饰。修饰有两种方法：一种是合成了许多苯基上取代后的类普鲁卡因化合物，如氯普鲁卡因（Chloroprocaine）、羟普鲁卡因（Hydroxyprocaine）、奥布卡因（Oxybuprocaine）、丁卡因（Tetracaine）等，发现结构改变后作用时间或作用强度相比普鲁卡因有明显增强，其中丁卡因的活性尤为突出，将其应用于浸润麻醉和眼角膜的表面麻醉；另一种是改变侧链氨基上的取代基或在侧链上引入支链烃基，如布他卡因（Butacaine）、徒托卡因（Tutocaine）、二甲卡因（地美卡因，Dimethocaine）等，其中布他卡因的作用是普鲁卡因的3倍，可用于浸润麻醉和表面麻醉。徒托卡因和二甲卡因的作用类似，主要是在侧链上甲基的存在增加了立体位阻，使水解速率降低，延长药物作用时间。

修饰方法一：

	R_1	R_2	R_3
氯普鲁卡因	—Cl	H	H
羟普鲁卡因	—OH	H	H
奥布卡因	H	n-C_4H_9O—	H
丁卡因	H	H	—C_4H_9

R_3HN—〔benzene ring with R_2, R_1〕—$\overset{O}{C}$—$OCH_2CH_2N(C_2H_5)_2$

修饰方法二：

$$H_2N-\text{（苯环）}-COOCH_2CH_2CH_2N(C_4H_9)_2 \qquad \text{布他卡因}$$

$$H_2N-\text{（苯环）}-COOCHCH_2N(C_4H_9)_2 \qquad \text{徒托卡因}$$
（上方 CH_3，下方 CH_3）

$$H_2N-\text{（苯环）}-COOCHCH_2N(C_4H_9)_2 \qquad \text{二甲卡因}$$
（上方 CH_3，下方 CH_3）

羧酸酯中的氧原子若以其电子等排体-S-置换，脂溶性增大、显效快，如硫卡因（Thiocaine）的局麻作用较普鲁卡因强，毒性也比普鲁卡因大，可用于浸润麻醉及表面麻醉。如将该氧原子用电子等排体氮原子取代则得到普鲁卡因胺（Procainamide），其水溶液比普鲁卡因稳定，但局部麻醉作用仅为普鲁卡因的 1/100，目前主要用于治疗心律不齐。

$$H_2N-\text{（苯环）}-\overset{O}{\underset{\|}{C}}-X-CH_2CH_2N(C_2H_5)_2 \qquad \begin{array}{l}\text{硫卡因} \quad X=S \\ \text{普鲁卡因胺} \quad X=N\end{array}$$

📖 小知识

什么是生物电子等排原则？

在结构优化研究中，生物电子等排原理（bioisosterism）是应用较多的一种方法，即在基本结构的可变部分，以电子等排体（isostere）相互置换，对药物进行结构改造。经典的生物等排体是指具有相同外层电子的原子或原子团，在生物领域里表现为生物电子等排。凡具有相似的物理和化学性质，又能产生相似生物活性的基团或分子都称为生物电子等排体。以后扩大范围，又将体积、电负性和立体化学等相近似的原子或原子团也包括在内，称为非经典的电子等排体。

（2）典型药物

$$H_2N-\text{（苯环）}-COOCH_2CH_2N(C_2H_5)_2 \cdot HCl$$

[通用名] 盐酸普鲁卡因；Procaine Hydrochloride。

[化学名] 4-氨基苯甲酸-2-(二乙氨基) 乙酯盐酸盐。

[CAS 号] 51-05-8。

[理化性质] 本品为白色结晶或结晶性粉末，无臭，味微苦，随后有麻痹感。Mp.154～157℃。易溶于水（1∶1），略溶于乙醇（1∶30），微溶于氯仿，几乎不溶于乙醚。在空气中稳定，但对光敏感，宜避光贮存。

普鲁卡因中的芳伯氨基能够发生三类反应：氧化反应、重氮化偶合反应和席夫碱（Sciff base）反应。

氧化反应指的是芳伯氨基容易在空气中氧化而变色。氧化反应主要受温度和 pH 值的影响。pH 大于 6.5 或温度升高，氧化变色越显著。此外，紫外线、氧、重金属离子等的存在均可加速氧化。所以注射液制备时要控制 pH 值和温度，通入惰性气体，加入抗氧剂和金属离子掩蔽剂等。

重氮偶合反应的发生首先要在盐酸和亚硝酸钠的存在下制备普鲁卡因的重氮盐酸盐，再与碱性 β-萘酚生成猩红色的偶氮化合物。

$$H_2N-\!\!\!\!\bigcirc\!\!\!\!-\overset{O}{\overset{\|}{C}}-OCH_2CH_2N(C_2H_5)_2 \xrightarrow{NaNO_2,\ HCl} {}^-ClN\!\!=\!\!\overset{+}{N}-\!\!\!\!\bigcirc\!\!\!\!-\overset{O}{\overset{\|}{C}}-OCH_2CH_2N(C_2H_5)_2$$

本品在盐酸作用下可与二甲氨基苯甲醛缩合，发生希夫碱（Sciff base）反应而显黄色。

M2-1　普鲁卡因的希夫碱反应

$$H_2N-\!\!\!\!\bigcirc\!\!\!\!-\overset{O}{\overset{\|}{C}}-OCH_2CH_2N(C_2H_5)_2 + (H_3C)_2N-\!\!\!\!\bigcirc\!\!\!\!-CHO \xrightarrow{H^+}$$

$$(H_3C)_2N-\!\!\!\!\bigcirc\!\!\!\!-\overset{H}{\overset{|}{C}}\!\!=\!\!N-\!\!\!\!\bigcirc\!\!\!\!-\overset{O}{\overset{\|}{C}}-OCH_2CH_2N(C_2H_5)_2$$

本品分子结构中的酯键容易发生水解，生成 4-氨基苯甲酸和二乙氨基乙醇。水解速率受温度和 pH 的影响较大。随着 pH 的增大，水解速率加快，在 pH3.0～3.5 时最稳定。药典规定配制盐酸普鲁卡因注射液时，应调节 pH 为 3.5～5.0，并严格控制灭菌温度和时间，以 100℃ 流通蒸汽灭菌 30min 为宜。

$$\underset{COOCH_2CH_2N(C_2H_5)_2}{\overset{NH_2}{\bigcirc}} \xrightarrow{H_2O} \underset{COOH}{\overset{NH_2}{\bigcirc}} + HOCH_2CH_2N(C_2H_5)_2$$

本品水溶液加入氢氧化钠溶液，即析出普鲁卡因沉淀，加热酯水解，产生二乙氨基乙醇蒸气（可使红色石蕊试纸变蓝）和对氨基苯甲酸钠，冷却，加盐酸酸化，即析出对氨基苯甲酸白色沉淀，此沉淀能溶于过量的盐酸中（氨基与盐酸形成盐酸盐）。

$$H_2N-\!\!\!\!\bigcirc\!\!\!\!-\overset{O}{\overset{\|}{C}}-OCH_2CH_2N(C_2H_5)_2\cdot HCl \xrightarrow{NaOH} H_2N-\!\!\!\!\bigcirc\!\!\!\!-\overset{O}{\overset{\|}{C}}-OCH_2CH_2N(C_2H_5)_2\downarrow$$

$$\xrightarrow[\triangle]{NaOH} H_2N-\!\!\!\!\bigcirc\!\!\!\!-COONa + HOCH_2CH_2N(C_2H_5)_2\uparrow$$

$$\downarrow HCl$$

$$H_2N-\!\!\!\!\bigcirc\!\!\!\!-COOH\downarrow \xrightarrow{过量 HCl} HOOC-\!\!\!\!\bigcirc\!\!\!\!-NH_2\cdot HCl$$

[合成] 本品合成是以对硝基苯甲酸为原料，与二乙氨基乙醇反生酯化反应，然后再经

高压催化氢化还原得到普鲁卡因，再在溶剂中与盐酸成盐得到盐酸普鲁卡因。

$$O_2N-\underset{}{C_6H_4}-\overset{\displaystyle O}{\overset{\displaystyle \|}{C}}-OH \xrightarrow[\text{二甲苯}]{HOCH_2CH_2N(C_2H_5)_2} O_2N-C_6H_4-\overset{\displaystyle O}{\overset{\displaystyle \|}{C}}-OCH_2CH_2N(C_2H_5)_2 \xrightarrow{Pd/C}$$

$$H_2N-C_6H_4-\overset{\displaystyle O}{\overset{\displaystyle \|}{C}}-OCH_2CH_2N(C_2H_5)_2 \xrightarrow{HCl} H_2N-C_6H_4-\overset{\displaystyle O}{\overset{\displaystyle \|}{C}}-OCH_2CH_2N(C_2H_5)_2\cdot HCl$$

［代谢］本品在体内酯酶的作用下绝大部分迅速水解为对氨基苯甲酸及二乙氨基乙醇而失活。对氨基苯甲酸随尿排出，或与葡萄糖醛酸等结合成葡萄糖苷酸后排泄；二乙氨基乙醇可继续发生脱氨、脱烃和氧化反应后随尿排出。

［药理及临床作用］

① 局麻作用。普鲁卡因属于短效酯类局麻药，亲脂性低，对黏膜的穿透力弱，一般不用于表面麻醉，常局部注射用于浸润麻醉、传导麻醉、蛛网膜下腔麻醉和硬膜外麻醉。

局麻药主要作用于神经细胞膜上 Na^+ 通道，与其内部靶位结合后，使 Na^+ 通道蛋白发生构象改变，Na^+ 通道蛋白失活关闭而阻滞 Na^+ 内流，阻止神经冲动动作电位的产生和传导，从而产生局麻作用。影响局麻药局麻作用的因素有：a. 剂量，剂量越大，局麻作用的潜伏期越短，作用强度越大，持续时间越长；b. 血管收缩药，局麻药与血管收缩药肾上腺素联合应用，可以减少局麻药的吸收，而使局麻作用增强，作用时间延长，减少吸收中毒，但末梢部位（如手指、脚趾等）麻醉时，不宜加入，易引起局部组织缺血性坏死；c. pH 值，局麻药多为弱碱性药物，当用药部位 pH 值增高时，非解离型增多，易透过神经膜与相应的靶位结合，局麻作用增强；反之，当用药部位 pH 降低时（如炎症区），局麻作用减弱。

② 局部封闭作用。用 $0.25\%\sim0.5\%$ 普鲁卡因溶液局部注射做封闭疗法，可缓解炎症或损伤部位的症状。

［不良反应］

① 毒性反应。用药剂量过大或误注入血管时，可抑制心血管系统，也可先兴奋后抑制中枢神经系统。若出现恶心、出汗、呼吸困难、颜面潮红、谵妄、兴奋、惊厥，对惊厥可静注异戊巴比妥解救；腰麻时，常出现血压下降，可在麻醉前肌注麻黄碱预防。

② 过敏反应。极少数人用药后可出现荨麻疹、支气管痉挛、喉头水肿及休克等过敏反应，故用药前应询问病人过敏史，对有过敏性体质的病人应作皮内试验（0.25% 液 $0.1mL$ 皮内注射）。

2. 酰胺类

（1）酰胺类药物的发展　酰胺类麻醉药最早是从天然生物碱 Isogramine 的发现得到启发的，Isogramine 结构的确定导致了利多卡因（Lidocaine）的合成。利多卡因可以看作为 Isogramine 的开链类似物或生物电子等排类似物；从结构上看，利多卡因的酰胺键取代了普鲁卡因中的酯键，且酰胺键的两个邻位有两个甲基，增强了空间位阻，使得利多卡因的酰胺的水解速率大大慢于普鲁卡因，因而利多卡因的局麻作用比普鲁卡因强 2 倍，作用时间延长 1 倍，穿透力强，适用于各种局部麻醉，同时还具有抗心率失常的作用。随后又合成了一系列酰胺类局部麻醉药。如三甲卡因（Trimecaine）、布比卡因（Bupivacaine）、甲哌卡因（Mepivacaine）、阿替卡因和罗哌卡因（Ropivacaine）等，均为目前临床较为常用的局麻药。

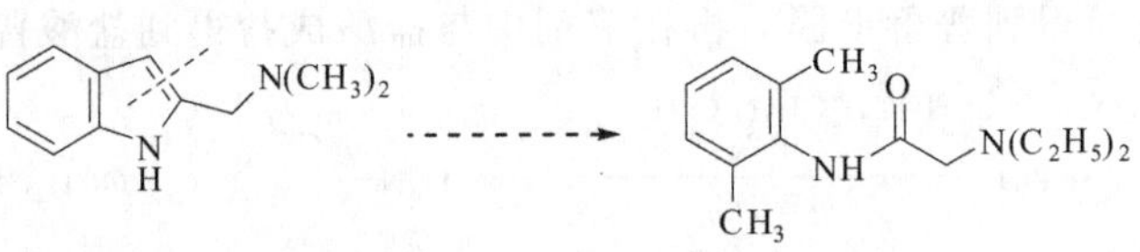

Isogramine　　利多卡因

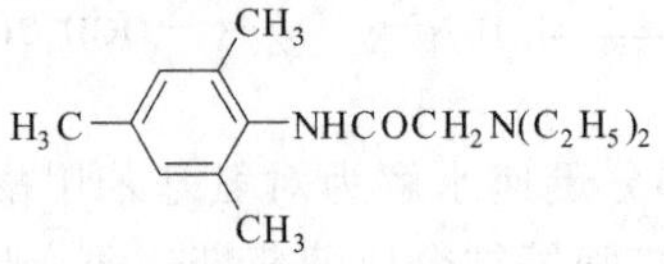

三甲卡因 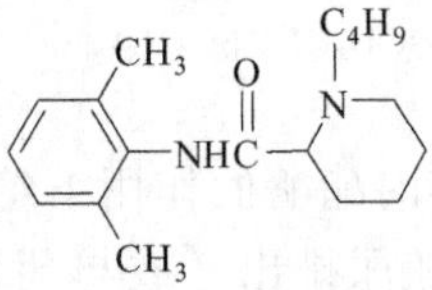　　　布比卡因

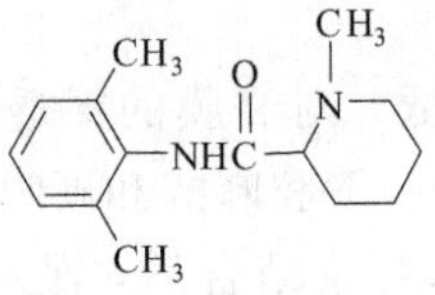

甲哌卡因 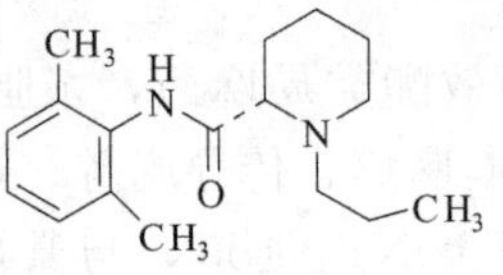　　　罗哌卡因 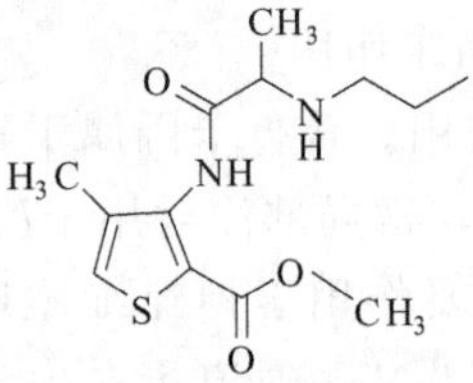　　　阿替卡因

这些局部麻醉药具有类似于利多卡因的局部麻醉作用，但作用强度和持续时间各有不同。三甲卡因的局部麻醉作用比利多卡因强且毒性较低；布比卡因的局部麻醉作用比利多卡因强4倍，具有强效、长效和安全等特点；甲哌卡因作用迅速而持久，穿透力强且毒副作用较小；罗哌卡因脂溶性大于利多卡因，小于布比卡因，麻醉强度为普鲁卡因的8倍。手性药物罗哌卡因和左旋布比卡因的上市，将局麻药的历史翻开了新的一页。布比卡因和左旋布比卡因疗效并无明显差异，但是后者对中枢神经系统和心脏毒性明显小于前者，这在一定程度上说明手性药物可能与受体之间存在着某种还有待研究的立体化学因素。

（2）典型药物

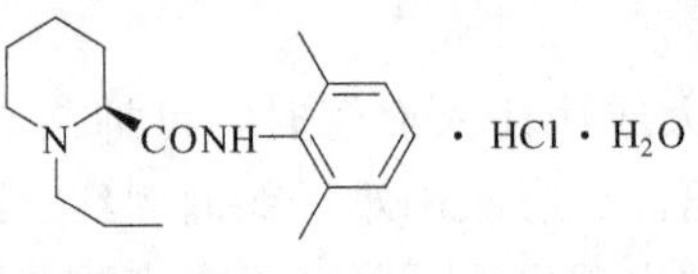

[通用名]（S）-盐酸罗哌卡因一水合物；Ropivacaine Hydrochloride Monohydrate。

[化学名] S-（-）-1-丙基-N-(2,6-二甲苯基)-2-哌啶甲酰胺盐酸盐一水合物。

提示：此化合物的母核是哌啶-2-甲酰胺，其母核编号如下：

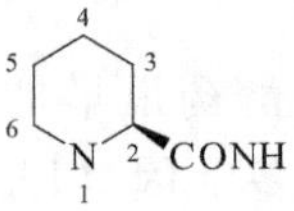

[CAS号] 132112-35-7。

[理化性质]本品为白色至类白色结晶性粉末，mp.122～126℃，易溶于水和乙醇，在二氯甲烷中微溶，其旋光度为64°～74°（$c=1$，乙醇水的混合溶液）。其结构中2位为一手性碳，为S构型，且以纯的S构型供药用。

本品的鉴别方法是：将0.5g产品溶于少量含有饱和CO_2的水中，并用饱和CO_2的水溶液稀释至30mL，此时溶液透明澄清，pH为4.5～6.0之间，将其用5cm的比色皿在分光光度计上测量得到在405nm处约为0.030，在436nm处约为0.025。

　　[合成] 以 2-哌啶甲酸为原料，经酸化、三光气氯化、酰胺化、丙基化、酸化成盐合成罗哌卡因。

　　[代谢] 罗哌卡因主要是通过芳香羟基化作用而充分代谢，静脉注射后总剂量的 86% 通过尿液排出体外，其中仅 1% 与未代谢的药物有关。主要代谢物是 3-羟基罗哌卡因、4-羟基罗哌卡因、N-去烷基代谢物和 4-羟基-N-去烷基代谢物。3-羟基罗哌卡因和 4-羟基罗哌卡因有局麻作用，但是麻醉作用比罗哌卡因弱。

4-羟基罗哌卡因

4-羟基-N-去烷基代谢物

N-去烷基代谢物

3-羟基罗哌卡因

　　[药理及临床作用] 罗哌卡因是第一个纯左旋体长效酰胺类局麻药，通过阻断钠离子流入神经纤维细胞膜内对神经纤维的冲动传导产生可逆性的阻滞作用，有麻醉和镇痛双重效应。大剂量可产生外科麻醉作用，小剂量时则产生感觉阻滞（镇痛），仅伴有局限的非进行性运动神经阻滞。加用肾上腺素不改变罗哌卡因的阻滞强度和持续时间。临床上主要用于外科手术区域阻滞和硬膜外麻醉及硬膜外术后或分娩镇痛。

　　[不良反应] ①过敏反应。酰胺类的局麻药不良反应很少发生（最严重的过敏反应是过敏性休克）。②常见的不良反应有低血压、恶心、呕吐、心动过缓、感觉异常、体温升高、头痛、头晕、尿潴留、高血压、寒战、心动过速、焦虑、感觉减退。

　　自从发现长效局麻药可诱发心脏骤停之后，人们一直在寻求脂溶性较低的、更为安全的替代药品。罗哌卡因就是这样一种新型长效酰胺类局麻药，其作用持续时间长，且具有麻醉和止痛作用。其药理学特点为心脏毒性低微，感觉阻滞与运动阻滞分离较明显，具有外周血管收缩作用。因此该药尤其适用于术后镇痛和产科麻醉。我国属于人口生育大国，每年出生1900 多万新生儿。随着我国产科技术的发展和无痛分娩的迅速普及，对于这一类局部麻醉剂的需求量会越来越多，所以该类化合物的研制开发有很好的前景。

　　3. 氨基酮及氨基醚类

　　(1) 氨基酮及氨基醚类药物的发展　用生物电子等排体的方法，将对氨基苯甲酸酯类局麻药中的酯基中的氧原子—O—用—CH₂—代替就得到氨基酮类局部麻醉药，如达克罗宁（Dyclonine）、法力卡因（Falicaine）等。达克罗宁可作为氨基酮类局部麻醉药的代表，具有很强的表面麻醉作用，穿透黏膜能力强，见效快且持久，且毒性较普鲁卡因低。但是其刺激性较大，因而不能用于静脉注射或肌肉注射，只能将其做成 1% 的软膏、乳膏和 0.5% 溶液，具有止痒、止痛和杀菌作用，尤其对早泄有很好的治疗效果。法力卡因作为达克罗宁的同系物，因而具有类似作用。

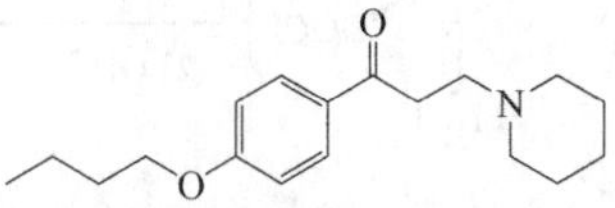

达克罗宁 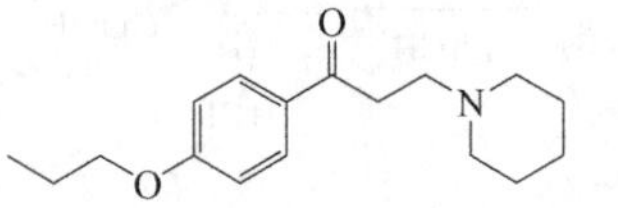   法力卡因

用醚键代替对氨基苯甲酸酯类中的酯键，就得到氨基醚类化合物，如普莫卡因（Promocaine）、奎尼卡因（Quinisocaine）等。从结构上看，由于酮基或醚基远比酯基或酰胺基稳定，因而此类化合物较对氨基苯甲酸酯类局麻药稳定，因而麻醉作用更为持久，如氨基醚类的普莫卡因和奎尼卡因，其表面麻醉作用比可卡因强约 1000 倍，毒性仅为后者的 2 倍。

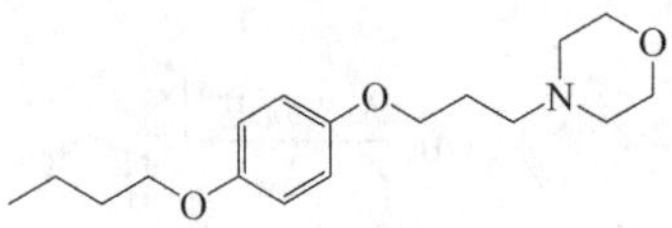

普莫卡因 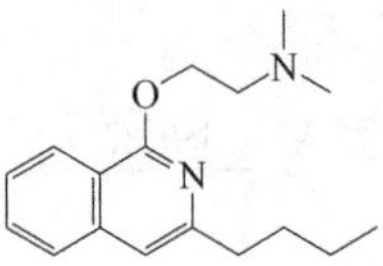   奎尼卡因

（2）典型药物

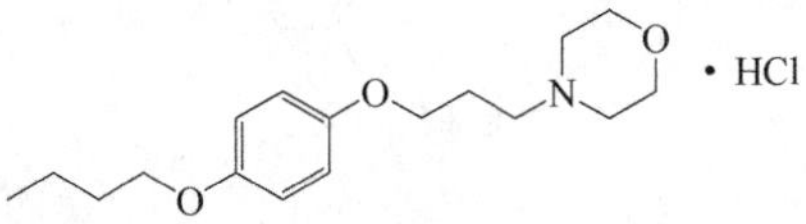

[通用名] 普莫卡因盐酸盐；Pramoxine Hydrochloride。

[化学名] 4-丁氧基苯基-γ-吗啉丙基醚盐酸盐。

[CAS 号] 637-58-1。

[理化性质] 本品为白色或类白色结晶性粉末，mp. 170～174℃。易溶于水、乙醇。水溶液稳定，可耐高压灭菌。

[合成] 本品以对苯二酚为原料，先与正丁基溴反应得到 4-正丁氧基苯酚，再与 4-(γ-氯代丙基）吗啉反应得到目标产品普莫卡因。

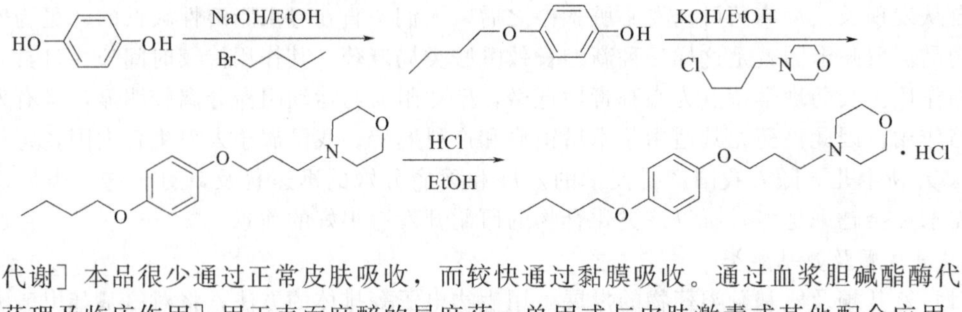

[代谢] 本品很少通过正常皮肤吸收，而较快通过黏膜吸收。通过血浆胆碱酯酶代谢。

[药理及临床作用] 用于表面麻醉的局麻药。单用或与皮肤激素或其他配合应用。缓解皮肤、肛门直肠疾病的瘙痒和疼痛。未来可能广泛用于尿毒症瘙痒患者。

4. 其他类

将对氨基苯甲酸类的酯基和酰胺类的酰胺键相互契合就得到新型的氨基甲酸酯类局麻药,如地哌冬(Diperodon)和卡比佐卡因(Carbizocaine),后者的表面麻醉作用比可卡因强251倍,浸润麻醉作用比普鲁卡因强416倍。除此之外,还有脒类中的非那卡因(Phenacaine)在眼科用于表面麻醉,短时间即可生效(5~10min),持续作用1h,且不扩张瞳孔。

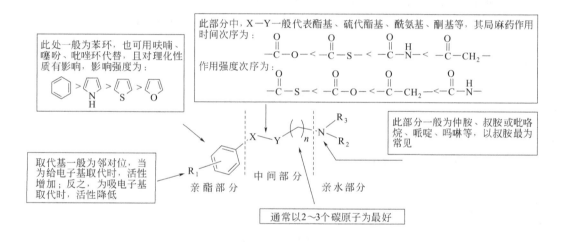

地哌冬　　　　　　　　卡比佐卡因　　　　　　　　非那卡因

三、局部麻醉药的构效关系

此处一般为苯环,也可用呋喃、噻吩、吡唑环代替,且对理化性质有影响,影响强度为:

此部分中,X—Y一般代表酯基、硫代酯基、酰氨基、酮基等,其局麻药作用时间次序为:

$$-\overset{O}{\underset{}{C}}-O- < -\overset{O}{\underset{}{C}}-S- < -\overset{O}{\underset{}{C}}-\overset{H}{\underset{}{N}}- < -\overset{O}{\underset{}{C}}-CH_2-$$

作用强度次序为:

$$-\overset{O}{\underset{}{C}}-S- < -\overset{O}{\underset{}{C}}-O- < -\overset{O}{\underset{}{C}}-CH_2- < -\overset{O}{\underset{}{C}}-\overset{H}{\underset{}{N}}-$$

此部分一般为仲胺、叔胺或吡咯烷、哌啶、吗啉等,以叔胺最为常见

取代基一般为邻对位,当为给电子基取代时,活性增加;反之,为吸电子基取代时,活性降低

R_1　亲酯部分　　中间部分　　亲水部分

通常以2~3个碳原子为最好

习 题

一、选择题

1. 流行天王迈克尔•杰克逊死于下列哪种麻醉药物的不当使用?( )

A. 氯胺酮　　　　　　B. γ-羟丁酸钠　　　　　　C. 异丙酚

D. 丙泮尼地　　　　　E. 依托咪酯

2. 下列哪种药物具有易产生幻觉,被滥用为毒品(摇头丸)?( )

A. 氯胺酮　　　　　　B. γ-羟丁酸钠　　　　　　C. 异丙酚

D. 丙泮尼地　　　　　E. 依托咪酯

3. 局部麻醉药普鲁卡因中的芳胺基一般不能发生下列哪种反应?( )

A. 与酸成盐反应　　　B. 氧化反应　　　　　　　C. 重氮偶合反应

D. Sciff 碱反应　　　　E. 水解反应

4. 下列不属于局部麻醉药类药物的是( )。

A. 酰胺类　　　　　　B. 对氨基苯甲酸酯类　　　C. 氨基酮和氨基醚类

D. 氨基甲酸酯类　　　E. 脲类

5.利多卡因比普鲁卡因作用时间长的主要原因是（　　）。

A. 普鲁卡因有芳香第一胺结构

B. 普鲁卡因有酯基

C. 利多卡因有酰胺结构

D. 利多卡因的中间连接部分较普鲁卡因短

E. 酰胺键比酯键不易水解

6.不属于罗哌卡因的代谢物的是（　　）。

A. 3-羟基罗哌卡因　　　　B. 4-羟基罗哌卡因　　　　　C. N-去烷基代谢物

D. 4-羟基-N-去烷基代谢物　E. 去芳基代谢物

二、简答题

1.吸入性全身麻醉药主要代表性的是哪几个药物？分别有何优点和缺点？

2.请写出局部麻醉药普鲁卡因的发现过程。

3.写出局麻药的构效关系。

4.局部麻醉药分为哪几类？分别写出每类代表性的药物。

5.写出罗哌卡因的合成方法，并指出此药相比于其他局麻药有何优点。

三、名词解释

1.电子等排原理　　2.局部麻醉药　　3.静脉麻醉药

习题答案（部分）

一、选择题

1. C；2. A；3. E；4. D；5. E；6. E

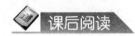课后阅读

麻醉药发明前的历史

如果不小心割破了手指或是摔破了膝盖，那种疼痛的滋味有时是难以忍受的。可是如果在不麻醉的情况下做外科手术、开肠破肚，那种滋味更难以想象。好在现在有了多种麻醉药：全身麻醉药、局部麻醉药，做什么外科手术都不会感到疼痛了。可是，你可知道在麻醉药发现以前的情形吗？

19世纪中叶以前，西方外科手术就是在没有麻醉药的情况下进行的。那时的病人做外科手术就好像是犯人受残酷的刑罚一样。外科医生的"铁石心肠"让人生厌。在西方的医史书上有这样的记载："病人在家中等待医生来做手术，就好像是犯人计算着死刑日期到来的心情一样一天天地挨过。手术的当天，病人提心吊胆，害怕医生的到来，听到医生的马车到了就开始紧张，倾听着医生走下马车，一步步上楼的声音……"

在各种外科疗法之中，将脱臼的髋关节复位算是痛苦较小的手术。西方医史上有这样的描述："病人被安放在一个特制的架子上，身体被绳子绑扎着，绳的一头拉向一个滑轮系统，脱臼的下肢也用绳捆绑着牵拉向另一端的滑轮系统。几名彪形大汉手执着直径约1英寸的绳索，从两个滑轮用力朝相反的方向牵拉。用力牵拉的壮汉和被牵拉的病人脸上挂满了热汗和冷汗。病人渐渐地忍受不住，开始呻吟，然后大声嚎叫，直到在剧痛中昏过去，外科医生开始动手将脱臼的关节复位。最后把满脸汗水和泪水、面色苍白的病人移送到床上，待其苏醒。截肢手术也是按这种方式进行。将病人捆绑在手术台上或由几名大汉用力按住，医生以最快的速度，在病人的嚎叫声中将上肢或下肢截断。"

医生自己也承认这种手术令他们反胃。因此，无痛外科手术是病人乞求、医生向往的。也有过一些方法，例如用冰水浸泡或淋洗欲进行手术的部位，使其冷冻麻木，或用力压患处使之麻木，或让病人饮酒至

大醉，或在威士忌酒中加入鸦片等，但是这些方法都不能有效地减轻病人的痛苦。据说有医生让助手用木棒猛击病人的头部，使病人昏过去再做手术的事情。

在这种情况下，外科医生只能从手术的速度上去想办法，尽量使自己的技术熟练，在两三分钟内解决问题。当时的外科手术不可能做细微的工作，只能进行切除表面的瘤子、截肢、拔掉患牙等手术。病人的剧痛限制了外科学的发展。

也许有人说，在我国后汉三国时期（约公元150年）就有了麻醉药，华佗的"麻沸散"可以用来打开脑袋，开肠破肚地做外科手术。为什么没有传到外国去？《三国志》中确有有关华佗的"麻沸散"的记载，它比国外的麻醉药要早1700年，可惜华佗死后"麻沸散"就失传了。有人认为洋金花是"麻沸散"的主要成分，但发现必须用相当大剂量的洋金花才能产生中枢神经抑制作用，还必须配合西药冬眠合剂才能使病人进入麻醉状态。因此华佗的"麻沸散"中究竟含有哪些中药，至今仍是个谜。

对无痛外科手术的迫切要求促进了麻醉药的发现。在西方，麻醉药的发现与化学的发展有着密不可分的关系，麻醉药的发现是化学家与医生密切合作的结果。

第三章

镇静催眠药、抗癫痫药 <<<<<<<<<
和抗精神失常药

第一节　镇静催眠药

　　能缓和激动、消除躁动、恢复安静情绪的药物称为镇静药，该类药物往往具有抗焦虑作用；能促进和维持近似生理睡眠的药物称为催眠药。镇静药和催眠药之间并没有明显界限，只有量的差别：小剂量具有镇静效果；中等剂量具有催眠效果；大剂量因深度抑制而产生麻醉作用，但是过量使用镇静催眠药往往会危及生命。由于此类药物作用于中枢神经系统，且大部分药物具有一定的成瘾性和耐受性，因而分别被列为国家精神品一类药和二类药。

　　镇静催眠药按照结构分可以分为第一代的巴比妥类、第二代的苯并二氮䓬类和其他类。巴比妥类药物由于在麻醉、镇静催眠和抗焦虑方面都具有一定活性，因而具有较多的副作用，作为镇静催眠药，现已经基本被苯并二氮䓬类取代，且苯巴比妥类药物在麻醉药章已有涉及，因而这里就不再讨论。

一、苯并二氮䓬类

1. 苯并二氮䓬类的发展

　　苯并二氮䓬类为 20 世纪 50 年代后期发现的具有中枢作用的镇静催眠药物。目前临床上几乎取代了巴比妥类药物。苯并二氮䓬类药物除了可以镇静催眠外，临床上还可用作抗惊厥、麻醉药、抗焦虑和肌松药。最早发现的苯并二氮䓬类药物是氯氮䓬（又称利眠宁，Librium）。后来发现其结构上连接氮的氧原子不是生物活性必须结构，因而经过结构修饰最后得到地西泮（Diazepam），地西泮的活性超过氯氮䓬，且毒性也更低。

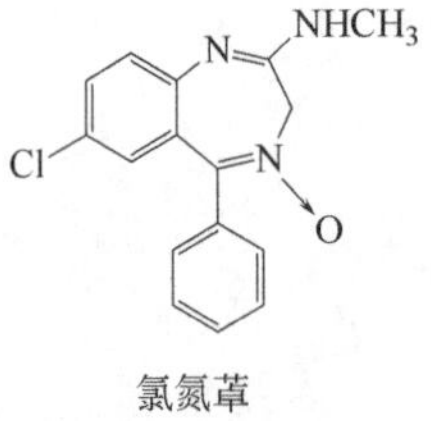

氯氮䓬 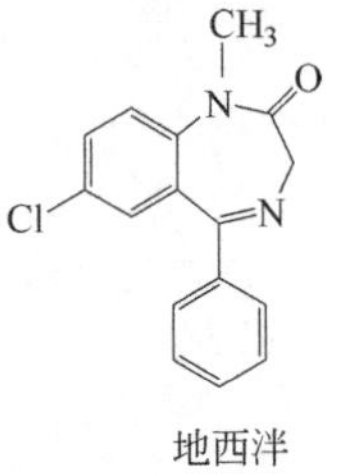　　　　　　　　　　地西泮

对地西泮的结构进行研究和改造，得到硝西泮（Nitrazepam）、氟西泮（Flurazepam）和氟硝西泮（Flunitrazepam）等。并通过研究它们的代谢产物，发现了毒性更低、作用更强的奥沙西泮（Oxazepam）、劳拉西泮（Lorazepam）和替马西泮（Temazepam）。

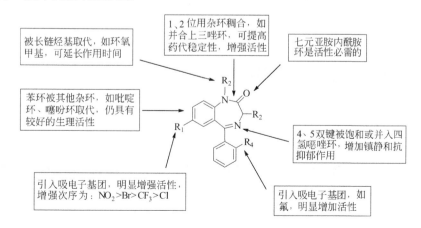

为了进一步提高此类药物的镇静催眠活性，延长此类药物的作用时间，将苯并二氮杂䓬的1、2位接上三唑环，这样不但提高此类药物的稳定性（结构中1、2位在体内不容易发生水解），而且提高了与受体的亲和力（分子中增加了氮原子数）。此类药物主要有艾司唑仑（Estazolam）、三唑仑（Triazolam）和溴替唑仑（Brotizolam）。

2. 苯并二氮䓬类的构效关系

3. 典型药物

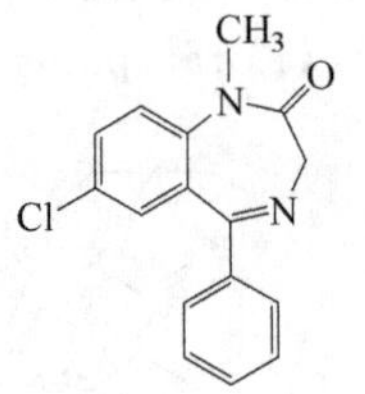

[通用名] 地西泮；Diazepam。

[化学名] 1-甲基-5-苯基-7-氯-1,3-二氢-2*H*-1,4-苯并二氮杂草-2-酮。

> 提示：此化合物的母体结构：
>
>
> 2*H*-1,4-苯并二氮杂草-2-酮   1,3-二氢-2*H*-1,4-苯并二氮杂草-2-酮

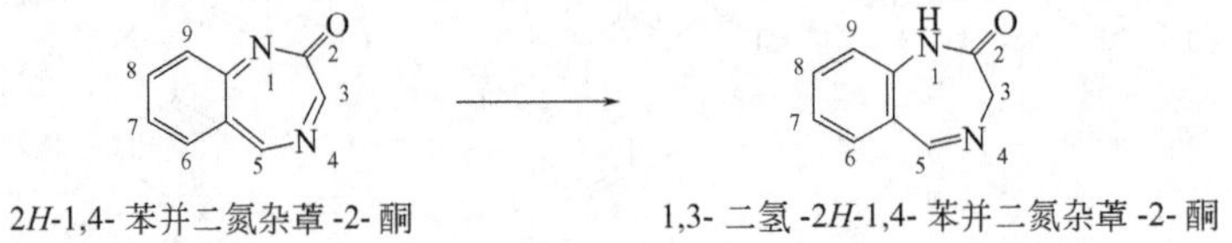

[CAS 号] 439-14-5。

[理化性质] 本品为白色或类白色的结晶性粉末；粉末，味微苦。微溶于水，可溶于乙醇，易溶于三氯甲烷及丙酮，略溶于乙醚。Mp.130～134℃。本品的水解按 1，2 位或 4，5 位间开环。其中 4，5 位开环反应可逆。在体温及酸性条件下，主要是 4，5 位开环水解。当 7 位或 1，2 位上有强吸电子基时，水解在 4，5 位进行。

[合成] 先以对硝基氯苯和苯乙腈在碱性条件下反应生成苯并异噁唑，然后与硫酸二甲酯发生 N-甲基化反应，再还原得到 2-甲氨基-5-氯二苯酮；与氯乙酰氯反应得到氯乙酰化物，最后在六次甲基四胺盐酸盐的作用下环合得到地西泮。

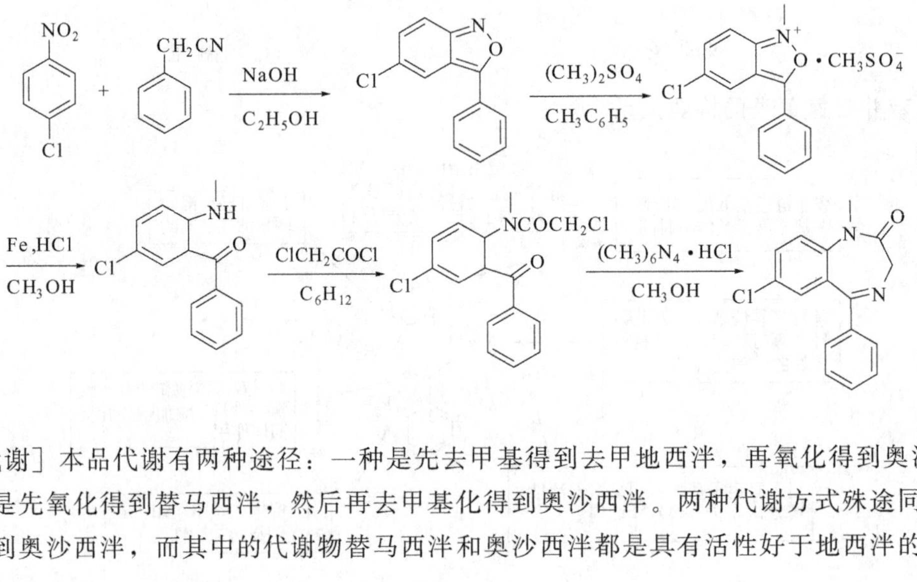

[代谢] 本品代谢有两种途径：一种是先去甲基得到去甲地西泮，再氧化得到奥沙西泮；另一种是先氧化得到替马西泮，然后再去甲基化得到奥沙西泮。两种代谢方式殊途同归，最后都得到奥沙西泮，而其中的代谢物替马西泮和奥沙西泮都是具有活性好于地西泮的镇静催眠药物。

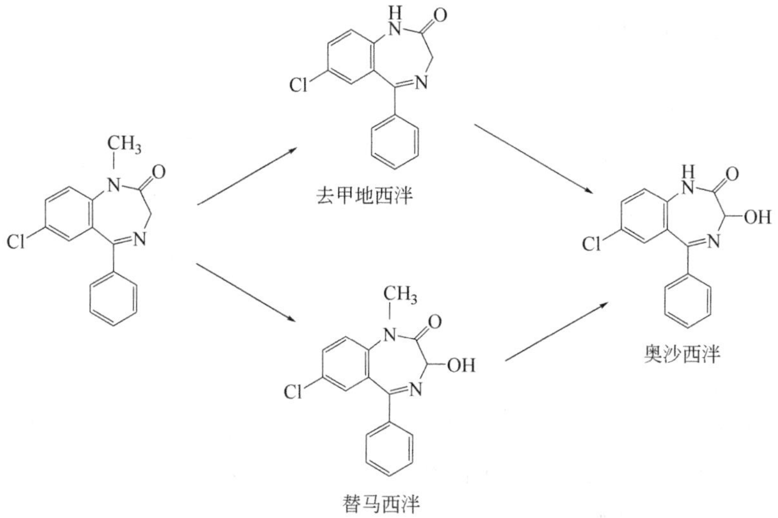

[药理及临床作用]

① 抗焦虑。小于镇静剂量时就可明显改善紧张、忧虑、恐惧和激动等焦虑症状，主要用于焦虑症。

② 镇静和催眠。本品小剂量表现出镇静作用，较大剂量产生催眠作用，可明显缩短入睡时间，显著延长睡眠持续时间，减少觉醒次数。地西泮催眠作用对比于巴比妥类的优点：a. 对快波睡眠影响小，停药后出现反跳不良反应较巴比妥类轻，故减少噩梦发生；b. 治疗指数高，对呼吸影响小，不引起麻醉，安全范围大；c. 对肝药酶几乎无诱导作用，不影响其他药物的代谢；d. 依赖性小、戒断症状轻。

③ 抗惊厥和抗癫痫。地西泮具有明显的抗惊厥作用。临床上常用于子痫、破伤风、小儿高热等引起的惊厥。地西泮是目前癫痫持续状态治疗的首选药。

④ 中枢性肌肉松弛作用。本品有较强的肌松作用和降低肌张力作用，能缓解大脑麻痹患者的肌肉强直。临床用于治疗脑血管意外、脊髓劳损等引起的肌强直，缓解局部关节病变、腰肌劳损所致的肌肉痉挛。

[不良反应] 本品大剂量可导致共济失调，运动功能障碍，言语含糊不清，甚至昏迷和呼吸抑制，偶有皮疹和白细胞减少等。静脉注射过快可产生心血管和呼吸抑制作用。长期服用本类药物有耐受性、依赖性和成瘾性。停药可出现失眠、焦虑、兴奋、心动过速、呕吐、震颤等，但戒断症状比巴比妥类轻。

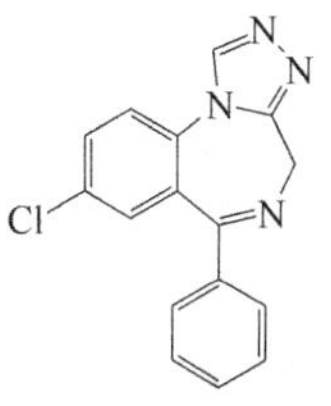

[通用名] 艾司唑仑；Estazolam。

[化学名] 6-苯基-8-氯-4H-[1,2,4]-三氮唑 [4,3-a] [1,4] 苯并二氮杂草。

提示：此化合物的母体结构是：

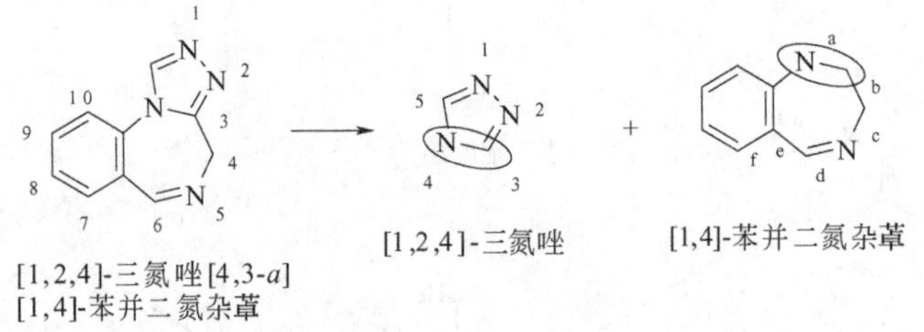

[1,2,4]-三氮唑[4,3-*a*]
[1,4]-苯并二氮杂䓬

[1,2,4]-三氮唑

[1,4]-苯并二氮杂䓬

[CAS 号] 29975-16-4。

[理化性质] 本品为白色或类白色的结晶性粉末；味微苦。水中几乎不溶，可溶于甲醇，易溶于三氯甲烷。Mp.229~232℃。本品结构中的 5、6 位的亚胺键在酸性条件下极不稳定，室温下即可水解开环，但在碱性条件下可逆性地环合。

[药理及临床作用] 本品为作用强，用量小，毒副作用小，对肝肾功能、骨髓等均无影响，适用于焦虑、失眠、恐惧、癫痫和手术前镇静等。

二、其他类镇静催眠药

其他镇静催眠药有水合氯醛（Chloral Hydrate）、唑吡坦（Zolpidem）、佐匹克隆（Zopiclone）、扎来普隆（Zaleplon）、美乐托宁（Melatonin）等。

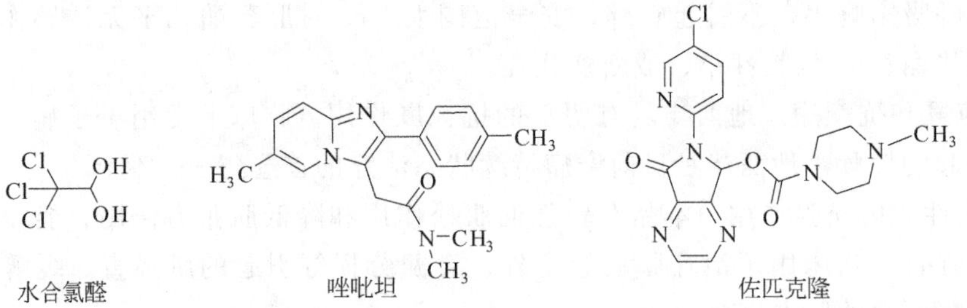

水合氯醛

唑吡坦

佐匹克隆

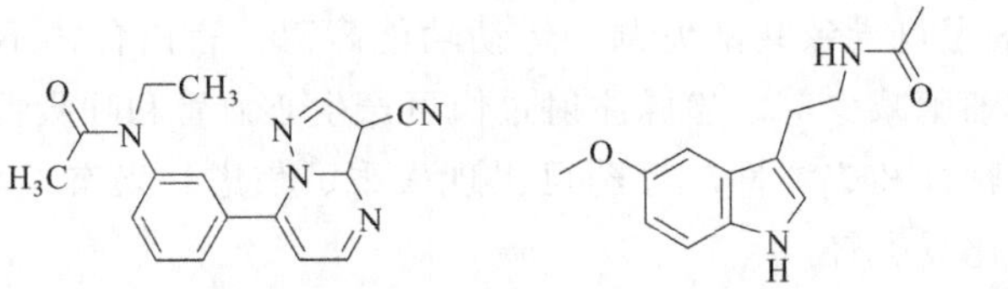

扎来普隆

美乐托宁

（1）水合氯醛 水合氯醛是现存最古老的安眠药之一。早在 1831 年，人们就发现了这药物，但直到 1861 年，人们才拿它作为安眠药。由于其效果显著，很快就广为流行，在 19 世纪末到 20 世纪初，曾经盛极一时，即使在溴化盐、巴比妥盐陆续被发现之后，水合三氯乙醛仍旧被运用于内外科临床上。一直到所有安眠药的终结者——苯并二氮䓬类被发明之后，水合氯醛才败下阵来，但即使到现在，偶尔还是会被运用于精神科病人的镇定上，在小儿科也会用作手术前的镇静剂。水合氯醛口服或直肠给药后，在肝脏和其他组织中迅速还原成中枢抑制作用更强的活性代谢产物三氯乙醇。由于此药具有不舒服的臭味和胃肠道刺激性，因而往往将其制备成各种前药，如卡波氯醛（Carbocloral）和三氯福司（Triclofos）。

卡波氯醛　　　　　　　　　　　　　三氯福司

（2）唑吡坦　是第一个非苯并二氮䓬类催眠药，具有咪唑并吡啶结构，可选择性地与苯并二氮䓬受体亚型结合，具有较强的镇静催眠作用，且对呼吸系统无抑制作用。

（3）佐匹克隆　是吡嗪并吡咯酮类催眠药，通过激动苯并二氮䓬受体，增强 γ-氨基丁酸受体（GABA）的抑制作用，不仅缩短睡眠潜伏期，还能提高睡眠质量，且对记忆几乎无影响。

（4）扎来普隆　1999 年上市的新型的非苯并二氮䓬类镇静催眠药，几乎没有耐药性和依赖性，是一种短效催眠药，对入睡困难者效果尤佳。

（5）美乐托宁　又称为褪黑素，是松果体分泌的肽类激素，对许多系统有广泛的调节作用，对睡眠调节尤为突出。

小故事

脑白金的故事

1997 年，史玉柱用 50 万元将褪黑素打造成脑白金，并出书《席卷全球》作为脑白金营销体系的一部分，来给消费者洗脑。这本书没有过多涉及脑白金这个产品，而是让消费者了解褪黑素是人体不可缺少的荷尔蒙这个说法，从原理的角度讲解了脑白金的概念。这本书为脑白金产品的上市做了铺垫，让消费者看到脑白金这个产品的时候不会感到陌生。然后以"农村包围城市"的方式，先从小城市开始打广告宣传，以地方电视台和当地报纸为平台进行深度"轰炸"，最终成功上市，并取得了巨大的效益。脑白金中的主要成分是美乐托宁，又称褪黑素，在生理条件下由脑内的松果体分泌，其分泌受生物钟调节，夜多昼少，具有一定的调节睡眠的作用。在脑白金口服液中还含有低聚糖、山楂、茯苓和水，在胶囊产品中，除褪黑素外还含有淀粉。

第二节　抗 癫 痫 药

癫痫是大脑局部病灶神经元兴奋过高，反复发生阵发性放电，并向周围扩散的短暂脑功能失调综合征。癫痫是神经系统常见疾病之一，患病率仅次于脑卒中。癫痫的发病率与年龄有关。一般认为 1 岁以内患病率最高，其次为 1～10 岁，10 岁以后逐渐降低。我国男女之比为（1.15∶1）～（1.7∶1）。种族患病率无明显差异。按其发作时的表现分为大发作、小发作、神经运动性发作、局限性发作和癫痫持续状态。抗癫痫药主要用于防止和控制癫痫发作。

一、抗癫痫药的发展

抗癫痫药以 1957 年溴化钾的出现为开端。它是第一个真正意义上的对控制癫痫发作有用的药物。但是由于毒性大，很快被苯巴比妥所取代。苯巴比妥有控制癫痫大发作的作用，但是巴比妥类药物因为具有较多的生理活性，因而使用中伴有诸多的副作用。从 1938 年起对巴比妥类药物进行构效关系的研究，发现了苯妥英（Phenytoin）为有效的抗癫痫药。但是使用中发现，苯妥英在高浓度时会引起恶心、呕吐、厌食、巨成红细胞贫血等多种副作用。因而人们进一步研究发现多种类型的抗癫痫药。目前常用的抗癫痫药物有：二苯并二氮䓬类的卡马西平（Carbamazepine）和奥卡西平（Oxcarbazepine）、脂肪羧酸类的丙戊酸钠（Sodium Valproate）。

苯妥英	卡马西平	奥卡西平	丙戊酸钠

二、典型药物

[通用名] 苯妥英钠；Phenytoin Sodium。

[化学名] 5,5-二苯基乙内酰脲钠盐。

> 提示：此化合物的母体结构是 2,4-咪唑烷二酮，其结构为：

[CAS 号] 630-93-3。

M3-1　苯妥英钠的鉴别方法

[理化性质] 本品为白色粉末；无臭，味苦；易溶于水，可溶于乙醇，不溶于乙醚或氯仿。Mp. 95～96℃。本品具有吸潮性，水溶液放置于空气中易吸收二氧化碳而析出苯妥英沉淀，因而往往临床上将其制备成粉针剂使用。苯妥英钠水溶液与碱加热水解开环，最后生成 α-氨基二苯乙酸和氨；与硝酸银试液反应生成白色沉淀。苯妥英钠与吡啶硫酸铜试液反应显蓝色（巴比妥类显紫色），此法可用于两者的区别。

[合成] 以苯甲醛为原料，通过维生素 B 催化下生成安息香辅酶，再氧化生成二苯乙二酮，最后与尿素在碱性条件下环合得到苯妥英钠。

$$2PhCHO \xrightarrow[60\sim75℃]{V_{B1}} Ph-\underset{O}{\overset{OH}{C}}-\underset{}{\overset{}{CH}}-Ph \xrightarrow{HNO_3} Ph-\underset{O}{\overset{O}{C}}-\underset{O}{\overset{O}{C}}-Ph$$

$$\xrightarrow[NaOH]{NH_2CONH_2} \text{(咪唑酮环结构)}$$

M3-2 苯妥英钠
的制备

[代谢] 本品主要在肝脏中代谢，代谢物无药理活性，其中主要为5-(4-羟基苯基)-5-苯乙内酰脲（占50%～70%）。存在肠肝循环，主要经肾排泄，碱性尿排泄较快。

[药理及临床作用]

① 抗癫痫作用。本品是治疗癫痫强直阵挛性发作的首选药，对复杂部分性发作和单纯部分性发作有一定疗效，对失神发作无效。其作用机制是对细胞膜有稳定作用，能降低其兴奋性。a. 与失活状态的钠通道结合，阻断 Na^+ 内流，阻止癫痫病灶异常放电的扩散，从而达到治疗作用，但对病灶异常高频放电无抑制作用；阻断 L 和 N 型钙通道，抑制 Ca^{2+} 内流，但对哺乳动物丘脑神经元 T 型钙通道无阻断作用，这可能与治疗失神性发作无效有关；b. 大剂量苯妥英钠还能抑制 K^+ 外流，延长动作电位时程和不应期。

② 治疗外周神经痛。对三叉神经痛、舌咽神经痛等疼痛有效，可减少其发作次数。

③ 抗心律失常。本品为强心苷过量中毒所引起的心律失常的首选药。

[不良反应] ①局部刺激。该药碱性较强，对胃肠道有刺激性，口服易引起食欲减退，恶心、呕吐、腹痛等症状，宜饭后服用。静脉注射易引起静脉炎。②牙龈增生。长期应用可引起牙龈增生，与胶原代谢改变影响结缔组织增生有关。多见于青年和儿童。③神经系统反应。出现眼球震颤、共济失调等小脑前庭功能障碍；大剂量可引起精神改变。④造血系统反应。服用1～3周常出现巨幼红细胞性贫血，少数病人可出现血细胞和血小板减少，偶致再生障碍性贫血。必须定期检查血象。⑤其他。偶见男性乳房增大，女性多毛、皮疹等。妊娠早期用药偶致畸胎。

[通用名] 卡马西平；Carbamazepine。

[化学名] 5H-二苯并 [b,f] 氮杂䓬-5-甲酰胺。

> 提示：此化合物的母环为二苯并 [b,f] 氮杂䓬，其结构为：

[CAS 号] 298-46-4。

[理化性质] 本品为白色结晶性粉末；具多晶形；几乎不溶于水，在乙醇中略溶，易溶于氯仿。Mp.189～193℃。本品在干燥状态及室温下较稳定。片剂在潮湿环境中易生成二水合物，使片剂硬化，从而降低药效至原来的 1/3 左右。本品对光照亦不稳定，长时间光照可生成橙黄色二聚合物或氧化成环氧化物，故卡马西平应该避光保存。

[合成] 以亚氨基二苄为原料，在甲苯中与三光气回流反应 10h，得到亚氨基二苄甲酰氯，然后经溴化，脱溴化氢高收率得到亚氨基芪甲酰氯，再与氨气反应得到目标产品卡马西平。

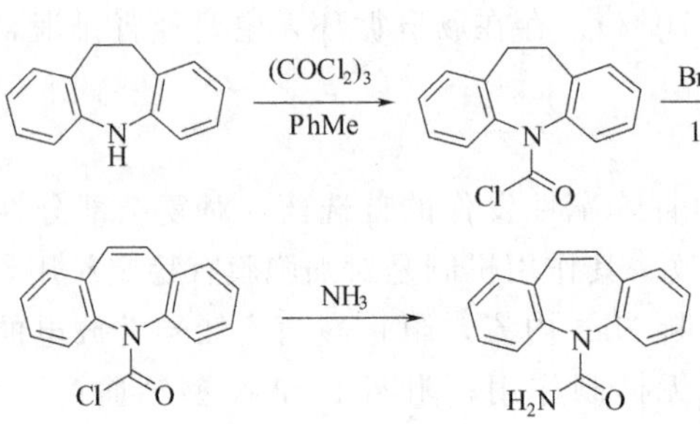

[代谢] 本品主要在肝脏中代谢为环氧化物，该代谢物有一定的毒副作用，最终代谢为无活性的 10,11-二羟基卡马西平。

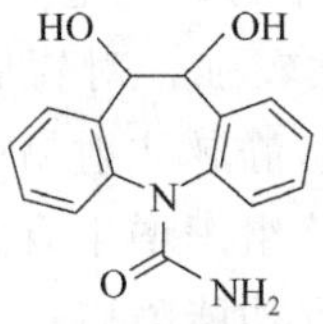

10,11-二羟基卡马西平

[药理及临床作用] 本品为广谱抗惊厥药，具有抗癫痫作用，对癫痫单纯和复杂部分性发作最有效。

📖 小故事

抗癫痫药能延长寿命吗？

美国华盛顿大学的基因学家克里•科恩费尔德 (Kerry Kornfeld) 及其同事在秀丽线虫身上筛选抗衰老药物（秀丽线虫是一种寿命很短的长约 1mm 的小虫，一直以来被科学家们大量用于有关生物发育和凋亡的研究）。研究人员将秀丽线虫分成不同的组别，分别给予包括利尿药、类固醇和抗炎药在内的 19 种药物。结果发现，大部分药物均不能有效延长线虫的寿命，有的甚至还会导致线虫死亡。不过，抗癫痫药乙琥胺（苯妥英钠类似物）却能使线虫的平均寿命延长 17%，达到 19.6 天。在随后进行的进一步研究中，研究人员发现还有两种抗癫痫药也能延长线虫寿命，其中，三甲双酮竟能将线虫寿命延长 47%，而且，线虫正常的衰老体征出现的时间也因此而延迟了。此项研究成果发表在 2004 年 1 月份出版的《科学》杂志上。此项成果能否应用于哺乳动物身上还有待研究。

第三节 抗精神失常药

抗精神失常药，是指用于治疗各种精神疾病的一类药物。共分为四类：抗精神病药、抗躁狂症药、抗抑郁症药、抗焦虑症药。

一、抗精神病药

抗精神病药主要用于消除病人幻觉、妄想，使病人恢复正常理智，最常用于精神分裂症。精神分裂症主要由于脑内多巴胺（Dopamine，DA）神经系统功能亢进使脑部多巴胺过量分泌所致。因而此类药物多为 DA 受体阻断剂。通过对中枢神经的抑制，在不影响意识的条件下，控制兴奋、幻想、躁动等症状，产生安定的作用。此类药物按化学结构分为吩噻嗪类、丁酰苯类、二苯并（杂）䓬类、苯酰胺类及吲哚类。

1. 吩噻嗪类

（1）吩噻嗪类药物的发展 对精神病的治疗，最早使用无机溴化物或者电休克法，但都对人体造成极大的副作用，到 20 世纪 40 年代在研究吩噻嗪类抗组胺药物异丙嗪（Promethazine）时发现它具有镇静作用，进而以其为先导化合物开展构效关系的研究，发现氯丙嗪（Chlorpromazine）具有很强的抗精神分裂症作用，但其副作用和毒性依旧较大，进一步进行构效关系研究得到了一系列抗精神病药，如在吩噻嗪 2 位增加吸电子基得到乙酰丙嗪、三氟丙嗪等，其活性提升为氯丙嗪的 4 倍；2 位增加含硫基得到硫利达嗪，镇静作用增强；10 位侧链上修饰成含有哌嗪环的奋乃静、氟奋乃静以及三氟拉嗪等，活性提升至氯丙嗪十几倍到几十倍；将氟奋乃静侧链伯醇做成庚酸酯或癸酸酯的前药，可将药效延长至数周。

	R_1	R_2
异丙嗪	H	$CH_2CH(CH_3)N(CH_3)_2$
氯丙嗪	Cl	$CH_2CH_2CH_2N(CH_3)_2$
乙酰丙嗪	$COCH_3$	$CH_2CH_2CH_2N(CH_3)_2$
三氟丙嗪	CF_3	$CH_2CH_2CH_2N(CH_3)_2$
硫利达嗪	SCH_3	

	X	R
奋乃静	Cl	CH_2CH_2OH
氟奋乃静	CF_3	CH_2CH_2OH
三氟拉嗪	CF_3	CH_3
奋乃静庚酸酯	CF_3	COC_6H_{13}
奋乃静癸酸酯	CF_3	COC_9H_{19}

（2）吩噻嗪类药物的构效关系

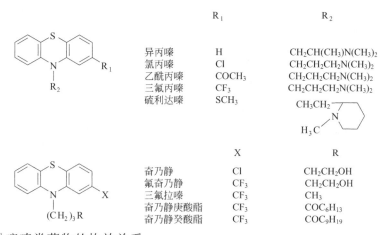

1. 氮原子与侧链碱性胺基之间相隔3个直链碳（即 $n=3$）时作用最强；
2. 使用碱性杂环代替二甲基胺，发现哌嗪及其衍生物效果最好；
3. 对于 R_2 基团上存在伯醇结构的吩噻嗪类药物，一般先将醇羟基修饰成酯化形式的前药使用，可大大延长药效时间

1、3、4位如有取代基，则活性降低

1. 引入吸电子基团，抗精神病活性增强，一般活性顺序为：$CF_3 > Cl > COCH_3 > H$；
2. 引入含硫取代基，镇静作用增强，锥体外系副作用降低，如硫利达嗪

2. 丁酰苯类

（1）丁酰苯类药物的发展　在增强镇痛药哌替啶的疗效的过程中，发现将分子中氮原子上的甲基用对氟苯甲酰基烷基取代后，化合物不仅具有一定的镇痛作用，而且同时具有很强的抗精神失常作用。最早应用于临床的是氟哌啶醇（Haloperidol），其具有很强的抗精神病和抗焦虑作用，同时镇吐作用也较强。后又继续研究改变哌啶环4位上芳环的结构，进而得到一系列抗精神病作用比氟哌啶醇更好的化合物，如三氟哌啶醇（Trifluperidol）、氟哌利多（Droperidol）、氟斯必灵（Fluspirilene）、五氟利多（Penfluridol）。

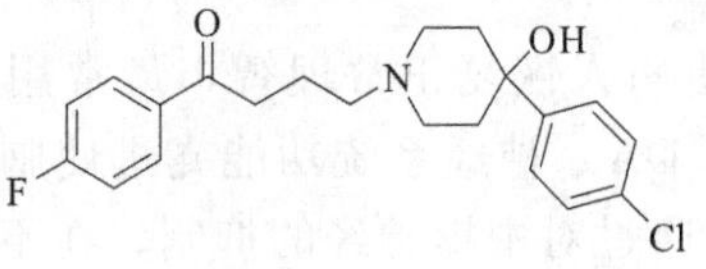

氟哌啶醇

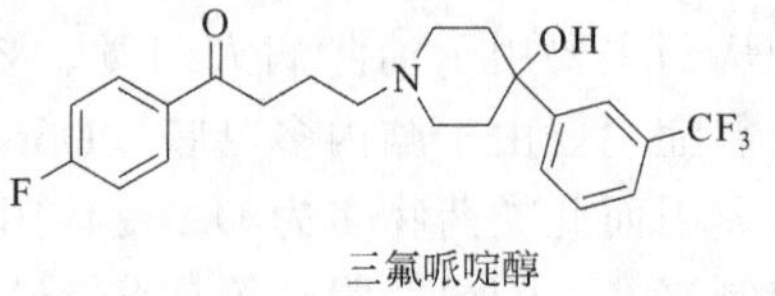

三氟哌啶醇

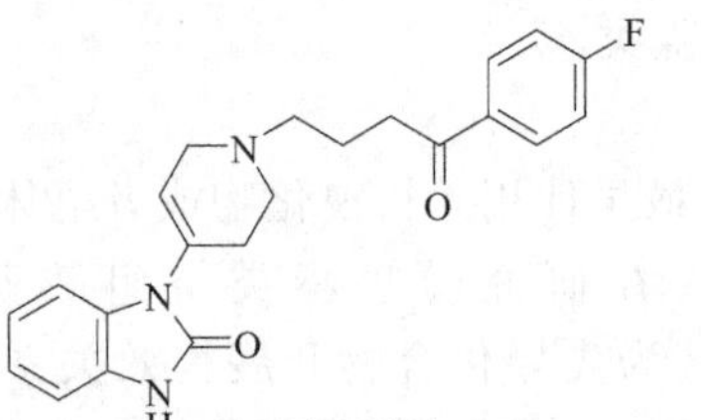

氟哌利多

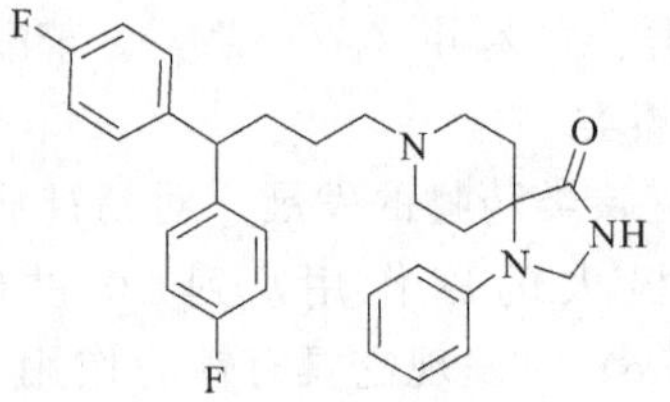

氟斯必灵

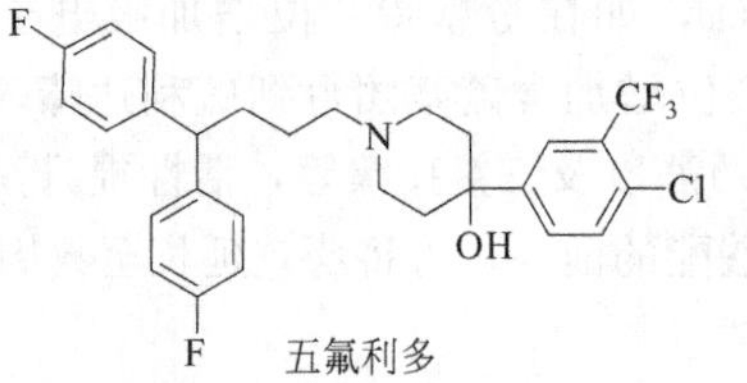

五氟利多

（2）丁酰苯类药物的构效关系

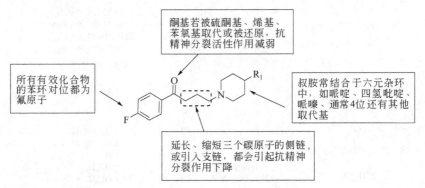

3. 二苯并（杂）䓬类

二苯并（杂）䓬类抗精神病药根据结构分为二苯并䓬类、二苯并氮䓬类、二苯并二氮䓬类以及二苯并硫氮䓬类和二苯并氮氧䓬类。

二苯并䓬类最主要的代表药物是阿米替林（Amitriptyline），以及其衍生物多虑平（Doxepin），它们均具有很好的抗抑郁疗效。

二苯并氮䓬类代表药物有丙米嗪（Imipramine），具有较强的抗抑郁作用，但是起效慢。为了克服上述问题，对丙咪嗪进一步结构改造得到氯丙米嗪和丙米哌嗪，二者副作用较阿米替林小，且起效更快。

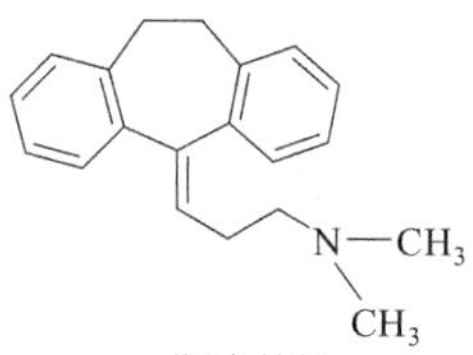

阿米替林 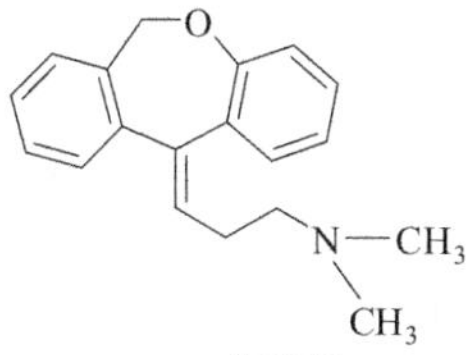　　　　　　　　　多虑平 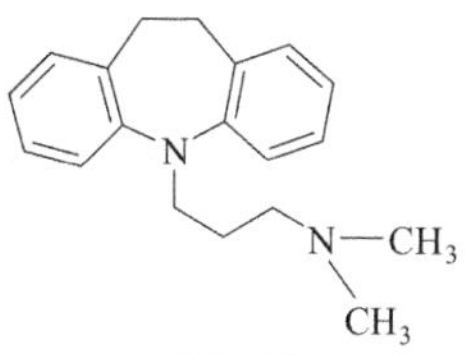　　　　　　　　　丙米嗪

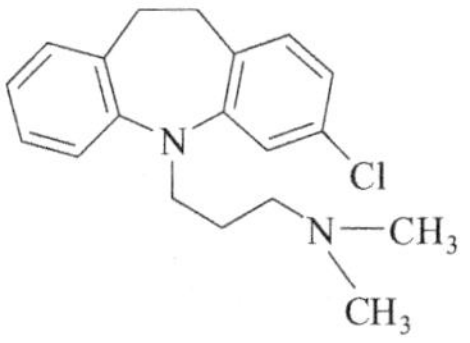

氯丙米嗪 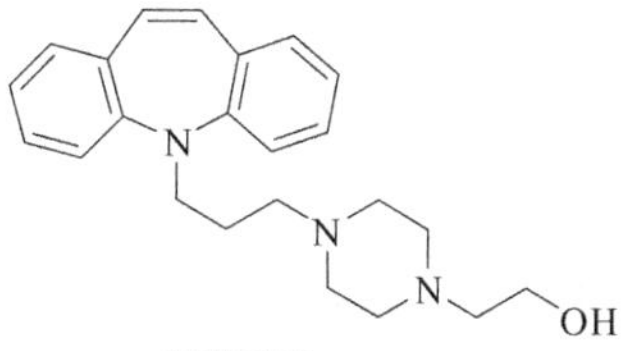　　　　　　　　　　　丙米哌嗪

二苯并二氮䓬类主要有氯氮平和奥氮平，前者主要用于治疗慢性精神分裂症，几乎没有锥体外系副作用。后者由于在治疗剂量下不产生锥体外系副作用和血清催乳素升高等副作用，因而往往归类于第二代抗精神病药。

二苯并硫氮䓬类主要包括氯噻平和喹硫平。两者的疗效分别类似于氯氮平和奥氮平。

二苯并氮氧䓬类的结构主要是将二苯并二氮䓬类结构中的 5 位的氮原子用氧原子取代得到。代表药物有洛沙平（Loxapine）以及其脱甲基代谢物阿莫沙平（Amoxapine）。前者疗效与氯丙嗪类似。后者主要通过抑制脑内突触前膜对去甲肾上腺素的再摄取产生较强抑制作用，临床上用作抗抑郁药。

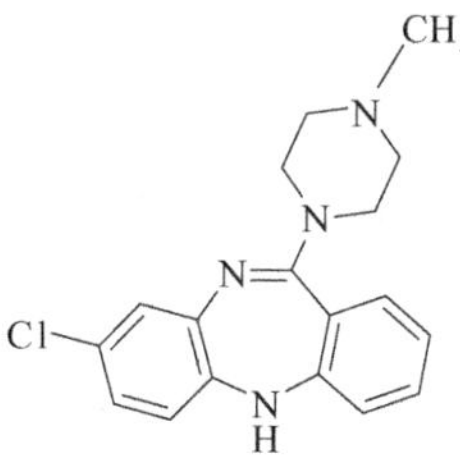

氯氮平 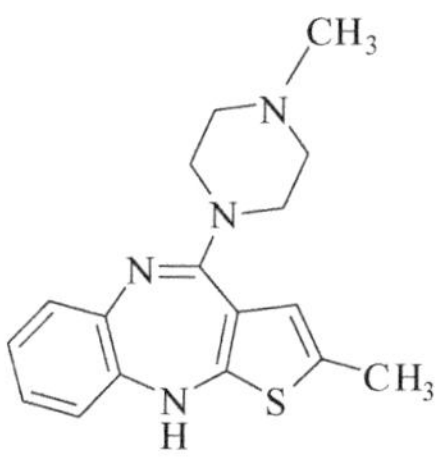　　　　　　　　　　奥氮平 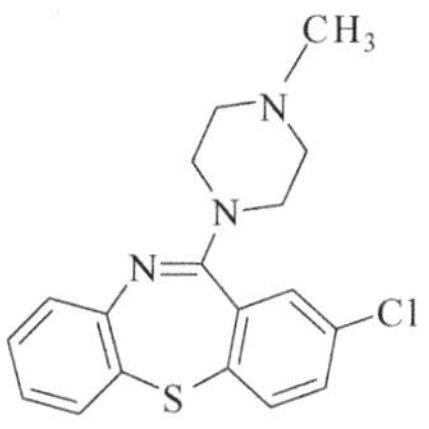　　　　　　　　　氯噻平

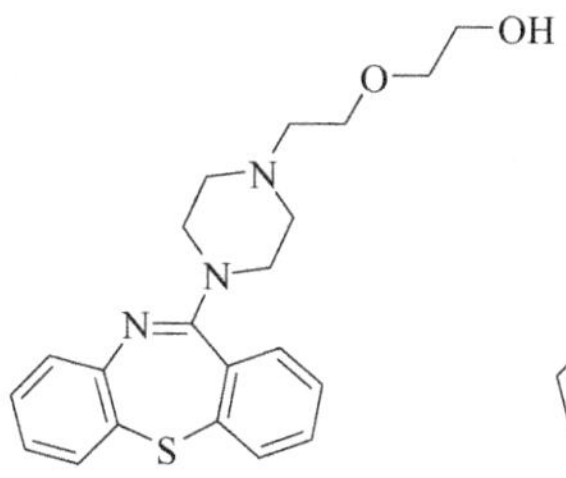

喹硫平 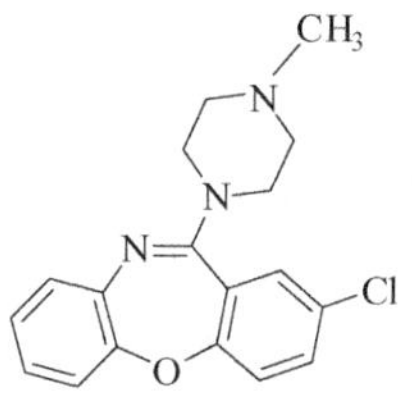　　　　　　　　　　洛沙平 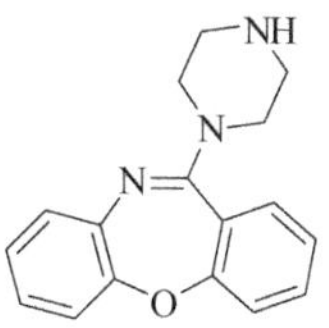　　　　　　　　　阿莫沙平

4. 苯酰胺类

苯酰胺类抗精神病药主要指必利类药物，如舒必利（Sulpiride）、硫必利（Tiapride）、奈莫必利（Nemonapride）和瑞莫必利（Remoxipride），前两者具有与氯丙嗪相似的作用效能。舒必利能止吐并抑制胃酸分泌，可用于顽固性呕吐的对症治疗或重度精神分裂症患者的系统治疗。硫必利还具有镇痛效果。后两者的作用与氟哌啶醇相似，其抗胆碱作用和镇静作用较弱，且副作用较小。

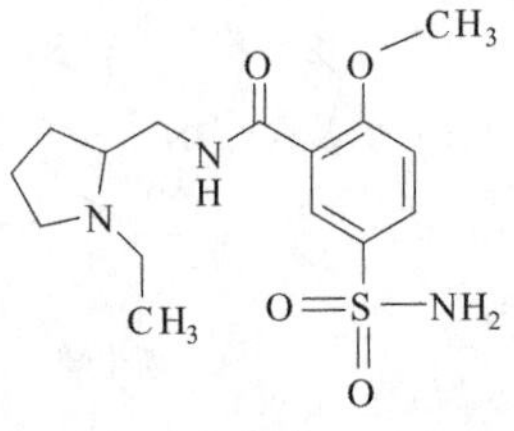

舒必利

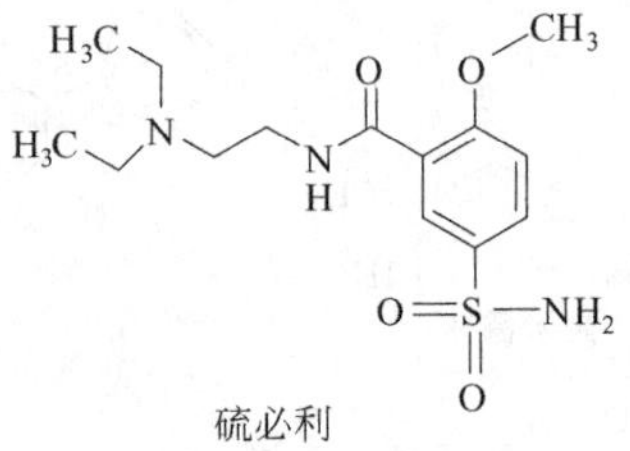

硫必利

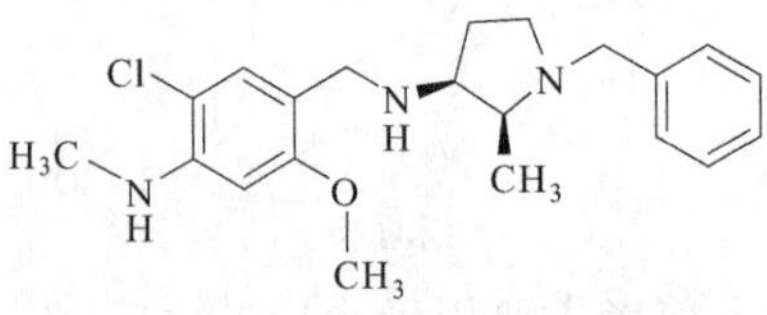

奈莫必利

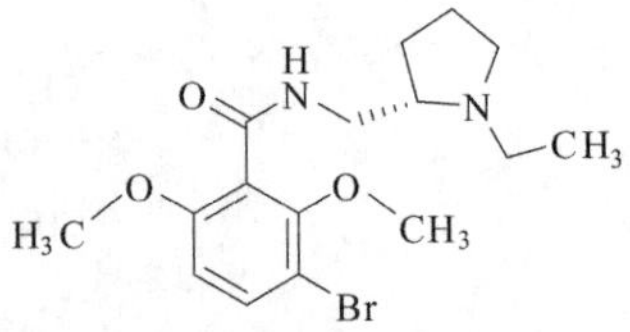

瑞莫必利

5. 吲哚类

此类药物主要有吗茚酮（Molindone）和奥昔哌汀（Oxypertine）。前者属于四氢吲哚酮类，抗精神分裂症作用比氯丙嗪强，但是锥体外系反应比氯丙嗪多。后者为吲哚烷基苯基哌嗪类，用于精神分裂症和焦虑症。

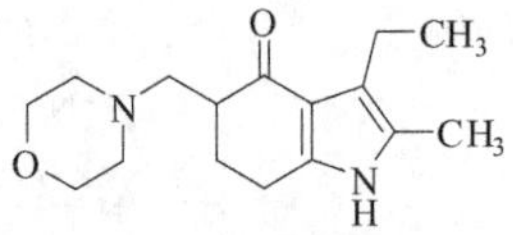

吗茚酮

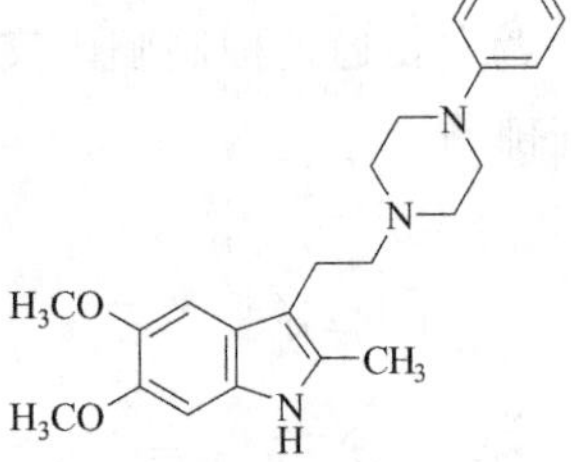

奥昔哌汀

📖 **小知识**

什么是锥体外系反应？

锥体外系是人体运动系统的组成部分，其主要功能是调节肌张力、肌肉的协调运动与平衡。这种调节功能有赖于其调节中枢的神经递质多巴胺和乙酰胆碱的动态平衡，当多巴胺减少或乙酰胆碱相对增多时，则可出现胆碱能神经亢进的症状，出现肌张力增高、面容呆板、动作迟缓、肌肉震颤、流涎等帕金森综合征样症状；急性肌张力障碍，出现强迫性张口、伸舌、斜颈、呼吸运动障碍及吞咽困难；静坐不能，出现坐立不安、反复徘徊；迟发性运动障碍，出现口-舌-颊三联征，如吸吮、舔舌、咀嚼等，这就是锥体外系反应。

二、抗焦虑药及抗抑郁药

焦虑症是一种以急性焦虑反复发作为特征的神经官能症，并伴有植物神经功能紊乱。发作时，患者多自觉恐惧、紧张、忧虑、心悸、出冷汗、震颤及出现睡眠障碍等。抗焦虑药是用来消除神经官能症的焦虑症状的一类药物，主要用于缓解焦虑和紧张。抗焦虑药常以苯二氮䓬类为首选，如地西泮、奥沙西泮、阿普唑仑等。由于此类药物前面就已经详细介绍过，故在此章就不作多述。

抑郁症（Depression）是由各种原因引起的以抑郁为主要症状的一组以抑郁心境自我体验为中心的临床症状群或状态。抑郁症是一种常见的疾病。近年其发病率有所增高。抗抑郁药是众多精神药物的一个大类，主要用于治疗抑郁症和各种抑郁状态。

1. 抗抑郁药作用机制及分类

抑郁症的产生原因可能与体内去甲肾上腺素、5-羟色胺等神经递质缺少有关。下图表示神经递质（去甲肾上腺素、5-羟色胺等）产生与受体作用过程。神经递质一般是由交感神经末梢产生，储存于囊泡中；收到外来刺激释放神经递质（过程①）；然后释放的神经递质再与受体结合（过程②）发挥生理作用；过多的神经递质被囊泡再摄取（过程③）；在囊泡与受体的间隙中，部分神经递质会被甲基转移酶（COMT）代谢（过程④）；部分神经递质在囊泡内也会被单胺氧化酶（MAO）代谢（过程⑤）。

根据上述过程，要缓解抑郁症，即要增加受体周围神经递质的浓度。因而有以下几种办法：①增强囊泡释放神经递质的能力；②抑制囊泡对神经递质的再摄取能力；③抑制 MAO 或 COMT 对神经递质的代谢。针对上述治疗办法，出现了下面几种抗抑郁药。

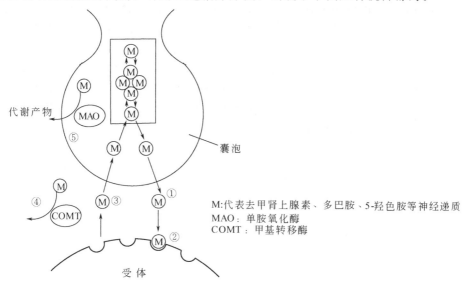

M:代表去甲肾上腺素、多巴胺、5-羟色胺等神经递质
MAO：单胺氧化酶
COMT：甲基转移酶

（1）三环类（TCAS）　该类药物主要阻断神经元对去甲肾上腺素和 5-羟色胺的再摄取，以此来延长这些神经递质的作用。也可以减少某些神经递质受体的数量。此类药物的结构与吩噻嗪类似，主要区别是用—CH_2—CH_2—或—CH＝CH—代替吩噻嗪中的 S 原子，如丙米嗪（Imipramine），阿米替林（Amitriptyine），氯丙米嗪（Clomipramine）。

（2）四环类（HCA）　此类药物主要通过增强去甲肾上腺素的释放而起效；也可以抑制 5-羟色胺再摄取，并阻断 5-羟色胺的作用。此类化合物普遍具有四环母核结构，如：马普替林（Maprotiline）和米安色林（Mianserin）。

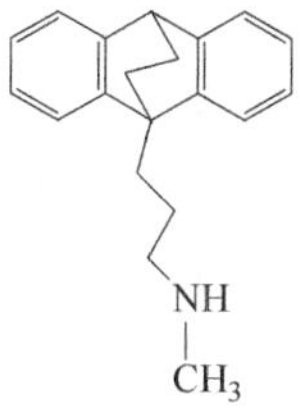

马普替林 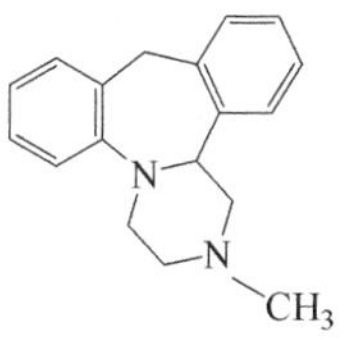　　　　　　米安色林

（3）单胺氧化酶抑制剂（MAOIs）　单胺氧化酶是单胺类递质（去甲肾上腺素、肾上腺素、多巴胺、5-羟色胺和酪胺的重要灭活酶）。它是 20 世纪 50 年代初，研究抗结核病药物时偶然发现的。单胺氧化酶抑制剂的作用在于抑制单胺类递质去甲肾上腺素和 5-羟色胺等的代谢失活而达到抗抑郁的目的。常用的单胺氧化酶抑制剂有异丙烟肼（Iproniazid）、吗氯贝胺（Moclobemide）和托洛沙酮（Toloxatone）。

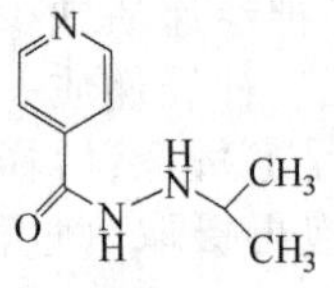

异丙烟肼 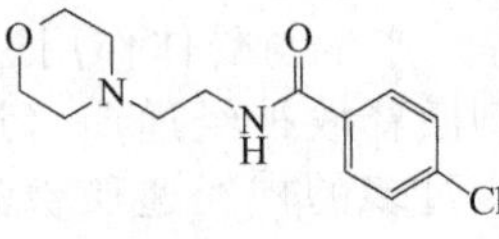　　　　　　　　吗氯贝胺 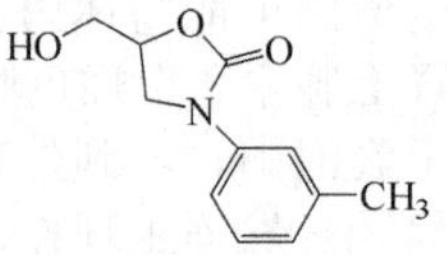　　　　　　　　托洛沙酮

（4）5-羟色胺再摄取抑制剂（SSRIs）　此类药物主要能选择性地抑制神经细胞对 5-羟色胺的重摄取，从而提高其在突触间隙中的浓度，发挥抗抑郁作用。目前在发达国家主要采用此种方法治疗抑郁症。此类药物有氟西汀（Fluoxetine）和氯伏沙明（Clovoxamine）。前者为新一代的非三环类抗抑郁药，选择性强且安全性大。后者也是强效选择性 5-羟色胺的再摄取抑制剂，无兴奋、镇静副作用，又无抗胆碱、抗组胺作用。帕罗西汀可用于各种类型的抑郁症，强度与常用抗抑郁药丙咪嗪、阿米替林、氯丙咪嗪、多虑平、麦普替林、米色林、氟西汀相似，但起效快，耐受性好。对严重抑郁症以及其他抗抑郁药治疗无明显疗效的病人，帕罗西汀仍有效。度洛西汀是一种选择性的 5-羟色胺与去甲肾上腺素再摄取新型抑制剂，对多巴胺再摄取的抑制作用相对较弱，可用于治疗各种抑郁。

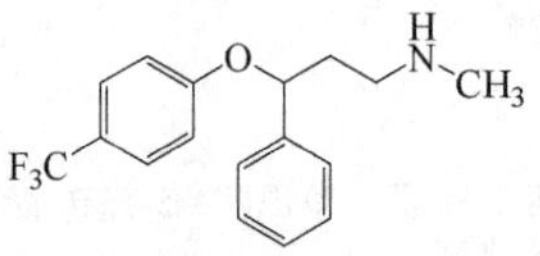

氟西汀 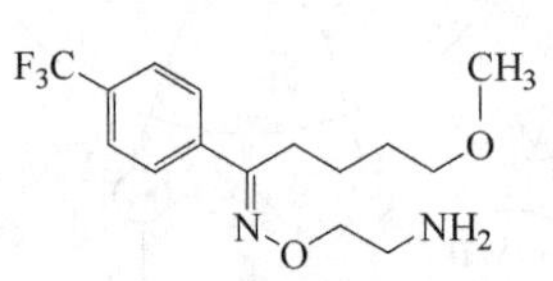　　　　　　　　　　　　　　氯伏沙明

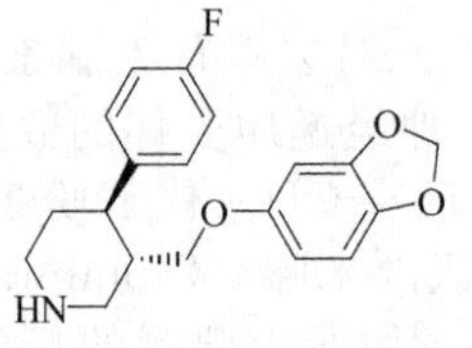

帕罗西汀 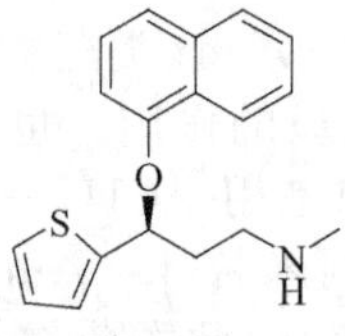　　　　　　　　　　　　　度洛西汀

📖 **小知识**

食物可以补充多巴胺吗？

食物都不含多巴胺。何况多巴胺口服是无效的，只有注射多巴胺才可发挥中枢效应。医院临床上急救的有多巴胺针剂。食物中只含有多巴胺的前身，如酪氨酸或左旋多巴，两者都能进入人体后代谢为多巴胺。富含酪氨酸的食物有：奶酪、火鸡、葵花籽、糙米、花生和豆类、蔬菜、瓜果等；富含左旋多巴的食物有蚕豆。

2. 典型药物

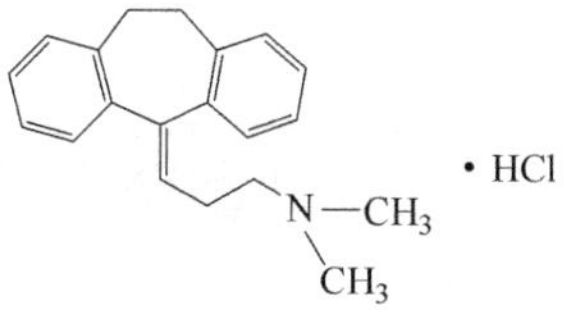

[通用名] 盐酸阿米替林；Amitriphtyline Hydrochloride。

[化学名] N,N-二甲基-3-[10,11-二氢-5H-二苯并［a,d］环庚三烯-5-亚基]-1-丙胺盐酸盐。

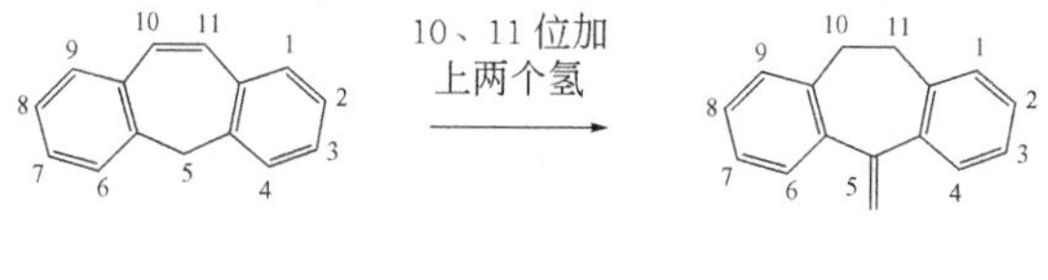

5H- 二苯并［a,d］环庚三烯　　10,11- 二氢 -5H- 二苯并［a,d］环庚三烯 -5- 亚基

[CAS 号] 549-18-8。

[理化性质] 本品为白色结晶性粉末；无臭，味苦而灼，随后有麻木感。极易溶于水、乙醇、三氯甲烷，几乎不溶于乙醚。Mp. 196～197℃。本品具有双苯并稠环共轭体系，同时侧链还有脂肪族叔氮结构。对日光较敏感，易被氧化，故需避光保存。金属离子可催化该反应，常加入 0.1% 乙二胺四乙酸二钠，可增加溶液的稳定性。

[合成] 以氰基氯苄为原料，经过 Witting-Hornerf 反应、水解、还原氰化、环合、格式化、脱水制备得到阿米替林。

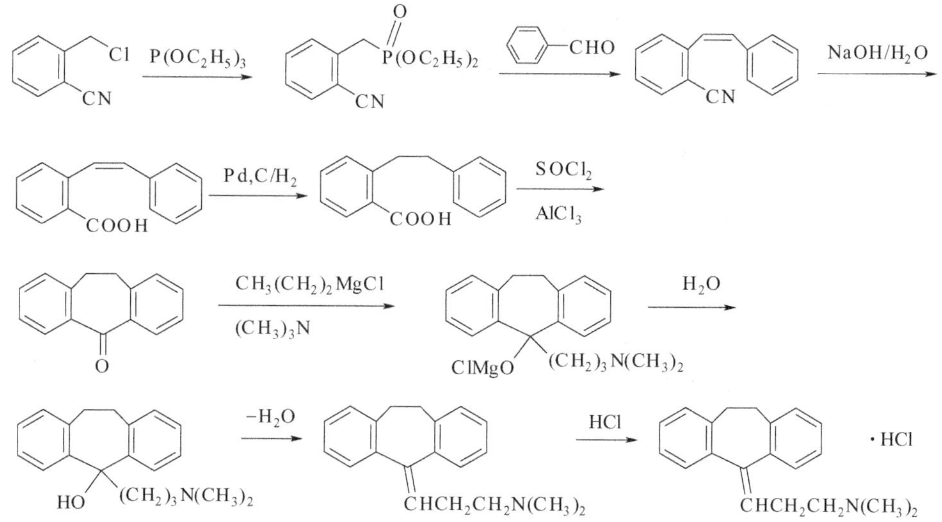

[代谢] 本品主要在肝脏代谢，代谢产物是去甲替林（Notriptyline），也可作为临床用药，治疗抑郁症。阿米替林体内代谢的反应主要是去 N-甲基、氮氧化及羟基化。代谢产物主要由肾脏排出，小部分肠道排出。

　　[药理及临床作用] 本品抑制去甲肾上腺素和 5-羟色胺的再摄取，对 5-羟色胺再摄取的抑制更强，可明显改善抑郁症状，适用于治疗焦虑性或激动性抑郁症。具有较强的镇静作用和抗胆碱作用为其主要副作用。

习　题

一、选择题

1. 下列哪个是镇静催眠药是在代谢研究过程中发现的？（　　　）

A. 地西泮　　　　　　　　B. 奥沙西泮　　　　　　　C. 艾司唑仑

D. 美乐托宁　　　　　　　E. 普鲁卡因

2. 地西泮的化学结构中所含母核是（　　　）。

A. 1,4-二氮䓬环　　　　　B. 1,3 苯二氮䓬环　　　　C. 1,3-二氮䓬环

D. 1,4-苯二氮䓬环　　　　E. 1,5-苯二氮䓬环

3. 苯二氮䓬类化学结构中 1、2 位接入三唑环，活性增强的原因是（　　　）。

A. 药物对代谢的稳定性增加

B. 药物对受体的亲和力增加

C. 药物的极性增大

D. 药物的亲水性增大

E. 药物对代谢的稳定性及对受体的亲和力均增大

4. 脑白金中的主要成分是（　　　）。

A. 唑吡坦　　　　　　　　B. 扎来普隆　　　　　　　C. 美乐托宁

D. 水合氯醛　　　　　　　E. 佐匹克隆

5. 国外一般采用治疗抑郁症的药物是（　　　）。

A. 三环类　　　　　　　　B. 四环类　　　　　　　　C. 单胺氧化酶抑制剂

D. 5-羟色胺再摄取抑制剂　　　　　　　　　　　　　　E. 甲基转移酶抑制剂

6. 苯妥英钠和巴比妥类药物的区别方法是（　　　）。

A. 吡啶-硫酸铜试剂　　　B. 甲醛-硫酸试液　　　　　C. 三氯化铁试剂

D. 铁氰化钾＋三氯化铁试液

E. 稀硫酸-碘酸钾溶液-氨水试液

二、简答题

1. 简述苯并二氮䓬类药物的构效关系。

2. 简述抗癫痫药的发展历史，写出现常用的代表药物。

3. 治疗抑郁症的药物有几类？每类举一个典型药物。

4. 镇静催眠药苯并二氮䓬类药物的构效关系是什么？

5. 简述抗抑郁药的作用机制。

三、名词解释

1. 锥体外反应　2. 镇静催眠药　3. 抑郁症

习题答案（部分）

一、选择题

1. B；2. D；3. E；4. C；5. D；6. A

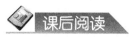 课后阅读

青少年慎用安眠药

随着时代发展，现在的青少年由于受到各种考试、就业和情感的压力，常出现失眠、白天注意力不集中、烦躁等情况。因而不少青少年在服用安眠药，如安定、利眠宁等。用于神经精神科的药物安定是个大家族，这些年还不断有新成员加入。从结构上看，它们是一类称为苯二氮环的衍生物，临床上常用的有氯氮（利眠宁、甲氨二氮）、地西泮（安定）、奥沙西泮（舒宁、去甲羟安定）、硝西泮、氯硝西泮、三唑仑（三唑安定）、氟西泮（氟安定）等。这些药的共同特点是具有显著的稳定情绪、减轻焦虑消除紧张和松弛肌肉的作用，其中不少品种还具有改善睡眠作用。由于其不良反应少而轻，使用较安全，故多年来临床医师乐于用它们来治疗神经衰弱、失眠、焦虑，患者也容易接受。

但是事物都有两重性，它们也和其他药物一样具有一定的毒副作用，尤其长期大量使用很不安全。根据多年的观察研究发现它们都具有不同程度的中枢依赖性，长期服用后会"上瘾"。如果一次服用量过大，会对中枢神经产生抑制麻痹作用，直接影响呼吸和心血管的活动，造成呼吸衰竭、血压下降及休克。较大剂量长期服用可以发生嗜睡、乏力、头痛、共济失调、粒细胞减少。

青少年有的还处于长身体的时候，神经系统特别是智力的发育需要良好的环境条件。如果过早地服用这些药物，很容易打乱睡眠周期和生活习惯，特别是干扰睡眠的第一阶段——快波睡眠期。如果较长时间用药，虽然可入睡，但睡眠不深。一旦停药，又容易出现失眠反跳，久而久之使患者出现头痛、疲乏、多梦及未曾入睡的感觉。长期滥用该类药物也会成瘾，停药时容易出现较重的戒断性症状，如肠痉挛、出汗、谵妄、幻觉、肢体震颤、严重不安、恐惧等。

专家提醒，青少年出现失眠等表现，应通过改变生活方式来调整，如睡前喝一杯牛奶、晚饭后进行半小时适量体育运动、根据医生建议服用一些维生素等。

第四章
解热镇痛药和非甾体抗炎药 ◀◀◀◀◀◀◀

解热镇痛药（Antipyretic Analgesics）作用于下丘脑的体温调节中枢，通过对花生四烯酸环氧化酶的选择性抑制，阻断或减少了前列腺素在下丘脑的生物合成。前列腺素本身镇痛效果很弱，但是其对于作用部位具有致热、致痛和致炎的效果。与镇痛药相比，解热镇痛药的作用部位是不一样的。镇痛药的作用部位是中枢神经系统，解热镇痛药是外周神经，因而前者可以治疗锐痛（严重创伤、战伤、烧伤等），后者治疗钝痛（头痛、牙痛、神经痛、肌肉痛、关节痛、月经痛等），且两者是不能互通使用。

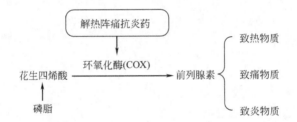

炎症是最重要的基本病理过程，人们早期使用糖皮质激素类甾体抗炎药，但是有容易产生依赖性及易引起肾上腺皮质功能衰退等副作用。直到 20 世纪 70 年代，非甾体抗炎药（Nonsteroidal Anti-inflammatory Drugs，NSAIDs）的研究迅速发展，多系列、多类型药物层出不穷。此类药物主要以抗炎为主，兼具解热、镇痛和抗风湿作用，主要的作用机制是抑制环氧合酶阻断花生四烯酸的代谢，从而阻断前列腺素的产生。

第一节　解热镇痛药

按照化学结构分类，解热镇痛药可以分为水杨酸类、苯胺类和吡唑酮类。

一、水杨酸类

1899 年，德国拜耳公司开发得到阿司匹林，它的问世标志着人们大范围使用合成药物治疗炎症的开始。1971，约翰·文（John Vame）发现阿司匹林具有强效的抗血小板凝集的作用。因此，现在阿司匹林已经用于心血管系统疾病的预防和治疗。2009 年，有文献报道阿司匹林可有效地预防结直肠癌的发生，为结直肠癌的化学预防提供了依据。阿司匹林的使用至今已经超过 100 年，但其影响力仍在延续。

阿司匹林对环氧化酶-1（COX-1）和环氧化酶-2（COX-2）的抑制没有选择性，因而在长期使用阿司匹林的过程中，抑制了炎症介质，但同时使胃黏膜失去了肾上腺素的保护，导致胃溃疡、胃出血甚至穿孔。为了降低阿司匹林的副作用，人们对其进行了一系列结构修饰，希望通过成盐、酰胺化或酯化的方式做成前药来降低副作用。如可与氢氧化铝、精氨酸形成阿司匹林铝和阿司匹林精氨酸盐；也可以将阿司匹林水解后酰胺化得到水杨酰胺（Salicylamide），其活性是阿司匹林的 7 倍，且对胃几乎不产生刺激性；也可与扑热息痛上的羟基酯化得到贝诺酯（Benorilate），该药副作用小，适用于老人和儿童使用。

进一步研究发现，在水杨酸羟基的对位接上含氟苯环得到氟苯柳（Flufenisal）及二氟尼柳（Diflunisal），消炎镇痛作用均比阿司匹林强，不仅对胃肠道刺激性小，而且药效持续时间延长。

阿司匹林铝　　　　　　　　　阿司匹林精氨酸盐　　　　　　水杨酰胺

贝诺酯　　　　　　氟苯柳　　　　　　二氟尼柳

［通用名］阿司匹林；Aspirin。

［化学名］2-(乙酰氧基) 苯甲酸。

［CAS 号］50-78-2。

［理化性质］本品为白色结晶或结晶性粉末，无臭或微带乙酸味，味微酸；遇湿气缓缓水解，生成水杨酸和乙酸。Mp.135～137℃。易溶于乙醇，可溶于三氯甲烷或乙醚，微溶于水；呈弱酸性，在氢氧化钠溶液或碳酸钠溶液中溶解，但同时分解生成水杨酸盐和乙酸盐，加热分解更快。

M4-1　阿司匹林
熔点测定

阿司匹林水解后，用酸酸化即析出白色水杨酸沉淀，并有乙酸的特殊气味产生。

M4-2　阿司匹林
的制备

COOH / OCOCH$_3$　+ Na$_2$CO$_3$ ⟶　COONa / OH　+ CH$_3$COONa + CO$_2$↑

H$^+$

COOH / OH↓

M4-3 阿司匹林的
重结晶及鉴别实验

检验阿司匹林中有没有水杨酸的方法是加入三氯化铁试液，如果产生紫堇色，表明其中含有水杨酸，因为水杨酸中的酚羟基能与三价铁离子络合显色。

$$3 \; \overset{\text{COOH}}{\underset{\text{OH}}{\bigcirc}} + Fe^{3+} \longrightarrow 3 \; \left[\overset{\text{COO}}{\underset{\text{O}}{\bigcirc}} \right] Fe/3 + 3H^+$$

[合成] 本品是以水杨酸为原料，与乙酸酐在浓硫酸催化下发生乙酰化反应得到。

$$\overset{\text{COOH}}{\underset{\text{OH}}{\bigcirc}} + (CH_3CO)_2O \xrightarrow[70\sim75^\circ C]{H_2SO_4} \overset{\text{COOH}}{\underset{\text{OCOCH}_3}{\bigcirc}} + CH_3COOH$$

M4-4 阿司匹林的
含量测定（高效
液相色谱法）

上述反应中可能得到的杂质根据来源可分为：①原料水杨酸中本身含有的苯酚和水杨酸苯酯，它们再与乙酸酐反应分别得到乙酸苯酯和乙酰水杨酸苯酯等杂质。这些杂质由于不能溶于碳酸钠溶液中，因而判断阿司匹林中有没有这些杂质的方法是将其溶于碳酸钠溶液中，通过澄清度来判断。②阿司匹林在乙酸酐作用下，会形成杂质乙酰水杨酸酐，当此物质的含量超过 0.003% 时，会引起哮喘、荨麻疹等过敏反应。③产品贮存过程中阿司匹林水解后得到水杨酸，且容易在空气中受到碱、光线、温度及微量金属离子的催化生成有色醌类物质，对人体毒害作用较大。

乙酸苯酯　　　　　　乙酰水杨酸苯酯　　　　　　乙酰水杨酸酐

[代谢] 本品为酸性物质，因而主要吸收部位在胃及小肠上部。被吸收后，阿司匹林被体内酯酶水解为水杨酸和乙酸，水杨酸大部分主要与甘氨酸、葡萄糖醛酸结合排出体外；一小部分发生氧化反应得到 2,5-二羟基苯甲酸、2,3-二羟基苯甲酸和 2,3,5-三羟基苯甲酸。

甘氨酸　　　　　　　　葡萄糖醛酸

羧基葡萄糖苷酸结合物

2,5-二羟基苯甲酸　　2,3-二羟基苯甲酸　　2,3,5-三羟基苯甲酸　　酚羟基葡萄糖苷酸结合物

[药理及临床作用]

① 解热。临床用于热度过高或小儿高热时使用，可以降低发热者体温，但对正常者几乎无影响。

② 镇痛。适用于感冒发热、肌肉痛、关节痛、痛经、神经痛和癌症病人的轻、中度疼痛，但对急性锐痛无效。

M4-5 小鼠
止痛实验

③ 抗炎抗风湿。除苯胺类外，都可使炎症的红、肿、热、痛减轻，明显地控制风湿及类风湿的症状。

④ 抗血栓作用。主要通过减少血小板中血栓素 A_2（TXA_2）合成而抑制血小板聚集。小剂量阿司匹林（成人 40mg/d）即可作用于酶活性中心的丝氨酸，使酶发生共价修饰，导致酶失活，TXA_2 减少，产生抗血栓形成作用；大剂量阿司匹林可抑制血管壁中前列环素（PGI_2）生成，易促进血小板聚集和血栓形成。故常采用小剂量阿司匹林（40～50mg/d）预防血栓形成，治疗缺血性心脏病和心肌梗死，降低其病死率和再梗死率，也可用于心绞痛、血管形成术、有脑血栓倾向等，预防栓塞。

[不良反应]

① 胃肠道反应。最常见。表现为上腹不适、胃出血（无痛性出血）及加重胃溃疡。胃溃疡患者禁用。原因：a. 口服可直接刺激胃黏膜；b. 血浓度高则兴奋 CTZ；c. 抑制胃黏膜 PG 合成，增加胃酸分泌，削弱屏障作用。措施：饭后服药，同服抗酸药或服用肠溶片可减轻不适。

② 凝血障碍。出血时间延长，与抑制血小板聚集和抑制凝血酶原形成有关。可用 VitK 防治。肝功能不全、凝血酶原合成功能低下者慎用。手术前一周停用。

③ 水杨酸反应。阿司匹林剂量过大（5g/d）或敏感者可出现头痛、头晕、耳鸣、视、听力减退，严重者出现精神紊乱、呼吸加快，酸碱平衡障碍。一旦出现应立即停药，加服或静脉注射碳酸氢钠，碱化尿液加速水杨酸排泄。

④ 过敏反应。偶见皮疹、荨麻疹、血管神经性水肿和过敏性休克。

⑤ 阿司匹林哮喘。某些哮喘患者服用阿司匹林或其他 NSAIDs 后诱发的哮喘，称"阿司匹林哮喘"。它不是以抗原抗体反应为基础的过敏反应，而是由于药物抑制了 COX，使前列腺素合成受阻，导致脂氧合酶途径生成的白三烯增加，引起支气管痉挛，诱发哮喘。肾上腺素仅能部分对抗阿司匹林所致的支气管收缩。

⑥ 瑞夷综合征（Reye's Syndrome）。国外报道，病毒感染伴有发热的儿童和青少年服用阿司匹林后，偶致瑞夷综合征，表现为肝损害和脑病，可致死。病毒感染时慎用。

二、苯胺类

1886 年，人们发现乙酰苯胺（Acetanilide）具有很好的解热镇痛作用，应用临床后发现水解的苯胺会引起人体高铁血红蛋白症和黄疸，故临床已停用；1887 年，将对氨基苯酚中的酚羟基乙醚化得到非那西丁，曾广泛用于临床，后来发现其对肾脏、膀胱及视网膜有毒副作用后逐渐停用；1893 年，将对氨基苯酚乙酰化得到对乙酰氨基酚（扑热息痛），它是一个毒性小、作用优良的解热阵痛药物。

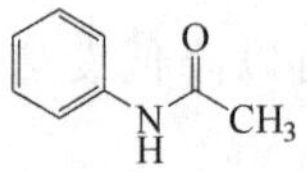

乙酰苯胺

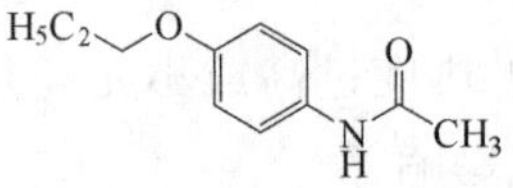

非那西丁

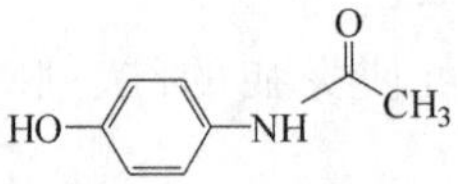

HO—NH—C(=O)CH₃

M4-6 扑热息痛
的含量测定
（气相色谱法）

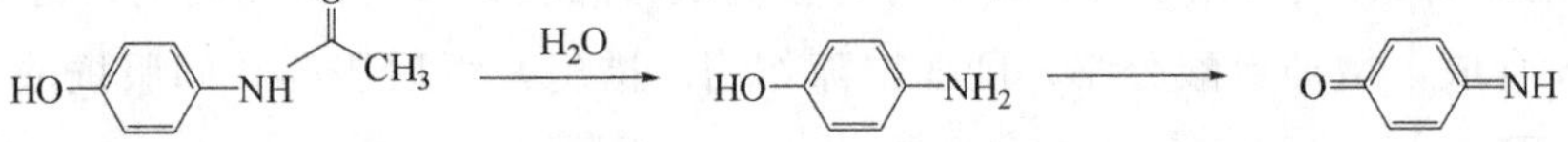

［通用名］扑热息痛；Paracetamol。

［化学名］对乙酰氨基苯酚。

［CAS 号］103-90-2。

［理化性质］本品为白色结晶或结晶性粉末，无臭味微苦。Mp. 168～172℃。易溶于热水和乙醇，溶于丙酮，微溶于冷水。在空气中稳定，以 pH＝6 的水溶液中最为稳定，酸碱条件下稳定性下降，分解出对氨基苯酚，进一步氧化得到亚胺醌类化合物，颜色由粉红色到棕色，最后变黑色。

与水杨酸类似，扑热息痛分子中存在酚羟基，因而能与三价铁离子作用显蓝紫色。

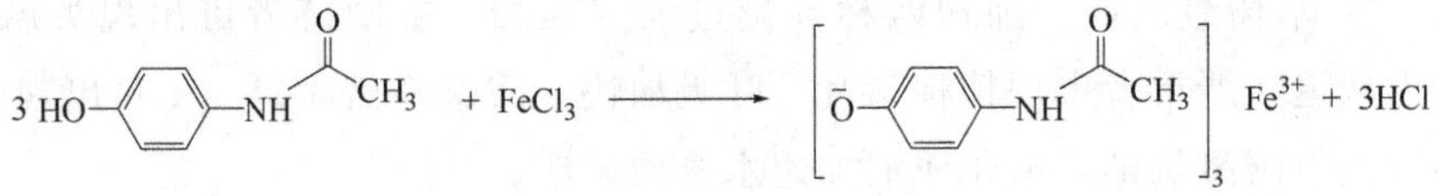

M4-7 扑热息痛
的鉴别反应

$$3 \ HO-\!\!\!\!\!\!-\!\!NH-\!\!CO\!-\!CH_3 + FeCl_3 \longrightarrow \left[\bar{O}-\!\!\!\!\!\!-\!\!NH-\!\!CO\!-\!CH_3\right]_3 Fe^{3+} + 3HCl$$

［合成］本品合成方法较多，可以用廉价的苯酚为原料，与乙酸酐发生乙酰化反应得到对乙酰基苯酚，再经过肟化、贝克曼重排得到扑热息痛。

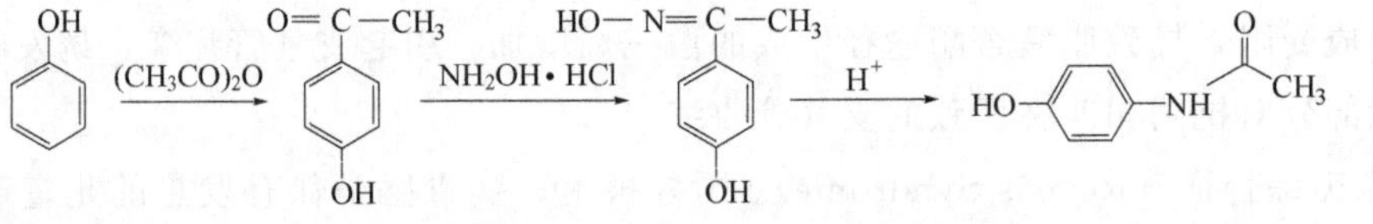

［代谢］本品在体内主要以葡萄糖醛酸结合物或硫酸酯的形式排出体外，小部分生成 N-羟基乙酰氨基酚，进一步可转化为毒性代谢物 N-乙酰亚氨基醌。当过度服用扑热息痛，N-乙酰亚氨基醌的产生速率大于人体产生谷胱甘肽的速率后，过量的 N-乙酰亚氨基醌就会与肝中的酶和蛋白质分子作用发生不可逆结合，使肝细胞损伤或坏死。

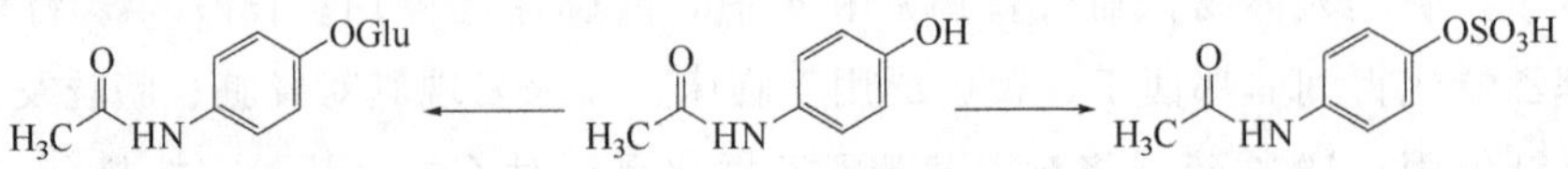

葡萄糖醛酸结合物

硫酸酯

N-羟基乙酰氨基酚 → *N*-乙酰亚氨基醌

［药理及临床作用］解热作用与阿司匹林相当，但无抗炎作用；临床常用于发热、头痛、关节痛和神经痛等，常作为复方感冒药的成分之一。

小故事

扑热息痛的发现历史

在古老的中世纪，仅有的退热药物是一种存在于柳树树皮中的物质（水杨酸）和一种存在于金鸡纳树树皮里的物质（奎宁）；19 世纪 80 年代以来，随着金鸡纳树日益减少，人们开始寻找其替代品；1886 年科学家发明了退热冰（乙酰苯胺），1887 年又发明了非那西丁（乙酰对氨苯乙醚）；1873 年，Harmon Northrop Morse 首先通过对硝基酚和冰乙酸在锡催化下反应合成了扑热息痛，但是在二十年之内扑热息痛并没有用于医学用途；1893 年，在某些服用了非那西丁的患者的尿液里发现了扑热息痛的存在，并浓缩成白色、稍有苦味的晶体。1899 年，扑热息痛被发现是退热冰的代谢产物，但是这些发现在当时并没有被重视。1946 年美国止痛与镇静剂研究所拨款给纽约市卫生局研究止痛剂的问题。伯纳德·布罗迪（Bernard Brodie）和朱利叶斯·爱梭罗德（Julius Axelrod）被分配研究非阿司匹林类退热剂为何产生高铁血红蛋白症（一种非致命的血液疾病）这一副作用。1948 年伯纳德和爱梭罗德发现退热冰的作用归功于其代谢产物扑热息痛，因此他们提倡使用扑热息痛替代退热冰。1955 年，扑热息痛在美国境内上市销售，商品名泰诺（Tylenol）。1956 年，500mg 一片的扑热息痛在英国境内上市销售，商品名必理通（Panadol）。1963 年，扑热息痛列入英国药典，并因其较小的副作用和与其他药物的相互作用而流行开来。

三、吡唑酮类

在研究抗疟疾药物奎宁的过程中，人们发现 5-吡唑酮类衍生物安替比林（Antipyrine）具有较好的解热镇痛作用，于 1884 年应用于临床。后来由于其毒性较大，对其结构进行修饰，得到氨基比林（Aminopyrine）、安乃近（Analginum）和异丙基安替比林（Isopropyl-phenazone）。前面两种药物由于存在粒细胞缺乏症、再生障碍性贫血等副作用，现大多数国家已经停止使用；而异丙基安替比林作为解热镇痛药仍用于复方制剂中。

安替比林　　　　氨基比林　　　　异丙基安替比林

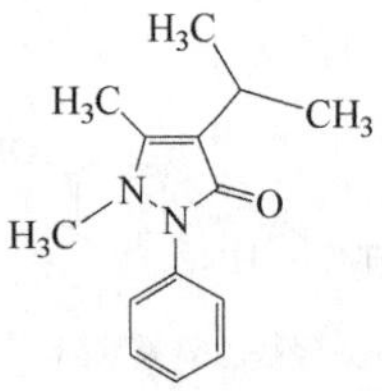

[通用名] 异丙基安替比林；Isopropylantipyrine。

[化学名] 1,5-二甲基-4-异丙基-2-苯基-1,2-二氢-3H-吡唑-3-酮。

[CAS 号] 479-92-5。

[理化性质] 本品为白色或微黄色结晶性粉末；无臭，味苦。在水中难溶，在乙醇、氯仿、苯中易溶。Mp. 102～105℃。

[合成] 本品以乙酰乙酸乙酯为原料，与苯肼在乙酸中发生环合反应得到 2-苯基-5-甲基吡唑烷酮，再与丙酮发生脱水反应，得到的产物还原就是异丙基安替比林。

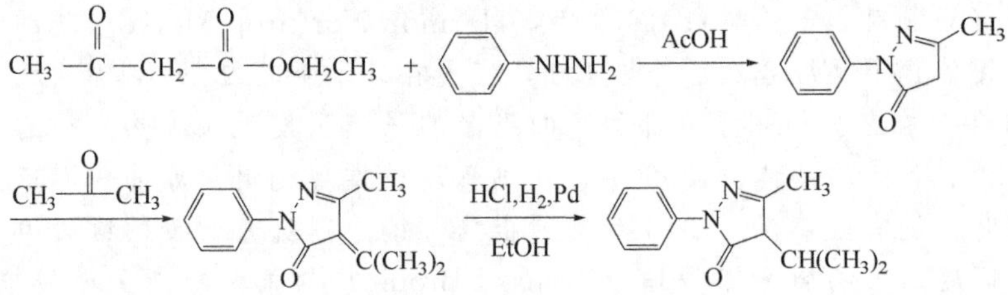

[药理及临床作用] 本品解热作用大体与安替比林、氨基比林相同，镇痛、抗炎作用则略低。本品多与其他解热、镇痛、消炎药组成复方而增强治疗效果，与麻黄碱、咖啡因配合也有协同作用。

第二节 非甾体抗炎药

非甾体抗炎药的研究始于 19 世纪末的水杨酸钠的使用。从 1948 年发现保泰松后，抗炎镇痛药的研究和开发取得了长足发展。按照化学结构分类，非甾体抗炎药可分为 3,5-吡唑烷二酮类、邻氨基苯甲酸类、吲哚乙酸类、芳基烷酸类及 1,2-苯并噻嗪类。

一、3,5-吡唑烷二酮类

1948 年出现第一个吡唑酮类的药物保泰松（Phenylbutazone），因具有良好的消炎镇痛作用及促尿酸排泄作用应用于治疗关节炎、痛风。但临床使用中发现它对胃肠道的毒性很大，长期服用可损伤肾功能，且对骨髓有严重毒害作用。1961 年发现保泰松在体内的代谢产物羟布宗（Oxyphenbutazone），也有消炎抗风湿作用，但其毒副作用比保泰松低。随后又发现 γ-酮基保泰松（γ-Ketophenylbutazone），其消炎抗风湿作用弱于保泰松，但却具有很好的尿酸排泄作用。后来又发现非普拉宗（Feprazone），其消炎镇痛效果好于保泰松，且毒性只有保泰松的 1/6。

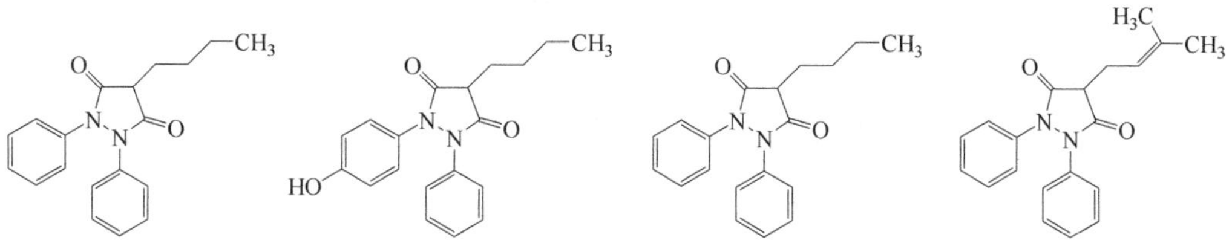

保泰松　　　　　　　羟基保泰松　　　　　　γ-酮基保泰松　　　　　非普拉宗

3,5-吡唑烷二酮类药物构效关系的研究发现，其结构能否烯醇化是抗炎活性的重要因素。而随着酸性的增强，该类药物的抗炎活性降低，而尿酸排泄活性却增强。

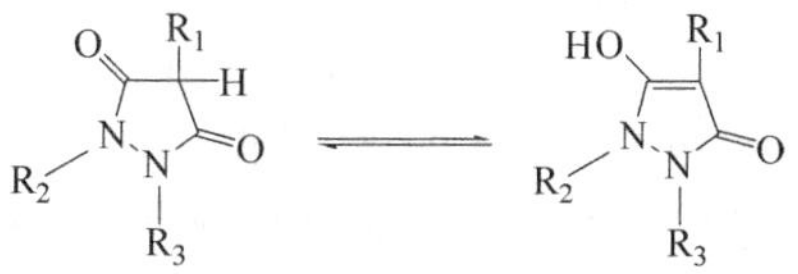

二、邻氨基苯甲酸类

邻氨基苯甲酸类又称芬那酸类或灭酸类药物，临床上用于治疗风湿性及类风湿性关节炎。此类药物的主要特点是分子中的两个苯环不共面，这样的构型可能适合于抗炎受体的要求。常用的药物是甲芬那酸（Mefenamic Acid）、氯芬那酸（Clofenamic Acid）、甲氯芬那酸和氟芬那酸（Flufenamic Acid）等。其中甲氯芬那酸活性最强，是甲芬那酸的 25 倍。

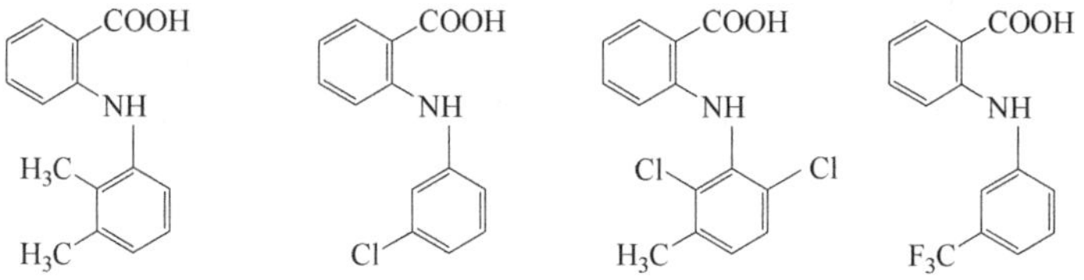

甲芬那酸　　　　　　氯芬那酸　　　　　　　甲氯芬那酸　　　　　　氟芬那酸

三、吲哚乙酸类

吲哚乙酸类的研究开始于对体内内源性致痛物质 5-羟色胺的研究，发现其来源于色氨酸的代谢，因而对吲哚乙酸类化合物进行研究，在 300 多个合成物中得到吲哚美辛（Indometacin），其药效强于阿司匹林和保泰松，其价格低廉。对吲哚美辛结构进行进一步改造，得到舒林酸（Sulindac）和齐多美辛（Zidometacin）。

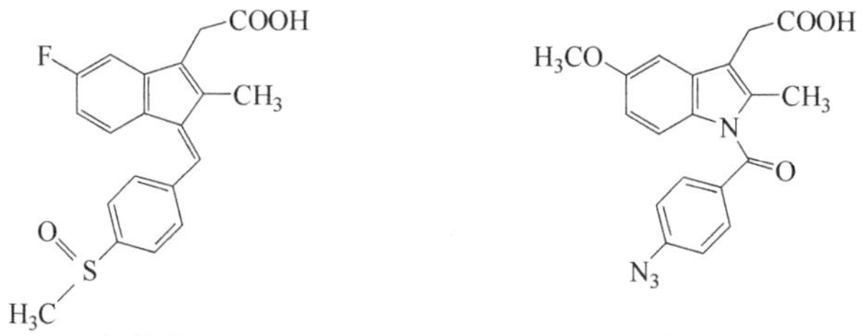

舒林酸　　　　　　　　　　　　　齐多美辛

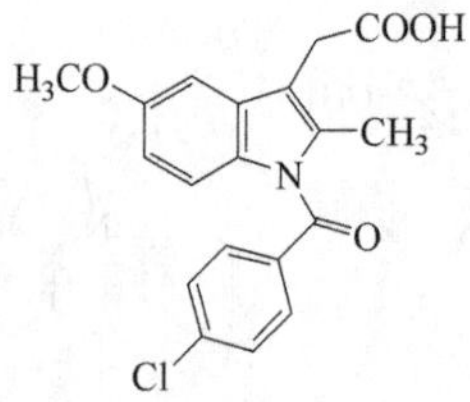

[通用名] 吲哚美辛；Indometacin。

[化学名] 2-甲基-1-(4-氯苯甲酰基)-5-甲氧基-1H-吲哚-3-乙酸。

[CAS 号] 53-86-1。

[理化性质] 本品为白色或微黄色结晶性粉末；无臭，无味。溶于丙酮，在甲醇、乙醇和乙醚中略溶，不溶于水。Mp. 158~162℃。本品在 pH 为 2~8 下稳定，但遇强酸强碱酰胺键容易发生水解，得到 5-甲氧基-2-甲基吲哚-3-乙酸，进一步被氧化成有色物质。

检验吲哚美辛的方法有：将吲哚美辛的稀碱溶液加重铬酸钠溶液共热，经硫酸酸化并缓缓加热显紫色；或与亚硝酸钠共热，再用盐酸酸化呈绿色，放置后渐变成黄色。

[合成] 以对甲氧基苯肼和乙醛为原料，得到相应的希夫碱，然后再与对氯苯甲酰氯反应，得到的产品再与乙酰丙酸在乙酸下发生缩合反应得到吲哚美辛。

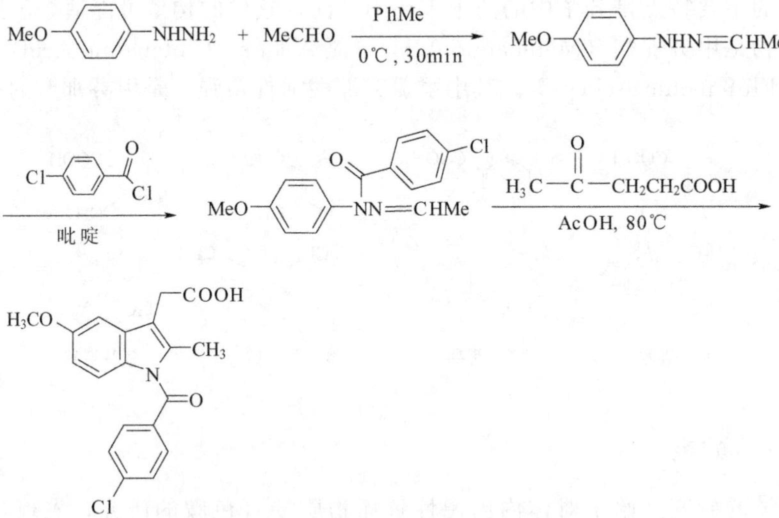

[代谢] 本品代谢失活，得到去甲基衍生物和去酰基衍生物，进一步与葡萄糖醛酸结合排出体外。

[药理及临床作用] 本品对水杨酸类疗效不明显或不易耐受的风湿性关节炎、强直性关节炎有较好疗效，但具有较严重的胃肠道毒副作用，严重时会导致溃疡出血。

四、芳基烷酸类

芳基烷酸类药物是所有非甾体抗炎药物里临床应用药物较多的一类。此类药物的代表是布洛芬（Ibuprofen）。临床上应用的还有布洛芬衍生物，统称为芳基丙酸类，如酮洛芬（Ketoprofen）、氟比洛芬（Flurbiprofen）、萘普生（Naproxen）和吡洛芬（Pirprofen）等，它们的活性都大于布洛芬。此类药物一般含有一个手性碳，研究表明一般 S-（＋）-右旋体的

活性大于其对映体 R-（－）-左旋体，如布洛芬和萘普生的 S 型比 R 型分别强 28 倍和 35 倍。

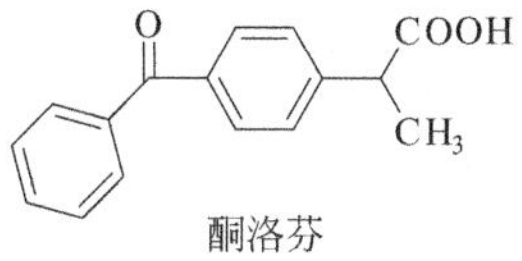

| 酮洛芬 | 氟比洛芬 |

| 萘普生 | 吡洛芬 |

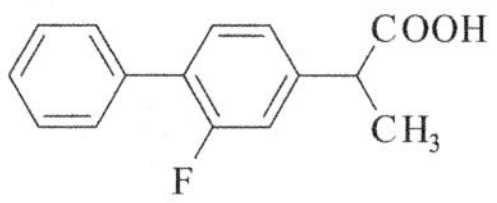

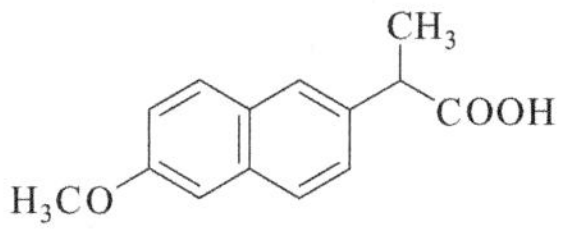

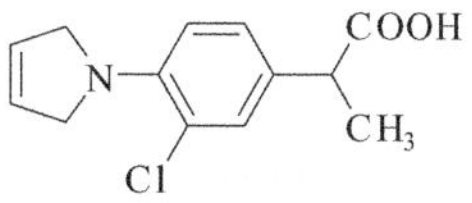

对芳基丙酸类药物的丙酸结构进行进一步修饰得到芬布芬（Fenbufen）、萘丁美酮（Nabumetone）以及双氯芬酸钠（Diclofenac Sodium）为代表的芳基乙酸类药物。其中双氯芬酸钠具有的解热、阵痛、抗炎的活性很强，是环氧化酶和脂氧化酶的双重抑制剂。芬布芬和萘丁美酮都是前药，需要到体内代谢后产生相应的芳基乙酸才能产生活性，其中萘丁美酮属于 COX-2 的选择性抑制剂。

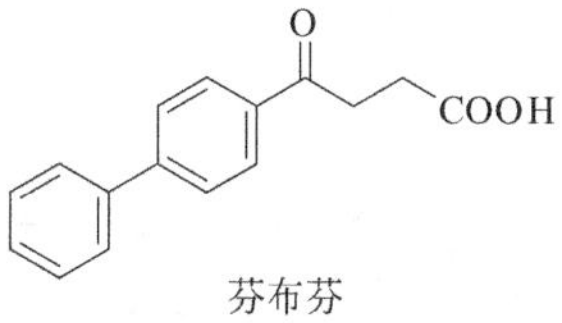

| 芬布芬 | 萘丁美酮 | 双氯芬酸钠 |

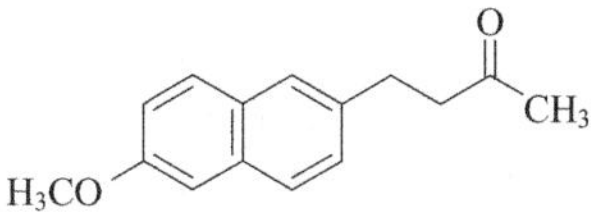

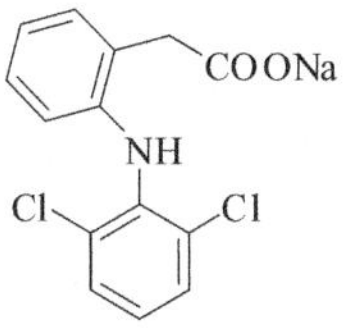

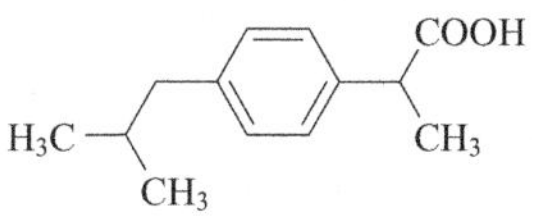

［通用名］布洛芬；Ibuprofen。

［化学名］α-甲基-4-（2-甲基丙基）苯乙酸。

［CAS 号］15687-27-1。

［理化性质］本品为白色结晶性粉末；稍有异味。溶于乙醇、丙酮和氯仿，不溶于水，易溶于氢氧化钠和碳酸钠试液。Mp.74.5～77.5℃。

［合成］本品合成方法较多，现在最常用的是以异丁基苯为原料，通过乙酰化、还原、氧化三步得到布洛芬，由于此路线步骤少，原子利用率高，因而获得了 1997 年"美国总统绿色化学挑战奖"。

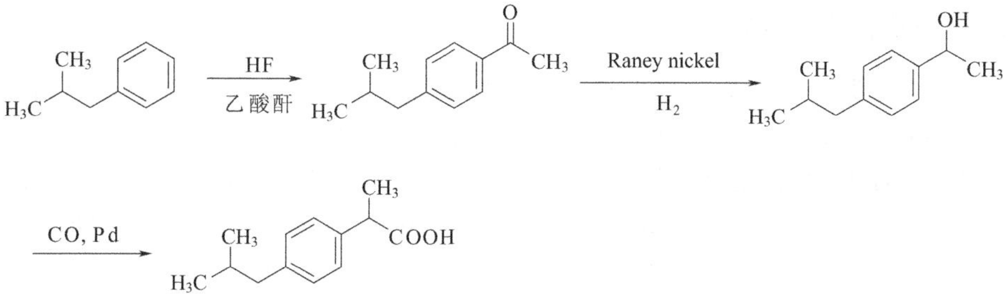

[代谢] 本品有两条主要代谢途径，一是通过羧基与葡萄糖醛酸结合，二是在异丁苯基侧链上发生氧化反应，得到一系列的羟基或羧基衍生物。

葡萄糖醛酸结合物　　伯碳羟基化物　　叔碳羟基化物　　羧基化物

[药理及临床作用] 本品药用其消旋体，R-(−)-异构体在体内能够部分转化为 S-(＋)-异构体。本品除了良好的解热镇痛之外，还能治疗各种关节炎症，如骨关节炎、风湿性关节炎、强直性关节炎、红斑狼疮、咽喉炎及上呼吸道感染等。

小故事

布洛芬的故事

20 世纪 50 年代，治疗类风湿关节炎的药物的副作用很大，例如，高剂量的阿司匹林就会导致消化不良和溃疡。在此情形下，许多制药公司致力于研发新的安全的抗炎镇痛药。Stewart Adams 博士及其同事 John Nicholson 和 Colin Burrows 意识到问题的关键是找到一种安全又能有效消除炎症的药物。起初，他们的研究受制于实验模型的缺乏。1955 年，他们发现，抗炎药物能减轻紫外光照射在皮肤上形成的红斑，这解决了检测药物疗效模型的问题，同时也为新化合物的评价提供了一个简单的实验方法。1961 年，经过多年的研究，他们发现一类称为苯烷酸的化合物普遍具有类似于阿司匹林的抗炎、解热和镇痛的活性。特别是其中的化合物 2-(4-丁基苯基) 丙酸，即现在的布洛芬，具有最好的疗效。备受鼓舞的研究团队于当年为布洛芬申请了专利，并与同年 12 月份首次合成成功。研究人员已经意识到，这是他们迄今为止发现的最为安全的化合物。布洛芬首个临床研究于 1966 年在苏格兰的爱丁堡举行，Tom Chalmers 博士主持了此项研究，他发现布洛芬减轻了类风湿患者关节的肿胀和压痛，并改善关节的功能。1969 年，Boots 公司以类风湿关节炎为适应症，将布洛芬以 Brufen 的商品名在英国上市。

五、1,2-苯并噻嗪类

1,2-苯并噻嗪类药物又称为昔康类药物。最早应用于临床的是吡罗昔康（Piroxicam），属于可逆的环氧化酶抑制剂，疗效显著，副作用小，作为长效抗风湿病药使用。将吡罗昔康分子中的吡啶环用其他芳杂环代替可得到一系列吡罗昔康类似物，如舒多昔康（Sudoxicam）、伊索昔康（Isoxicam）、美洛昔康（Meloxicam）。它们的活性都好于吲哚美辛。其中美洛昔康是 COX-2 选择性抑制剂，几乎没有胃肠道和肾脏的副作用。

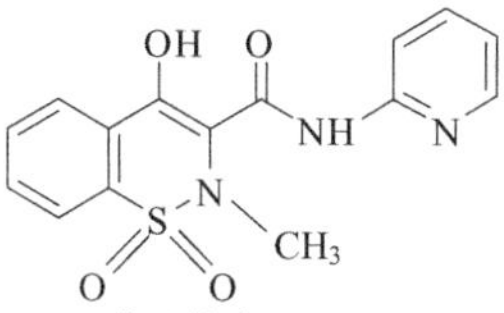

吡罗昔康

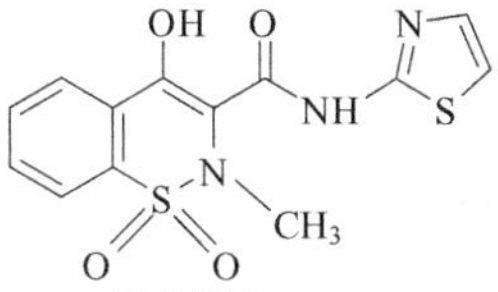

舒多昔康

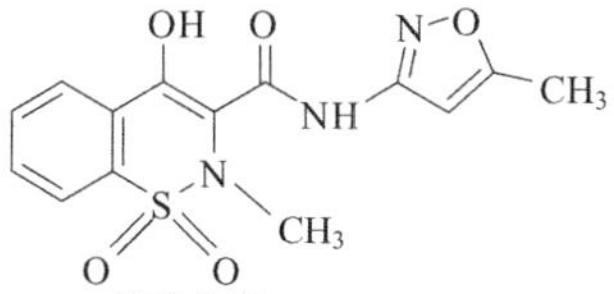

伊索昔康

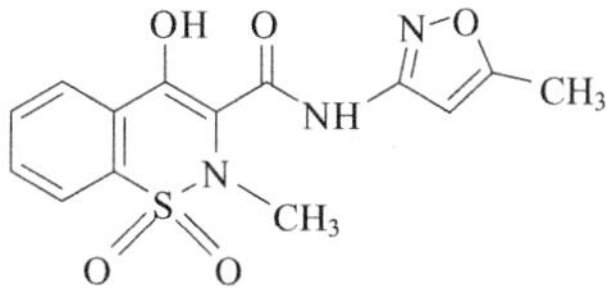

美洛昔康

根据类似作用靶点设计的 COX-2 抑制剂还有具有磺酰基结构的塞利西布、罗非昔布等，主要用于缓解骨关节炎、成人类风湿关节炎的症状和体征、治疗成人急性疼痛等。

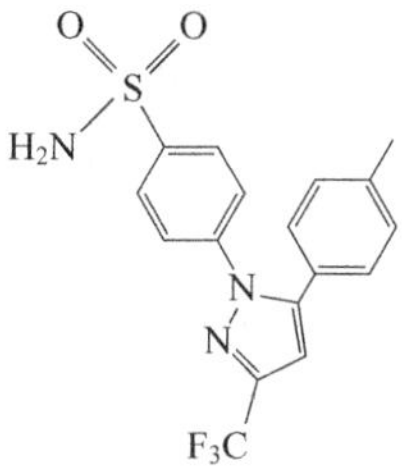

塞利西布

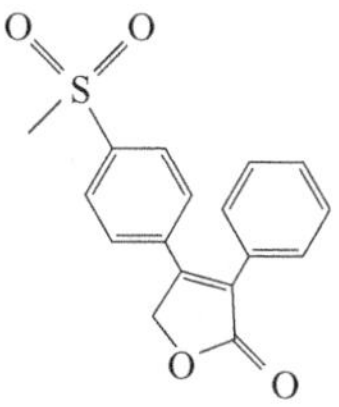

罗非昔布

习 题

一、选择题

1. 解热镇痛药按结构分类可分成（　　）。

A. 水杨酸类、苯胺类、芳酸类

B. 芳酸类、水杨酸类、吡唑酮类

C. 巴比妥类、水杨酸类、芳酸类

D. 水杨酸类、吡唑酮类、苯胺类

E. 芳酸类、巴比妥类、苯胺类

2. 羟布宗的主要临床作用是（　　）。

A. 解热镇痛　　　　　　B. 抗癫痫　　　　　　C. 降血脂

D. 止吐　　　　　　E. 抗炎

3. 临床上使用的布洛芬为何种异构体？（　　）

A. 左旋体　　　　　　B. 右旋体

C. 内消旋体　　　　　　D. 外消旋体

E. 30%的左旋体和70%右旋体混合物

4. 抗炎药吲哚美辛的化学名是 2-甲基-1-(4-氯苯甲酰基)-5-甲氧基-1H-吲哚-3-乙酸，其相应结构为（　　）。

A. 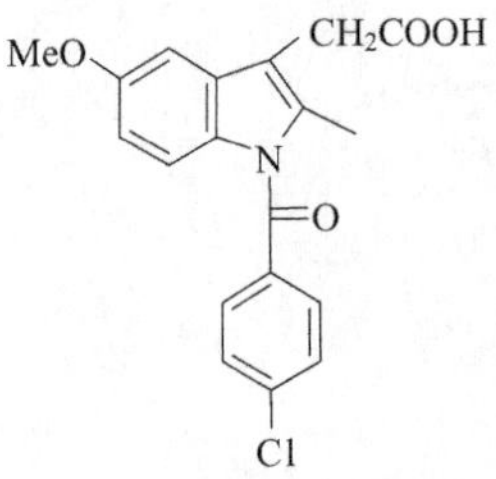

B. 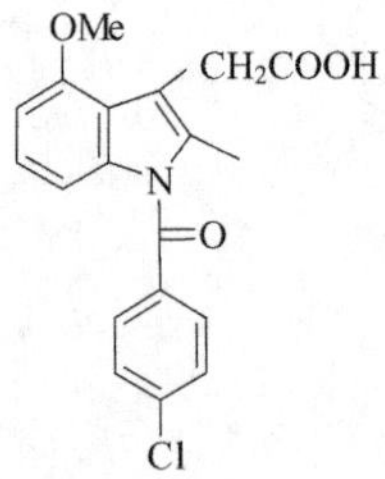

C. 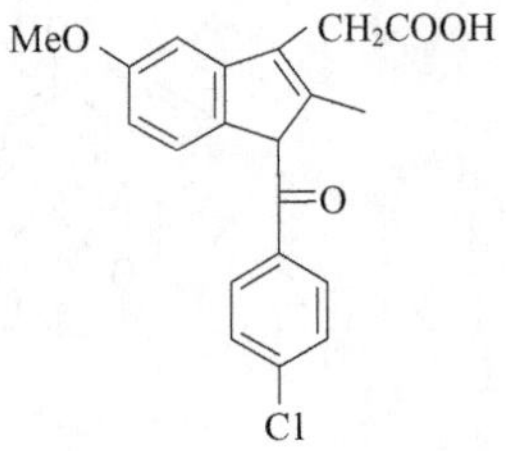

D. 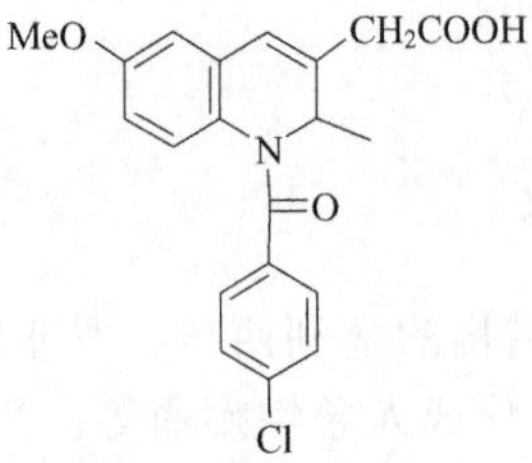

E. 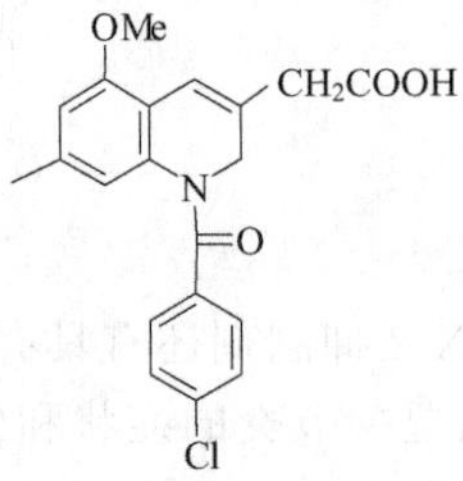

5. 解热镇痛药和非甾体抗炎药的作用目的是阻断或减少体内（　　）的产生。

A. 谷氨酸　　B. 5-羟色胺　　C. 乙酰胆碱

D. 多巴胺　　E. 前列腺素

6. 解热镇痛药和非甾体抗炎药的作用靶点是（　　）。

A. 谷氨酸受体通道　　B. 环氧化酶　　C. 辅酶A还原酶

D. 叶酸合成酶　　E. 叶酸还原酶

7. 下列关于扑热息痛的说法不正确的是（　　）。

A. 属于苯胺类药物

B. 能与三价铁离子作用显蓝紫色

C. 过量服用可导致肝损伤和坏死

D. 饱和水溶液呈酸性

E. 在酸碱条件下，具有较好的稳定性

8. 阿司匹林的工业生产过程中，可能产生的副产物中能引起人哮喘、荨麻疹的是（　　）。

A. 乙酰水杨酸　　B. 水杨酸　　C. 乙酰水杨酸酐

D. 有色醌类　　E. 乙酰水杨酸苯酯

9. 3,5-吡唑烷二酮类抗炎药具有活性的必要条件是（　　）。

A. 1、2位要有苯环取代

B. 4位要有取代基

C. 4位要有氢原子，能够与邻位羰基发生烯醇化

D. 要有较强酸性

E. 要有较强的碱性

10. 布洛芬使用外消旋体的原因是（　　）。

A. 单独合成对映体难度很高

B. 布洛芬的 *R* 型异构体与 *S* 型活性一样

C. *S* 型异构体可在体内部分转化为 *R* 型

D. *R* 型异构体在体内部分可转化为 *S* 型

E. S 型异构体活性高于 R 型

11. 下列不属于布洛芬可能的代谢产物的是（　　　）。

A. 布洛芬葡萄糖醛酸结合物　　B. 伯碳羟基化物　　　　C. 芳环羟基化物

D. 叔碳羟基化物　　　　　　　E. 羧基化物

12. 官方认为的药物阿司匹林发明人是（　　　）。

A. 希波克拉底　　　　　　　B. 亨利勒鲁　　　　　　C. 里克·斯霍夫曼

D. 海因里希·德莱赛　　　　E. 亚瑟·艾兴格林

二、简答题

1. 水杨酸合成中可能产生杂质的原因有哪几种？每种原因可能产生的副产物有哪些？

2. 写出合成扑热息痛的路线。

3. 非甾体抗炎药一般分为几类？写出每类的代表药物。

4. 写出吲哚美辛的鉴别方法。

5. 写出布洛芬的合成路线。

6. 解热镇痛药的作用机制是什么。

三、名词解释

1. 钝痛　　2. 锐痛

习题答案（部分）

一、选择题

1. D；2. E；3. D；4. A；5. E；6. B；7. E；8. C；9. C；10. D；11. C；12. C

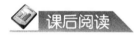 课后阅读

阿司匹林的发明传奇

很久以前，古希腊和古埃及人就知道用柳皮（Willow Bark）来缓解疼痛，著名医学家希腊医生希波克拉底（Hippocrates）和伽林（Galen）均在其论著中描述过这一作用，伽林还第一个记录了柳皮的退热和抗炎作用，当然这些记录是远在现代询证医学建立之前完成的，当时柳皮混杂在众多只有安慰剂之功效的草药中，其地位并不突出。

1763 年，科学家埃德蒙德斯通（Reverend Edmund Stone）记载了用柳皮治疗疟疾（症状为发烧并伴有疼痛）的病例，这一记录，通常被认为是现代科学意义上的第一次描述了柳皮的药效。其后，随着化学技术的发展，科学家们已经能从柳皮中提取化合物了。1826 年，意大利人布鲁纳特利（Brugnatelli）和丰塔纳（Fontana）发现柳树皮含有一种名为水杨苷（Salicin）的物质，但他们得到的样品纯度还很不够，1829 年法国化学家亨利勒鲁（Henri Leroux）改进了提取技术，他已经可以从 1.5kg 的柳皮中提取 30g 的水杨苷了。该物质虽味道苦涩，却可治疗发烧和疼痛，原来良药苦口并非中药的独门规律。1838 年意大利化学家皮瑞阿（Raffaele Piria）发现，水杨苷水解、氧化变成的水杨酸，药效要比水杨苷更好。1859 年，德国人已发现合成水杨酸的廉价方法。因此水杨酸得以广泛地应用于治疗关节炎等疾病引起的疼痛和肿胀，以及流感等疾病引起的发烧。但水杨酸的广泛应用也使得人们很快注意到该化学物质较为明显的副作用——它们会严重扰乱患者的消化机能，有些人甚至因为大量服用此类化学物质来控制疼痛和肿胀而导致胃出血。

一个最广为人知的提法，也是德国拜耳公司（Bayer）一直坚持的说法是，德国人霍夫患有严重的关节炎，但他的胃却无法承受水杨酸的刺激。能否在治疗关节炎的同时避免或减轻对胃的伤害呢？这引起了他的儿子——德国化学家费里克斯·霍夫曼（Felix Hoffmann）的极大关注。费里克斯当时在一家名叫 Friedrich Bayer 的公司（拜尔公司）工作，为了解决这一难题（据传主要是为了帮他父亲找到更合适的药物），他翻阅了大量化学文献。当时的观点认为水杨酸刺激胃黏膜的原因在于它是酸性物质（确切的机制且待后文细说分明），于是他在一连串的化学反应中加入这种化合物，并通过用乙酰基将其中某个酸性部分覆

盖，最终将其转化成乙酰水杨酸。他发现乙酰水杨酸在满足了减轻对胃部的刺激的同时，治疗效果反而更强于水杨酸。

　　然而此药物在问世之初，并没有引起保守的老板们足够的关注，一代经典药物在 1897 年合成之后竟被雪藏了两年，直到两年之后才由拜耳公司一位名叫海因里希·德莱塞（Heinrich Dreser）的高级药剂师兼科学家对这种新型药物的效用进行了演示，并为它取了一个新名字，这就是今天广为人知的"阿司匹林"。

　　但是，1949 年，亚瑟·艾兴格林（Arthur Eichengrün）撰文说，他才是阿司匹林的主要发明人，而费里克斯·霍夫曼不过是在他的实验室干活的人而已，但这一说法拜耳公司并不买账，据公司的记录两人也根本不是上下级的关系。按理说同为拜耳公司的人，无论花落谁家荣誉都将归属拜耳，理应一碗水端平，不必厚此薄彼，而艾兴格林居然在事后那么久，也即临死之前才说出真相也让人觉得匪夷所思。原来当德国官方的说法，将费里克斯·霍夫曼"孝道"的故事进行宣扬时，已经是纳粹掌权了，作为有犹太身份的艾兴格林能在乱世保住性命已经是万幸了，安敢奢望这一荣誉。2002 年，美国国立发明家名人堂（US National Inventors Hall of Fame）收录了费里克斯·霍夫曼。

　　阿司匹林必将光耀人类医学史。西班牙著名哲学家何塞·奥尔特加·加塞特在他的专著《阿司匹林的时代》中说，阿司匹林是"文明带给人类的恩惠"。它就目前已知确切的作用有：解热，镇痛，抗炎，抗风湿，预防心梗，预防中风。尚在研究也许将大有作为的领域：抗癌，抗高血压，肾脏保护，某些眼病的治疗，糖尿病的辅助治疗……

第五章

镇痛药 ◄◄◄◄◄◄◄◄

镇痛药是一类作用于中枢神经系统，选择性减轻痛觉而不影响其他感觉的药物。现常用于镇痛的药物有两大类：一类是抑制环氧化酶受体，减少前列腺素生物合成的解热镇痛药，此类药物作用于外周神经，用于一般钝痛；而本章介绍的另一类镇痛药作用于中枢神经上的阿片受体，一般用于严重创伤、战伤、烧伤、术后以及癌症引起的锐痛。

镇痛药按结构和来源来分，可分为三大类：吗啡及其衍生物类、半合成和全合成镇痛药。

第一节　吗啡及其衍生物类

一、吗啡

阿片，又称鸦片，是从罂粟科植物罂粟（Papaver Somniferum）中提取得到的。1805年，德国药师 Sertürner 从阿片中分离出其主要活性成分吗啡；1923年 Gulland 和 Robinson 确定了吗啡的化学结构；1952年 Gazte 和 Tschudi 完成了吗啡的化学全合成研究。

吗啡具有菲环结构的生物碱，由 A、B、C、D 和 E 五个环稠合而成，其中 B、C 环呈顺式，C、D 环呈反式，C、E 环呈顺式；其有五个手性碳，分别是 C5、C6、C9、C13、C14。但由于 C9 与 C13 与乙胺链相连，因而只有16个旋光异构体。天然提炼的吗啡为左旋体。

M5-1　掀开白色
魔鬼的面纱

吗啡的3位为酚羟基，因而具有一定的弱酸性和还原性；17位的 N-甲基叔胺，具有一定碱性，可与强酸（盐酸、硫酸）成盐；因而吗啡具有酸碱两性，有两个 pK_a，分别为 9.9（HA）和 8.0（HB$^+$）。3 位酚羟基的还原性体现在遇空气和光照发生氧化生成伪吗啡（Pseudomorphine）和 N-氧化吗啡，其中，伪吗啡又称双吗啡（Dimorphine），其毒性较大，因此，应对吗啡避光保存。

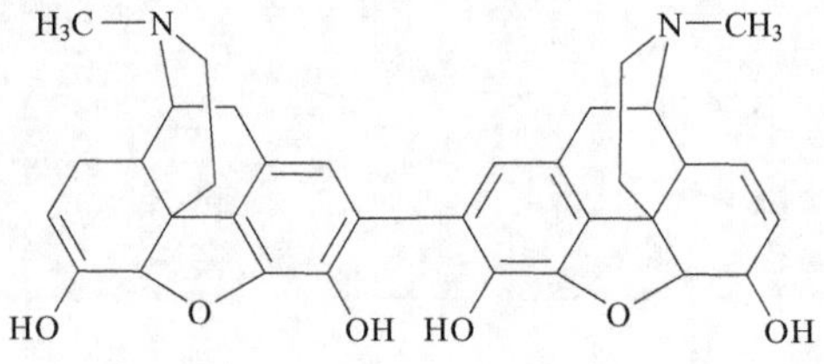

双吗啡

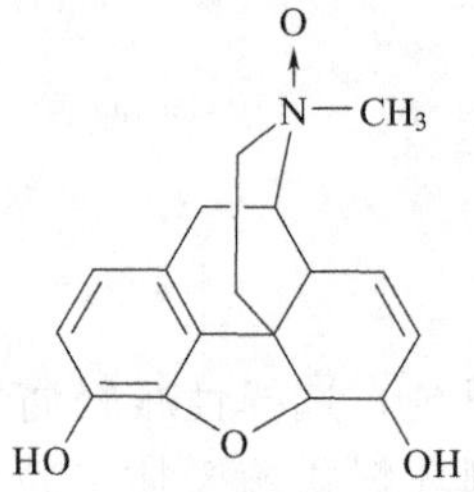

N-氧化吗啡

吗啡结构在加热状态下遇酸会发生脱水重排反应得到阿扑吗啡（Apomorphine）。阿扑吗啡对呕吐中枢有明显的兴奋作用，因此临床上作为催吐剂使用。

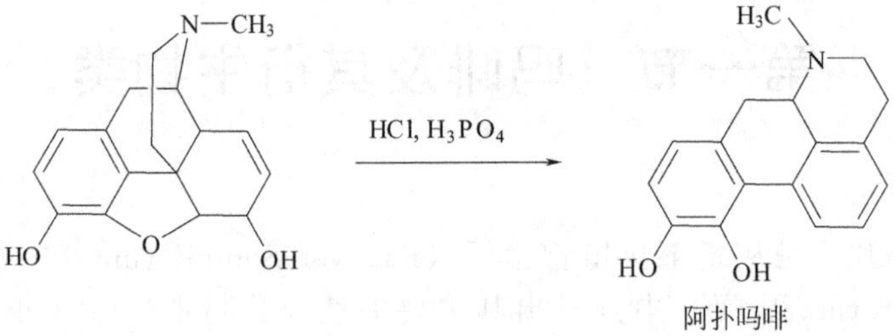

阿扑吗啡

二、吗啡的衍生物

吗啡临床用作镇痛药物，存在毒副作用，尤其是成瘾性和呼吸抑制作用较为突出，因此，需要对吗啡进行结构改造。

将吗啡分子中的 C3 位的酚羟基甲氧基化后就得到可待因（Codeine），发现其与吗啡相比，镇痛活性降低至 1/12～1/6，成瘾性也相应降低，可作为镇咳药。在可待因的基础上，进一步将 6 位的醇羟基乙醚化得到狄奥宁（Dionine），其活性与可待因类似。将 3、6 位羟基同时乙酰化就得到海洛因（Heroin），其镇痛和麻醉作用均较吗啡强，但毒性也较吗啡大5～10 倍，成瘾性和欣快症更为严重，被列为禁用麻醉药品。N17 位的甲基被苯乙基或烯丙基取代分别得到 N-苯乙基去甲吗啡和烯丙吗啡（Nalorphine），前者的镇痛效力是吗啡的 6倍；后者为阿片受体的部分激动剂，其镇痛作用极弱，并具有拮抗吗啡的各种作用，成为吗啡类中毒的解毒药。将 6 位氧化，7、8 位还原，14 位羟基取代，得到羟考酮，适用于缓解中度至重度疼痛，如关节痛、背痛、晚期癌性疼痛、牙痛、手术后疼痛等。

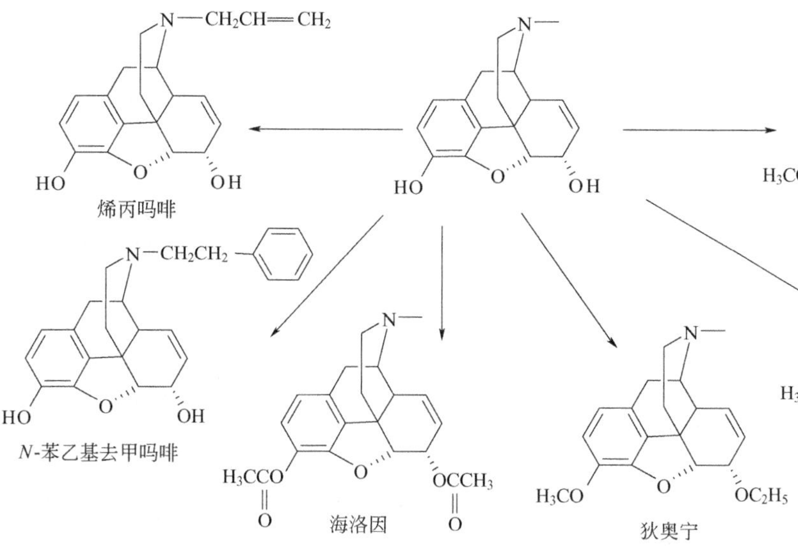

小故事

海洛因的故事

　　1874 年，任职伦敦圣玛莉医院的化学家伟特（C. R Wright）最先利用吗啡加上双乙酰，在炉上燃煮，增强效力，合成出海洛因。该化合物之后送到英国曼城奥云士学院（Owens College）研究。该学院的研究人员把海洛因注射到犬只及白兔体内，这些犬兔当时出现惊恐、嗜睡、瞳孔放大、流大量口水、欲吐、呼吸先加速后舒缓、心跳减弱而不正常等症状。1897 年，德国拜尔药厂化学家荷夫曼（Felix Hoffmann）在德国将海洛因制成药物，止痛效力远高于吗啡。海洛因（Heroin）的名字由拜尔药厂注册，该字或源自德文 heroisch 一字，意指英雄。但是急于求成的拜尔公司在还没有完全得到临床实验结果的前提下，提前将海洛因上市，并以不会上瘾的吗啡作招徕，更曾用作儿童止咳药，后来才发现该药在肝脏中会转化成吗啡，令拜尔药厂大为尴尬。事实证明，海洛因的毒性和成瘾性远强于吗啡。因而要使一个药物上市，临床数据的完整性是必不可少的。

第二节　合成镇痛药

一、合成镇痛药的结构与发展

　　由于吗啡结构相对复杂，难以人工大量合成，且具有较强的毒副作用，因而通过简化其结构，寻找结构简单且毒副作用低的镇痛药就显得十分必要。

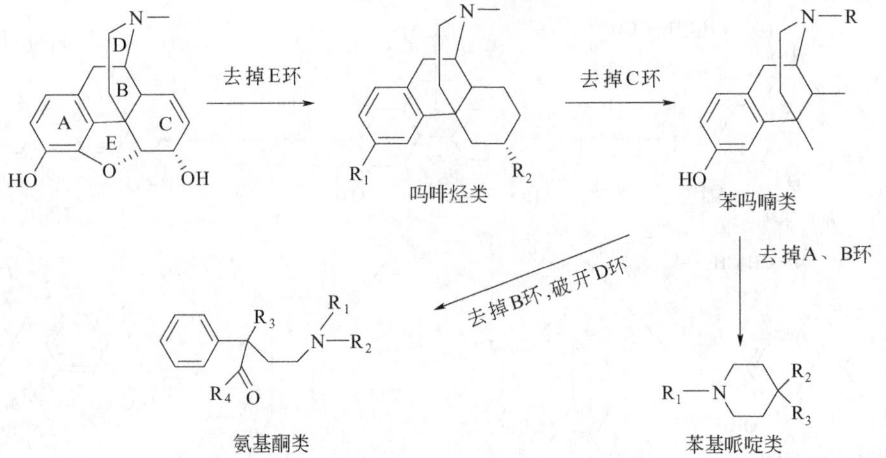

吗啡烃类　　去掉E环　　苯吗喃类　　去掉C环　　氨基酮类　　去掉A、B环　　苯基哌啶类

（1）将吗啡结构中的四氢呋喃环（E环）去掉就得到吗啡烃类。经过合成大量的吗啡烃类衍生物发现，*N*-甲基吗啡烃的镇痛作用约为吗啡的 1/5；3-羟基-*N*-甲基吗啡烃的镇痛强度高于吗啡 6 倍；3-甲氧基-*N*-甲基吗啡烃，又称右美沙芬，具有较好的镇咳效果。布托菲诺是第二代混合型激动拮抗剂，其镇痛作用强于吗啡，成瘾性小。

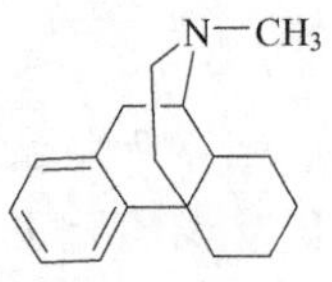

N- 甲基吗啡烃 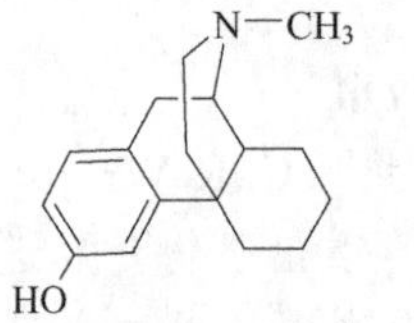　　　3-羟基 -*N*- 甲基吗啡烃 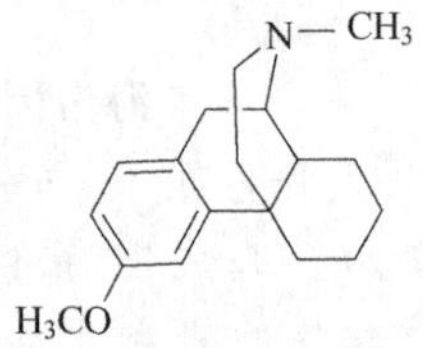　　　右美沙芬 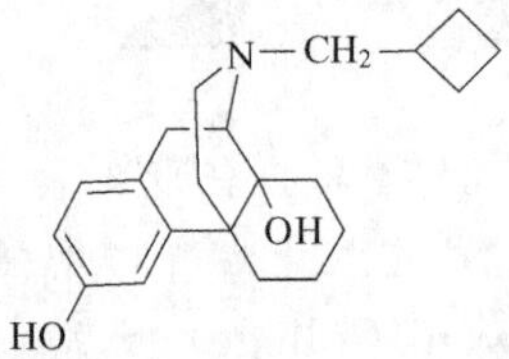　　　布托菲诺

（2）将吗啡烃类去掉 C 环就得到苯吗喃类。喷他佐辛虽然镇痛作用只有吗啡的 1/3。但由于几乎无成瘾性，世界卫生组织（W.H.O.）确定其为非麻醉性镇痛药。塞克洛斯（Cyclocine）不仅是强效镇痛药，而且兼有安定及松弛肌肉的作用。

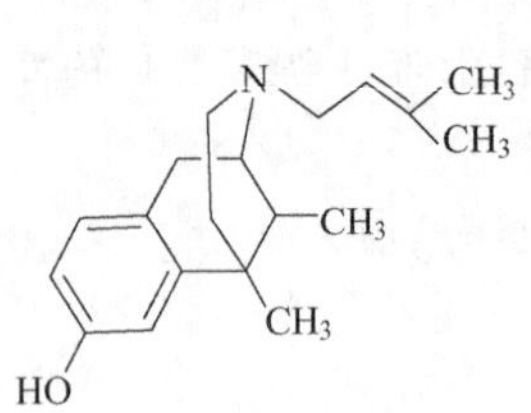

喷他佐辛 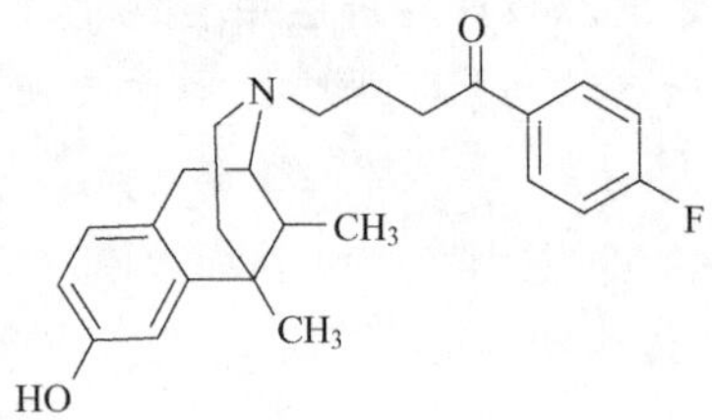　　　　　　赛克洛斯

（3）将苯吗喃类继续简化，去掉苯环（A 环）和相邻的环己烷（B 环）就得到苯基哌啶类。这类药物中最常见的药物是哌替啶。哌替啶是 1939 年在研究解痉药阿托品类似物的过程中意外发现的，不但有解痉作用，而且是临床上第一个使用的合成镇痛药。虽然其镇痛效

果不及吗啡，但依赖性较吗啡小。

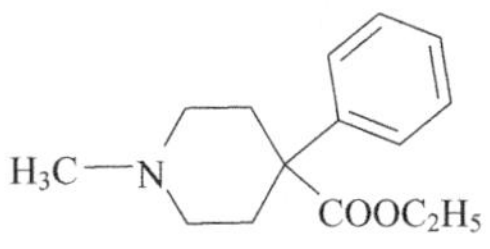

哌替啶

以哌替啶为先导化合物进行构效关系的研究发现：用对氨基苯乙基和 N-苯基胺丙基取代 N-甲基，分别得到阿尼利定（Anileridine）和匹米诺定（Piminodine），镇痛活性都加强。哌替啶 4 位的乙氧羰基被丙酰氧基取代，同时在 3 位引入甲基得到两个相对应的异构体阿法罗定（Alphaprodine）和倍他罗定（Betaprodine），前者的镇痛活性与吗啡相当，后者的活性则为吗啡的 5 倍。但两者在临床实验时发现对人体具有神经毒害作用，因而临床上已经停止使用。

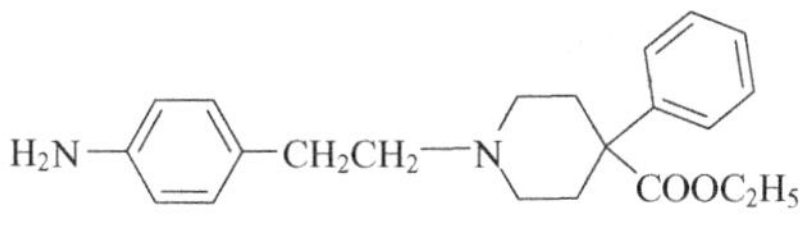

阿尼利定

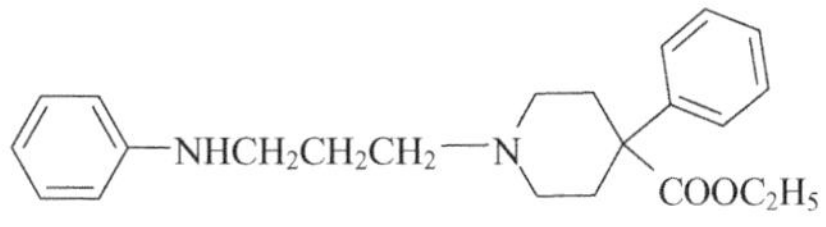

匹米诺定

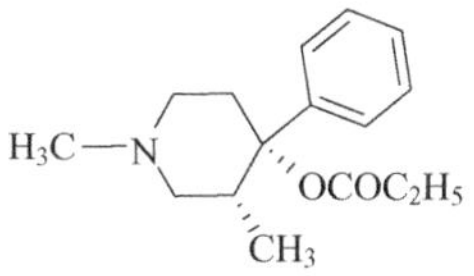

阿法罗定

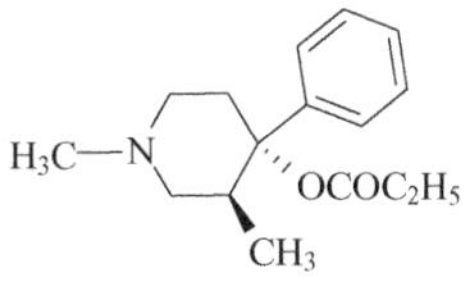

倍他罗定

（4）进一步对哌替啶的结构进行修饰得到一类具有强镇痛作用的 4-苯胺基哌啶衍生物，如芬太尼，其镇痛作用约为哌替啶的 500 倍、吗啡的 80 倍。以芬太尼为基础，开发了一系列芬太尼类药物。如阿芬太尼（Alfentanil）、舒芬太尼（Sufentanil）、卡芬太尼（Carfentanil）等。舒芬太尼疗效好，且毒副作用小。阿芬太尼和舒芬太尼起效快，但维持时间短，临床用于辅助麻醉。

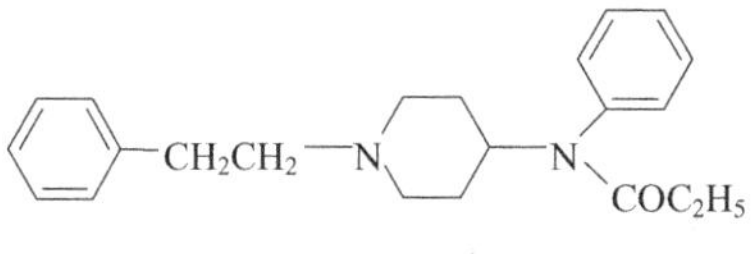

芬太尼

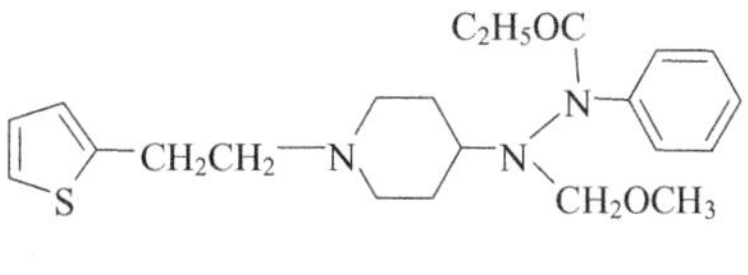

舒芬太尼

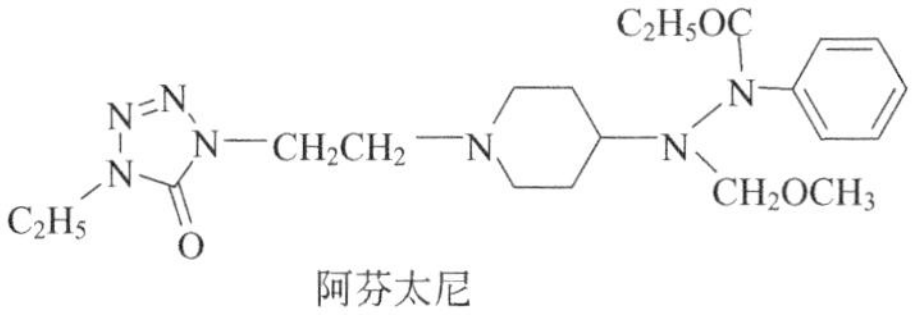

阿芬太尼

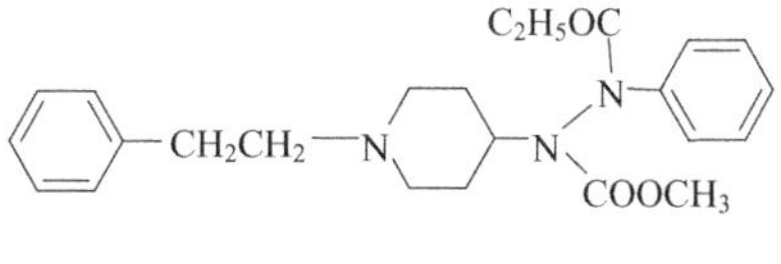

卡芬太尼

（5）只保留吗啡中的 A 环，断开其他四环，得到氨基酮类，同样具有较强的作用。如美沙酮（Methadone），镇痛作用与吗啡相当，但耐受性、成瘾性发生较慢，戒断症状轻，可用作戒毒药。右吗拉胺（Detromoramide）的镇痛作用较吗啡强，且口服效果良好，成瘾性等副作用也较小。右丙氧芬（Dextropropoxyphene）是成瘾性很小的镇痛药，适用于由慢性病引起的疼痛。

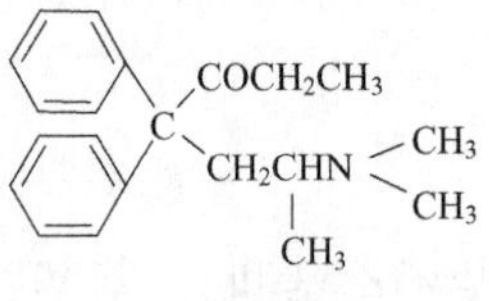

美沙酮 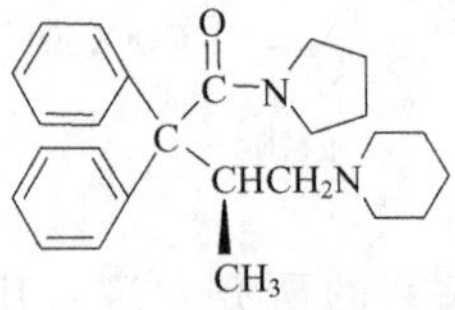   右吗拉胺 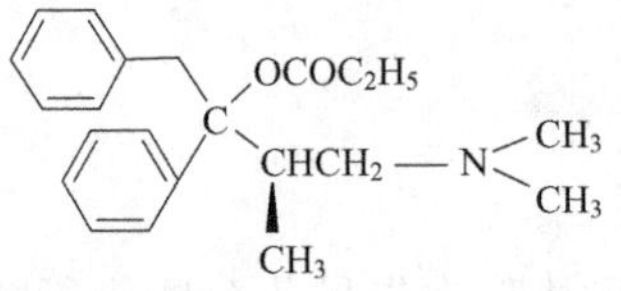   右丙氧芬

（6）后来的镇痛物质发现，一些环己烷衍生物也能产生镇痛作用，如曲马朵。曲马朵分子中具有手性中心，但临床使用其外消旋体。曲马朵的镇痛作用与哌替啶相当，是吗啡的1/10，短时间应用，认为其几乎无成瘾性，但长期、大量使用仍可能产生成瘾。

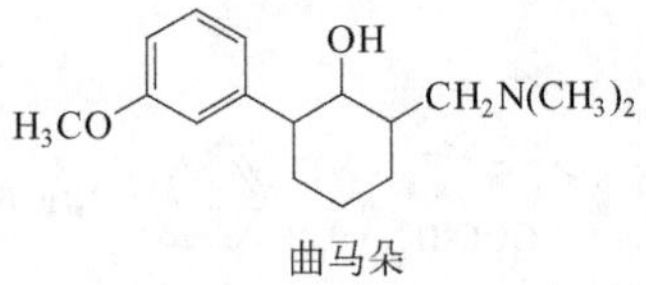

曲马朵

二、典型药物

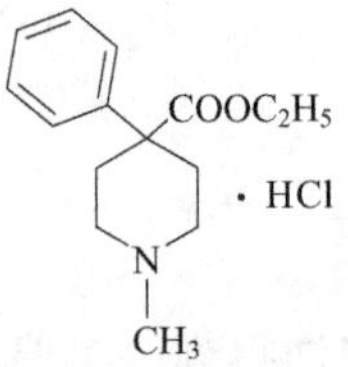

[通用名] 盐酸哌替啶；Pethidine Hydrochloride。

[化学名] 1-甲基-4-苯基-4-哌啶甲酸乙酯盐酸盐。

[CAS 号] 50-13-5。

[理化性质] 本品为白色结晶粉末，味微苦、易吸潮，遇光易变黄，无臭，在水及乙醇中易溶，在氯仿中溶解，乙醚中几乎不溶。Mp.185～189℃。本品与甲醛硫酸试液反应，显橙红色（而吗啡与甲醛硫酸试液反应，显蓝紫色）。

[合成] 本品合成是以苯乙腈为原料，在氨基钠的存在下与二（β-氯乙基）-甲胺环合得到 4-苯基-4-氰基哌啶，然后酸性水解，再酯化成羧酸乙酯，最后与盐酸的乙醇溶液反应得到盐酸哌替啶。

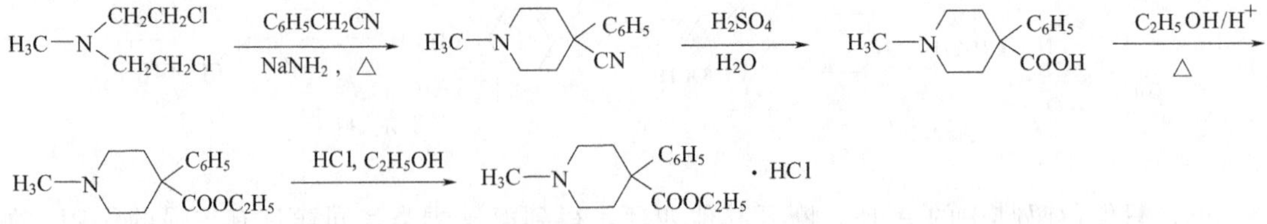

[代谢] 本品代谢迅速，在肝脏中经脂酶水解生成无活性的哌替啶酸或者脱甲基生成去

甲基哌替啶，再水解生成去甲基哌替啶酸，与葡萄糖结合后由肾脏排泄。去甲哌替啶无镇痛作用，且易残留有毒性。

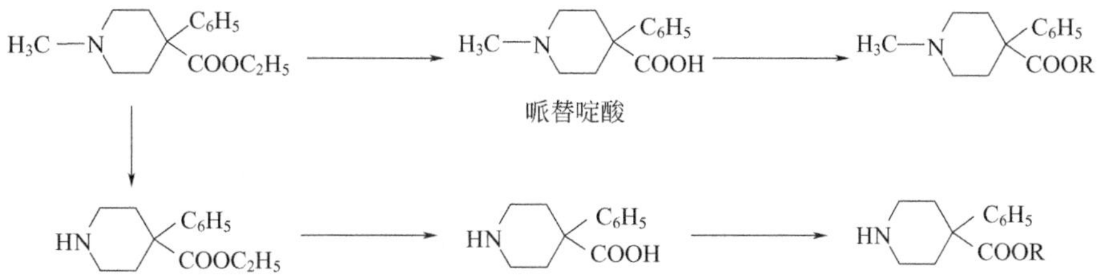

哌替啶酸

去甲哌替啶　　　　　　去甲哌替啶酸

[药理及临床作用] 主要兴奋 μ 受体，作用性质与吗啡相似，效价强度约为吗啡的 1/10～1/7，且有明显的阻断 M 受体的作用，导致口干和心悸；其代谢产物去甲哌替啶具有中枢兴奋作用，可产生幻觉甚至导致惊厥。

① 中枢神经系统。镇痛强度弱，约为吗啡的 1/10，作用维持时间为 2～4h。治疗剂量具有镇静和呼吸抑制作用；对 CTZ 有兴奋作用，可引起恶心、呕吐；可产生依赖性和欣快感。

② 平滑肌。对胃肠道平滑肌和括约肌的兴奋作用与吗啡相似，但作用强度弱，持续时间短，故不引起便秘。对妊娠末期子宫平滑肌无明显影响，不对抗催产素对子宫的兴奋作用，不影响产程。

③ 心血管系统。促组胺释放以及抑制血管运动中枢，引起血管扩张；对心脏具有负性肌力作用；偶可引起直立性低血压。

临床上主要用于：

① 各种剧烈疼痛。代替吗啡用于外伤、癌症晚期和手术后疼痛等；胆绞痛等内脏绞痛应合用阿托品；可适用于分娩止痛，但产前 4h 内不能使用，以免抑制新生儿的呼吸。慢性钝痛不宜使用。

② 心源性哮喘的辅助治疗。心源性哮喘是由于急性左心衰竭而突然发生急性肺水肿，导致肺泡换气功能障碍，二氧化碳潴留刺激呼吸中枢，引起呼吸浅而快，故称为心源性哮喘。吗啡抑制呼吸中枢，降低其对二氧化碳的敏感性，使呼吸变慢。

③ 人工冬眠。与氯丙嗪、异丙嗪组成人工冬眠合剂。

[不良反应] 头晕、出汗、口干、恶心、呕吐、心悸、直立性低血压等。长期连续用药易成瘾。剂量过大可抑制呼吸，偶尔出现震颤、肌肉挛缩、反射亢进甚至惊厥等中枢兴奋症状；对出现中枢兴奋症状的中毒患者，除应用纳洛酮外，还应配合使用巴比妥类药物。

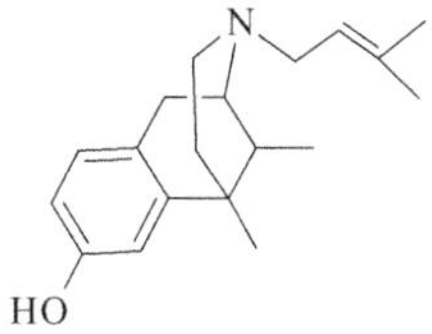

[通用名] 喷他佐辛；Pentazocine。

[化学名] (2α,6α,11R)-1,2,3,4,5,6-六氢-6,11-二甲基-3-(3-甲基-2-丁烯基)-2,6-亚甲基-3-氮杂苯并辛因-8-醇。

提示：此化合物的结构：

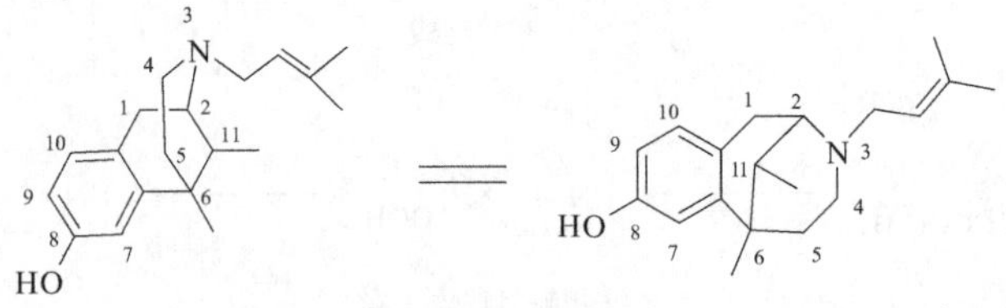

此化合物的母核是3-氮杂苯并辛因-8-醇，其母核编号如下：

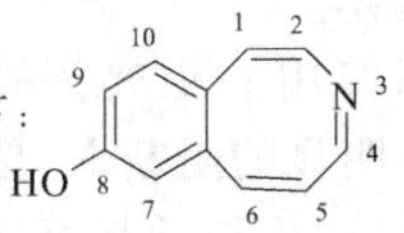

[CAS号] 359-83-1。

[理化性质] 本品为白色粉末，味微苦，无臭。易溶于氯仿，可溶于甲醇、乙醇，微溶于苯及乙酸乙酯，不溶于水。Mp.150～153℃。本品存在酚羟基，因而能和三氯化铁试液反应显黄色；其盐酸溶液可与高锰酸钾溶液反应并褪色。

[合成] 本品合成是以丁酮为原料，在乙酸中与氰乙酸进行缩合及脱羧反应后，生成3-甲基-3-戊烯腈及3-甲基-2-戊烯腈，前者催化氢化生成3-甲基-3-戊烯胺，后者生成饱和的3-甲基戊胺。3-甲基3-戊烯胺与对甲氧苯基缩水甘油酸甲酯环合生成2-对甲氧基苄基-3,4-二甲基-4-羟基哌啶，再与48%的氢溴酸作用，得到2-羟基-5,9-二甲基-6,7-苯并吗喃，其在碳酸钠存在下与1-溴-3-甲基-2-丁烯缩合得到目标产品。

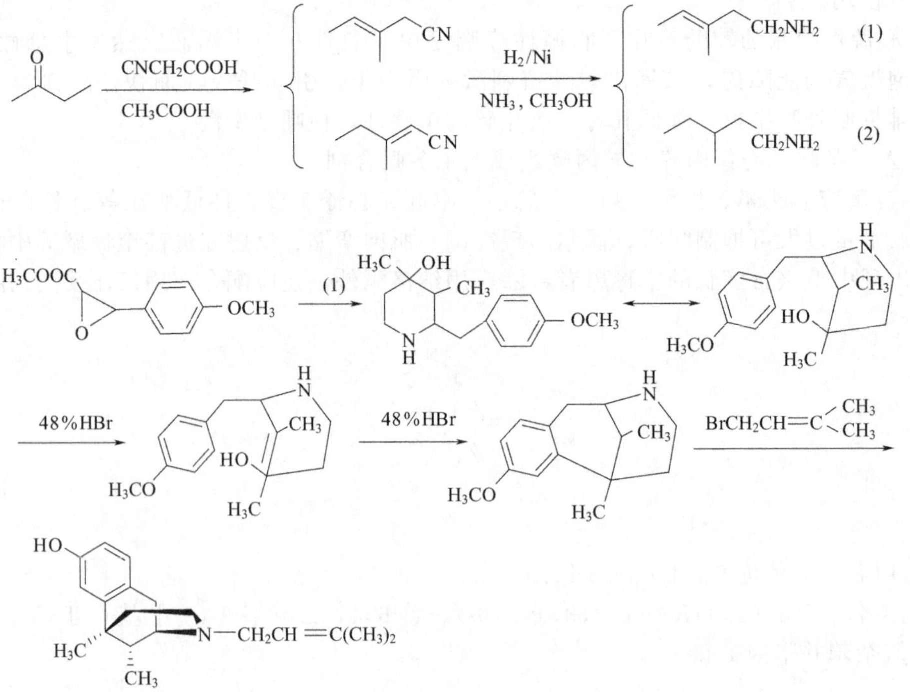

[代谢] 由于存在肝脏首过效应，本品利用度较低。主要作用部位是 C8 位和氮上取代基末端甲基，形成无活性的羟氧基物和末端甲基羟化物。

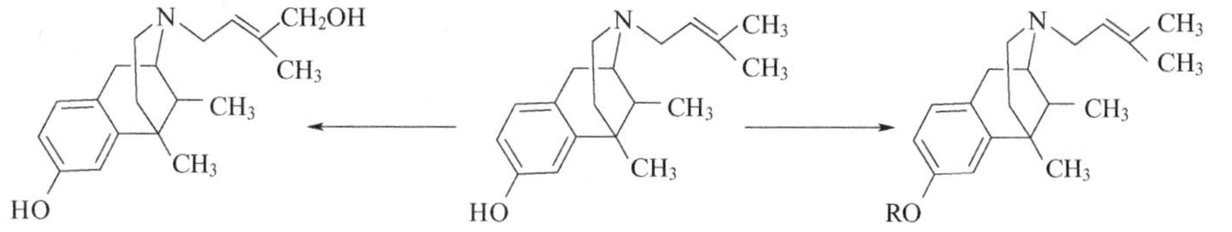

[药理及临床作用] 本品结构中有三个手性碳原子，左旋体的镇痛作用比右旋体强，但临床上用外消旋体。由于结构中存在叔氮原子，因而可与酸成盐，临床上常以其盐酸盐做成片剂，以其乳酸盐作成注射剂。适用于各种手术麻醉的镇痛，可用于麻醉诱导、术中麻醉、术后镇痛等；适用于各种手术科室的术后镇痛；适用于各种腔镜手术、无痛人流、癌症的镇痛。

小知识

什么是药物的首过效应？

首过效应，指某些药物经胃肠道给药，在尚未吸收进入血循环之前，在肠黏膜和肝脏被代谢，而使进入血循环的原形药量减少的现象，也称第一关卡效应。某些药物口服后在通过肠黏膜及肝脏而经受灭活代谢后，进入体循环的药量减少、药效降低效应。因给药途径不同而使药物效应产生差别的现象在治疗学上有重要意义。一般将首过效应强的药物改变剂型，通过非胃肠道给药方式增强药物利用度，如静脉注射、透皮吸收（药膏）、口腔舌下吸收等。

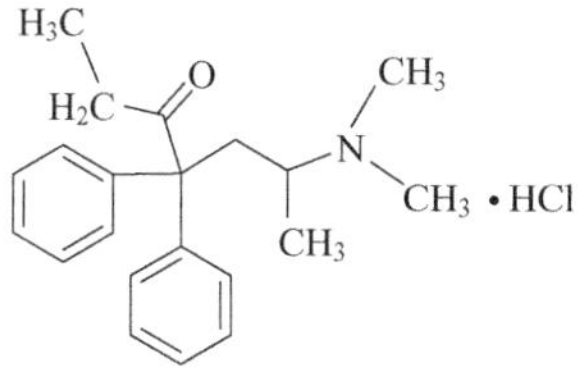

[通用名] 盐酸美沙酮；Methadone Hydrochloride。
[化学名] 4,4-二苯基-6-(二甲氨基)-3-庚酮盐酸。

提示：此药物结构的母体是 3-庚酮：

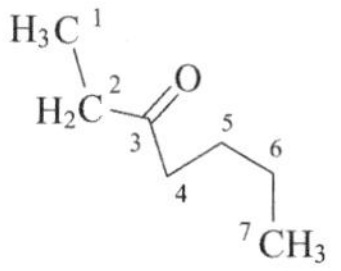

[CAS 号] 1095-90-5。

[理化性质] 本品为无色结晶或白色结晶粉末，无臭。在乙醇及氯仿中易溶，水中溶解，在乙醚中几乎不溶。Mp. 230~234℃。

[合成] 本品合成是以二苯乙腈为原料，在氨基钠的存在下与 2-氯-N,N-二甲基丙胺作用生成几乎等量的 2,2-二苯基-4-二甲氨基戊腈及异构体 2,2-二苯基-4-二甲氨基-3-甲基丁腈。二者经与乙基溴化镁反应，分别得到消旋的美沙酮和异美沙酮 (Isomethadone)。美沙酮和异美沙酮都是高效镇痛药。

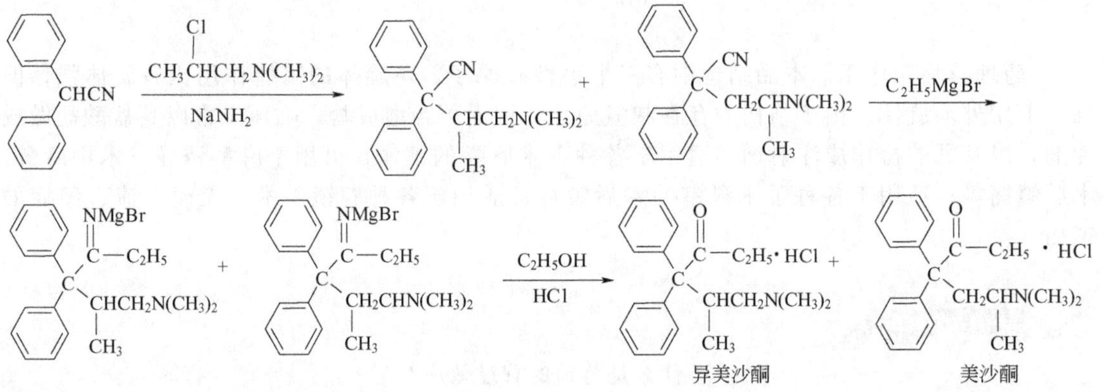

异美沙酮　　美沙酮

[代谢] 本品主要的代谢途径是 C3 羰基还原、N-去甲基化及 C4 连接的苯环羟基化。

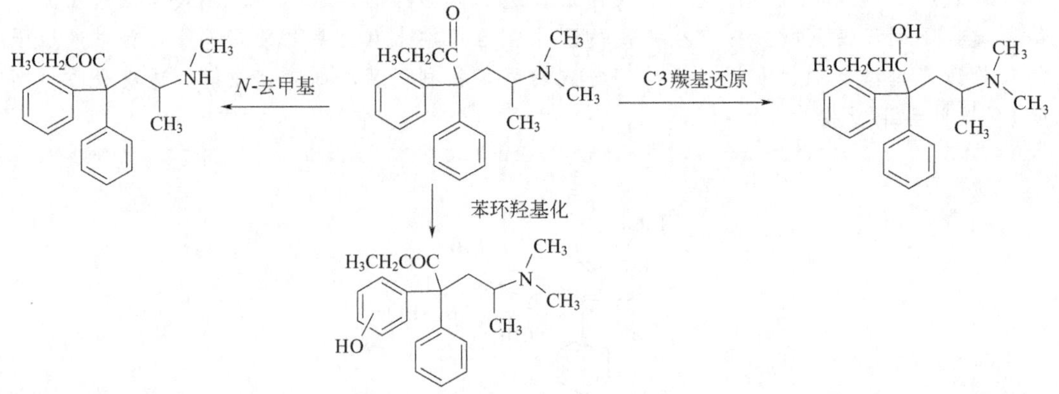

N-去甲基　　C3羰基还原　　苯环羟基化

[药理及临床作用] 本品结构中有一个手性碳原子，左旋体和右旋体都具有强的镇咳作用，但镇痛作用主要体现于左旋体，临床上用其外消旋体治疗严重疼痛以及戒毒。

第三节　阿片样内源性物质

20 世纪 70 年代初期，人们已经证实阿片受体的存在，并且随着研究的深入，人们逐渐发现各种镇痛药与受体的亲和力和镇痛作用的强弱相关。但是吗啡不是人体自身产生的物质，因而人体必然存在一种内源性的"镇痛"物质。1975 年，Hughes 等首先从猪脑中分离得到两种吗啡样多肽类的镇痛物质，分别为甲硫氨酸脑啡肽 (Methionineenkephalin，ME) 和亮氨酸脑啡肽 (Leucine Enkephalin，LE)。

H—Tyr—Gly—Gly—Phe—*Leu*—OH　　　H—Tyr—Gly—Gly—Phe—*Met*—OH
LE　　　　　　　　　　　　　　　　　　ME

他们在脑内的分布和阿片受体分布相一致，并能与阿片受体结合产生吗啡样作用。但是脑啡肽的多肽结构和吗啡的菲环结构的为何在作用效果上类似呢？经过 X-单晶衍射分析证实 LE 和 ME 分子中的两个甘氨酸之间的 β 折叠形成与吗啡空间构型相仿的结构。因而能与阿片受体作用产生镇痛效果。

吗啡结构　　　　　　　　　　　ME结构

继脑啡肽发现之后，研究者又从垂体中分离出几种较大的肽类，内啡肽（Endorphins）和强啡肽（Dynorphin）等。对内源性阿片肽的不断深入研究，将为寻找新型镇痛药提供坚实的物质基础，同时也会对疼痛有关的生理、病理基础理论和痛觉信息调节等方面提供有利的理论基础，这将对合成无吗啡样副作用的理想镇痛药提供了开阔的前景。

Tyr-Gly-Gly-Phe-Met-Thr-Ser-Glu-Lys-Ser-Gly-Thr-Pro-Leu-Val-
Thr-Leu-Phe-Lys-Asn-Ala-Ile-Ile-Lys-Asn-Ala-Tyr-Lys-Lys-Gly-Glu
内啡肽
Tyr-Gly-Gly-Phe-Leu-Arg-Arg-Ile-Arg-Pro-Lys-Leu-Lys-Trp-Asp-Asn-Gln
强啡肽

第四节　药物结构与药效关系

至今，阿片受体的研究已经有 20 多年，至今发现其有 μ、κ、δ、σ、ε 5 种亚型，但是其受体晶体构型直到 2012 年才被美国的 Nature 杂志首次公布。对于其受体模型的研究最早的是 1954 年 Becket 和 Casy，他们根据吗啡及合成镇痛药的共同药效构象提出了三点受体学说。按照这个模型，主要结合点为：①一个负离子部位；②一个适合芳环的平坦区；③一个与烃基链相适应的凹槽部位。

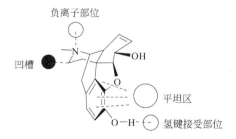

Portoghese 经过进一步的研究推测吗啡阿片受体除了上述三个识别部位外，还存在另一个芳环识别部位。

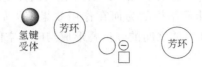

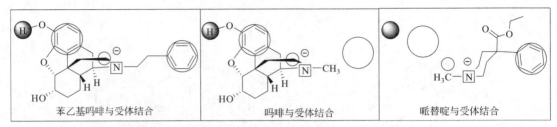

| 苯乙基吗啡与受体结合 | 吗啡与受体结合 | 哌替啶与受体结合 |

习 题

一、选择题

1. 吗啡易被氧化变色是由于分子结构中含有以下哪种基团？（　　）

A. 醇羟基　　　　　　B. 双键　　　　　　　C. 醚键

D. 哌啶环　　　　　　E. 酚羟基

2. 吗啡具有碱性，与酸可生成稳定的盐，例如盐酸吗啡，这是由于吗啡结构中含有哪种功能基团？（　　）

A. 酚羟基　　　　　　B. 伯胺基团　　　　　C. 叔胺基团

D. 双键　　　　　　　E. 苯基

3. 盐酸吗啡注射液放置过久，颜色变深是发生了以下哪种化学反应？（　　）

A. 水解反应　　　　　B. 还原反应　　　　　C. 加成反应

D. 氧化反应　　　　　E. 聚合反应

4. 可待因属于镇痛药的哪一种？（　　）

A. 吗啡及其衍生物类　B. 半合成镇痛药类　C. 全合成镇痛药

D. 天然镇痛药　　　　E. 甾体镇痛药

5. 下列哪种药物被世界卫生组织（W.H.O.）确定为非麻醉性镇痛药？（　　）

A. 右美沙芬　　　　　B. 喷他佐辛　　　　　C. 哌替啶

D. 天然镇痛药　　　　E. 芬太尼

6. 鉴别吗啡溶液和哌替啶溶液，最常用的是（　　）。

A. 氯化铁试液　　　　B. 吡啶硫酸铜试液　　C. 甲醛硫酸试液

D. 高锰酸钾试液　　　E. 硝酸银试液

7. 下列药物有手性碳且在临床上不是用其消旋体的是（　　）。

A. 吗啡　　　　　　　B. 哌替啶　　　　　　C. 喷他佐辛

D. 美沙酮　　　　　　E. 芬太尼

8. 下列不属于吗啡受体模型中的结合部位的是（　　）。

A. 负离子部位　　　　B. 芳环识别区　　　　C. 与烃基链相适应的凹槽

D. 芳环共轭区　　　　E. 氢键受体部位

9. 阿片受体的亚型主要有五种，不同的药物作用的亚型受体也是不同的：吗啡作用的受体是（　　），喷他佐辛作用的受体是（　　），脑啡肽作用的受体是（　　）。

A. μ 受体   B. κ 受体   C. δ 受体

D. σ 受体   E. ε 受体

二、简答题

1. 简述合成镇痛药的结构简化思路。

2. 简述基于镇痛药的阿片受体的三点受体学说。

3. 解热镇痛药和镇痛药有何区别？请从疼痛程度、作用受体、作用部位和成瘾性角度分析。

4. 美沙酮的代谢途径是什么？

三、名词解释

1. 首过效应　2. 镇痛药

习题答案（部分）

一、选择题

1. E；2. C；3. D；4. A；5. B；6. C；7. A；8. D；9. ABC

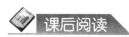 课后阅读

阿 片 受 体

阿片受体广泛分布，在神经系统的分布不均匀。在脑内、丘脑内侧、脑室及导水管周围灰质阿片受体密度高，这些结构与痛觉的整合及感受有关。边缘系统及蓝斑核阿片受体的密度最高，这些结构涉及情绪及精神活动。与缩瞳相关的中脑盖前核，与咳嗽反射、呼吸中枢和交感神经中枢有关的延脑的孤束核，与胃肠活动（恶心、呕吐反射）有关的脑干极后区、迷走神经背核等结构均有阿片受体分布。在脊髓胶质区、三叉神经脊束尾端核的胶质区也有阿片受体分布，这些结构是痛觉冲动传入中枢的重要转换站，影响着痛觉冲动的传入。肠肌本身也有阿片受体存在。

目前被提出的阿片受体有 μ、κ、δ、σ、ε 5 种，较公认的有 μ、κ、δ 三种。μ（398 个氨基酸）受体、κ（380 个氨基酸）受体、δ（372 个氨基酸）受体均为 G 蛋白相关受体家族中的成员。μ 受体在脑内的分布与痛觉及感觉运动整合作用的通路相平行（小脑、心、肺未检出），吗啡类药物主要作用在此受体上。κ 受体在脑内的分布与水平衡调节、摄食活动、痛觉及神经内分泌功能有关，喷他佐辛类药物主要作用在此类受体上。δ 受体在脑内的分布与运动整合作用、嗅觉及识别功能有关，脑啡肽类药物主要作用在此类上。吗啡类药物对不同型的阿片受体，亲和力和内在活性不完全相同。阿片类药物可以使神经末梢释放的乙酰胆碱、去甲肾上腺、多巴胺及 P 物质等神经递质减少，从而阻断神经冲动的传递而产生镇痛等各种效应。

一般，吗啡是 μ、κ、δ 三种受体的激动剂，其作用强度依次减弱。μ 受体镇痛活性最强，成瘾性也最强，是产生副作用的主要原因；δ 受体成瘾性最小，镇痛作用也不明显；κ 受体镇痛活性介于前两者之间，但在镇痛的同时伴有明显的致焦虑作用。吗啡受体 μ、κ、δ 三种受体又进一步可细分为 μ1、μ2、δ1、δ2、κ1、κ2、κ3 七种亚型。μ1 受体为调节痛觉神经传导的高度亲和结合位点；而 μ2 受体控制呼吸抑制作用。

第六章

拟胆碱药和抗胆碱药 <<<<<<<<

6

乙酰胆碱（Acetylcholine）是交感神经节前纤维、副交感神经节前节后纤维、躯体运动神经纤维这些胆碱能神经的化学递质。乙酰胆碱的生物合成位于突触前神经细胞内，通过丝氨酸脱羧酶将丝氨酸脱酸，再经胆碱 N-甲基转移酶将脱羧的丝氨酸甲基化，最后通过胆碱乙酰基转移酶催化，将乙酰基由乙酰辅酶 A 转移至胆碱得到乙酰胆碱。药物可以通过影响乙酰胆碱和受体的相互作用以及影响乙酰胆碱的生物合成、贮存、释放和代谢等相关环节，达到增强或是减弱乙酰胆碱的作用，来调节胆碱能神经系统兴奋低下或是过度兴奋的病理状态，达到药物治疗的目的。目前，成功应用于临床的胆碱能神经系统药物主要是作用于胆碱受体和乙酰胆碱酯酶两个环节，包括拟胆碱药和抗胆碱药。

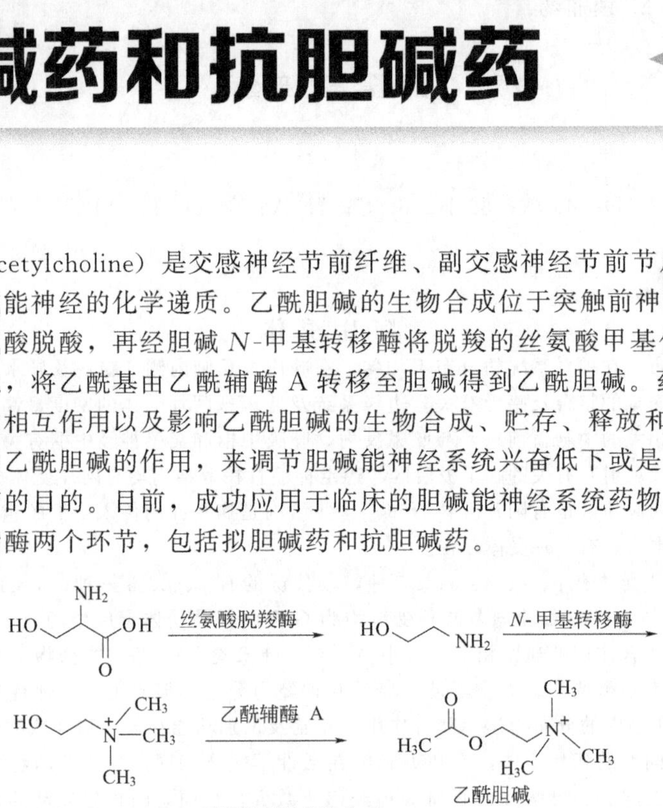

乙酰胆碱的生物合成

第一节　拟 胆 碱 药

拟胆碱药物是一类作用与乙酰胆碱相类似的临床药物。依药物的作用机制和作用环节，可以分为直接作用于胆碱受体的胆碱受体激动剂，和作用于乙酰胆碱酯酶的乙酰胆碱酯酶抑制剂。本类药物可使心率减慢、瞳孔缩小、血管扩张、胃肠蠕动及分泌增加，临床上用于治疗青光眼、缓解肌无力、缓解肠麻痹、治疗血管痉挛性疾病、治疗阿尔茨海默症以及用于手术后腹气胀、尿潴留的治疗。

一、胆碱受体激动剂

胆碱受体是与乙酰胆碱结合的受体，在研究中，把位于副交感神经节后纤维支配的效应器细胞膜上对毒蕈碱（Muscarine）敏感的胆碱受体和位于神经节细胞及骨骼肌细胞膜上对烟碱（Nicotine）敏感的受体，称为 M 胆碱受体和 N 胆碱受体。胆碱受体激动剂就分为 M 受体激动剂和 N 受体激动剂，临床上使用的主要是 M 受体激动剂。M 受体激动剂按照化学结构以及来源可以分为胆碱酯类和生物碱类。

1. 胆碱酯类

胆碱酯类主要就是乙酰胆碱的合成类似物，乙酰胆碱具有重要的生理作用，但是其性质极不稳定，极易被体内胆碱酯酶水解，也容易被人体内的酸水解。另外由于乙酰胆碱选择性较差，目前主用于动物实验，无临床应用价值。由于此原因，人们就以乙酰胆碱为先导化合物进行结构改造，寻找高选择性、高稳定性的拟胆碱药物，如乙酰甲胆碱（Methacholine）、卡巴胆碱（Carbachol）、氯贝胆碱（Bethanechol Chloride）等。乙酰甲胆碱的稳定性是乙酰胆碱的三倍多，其对于 M 胆碱受体具有很好的选择性；卡巴胆碱是一种可以耐水解的长效拟胆碱药，但是它对 M 胆碱受体表现出较差的选择性；在卡巴胆碱的基础上，在分子 β 位增加甲基就得到氯贝胆碱，这样的修饰不仅可以增加分子的稳定性，还可以增加它对受体作用的选择性。

乙酰甲胆碱　　　　　卡巴胆碱

[通用名] 氯贝胆碱；Bethanechol Chloride。

[化学名]（±）-氯化-N,N,N-三甲基-2-氨基甲酰氧基-1-丙铵。

[CAS 号] 590-63-6。

[理化性质] 无色或白色吸湿性结晶或白色结晶粉末，偶轻微氨样气味，极易溶于水（1:1），易溶于乙醇（1:10），几乎不溶于乙醚和氯仿。化学稳定性：0.5% 水溶液 pH 为 5.5～6.5。（S)-异构体的活性大大高于(R)-异构体。

[合成] 氯贝胆碱可以氯代异丙醇为原料与光气反应再经过酰胺化和氨解获得。

[代谢] 不易被乙酰胆碱酯酶水解，口服有效，但胃肠道中吸收慢。

[药理及临床作用] 本品用于术后腹气胀、尿潴留、其他原因导致的胃肠道和膀胱功能异常。

2. 生物碱类

生物碱类，是指人们长期以来直接使用毒蕈碱和毛果芸香碱（Pilocarpine）等植物来源的药物以及合成的类似物。例如：毛果芸香碱（Pilocarpine）又称"皮鲁卡品"，是从毛果芸香属植物叶中提出的生物碱。

[通用名] 硝酸毛果芸香碱；Pilocarpine Nitrate。

[化学名] 4-[(1-甲基-1H-咪唑-5-基)甲基]-3-乙基二氢-2(3H)-呋喃酮硝酸盐。

[CAS 号] 148-72-1。

[理化性质] 本品是芸香科植物毛果芸香（Pilocarpine）中分离出的一种生物碱，为无色结晶或白色结晶性粉末，无臭，遇光易变质。pK_a值 7.15 和 12.57，分别表示咪唑环上 N3 和 N1 的碱性，有两个手性中心。

毛果芸香碱结构中的内酯环容易在碱性条件下水解开环得到毛果芸香酸钠盐，另外，在碱性条件下毛果芸香碱结构中 C3 容易发生差向异构化得到异毛果芸香碱，这两者均无药理活性。

[合成] 一般从芸香科植物毛果芸香叶子中分离出来。

[药理及临床作用] 本品激动 M 胆碱受体，发挥 M 样作用。其特点是对眼及腺体的作用强，对心血管系统也有作用，但强度弱。

① 眼。本品对眼的作用表现为缩瞳、降低眼内压和调节痉挛。临床上用于治疗青光眼。

虹膜内有瞳孔括约肌和瞳孔扩大肌，瞳孔括约肌上存在 M 胆碱受体，受体激动时瞳孔括约肌收缩，瞳孔缩小；而瞳孔扩大肌上存在 α 受体，受体激动时扩大肌向外周收缩，瞳孔放大。毛果芸香碱激动 M 胆碱受体，使瞳孔括约肌收缩，瞳孔缩小。

房水是由睫状体上皮细胞分泌生成的，经瞳孔、前房、前房角的小梁网进入房水静脉，最后经巩膜表层的睫状前静脉而回到血液循环。房水的功能是营养角膜、晶状体和玻璃体，维持一定的眼内压。毛果芸香碱兴奋 M 受体，虹膜向中心拉紧后根部变薄，使处在虹膜周围部分的前房角间隙扩大，房水易通过小梁网到达睫状前静脉而进入血循环，从而使眼内压降低。

眼睛可以通过调节晶状体去适应近视或远视。晶状体本身的弹性有自行凸出的倾向，而悬韧带的牵拉则使晶状体保持扁平状态。悬韧带的紧张度主要受到睫状肌的控制，以胆碱能神经支配为主，存在 M 胆碱受体。毛果芸香碱兴奋 M 受体，睫状肌向瞳孔中心方向收缩，悬韧带松弛，晶状体变凸，屈光度增加，视近物清楚，而远物则难以在视网膜上清晰成像。毛果芸香碱引起的这种看近物清楚、看远物模糊的作用称为调节痉挛。

② 腺体。毛果芸香碱吸收后激动腺体的 M 受体，使腺体分泌增加，以汗腺和唾液腺最为明显。

③ 平滑肌。激动消化道 M 受体，增加消化道平滑肌的收缩力和张力，大剂量可引起痉挛；激动呼吸道平滑肌 M 受体，使气管收缩，易诱发哮喘。

［不良反应］吸收后的不良反应主要表现 M 样作用，可用阿托品拮抗。

此外，由于 M 受体亚型多，共五种亚型；分布广，分布于不同的组织；功能多样。目前对 M 胆碱受体激动剂的设计和合成研究的焦点集中在开发治疗阿尔茨海默（Alzheimer's Disease，AD）和其他认知障碍疾病的药物。AD 是老年性痴呆的主要原因，AD 患者的认知减退归因于大脑皮层胆碱能神经元的变性，变性使中枢乙酰胆碱的释放明显降低，结果使 M1 受体处于刺激不足的状态。由于 M1 受体的活化对学习和记忆非常重要，刺激不足会导致认知减退。因此选择性中枢拟胆碱药目前被认为是较有前途的抗痴呆药物的主要类型之一。虽然迄今还没有正式药物上市，但研究中的大量化合物的疗效已经预示出令人鼓舞的前景。

二、乙酰胆碱酯酶抑制剂

游离的乙酰胆碱会被乙酰胆碱酶迅速水解，终结神经冲动传递，乙酰胆碱酯酶抑制剂可以通过抑制乙酰胆碱酯酶（Ach E），使得乙酰胆碱积聚，从而延长并增强乙酰胆碱的相应作用。乙酰胆碱酯酶抑制剂又称抗胆碱酯酶药，又因为其不与受体直接作用，所以又称为间接拟胆碱药。根据与乙酰胆碱结合程度不同，可分为可逆性乙酰胆碱酯酶抑制剂和不可逆性乙酰胆碱酯酶抑制剂。

1. 可逆性乙酰胆碱酯酶抑制剂

经典的抗胆碱酯酶药，本身就是乙酰胆碱酯酶催化反应的底物，如 1864 年，人们从西非的一种植物毒扁豆中发现了毒扁豆碱（Physostigmine），将其作为临床的第一个抗胆碱酯酶药，主要用于青光眼的治疗，但是作用选择性比较低，毒性比较大，对毒扁豆碱进行了结构改造，用芳香胺代替原有的三环结构，再引入季铵离子减少脂溶性增强与胆碱酯酶的结合，用 N,N-二甲基氨基甲酸酯代替了原有易水解的 N-甲基氨基甲酸酯，由此得到了效果更好的溴新斯的明（Bethanechol Chloride）。近年来，也开发出了新型的抗胆碱酯酶药，即非经典的抗胆碱酯酶药，仍属于可逆性乙酰胆碱酯酶抑制剂。这些药物比乙酰胆碱对乙酰胆碱酯酶具有更高的亲和力，但药物分子本身却不是酯酶催化反应的底物，他们只是在一段时间内占据了酶的活性部位使之不能催化乙酰胆碱的水解。

毒扁豆碱

此外，近年来也有其他新型的抗胆碱酯酶药开发出来。比如在老年性痴呆病理方面的深入研究，认为老年性痴呆患者体内中枢神经系统中乙酰胆碱的浓度较低，通过抑制乙酰胆碱酯酶可以提高脑内乙酰胆碱的水平，起到治疗作用。现不仅在已有的乙酰胆碱酯酶抑制剂中，开发治疗抗老年性痴呆的新用途，还开发出一些抗老年性痴呆的新药，如 20 世纪末上市的他克林（Tacrine）、多萘培齐（Donepezil）、雷沃斯的明（Rivastigmine）等。

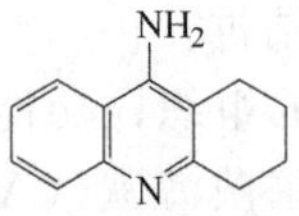

他克林 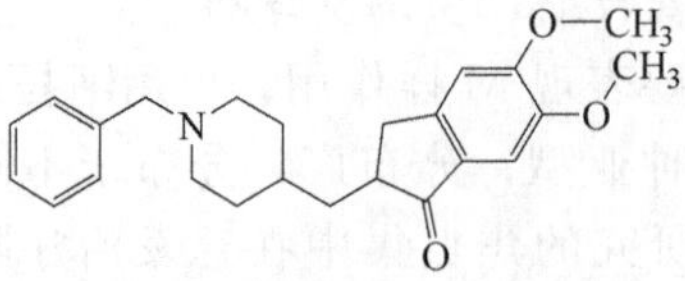　　　　　多萘培齐 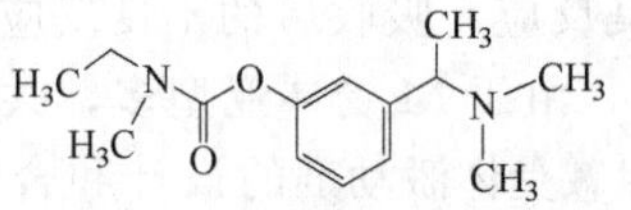　　　　　雷沃斯的明

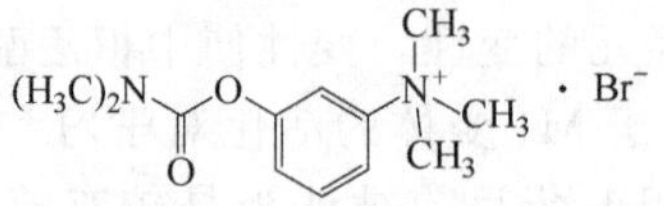

[通用名] 溴新斯的明；Bethanechol Chloride。

[化学名] 溴化-N,N,N-三甲基-3-[（二甲氨基）甲酰氧基]苯铵。

[CAS 号] 114-80-7。

[理化性质] 本品为白色结晶性粉末；无臭，味苦。Mp. 171~176℃，熔融时同时分解。极易溶于水，水溶液呈中性；易溶于乙醇和氯仿；几乎不溶于乙醚。游离碱的 pK_a 为 12.0。溴新斯的明具有酯的结构，在碱水液中可水解。

溴新斯的明在碱性条件下不稳定，加氢氧化钠溶液加热水解成间二甲氨基酚钠盐，而后加入重氮苯磺酸后，会偶合形成偶氮化合物而成红色。

[合成] 溴新斯的明可以间氨基苯酚作为起始原料，经硫酸二甲酯甲基化后成盐，再与二甲氨基甲酰氯成酯，最后经过季铵化得到。

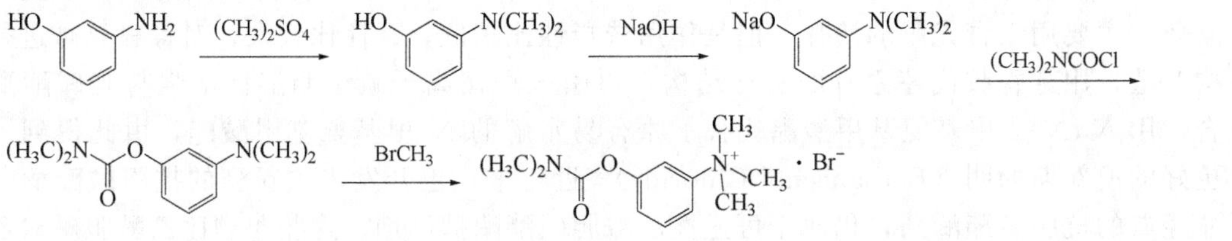

[代谢] 溴新斯的明口服后在肠内有一部分被破坏，故口服剂量远大于注射剂量。口服后尿液内无原型药物排出，但能检出两个代谢物，其中一个为酯水解产物溴化 3-羟基苯基三甲铵。

[药理及临床作用] 新斯的明是可逆性胆碱酯酶抑制剂，能有效地抑制胆碱酯酶的活性，无法分解神经末梢释放的 ACh，使 ACh 大量聚集而产生拟胆碱作用。

新斯的明可引起副交感兴奋样作用，药理作用表现较复杂，对骨骼肌作用最强；对胃肠道和膀胱平滑肌作用较强；对心血管、腺体、眼和支气管平滑肌作用较弱。这是由于新斯的明能直接与骨骼肌运动终板上 N_2 受体结合，激动 N_2 受体，加强骨骼肌收缩作用。但对中枢几乎无作用。

新斯的明与直接作用于胆碱受体的毛果芸香碱有所不同。当胆碱能神经损伤后，神经末梢不再释放 ACh，此时新斯的明不产生药效，但毛果芸香碱则仍有作用。因此，毛果芸香碱称为直接作用拟胆碱药，而新斯的明称为间接作用拟胆碱药。

本品属可逆性胆碱酯酶抑制剂，临床用作口服。主要用于重症肌无力，也可用于腹部手术后腹气胀及尿潴留。供注射用的是新斯的明的甲硫酸盐（Neostigmine Methylsulfate），临床用途与溴新斯的明相似。本品大剂量时可引起恶心、呕吐、腹泻、流泪、流涎等，可用阿托品对抗。

[不良反应] 治疗剂量时副作用较小。过量时可引起"胆碱能危象"，表现为恶心、呕吐、出汗、心动过缓、肌肉震颤或肌麻痹，其中 M 样作用可用阿托品对抗。禁用于支气管哮喘、机械性肠梗阻、尿路梗死等患者。

2. 不可逆性乙酰胆碱酯酶抑制剂

有机磷脂类衍生物为不可逆性的乙酰胆碱酶抑制剂，它能将乙酰胆碱酶磷酰化，并与之形成复合物，以至于很难被水解重新释放出活性的乙酰胆碱酶。此类物质一般被作为农药杀虫剂，部分被用于化学战争毒剂。当有机磷脂中毒后，一方面应该用抗胆碱药解除乙酰胆碱引起的中毒症状；另一方面就要应用胆碱酯酶复活剂，使已经中毒的胆碱酯酶重新恢复活性。临床上最常用的有机磷中毒的复活剂是碘解磷定（Palidoxime Iodide）。

$$\left[\begin{array}{c} CH_3 \\ N^+ \\ CH=N-OH \end{array} \right] I^-$$

[通用名] 碘解磷定；Palidoxime Iodide。

[化学名] 1-甲基-2-吡啶甲醛肟碘化物。

[CAS 号] 94-63-3。

[理化性质] 黄色颗粒状结晶或结晶性粉末，无臭，味苦；遇光易变质。在水或热乙醇中溶解，在乙醇中微溶，在乙醇中不溶。Mp.220～227℃（分解）。能溶于水（1：20）。

[合成] 本品由吡啶-2-甲醛先与盐酸羟胺得到相应的羟胺肟，后再与碘甲烷反应得到碘解磷定。

$$\text{（吡啶-2-甲醛）} \xrightarrow{NH_2OH} \text{（肟）} \xrightarrow{CH_3I} \left[\begin{array}{c} CH_3 \\ N^+ \\ N-OH \end{array} \right] I^-$$

[代谢] 静脉给药后，血中很快达到有效浓度，大剂量时还能通过血脑屏障进入脑组织，由肾很快排出，无蓄积中毒现象。

[药理及临床作用] ①恢复胆碱酯酶活性。碘解磷定与失活的磷酰化胆碱酯酶生成碘解磷定-磷酰化胆碱酯酶复合物，再水解成无毒的磷酰化碘解磷定（随尿排出体外）和恢复活性的胆碱酯酶。②直接解毒作用。碘解磷定和有机磷农药直接生成无毒的磷酰化碘解磷定排出体外。本品对急性有机磷杀虫剂抑制的胆碱酯酶活力有不同程度的复活作用，用于解救多种有机磷酸酯类杀虫剂的中毒。

[不良反应] 治疗剂量时不良反应较少，但静脉注射过快，可引起乏力、视力模糊、眩晕、恶心、呕吐和心动过速等反应。剂量过大，也可直接与胆碱酯酶结合，抑制酶的活性，会加剧有机磷酸酯类的中毒程度。由于含碘，有时会引起咽痛及腮腺肿大。

第二节 抗胆碱药

抗胆碱药一般不阻碍乙酰胆碱在神经末梢的释放，但可与胆碱受体结合，阻断乙酰胆碱与受体的结合，减少胆碱能神经的过度兴奋。对于因为胆碱能神经系统过度兴奋造成的病理状态，可以使用抗胆碱药物来进行治疗。此类药物按作用部位和作用的受体的亚型的不同，可分为 M 胆碱受体阻断剂、N_1 胆碱受体阻断剂和 N_2 胆碱受体阻断剂。

一、M 胆碱受体阻断剂

该类药物能可逆性的阻断神经节后胆碱能神经支配的效应器上的胆碱受体，可产生加快心率，散大瞳孔，抑制腺体分泌，松弛平滑肌等相应作用。目前在临床上主要用于解除胃肠道痉挛，治疗消化性溃疡，缓解胃肠道绞痛，散瞳等。按照其来源和结构可以分为茄科生物碱类 M 受体阻断剂和合成 M 受体阻断剂药物。

1. 茄科生物碱类 M 受体阻断剂

茄科生物碱类的代表药物是从茄科植物颠茄、曼陀罗以及莨菪等中分离提取而得的阿托品（Atropine）。

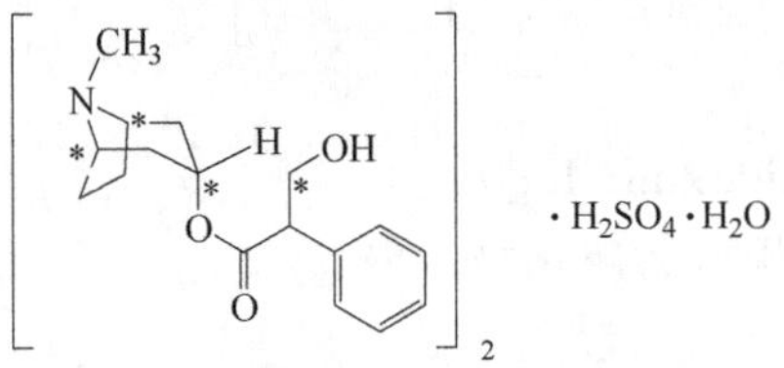

[通用名] 硫酸阿托品；Atropine。
[化学名] (±)-α-(羟甲基)苯乙酸-8-甲基-8-氮杂双环 [3.2.1]-3-辛酯硫酸盐一水合物。
[CAS 号] 5908-99-6。
[理化性质] 本品为无色结晶或白色结晶性粉末，无臭，味苦。Mp.190～194℃（分解）。极易溶于水，水溶液呈中性，易溶于乙醇，不溶于乙醚或氯仿。在 100℃ 加热 30min 仍然稳定，在碱性条件下（如硼砂）可引起分解。分子中有四个手性碳，临床上所使用的是外消旋阿托品。

从化学性质上看，阿托品含叔胺结构，碱性较强，$pK_a[HB^+]=9.8$，其结构中的酯键在 pH 3.5～4.0 最稳定，在弱酸性和近中性条件下比较稳定，在碱性溶液中较易水解。水解产物为莨菪醇和莨菪酸。由此，在制备其注射液时应注意调整 pH 值，加 1% 的氯化钠作稳定剂，并采用硬质中性玻璃安瓿，注意灭菌温度。

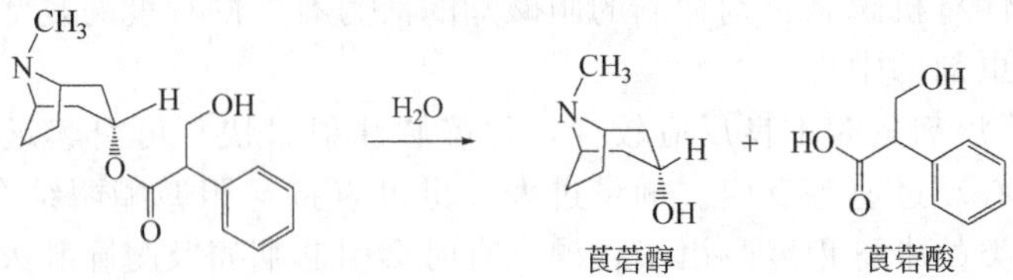

莨菪醇　　　　莨菪酸

阿托品用发烟硝酸加热处理时，会产生三硝基化反应，得到三硝基化物，再往其中加入氢氧化钾的乙醇溶液和微量固体氢氧化钾，刚开始体系显深紫色，后转变为暗红色，最后颜色消失。这个反应为莨菪酸的特异性反应，称为 Vitali 反应。

[合成]　在阿托品的制备上目前的方法为全合成法和提取法。我国主要是从茄科植物曼陀罗、莨菪以及颠茄中提取得到粗产品后利用冷碱处理或氯仿回流处理后得到消旋的阿托品。

[代谢]　口服后自胃肠道迅速吸收，很快分布到全身组织。可透过血脑屏障，也能通过胎盘。主要通过肝细胞酶的水解代谢，约有13％～50％在12h内以原形随尿排出。阿托品的毒性较大，主要是由于其中枢的兴奋性，毒副作用主要是有瞳孔散大，唾液及汗液分泌减少，心跳加速，兴奋，烦躁，甚至惊厥。

[药理作用与临床应用]

① 抑制腺体分泌。对唾液腺和汗腺的抑制作用最强，会引起口干和皮肤干燥，同时泪腺和呼吸道分泌也明显减少。对胃酸分泌影响较小，这是由于胃酸分泌主要受胃泌素的调节。临床上用于麻醉前给药，可以使呼吸道腺体分泌减少，防止由于分泌物阻塞呼吸道而引起吸入性肺炎的发生，也可用于治疗严重的盗汗和流涎。

② 松弛内脏平滑肌。对于胃肠平滑肌、膀胱逼尿肌具有明显的解痉作用，尤其当平滑肌处于痉挛状态时，效果更为明显；对输尿管、胆管、支气管和子宫平滑肌的解痉作用最弱。临床上用于各种内脏绞痛的治疗，尤其对于胃肠绞痛和膀胱绞痛效果较好。但对于胆绞痛和肾绞痛的疗效较差，治疗时需要与哌替啶合用。

③ 对眼的作用。阿托品对眼的作用与毛果芸香碱相反，且维持时间长。a. 扩瞳。本品阻断瞳孔括约肌上的 M 受体，使括约肌收缩，同时使瞳孔扩大肌的 α 受体占优势，引起瞳孔扩大。b. 升高眼内压。阻断睫状肌上的 M 受体，使虹膜退向边缘，前房角间隙变窄，房水回流受阻，房水蓄积，眼内压升高。c. 调节麻痹。阻断睫状肌上的 M 受体，使睫状肌松弛，悬韧带拉紧，使晶状体变为扁平，折光度降低，视近物模糊，视远物清楚，称为调节麻痹。临床上常用于治疗眼科疾病，但用阿托品滴眼时，应注意压住内眦，防止药液经鼻黏膜吸收。

④ 对心血管系统作用。a. 兴奋心脏。较大剂量时可以解除迷走神经对心脏的抑制作用，使心率加快，传导加速。临床上用于对抗迷走神经过度兴奋所致的房室传导阻滞和继发于窦房结功能低下而出现的室性期前收缩。b. 扩张血管。阿托品在中毒剂量或少数病人在正常剂量时，可出现扩张血管，解除小血管痉挛，改善微循环。其扩张血管的作用与阻断 M 受体无关，可能是阿托品具有直接扩血管的作用。临床上用于感染性休克的治疗。

⑤ 解救有机磷酸酯类中毒。大剂量阿托品注射可有效对抗有机磷中毒时 M 样症状和部分中枢症状，但对肌震颤无效，应用时常与胆碱酯酶复活药合用。当阿托品过量出现呼吸抑制时，要立即停止使用，并迅速吸氧、人工呼吸和用中枢兴奋药如尼可刹米抢救。

[不良反应]

① 副作用。治疗剂量可引起口干、心率加快、视力模糊、皮肤干燥、排便困难、心悸等。一般在停药后逐渐消失，不需要特殊处理。

② 急性中毒及解救。剂量过大时，除上述外周症状加重外，还有可能出现中枢兴奋现象严重，呼吸加快加深，烦躁不安、语言不清、谵妄、幻觉及惊厥等。严重中毒可由兴奋转入抑制，导致昏迷，因呼吸麻痹而死亡。出现外周症状时，可用毛果芸香碱或毒扁豆碱对抗；出现中枢兴奋症状时，可用地西泮或短效巴比妥类解救；出现呼吸抑制时，可吸氧及人工呼吸。

📖 小知识

莨菪醇和莨菪酸

本品为莨菪醇和莨菪酸结合反应形成的酯，又称莨菪碱。莨菪醇亦称托品（Tropine），羟基在莨菪烷的 3α 位，结构中有 3 个手性碳原子 C1、C3 和 C5，为内消旋，因此不具有旋光性。莨菪醇可有椅式和船式两种稳定的构象，二者互为平衡。通常表示成能量较低的椅式。

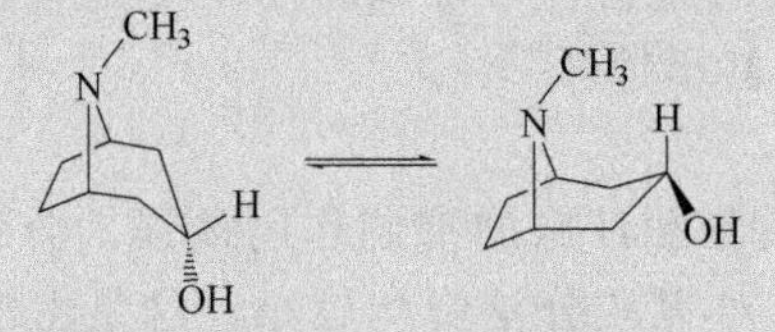

莨菪碱（椅式）   莨菪醇（船式）

莨菪酸即 α-羟甲基苯乙酸，亦称托品酸（Tropic Acid）。天然的莨菪酸为 S 构型。莨菪酸在分离提取时易发生消旋化，所以阿托品为莨菪酸和莨菪醇结合形成的外消旋体。

目前的研究数据表明左旋体的拮抗 M 胆碱作用比外消旋的阿托品强 2 倍，但左旋体的中枢兴奋作用要比右旋体强 8～50 倍，而且毒性更强。因此，目前临床上所使用的是安全性好、易于制备的外消旋阿托品。药典规定旋光度不得超过 −0.4°，以保证生产过程中能做到完全消旋化。

为减少阿托品此种毒副作用，通常将阿托品制成季铵盐，这样就可以使其不能通过血脑屏障呈现中枢作用，目前主要用于呼吸道和消化道的解痉，如溴甲阿托品（Atropine Methobromide，胃痉平）。

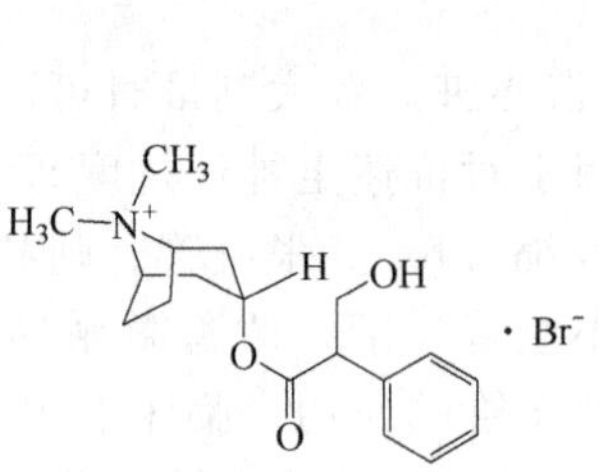

溴甲阿托品

此外，研究者利用我国丰富的植物资源，还提取出阿托品的衍生物山莨菪碱（Anisodamine）和东莨菪碱（Scopolamine）。它们有着类似的结构，同时药理作用和用途也相近。

山莨菪碱　　　　　　　　东莨菪碱

与阿托品的化学结构相比较，山莨菪在托品烷的 6 位有羟基，东莨菪碱在托品烷的 6、7 位存在氧桥，导致了药物的极性产生了不同。从极性上来看，极性越小越易进入中枢神经系统，这些药物在中枢神经系统产生的作用是存在强弱的差别的。因为这三种药物极性大小的顺序为山莨菪碱＞阿托品＞东莨菪碱，所以，其中枢作用强弱的顺序正好相反，顺序为东莨菪碱＞阿托品＞山莨菪碱。

从天然来源的山莨菪碱和东莨菪碱这两种莨菪碱的结构来看，和阿托品一样含氮杂环的氮为叔氮原子，引入一烃基，即季铵化后可得到氢溴酸东莨菪碱、氢溴酸山莨菪碱等。这些季铵化修饰的药物在体液中以离子态存在，脂溶性极小，故不容易通过血脑屏障进入中枢神经系统，中枢副作用减小。主要对于胃肠道平滑肌的解痉作用较强，更宜用作解痉药。

2. 合成 M 受体阻断剂药物

从目前阿托品类药物的应用来看，由于阿托品等药物生理作用广泛，故引起的不良反应较多，如常引起口干、视力模糊、心悸等不良反应。所以，需要对阿托品类药物来进行结构改造，以期获得选择性更高、作用力更强的药物。

分析阿托品的化学结构可发现，虚线框中为氨基醇部分，其结构与乙酰胆碱非常相似，不同处在于醇氧原子和氨基氮原子之间相隔三个碳原子，乙酰胆碱中则相隔了两个碳原子，但是从构象的空间距离上发现两者距离相当，因此，氨基乙醇酯被认为是"药效基本结构"。此外，阿托品的酰基部分带有苯基，对阻断 M 受体功能也十分重要，由此思路，设计合成了多种季铵类或叔胺类的抗胆碱药。比如含苯环和环烷烃（环戊基、环己基）的格隆溴铵（Glycopyrronium Bromide，胃长宁）和奥芬溴铵（Oxyphenonium Bromide，安胃宁）。这两种药物都可以用于胃及十二指肠溃疡、慢性胃炎、胃酸分泌过多及痉挛等。其他的也有用碳键或醚键取代酯键连接的抗胆碱药。如奥芬那君（Orphenadrine）、比哌立登（Biperiden）和苯海索（Trihexyphenidyl）。以醚键（—O—）或碳键相连的药物，与以酯键（—COO—）相连的药物相比，脂溶性提高，因此更易进入中枢系统，属于中枢抗胆碱药，临床上常用于抗震颤麻痹的治疗。

格隆溴铵　　　　　　　　奥芬溴铵

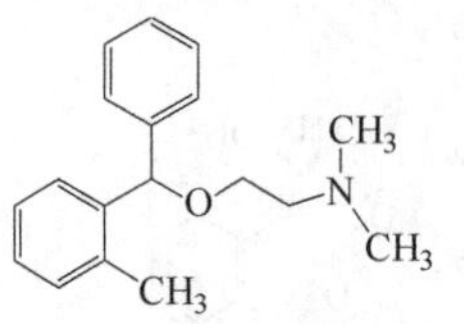

奥芬那君 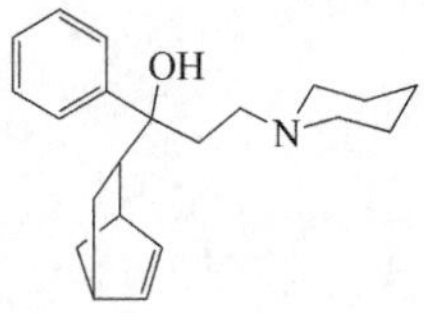　　　　　　　　比哌立登 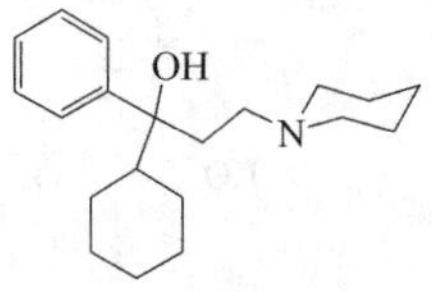　　　　　　　苯海索

此外，随着研究的深入，近年来，陆续发现了 M 受体的亚型。在研究合成胆碱药中，得到了选择性高的 M_1 受体拮抗剂，如哌仑西平（Pirenzepine）和替仑西平（Telenzepine），这两个药物对胃肠道的 M_1 受体亲和力高，对平滑肌、心肌、唾液腺等的 M_2 或 M_3 受体亲和力低，很少产生其他抗胆碱药物对心脏、唾液腺以及瞳孔所产生的副作用，同时也不会影响中枢神经系统。临床使用时，一般剂量即能显著抑制胃酸、胃蛋白酶原以及胃蛋白酶的分泌，主要用于胃及十二指肠溃疡的治疗。

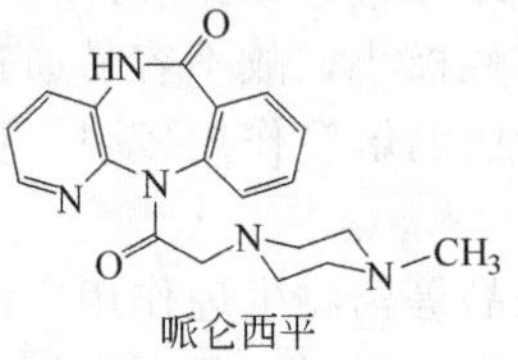

哌仑西平 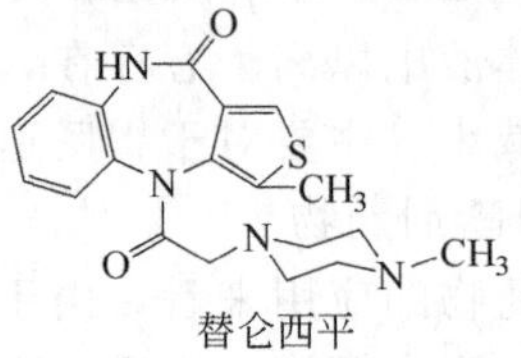　　　　　　　　　替仑西平

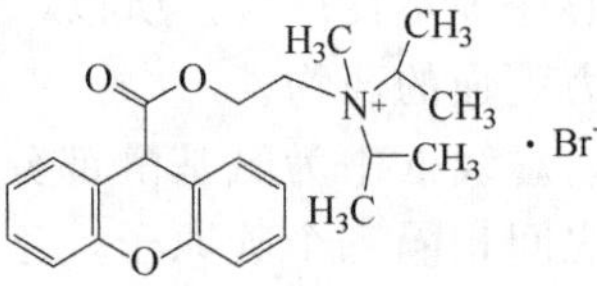

[通用名] 溴丙胺太林；Propantheline Bromide。

[化学名] 溴化 N-甲基-N-(1-甲基乙基)-N-[2-(9H-呫吨-9-甲酰氧基)乙基]-2-丙铵。

[CAS 号] 50-34-0。

[理化性质] 本品为类白色或白色结晶粉末，无臭，味极苦，微有吸湿性。溴丙胺太林系季铵类抗胆碱药，具有较强的外周抗 M 受体胆碱作用，不易吸收，脂溶性小，故不易透过血脑屏障，中枢副作用小。

[合成] 呫吨-9-羧酸与二异丙氨基乙醇在二甲苯中酯化，于 137～140℃脱水反应 10h，得呫吨-9-羧酸-β-二异丙氨基乙酯。然后与溴甲烷进行成季铵盐反应，制得溴丙胺太林。

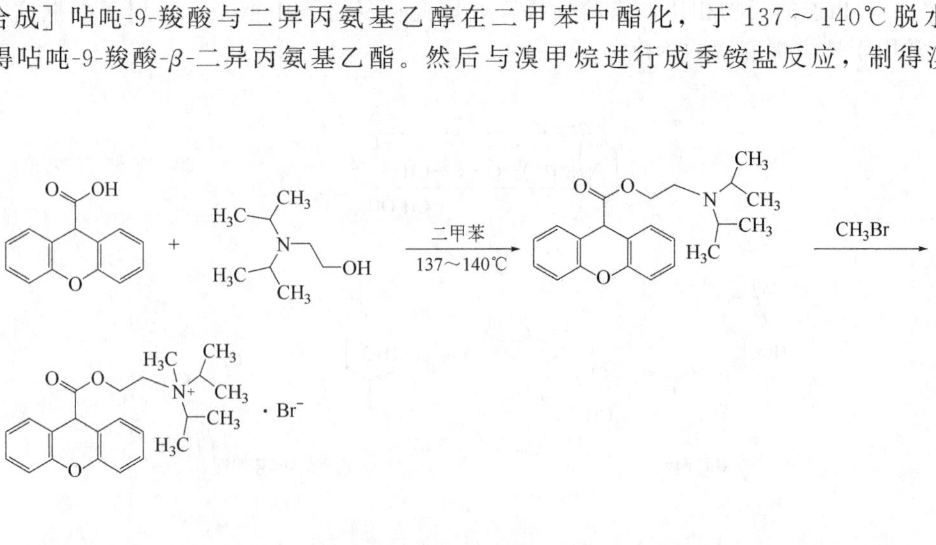

[代谢] 本品口服后吸收不完全。食物可降低生物利用度。吸收前，在小肠中广泛代谢。主要随尿排泄代谢物，原药仅占 10%。作用持续时间约 6h。

[药理及临床作用] 本品临床上主要用于胃及十二指肠溃疡的辅助治疗，同时也用于胃炎、胰腺炎、胆汁排泄障碍等。

二、N₁胆碱受体阻断剂

又称神经节 N_1 受体阻断剂、神经节阻断药。主要是通过阻断 N_1 胆碱受体，切断神经冲动的传导，使血管舒张，导致血压下降，临床用于高血压病的治疗。代表药物有美卡拉明（Mecamylamine）、六甲溴铵（Hexamethonium Bromide）等，目前临床上此类神经节阻断药物已较少使用，主要是由于近年来的对于降压药的深入研究出现了许多更优秀、副作用更小的抗高血压药物。

美卡拉明   六甲溴铵

三、N₂胆碱受体阻断剂

又称外周性肌松药。主要是作用于骨骼肌神经肌肉接头处的乙酰胆碱 N_2 受体，阻碍神经冲动在神经肌肉接头处的正常传递，使得骨骼肌松弛。临床上是手术麻醉的重要辅助药物因为肌肉松弛可不再依赖全身麻醉的深度，所以可显著减少麻醉药的用量，避免引起由于深度麻醉而引起病人的呼吸、循环抑制等不良后果。

临床上用作肌肉松弛的药物除外周性肌肉松弛药外，还有作用于中枢系统的肌肉松弛药，即中枢性肌肉松弛药。本节对中枢性肌肉松弛药不作讨论。

外周性肌肉松弛药按照作用机制可以分为非去极化型和去极化型两大类。

非去极化型肌肉松弛药，也称竞争性肌松药。药物通过与乙酰胆碱的竞争，和运动终板膜上的 N_2 受体结合后无激动受体作用，阻断了乙酰胆碱的信号传递作用，使骨骼肌松弛。如果给予抗胆碱酯酶药（如溴新斯的明等）后，随着终板膜处乙酰胆碱的量增多，可使神经肌肉阻断作用发生逆转，因此，此类药物的作用易于控制、安全性高，为临床常用的肌松药。

去极化型肌肉松弛药。药物通过与运动终板膜上的 N_2 受体结合后激动受体，使运动终板膜及邻近的肌细胞膜发生长时间的去极化，因此阻断神经冲动传递，使运动终板对乙酰胆碱的反应下降，从而导致骨骼肌的松弛。在此类药物中，多数为不易被乙酰胆碱酯酶分解破坏的，其相应作用类于过量的乙酰胆碱长时间作用于受体，因此若本类药物过量时，无法使用抗胆碱酯酶药对抗解救。与上述的非去极化型肌肉松弛药来比较，去极化型肌肉松弛药的作用不便于控制，药物过量时无法用抗胆碱酯酶药解救等缺点使得这类药物的应用不如非去极化型肌肉松弛药有效广泛。但也有例外，如本类药物中的氯化琥珀胆碱，由于起效快，且易被血浆中的胆碱酯酶水解失活，易于控制，持续时间短，在临床中主要应用于气管插管术，也应用于缓解破伤风造成的肌肉痉挛，同时在临床使用时要注意本品不能与碱性药物如硫喷妥钠等合用，此外，本品在生产以及贮存过程中，若时间太久，则可能带入或者产生琥珀酸、琥珀酸单酯、胆碱等杂质，故目前中国药典规定检查其限量。

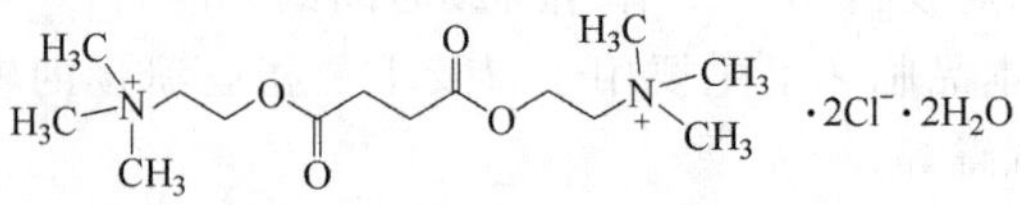

[通用名] 氯琥珀胆碱；Suxamethonium Chloride。

[化学名] 二氯化-2,2′-[(1,4-二氧-1,4-亚丁基)-双（氧）]-双[N,N,N-三甲基乙铵]-二水合物。

[CAS号] 71-27-2。

[理化性质] 本品为白色或类白色的结晶性粉末，无臭，味咸。本品在水中极易溶解，在乙醇或氯仿中微溶，在乙醚中不溶。Mp.157~163℃，无水物的熔点为190℃。无水物具有吸湿性。

氯琥珀胆碱的结构中具有酯键，在固体结晶状态稳定，水溶液中可水解。水解的速度会随着 pH 值以及温度的改变而变化，在碱性条件极易水解。两个酯键的水解过程分步进行，水解到最后可以得到 1 分子的琥珀酸和 2 分子的氯化胆碱。

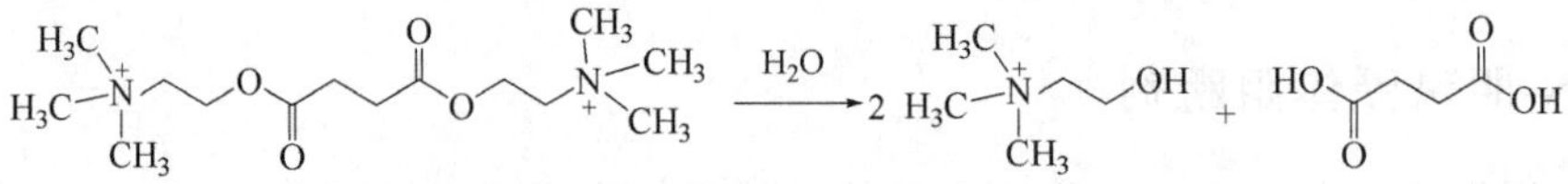

[合成] 以丁二酸为原料，在 DMF 溶剂中用二氯亚砜酰化得到丁二酰氯，然后再在丙酮溶液中与氯化胆碱作用生成氯琥珀胆碱。

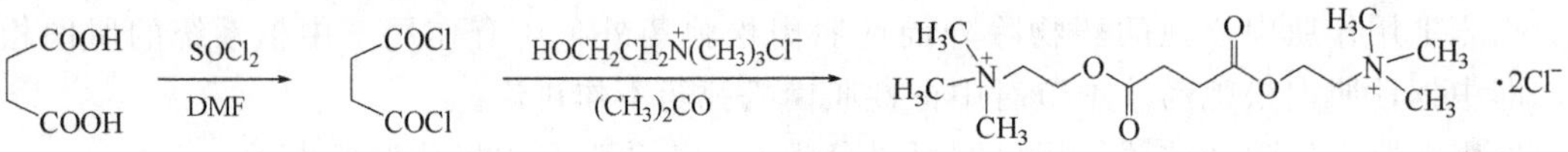

[代谢] 本品的注射液目前为以丙二醇为溶剂的溶液，稳定性相对比较好。在氯琥珀胆碱注射给药后水解过程与前者有所差别，其会在血浆中迅速被血浆胆碱酯酶水解，首先生成 1 分子胆碱和 1 分子琥珀酸单胆碱酯，后者再慢慢水解为胆碱和琥珀酸。因此，注射给药很少最终以氯琥珀胆碱分子的形式从尿中排泄出体外。

[药理及临床作用] 本品临床用作全身麻醉时的肌肉松弛剂，在控制破伤风患者的肌肉痉挛方面有较好的疗效。氯琥珀胆碱肌肉松弛作用快，持续时间短，易于控制，故适用于外科手术，可使气管插管更容易进行。

目前，大多数临床上使用的外周性肌肉松弛药是非去极化型的。在结构上，多数非去极化肌肉松弛药结构复杂，但一般都具有两个拥有一定空间结构的氮原子，大多数为双季铵，少数为一叔胺一季铵。非去极化型的肌肉松弛药可分为生物碱类和合成类。临床上主要使用的是合成 N_2 胆碱受体拮抗剂，而生物碱类由于毒性较大故已很少使用。

生物碱类有右旋氯筒箭毒碱（Tubocurarine Chloride）。其结构都较复杂，特点为双季铵结构，且氮原子处在苄基四氢异喹啉的杂环体系中，且两个氮原子的距离为 10~12 个原子。

右旋氯筒箭毒碱

合成 N_2 胆碱受体拮抗剂的种类主要有四氢异喹啉类和甾体类两大类。其中四氢异喹啉类就是在上述生物碱类的结构以及作用特点的基础上发展设计而来的。研究人员利用体内药物代谢的水解反应和季铵类化合物特征反应之一非酶性的 Hofmann 消除反应，设计得到了以苯磺酸阿曲库铵为代表的一系列四氢异喹啉类 N_2 胆碱受体拮抗剂。该类药物能在体内迅速代谢为无活性物，从而解决了肌松类药物会产生蓄积中毒的不良反应。苯磺酸阿曲库铵是在对筒箭毒碱的结构改造中得到的对称 1-苄基四氢异喹啉类药物中的一个。此类药物具有双季铵的结构，两个季铵氮原子间的距离为 10～12 个原子。季铵氮上连有较大的基团，而且季铵氮原子的 β 位连有吸电子基团，因此可以在生理条件下发生 Hofmann 消除的特征反应，从而避免了酶催化的代谢过程。正是由于苯磺酸阿曲库铵在体内经 Hofmann 消除和酯解代谢，因此治疗剂量不影响心、肝、肾等功能，副作用较小。

在化学结构上，阿曲库铵分子结构中具有 4 个手性中心，理论上应有 16 个光学异构体，但是由于分子的对称因素等原因，实际的异构体数目远远少于 16 个。目前，使用的是各异构体的混合物。此外，在这些异构体中，研究者发现阿曲库铵 1 位手性碳光学异构为 R 时的活性最强，此化合物又称为顺曲库铵 (cis-Atracurium)，其作用强度为苯磺酸阿曲库铵的 3 倍，而且引起组胺释放的倾向更小，对于心血管无副作用，现已开发为临床使用的肌肉松弛药。

[通用名] 苯磺酸阿曲库铵；Atracurium Besilate。

[化学名] 2,2′-{1,5-亚戊基双[氧-(3-氧代-3,1-亚丙基)]}双[1-(3,4-二甲氧苯基)甲基-1,2,3,4-四氢-6,7-二甲氧基-2-甲基异喹啉鎓]二苯磺酸盐。

[CAS 号] 64228-81-5。

[理化性质] 灰白色粉末。不溶于乙醚、三氯甲烷。Mp.85～90℃。

[代谢] 阿曲库铵主要是通过在生理 pH 值及体温下发生的霍夫曼 (Hofmann) 清除 (化学过程) 而降解为劳丹素和单季铵盐丙烯酸盐代谢物，后者通过非特异性酶水解而形成单季铵盐乙醇代谢物。顺阿曲库铵的清除具有较强的器官依赖性。肝和肾为代谢物的主要清除途径。这些代谢物不具有神经肌肉传导阻滞作用。

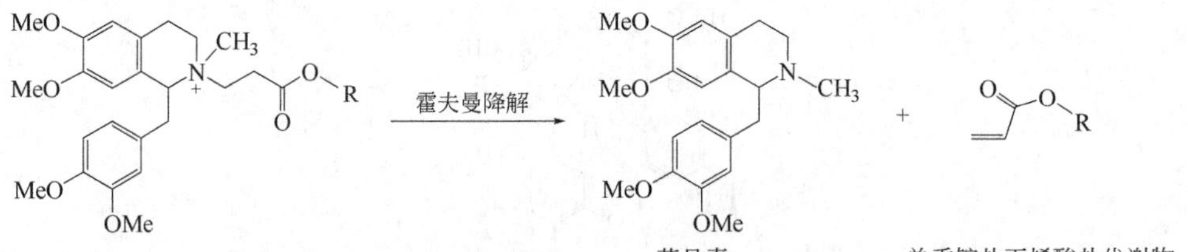

劳丹素   单季铵盐丙烯酸盐代谢物

[临床应用] 本品适用于气管内插管的肌肉松弛和胸腹部手术所需的肌肉松弛。

而甾体类的是源于 20 世纪 60 年代发现的具雄甾母核的季铵生物碱类，其具有肌肉松弛的作用。在结构中甾环的 3、17 位进行乙酰化得到甾烷类去极化型神经肌肉阻断剂，作用明显强于氯化筒箭毒碱，而且具有起效快、持续时间长的特点。此类药物以泮库溴铵为代表。泮库溴铵于 1968 年进入临床使用，是甾体类第一个上市的药物，在此之后也陆续有其他此类药物的出现，如哌库溴铵（Pipecuronium Bromide）、罗库溴铵（Rocuronium Bromide）、维库溴铵（Vecuronium Bromide）等。

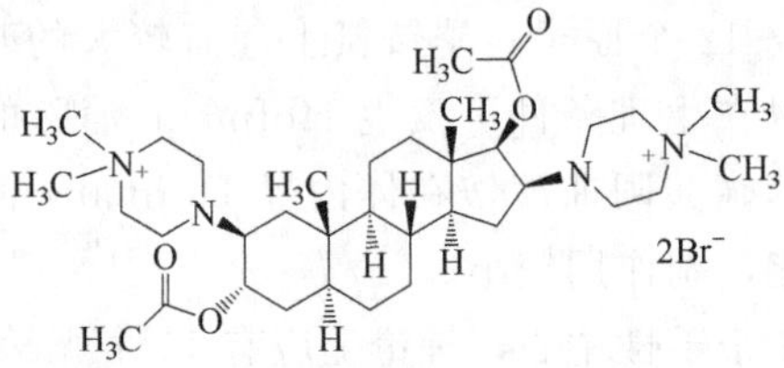

哌库溴铵

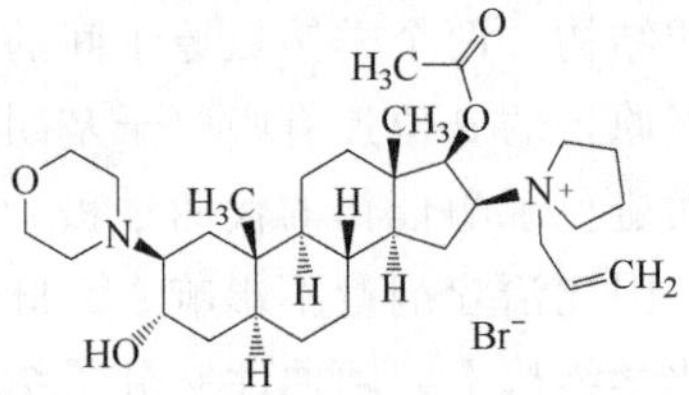

罗库溴铵

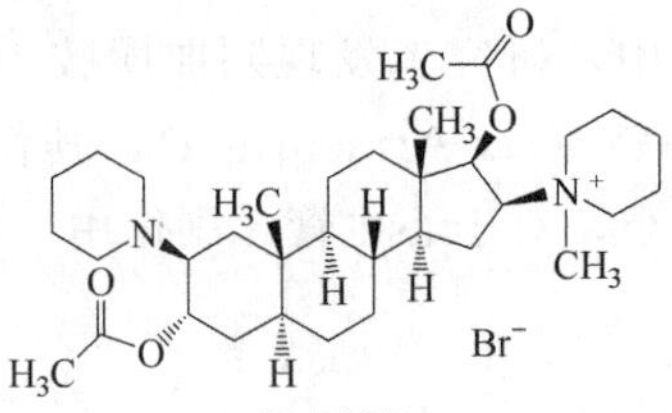

维库溴铵

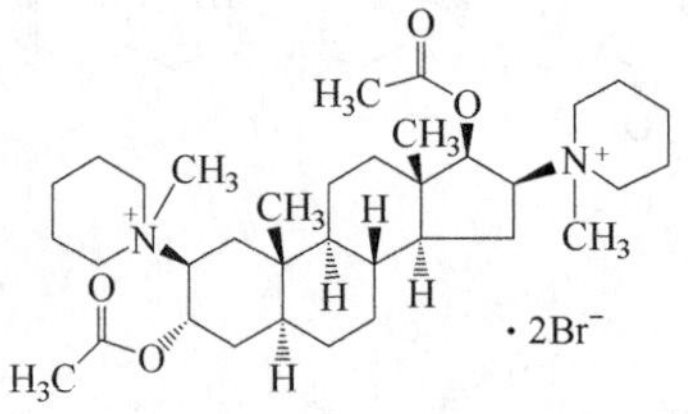

[通用名] 泮库溴铵；Pancuronium Bromide。

[化学名] 1,1′-[3α,17β-双-（乙酰氧基）-5α-雄甾烷-2β,16β-二基]双-[1-甲基哌啶鎓]二溴化物。

[CAS 号] 15500-66-0。

[理化性质] 本品为白色或类白色结晶或结晶粉末，无臭，味苦，有吸湿性。其为甾类非去极化型神经肌肉阻断剂，是从天然发现的具雄甾母核的季铵生物碱，经结构改造而得，属于雄甾烷的衍生物，但无雄性激素作用。在结构的环 A 和环 D 部分，分别存在一个乙酰胆碱样的结构片断，属于双季铵型的肌肉松弛药物。

[代谢] 泮库溴铵 20%经肝代谢，40%通过肾脏排出，40%由胆汁排泄。肝代谢主要的产物为 3-脱乙酰基化合物以及少量 17-脱乙酰基化合物、3,17-双脱乙酰基化合物，其中 3-脱乙酰基化合物可在人的体内累积而延长麻痹作用。

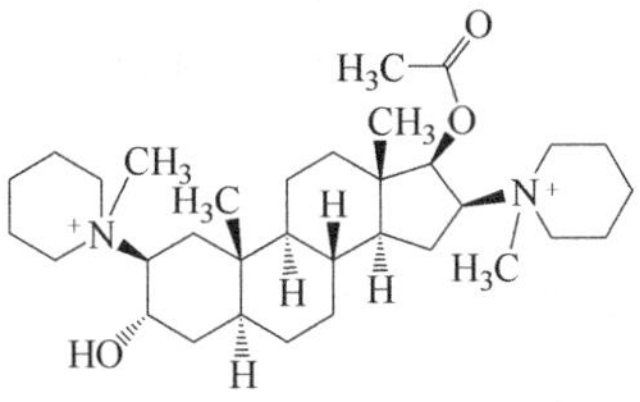

3-脱乙酰基化合物 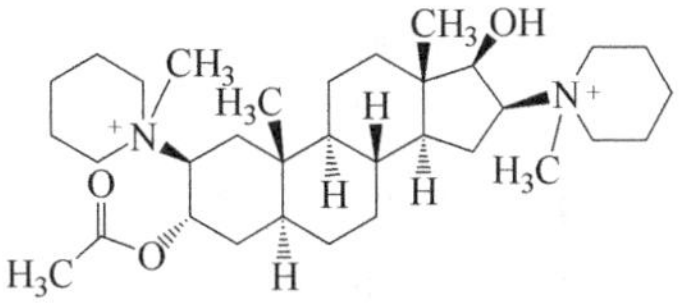　　　　　　17-脱乙酰基化合物

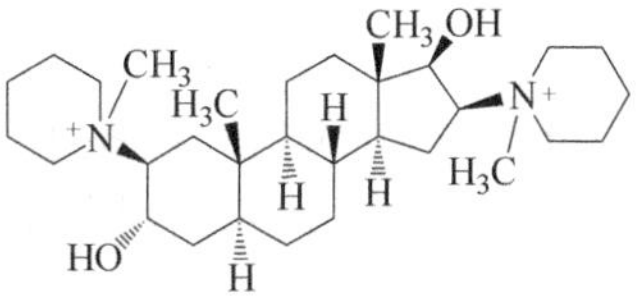

3,17-双脱乙酰基化合物

[临床应用] 泮库溴铵作用为筒箭毒碱的 5～6 倍，起效时间 4～6min，持续时间120～180min，与氯化筒箭毒碱相似，因其无神经节的阻滞作用以及不促进组胺的释放，因此治疗剂量对于心血管系统的影响较小，副作用为心动过速、血压过高等，目前已取代筒箭毒碱作为大手术的肌松药首选药物。

习 题

一、选择题

1. 乙酰胆碱是由哪种氨基酸转化而来？（　　　）

A. 甘氨酸　　　　　　B. 丝氨酸　　　　　　C. 酪氨酸

D. 缬氨酸　　　　　　E. 苯丙氨酸

2. 下列不属于胆碱激动剂的是（　　　）。

A. 乙酰胆碱　　　　　B. 乙酰甲胆碱　　　　C. 卡巴胆碱

D. 氯贝胆碱　　　　　E. 氯琥珀胆碱

3. 选择性中枢拟胆碱药目前被认为是较有前途的抗痴呆药物之一，其作用受体是（　　　）。

A. N_1胆碱受体　　　B. N_2胆碱受体　　　C. M_1胆碱受体

D. M_2胆碱受体　　　E. M_3胆碱受体

4. 第一个临床用的抗胆碱酯酶药是（　　　）。

A. 他克林　　　　　　B. 多萘培齐　　　　　C. 雷沃斯的明

D. 溴新斯的明　　　　E. 毒扁豆碱

5. M_1 受体拮抗剂主要治疗（　　　）；N_1 胆碱受体阻断剂主要治疗（　　　）；N_2 胆碱受体阻断剂主要治疗（　　　）。

A. 高血压　　　　　　B. 肌肉松弛　　　　　C. 胃及十二指肠溃疡

D. 镇痛　　　　　　　E. 降血脂

6. 临床上最常用的有机磷中毒的复活剂是（　　　）。

A. 氯琥珀胆碱　　　　B. 碘解磷定　　　　C. 溴丙胺太林

D. 泮库溴胺　　　　E. 乙酰胆碱

7. 下列阿托品及其衍生物对中枢作用强弱顺序正确的是（　　　）。

A. 东莨菪碱＞阿托品＞山莨菪碱　　　　B. 阿托品＞东莨菪碱＞山莨菪碱

C. 阿托品＞山莨菪碱＞东莨菪碱　　　　D. 东莨菪碱＞山莨菪碱＞阿托品

E. 山莨菪碱＞东莨菪碱＞阿托品

二、简答题

1. 合成 M 胆碱激动剂和拮抗剂的化学结构有哪些异同点？

2. 写出 N_2 胆碱受体阻断剂氯琥珀胆碱的合成工艺。

3. 写出乙酰胆碱的生物合成过程。

三、填空题

1. 拟胆碱药是一类具有与乙酰胆碱相似作用的药物。按其作用机制的不同可分为：直接作用于胆碱受体的拟胆碱药（又称＿＿＿＿＿＿＿＿＿＿）和通过抑制内源性乙酰胆碱的水解反应而发挥间接作用的＿＿＿＿＿＿＿＿＿＿两类。

2. 由于氯贝胆碱分子中含＿＿＿＿＿＿＿＿＿＿结构，不易被胆碱酯酶水解，作用时间长于乙酰胆碱。溴新斯的明结构中含有亲水性的＿＿＿＿＿＿＿＿＿＿结构，不易通过血脑屏障，临床上主要用于重症肌无力，手术后腹气胀等。

3. 抗胆碱药可分为三类，即＿＿＿＿＿＿＿＿、＿＿＿＿＿＿＿＿和＿＿＿＿＿＿＿＿。

4. 阿托品分子中含有酯键，在碱性条件下易水解，水解产物为＿＿＿＿＿＿＿＿＿＿＿＿＿＿＿＿和＿＿＿＿＿＿＿＿＿＿＿＿。

5. 阿托品经与发烟硝酸加热处理后，再加入氢氧化钾醇溶液和一小粒固体氢氧化钾，最初显紫堇色继而转变为暗红色，最后颜色消失。此反应称为＿＿＿＿＿＿＿＿＿＿＿＿＿＿＿＿＿＿反应。为＿＿＿＿＿＿＿＿＿＿的专属反应。

四、名词解释

1. 拟胆碱药　　　　2. 乙酰胆碱酯酶抑制剂　　　　3. 抗胆碱药

习题答案（部分）

一、选择题

1. B；2. E；3. C；4. E；5. CAB；6. B；7. A

三、填空题

1. 胆碱受体激动剂，乙酰胆碱酯酶抑制剂；

2. 氨基甲酰酯，季铵；

3. M 受体拮抗剂，N_1 受体拮抗剂，N_2 受体拮抗剂；

4. 莨菪醇，消旋托品酸；

5. Vitali，托品酸

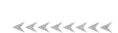

第七章

心血管系统药

心血管系统是维持生命最重要的系统。心血管功能失调，会引起严重的疾病。心血管系统疾病现已成为危害人民健康的常见病和多发病，已成为导致人类死亡的主要疾病。心血管药物主要作用于心脏或血管系统，改进心脏的功能，调节心脏血液的总输出量，或改变循环系统各部分的血液分配。心血管药物按治疗用途可分为降血脂药、抗高血压药、抗心绞痛药、抗心律失常药和强心药。另外利尿药也常用于高血压的治疗。

第一节　降血脂药

血脂、脂蛋白等在血浆中具有基本恒定的浓度以维持相互间的平衡，如果血液中胆固醇及甘油三酯含量过高，易引起动脉粥样硬化、冠心病等。控制高血脂是防治动脉粥样硬化和冠心病的重要预防和治疗方法。降血脂药可以从减少体内胆固醇的吸收、防止和减少脂类的合成，促进脂质的代谢等方面来产生降血脂的作用。

根据药物的作用效果降血脂药物可分为：①降低胆固醇和低密度脂蛋白（LDL，Low-Density Lipoprotein）的药物，包括胆汁酸隔离剂和羟甲戊二酰辅酶 A 还原酶抑制剂（HMG-CoA 还原酶抑制剂）；②主要降低甘油三酯和极低密度脂蛋白（VLDL，Very Low-Density Lipoprotein）的药物，包括苯氧乙酸酯类和烟酸类。目前，胆汁酸隔离剂和烟酸类药物已较少使用，现应用最广、疗效最为确定的是 HMG-CoA 还原酶抑制剂。

一、苯氧乙酸类

1. 苯氧乙酸类降血脂药的发展

胆固醇是人体内不可或缺的一种物质，但是，胆固醇过高却会影响到心脑血管系统。在 20 世纪 60 年代，通过大量乙酸衍生物的筛选，得到了干扰胆固醇生物合成，以降低胆固醇的氯贝丁酯（Clofibrate）。随后发展成苯氧乙酸类的降血脂药。在 70 年代大规模临床试验报告氯贝丁酯不能降低冠心病死亡率，且有严重的不良反应。80 年代又发展了新的衍化物吉非贝齐（Gemfibrozil）、非诺贝特（Fenofibrate）和苯扎贝特（Bazyfibrate）等。

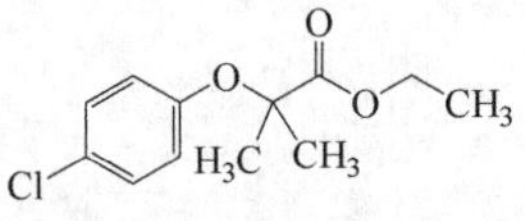

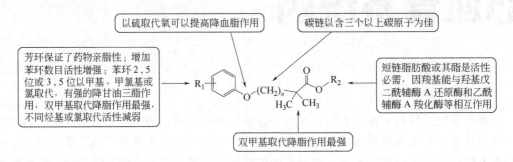

氯贝丁酯

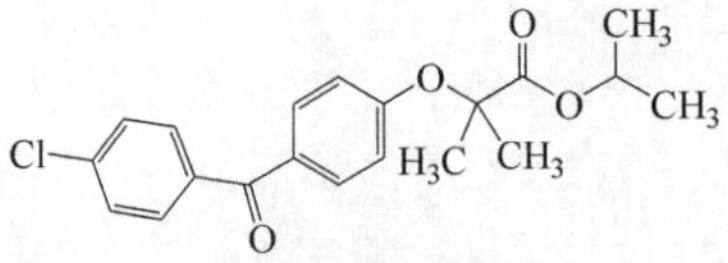

非诺贝特 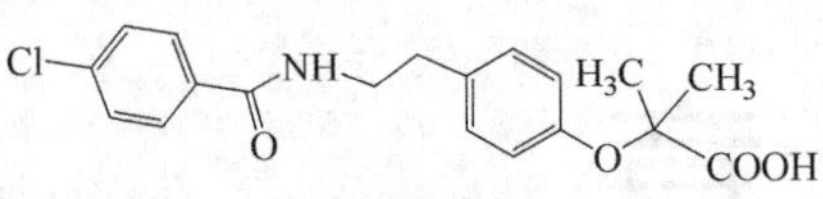　　　　　　　　　苯扎贝特

2. 苯氧乙酸类降血脂药的构效关系

以硫取代氧可以提高降血脂作用

碳链以含三个以上碳原子为佳

芳环保证了药物亲脂性；增加苯环数目活性增强；苯环2,5位或3,5位以甲基、甲氯基或氯取代，有强的降甘油三酯作用，双甲基取代降脂作用最强，不同烃基或氯取代活性减弱

短链脂肪酸或其酯是活性必需，因羧基能与羟基戊二酰辅酶A还原酶和乙酰辅酶A羧化酶等相互作用

$$R_1 \!-\!\!\bigcirc\!\!-\!\!O\!-\!(CH_2)_n\!-\!C(CH_3)_2\!-\!CO\!-\!R_2$$

双甲基取代降脂作用最强

3. 典型药物

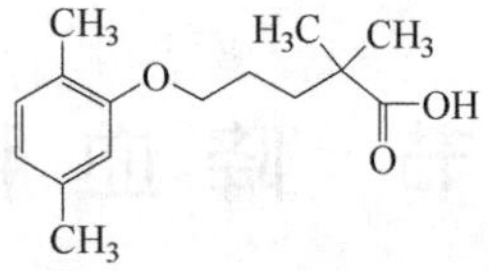

[通用名] 吉非罗齐；Gemfibrozil。

[化学名] 2,2-二甲基-5-(2,5-二甲苯基氧基)-戊酸。

[CAS 号] 25812-30-0。

[理化性质] 本品为白色固体，几乎不溶于水和酸性溶液，可溶于碱性溶液。Mp.61～63℃。

[合成] 吉非罗齐的合成主要采用卤代烷的烃化反应，1-(2,5-二甲基苯氧基)-3-溴丙烷与2-甲基丙二酸二乙酯发生烃化反应，经氢氧化钠水解脱羧后，再与碘甲烷甲基化后，酸化得吉非罗齐。

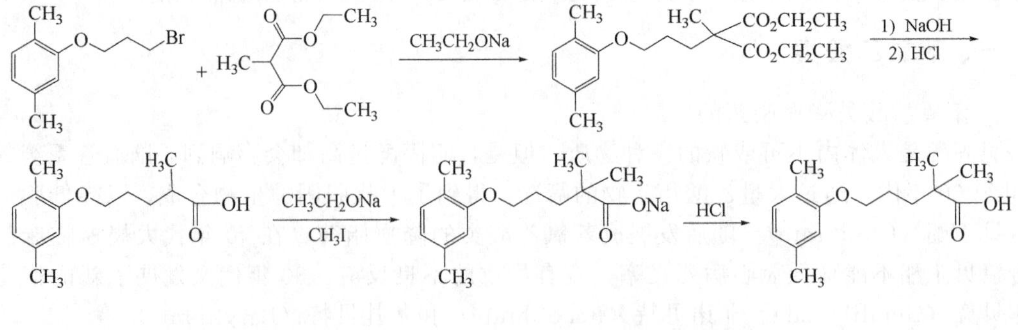

[代谢] 吉非罗齐口服吸收快并完全，1~2h 血药浓度达峰值，半衰期为 8.5~35h。进入体内后可被代谢，在尿中原型的排泄仅占 5%，其主要代谢反应发生苯核上，为甲基氧化为醇和酸及苯核羟基化。

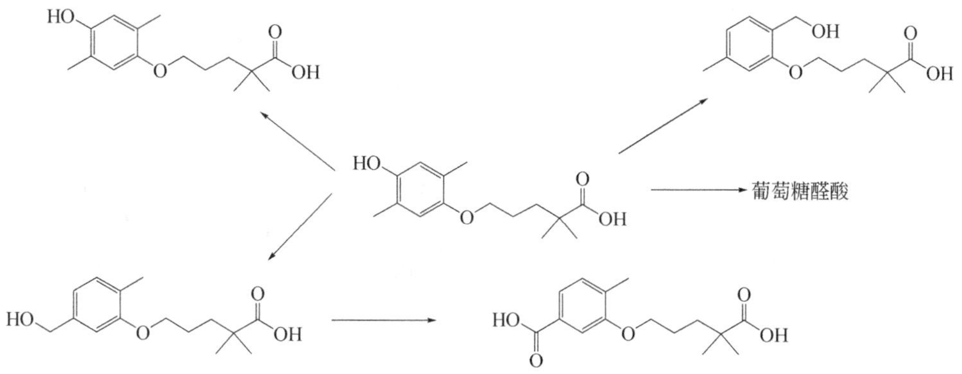

[药理及临床作用] 吉非罗齐可降低总胆固醇和甘油三酯，而且不使胆汁形成结石，既可减少极低密度脂蛋白甘油三酯的合成，又激活脂蛋白酯酶而加速血脂的清除，因此有较好的降低甘油三酯的作用，减少冠心病的发病几率，特别适用于 VLDL-胆固醇、LDL-胆固醇及甘油三酯的水平升高的高血脂及糖尿病引起的高血脂。

二、羟甲戊二酰辅酶 A 还原酶（HMG-CoA 还原酶）抑制剂

1. HMG-CoA 还原酶抑制剂的分类

羟甲戊二酰辅酶 A 还原酶（HMG-CoA 还原酶）是在体内生物合成胆固醇的限速酶，通过该类抑制剂可有效地降低胆固醇的水平。自问世以来，因对原发性高胆固醇血症的疗效确切，明显降低冠心病的发病率和死亡率，无严重不良反应，受到人们的重视。

现在临床上使用的 HMG-CoA 还原酶抑制剂依据化学来源可分为天然（洛伐他汀、普伐他汀）、人工半合成（辛伐他汀）和人工全合成（氟伐他汀、阿伐他汀、西伐他汀、匹伐他汀、罗苏伐他汀）三类。

美伐他汀（Mevastatin）和洛伐他汀（Lovastatin）在 HMG-CoA 还原酶抑制剂的发展中起到了先导化合物的作用。研究人员对洛伐他汀和美伐他汀的双环和侧链进行微小的修饰，发现了普伐他汀（Pravastadin）和辛伐他汀（Simvastadin）。洛伐他汀分子中的双环可以被其他环替代，最初为了简化美伐他汀和洛伐他汀结构，使用芳香环替代双环部分，因此发现了氟伐他汀（Fluvastatin）、阿托伐他汀（Atorvastatin）及西立伐他汀（Cerivastatin），其中氟伐他汀是第一个全合成的 HMG-CoA 还原酶抑制剂。西立伐他汀虽降血脂作用较好，但由于毒副作用而被召回。

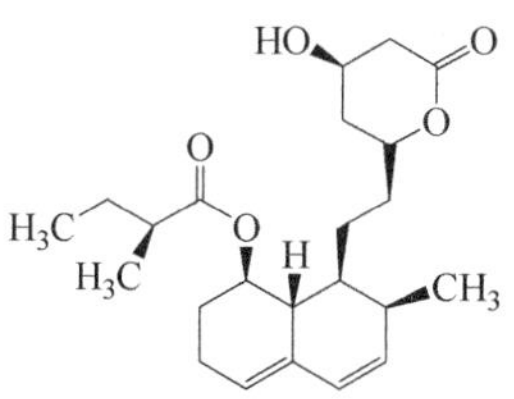

美伐他汀 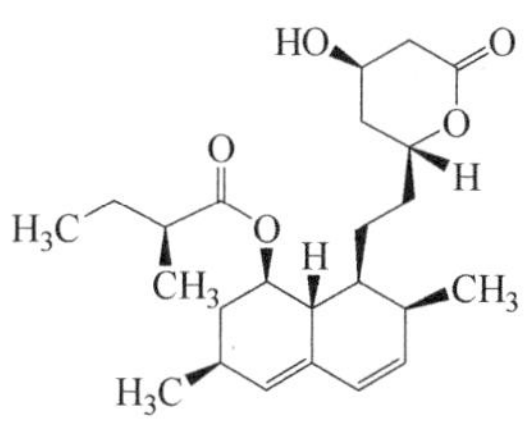　　　　　　洛伐他汀

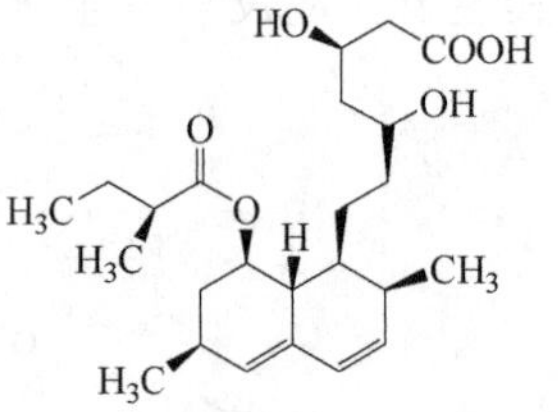

普伐他汀 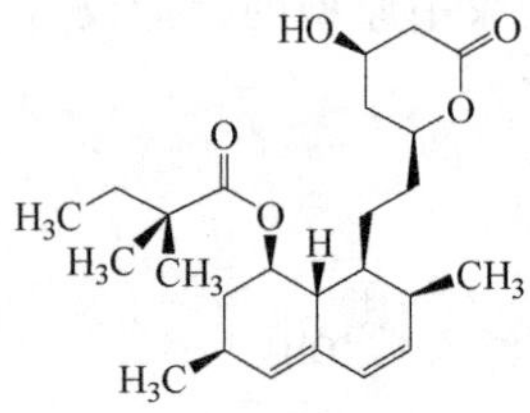　　　　　　　辛伐他汀

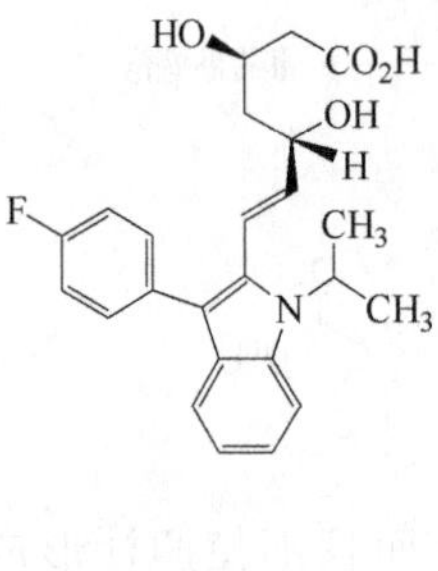

氟伐他汀 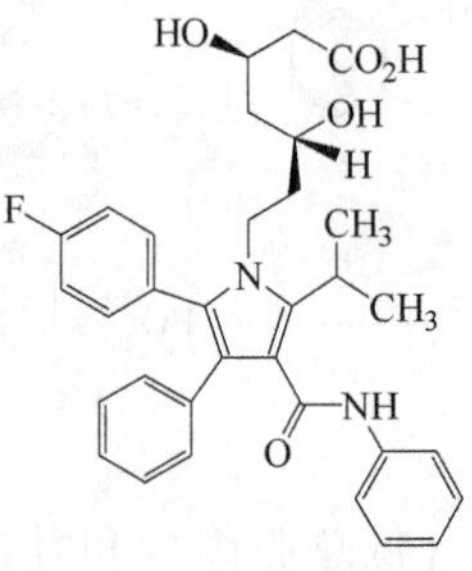　　　　阿托伐他汀 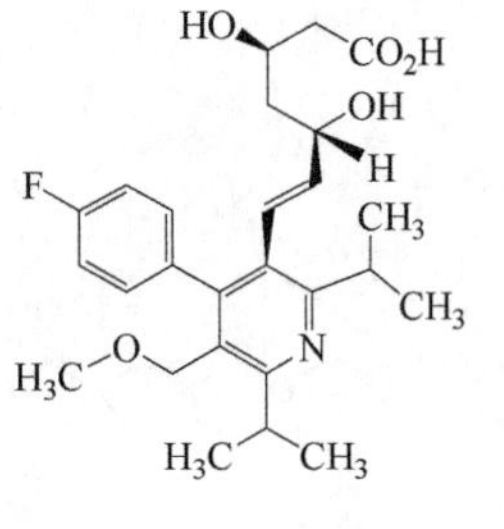　　　　西立伐他汀

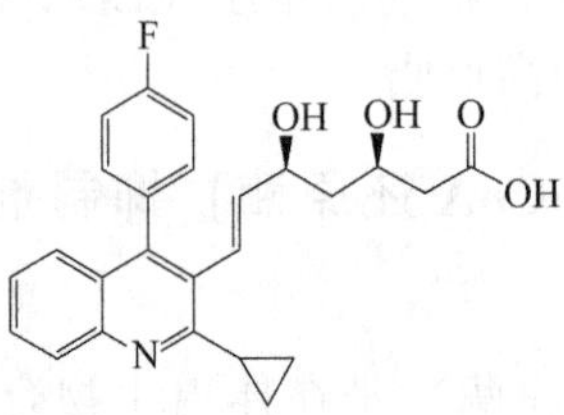

匹伐他汀 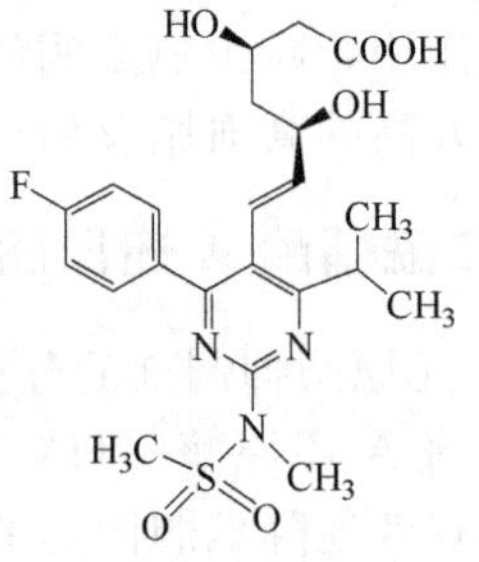　　　　　罗苏伐他汀

📖 **小故事**

HMG-CoA 还原酶的抑制剂发现的历史

20 世纪 70 年代初，日本北里医药研究所的 Endo 等几位微生物学家一直在从事青霉菌代谢物研究，以期发现一些新的强力抗菌物质。他们在一种名为桔青霉（Penicillium Citrinum）的霉菌代谢物中意外发现了一种未知物，这种未知物能抑制 HMG-CoA 还原酶的活性，从而明显地降低血浆中的胆固醇。日本科学家将新发现的这种可降低血脂的未知物命名为康帕定即美伐他汀（Mevastatin）。几年后从红曲霉素（Monascus Rubber）和土曲霉素（Aspergillus Terreus）中分离得到结构类似的名为 Mevinolin，后被命名为洛伐他汀（Lovastatin），它的作用为美伐他汀的 2 倍，它与美伐他汀在结构上的不同之处仅为在分子内双环上的 6′甲基。美伐他汀和洛伐他汀分子中的羟基内酯结构与还原酶的四面体结构十分相似，所以他们可与 HMG-CoA 还原酶紧密结合，1985 年进一步的研究证实了此理论，由于在狗的实验中发现肠形态学的改变，所以美伐他汀未在临床上使用，而洛伐他汀在 1987 年被 FDA 批准成为第一个上市的羟甲戊二酰辅酶 A 还原酶（HMG-CoA 还原酶）的抑制剂。

2. HMG-CoA 还原酶抑制剂的构效关系

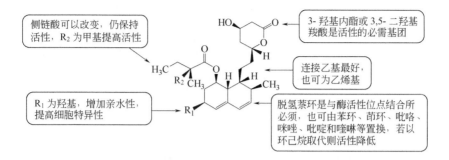

3. 典型药物

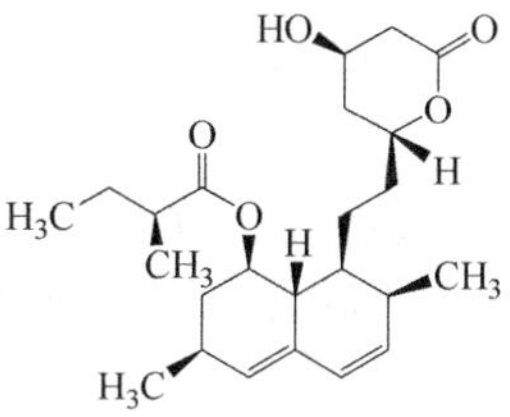

[通用名] 洛伐他汀；Lovastatin。

[化学名] (S)-2-甲基丁酸(4R,6R)-6-[2-[(1S,2S,6R,8S,8aR)-1,2,6,7,8,8a-六氢-8-羟基-2,6-二甲基-1-萘基]乙基]四氢-4-羟基-2H-吡喃-2-酮-8-酯。

[CAS 号] 75330-75-5。

[理化性质] 洛伐他汀是白色结晶粉末，mp.174.5℃。洛伐他汀不溶于水，易溶于氯仿、DMF、丙酮、乙腈、略溶于甲醇、乙醇、异丙醇、丁醇等。比旋度为＋32.3°（0.5g 溶于 100mL 乙腈）。在放置过程中，因六元内酯环上的羟基发生氧化反应生成二酮吡喃化合物。洛伐他汀在酸性或碱性条件下，可迅速水解，生产较稳定的羟基酸。

[代谢] 本品口服吸收，首过效应明显。主要的代谢物是羟基酸衍生物。

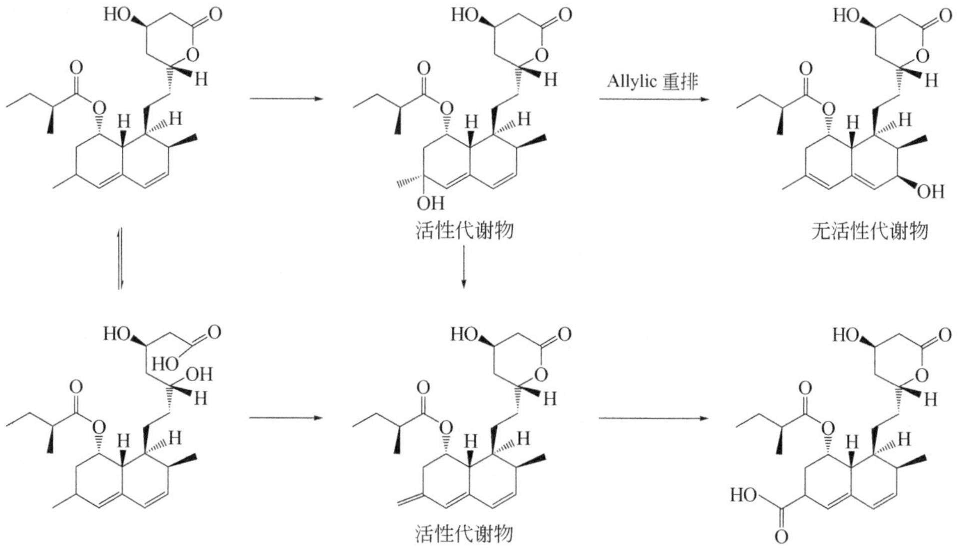

活性代谢物

[药理及临床作用] 本品竞争性抑制肝细胞合成胆固醇的限速酶——HMG-CoA 还原酶的活性，减少内源性胆固醇的合成。由于胆固醇合成的减少刺激肝细胞表面 LDL 受体代偿性增加，导致血中 LDL 加速消除。其主要作用是降低胆固醇和 LDL，VLDL 水平也适度降低，而 HDL 水平则适度升高。临床上主要用于原发性高胆固醇血症和冠心病的治疗，也可用于预防冠状动脉粥样硬化。

[不良反应] 不良反应较少。主要表现胃肠道反应，如恶心、腹泻、腹痛、便秘、眩晕、头痛、皮疹、肌痛等。少数患者也可发生转氨酶、碱性磷酸酯酶、肌酸磷酸激酶升高等。

小知识

药物被招回的主要原因

1. 导致严重的不良反应，甚至引起死亡的：如 2001 年 8 月，由拜尔公司开的发降脂药"拜斯亭"（西立伐他汀）被招回，是由于它可以导致一种罕见的横纹肌肉溶解。患者的肌肉溶化成蛋白，拉黑尿，肾功能急性衰竭而死亡。在美国就有 31 人因此而死亡。

2. 可能含有某种致病菌：如 2004 年 5 月，商品名为 DU 的鼻孔喷雾充血药被招回，该药中可能含有洋葱伯克霍尔德菌，这种细菌可能会引起某些患者严重感染，甚至死亡。

3. 发现某种药物的假药：如 2005 年 7 月，英国医药和保健品管理局宣布招回美国辉瑞公司的降胆固醇药立普妥，原因是在市场上发现了该药的假药。

4. 担心某药可能有某种副作用：如默克公司招回抗关节炎药物 Vioxx（罗非昔布，Rofecoxib），是由于担心该药有增加心脏病风险的可能。

5. 产品质量不过关：如辉瑞公司曾招回部分有沉淀的土霉素注射液。

第二节　抗心绞痛药

心绞痛是指由于冠状动脉粥样硬化狭窄导致冠状动脉供血不足，心肌暂时缺血与缺氧所引起的以心前区疼痛为主要临床表现的一组综合征。其病理生理基础为氧的供需平衡失调，心肌耗氧量增加、冠脉供氧不足或血携氧能力降低等。因此治疗心绞痛的合理途径是减轻心脏的工作负荷、降低心脏的耗氧量，或扩张冠脉、增加心脏的供氧量，从而缓解症状。有的药物同时具有上述两种作用。

目前临床上常使用的药物根据化学结构和作用机理分有 4 类：NO 供体药（硝酸及亚硝

酸酯类)、钙离子拮抗剂、β受体阻断剂和其他类型的抗心绞痛药物。本章重点讲前两类。

一、NO 供体药（硝酸及亚硝酸酯类）

硝酸及亚硝酸酯类药物是最早使用的抗心绞痛药物，自 1857 年亚硝酸戊酯（Amyl Nitrite）引入临床以来，已有约 150 年的历史。在 20 世纪 80 年代阐明了其作用机制为释放 NO 血管舒张因子，从而扩张冠状动脉。药物的作用以扩张静脉为主，降低心肌氧耗，从而缓解心绞痛症状，适用于各型心绞痛。最早的亚硝酸戊酯因其副作用多，现已少用。目前临床代表药物有硝酸甘油（Nitroglycerin）、亚硝酸异戊酯（Isoamyl Nitrite）、丁四硝酯（Erythrityl Tetranitrate）、戊四硝酯（Pentaerithrityl Tetranitrate）和硝酸异山梨酯（Isosorbide Dinitrate）。

硝酸及亚硝酸酯类药物通过生物转化形成一氧化氮（NO），NO 具有高度的脂溶性，能通过细胞膜，激活鸟苷酸环化酶，使细胞内 cGMP 的含量增加，激动依赖性的蛋白激酶引起相应底物的磷酸化状态的改变，结果导致肌凝蛋白轻链去磷酸化。由于肌凝蛋白轻链去磷酸化过程调控平滑肌细胞收缩状态的维持，因此，松弛血管平滑肌。

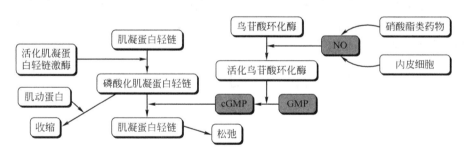

小故事

一氧化氮（NO）小故事

一氧化氮是氮的化合物，化学式 NO，分子量为 30，氮的化合价为 +2。一氧化氮对人体健康危害巨大，它可以与血红蛋白结合，造成机体缺氧，同时还能刺激呼吸器官，引起急性和慢性中毒。一氧化氮不稳定，在空气总很快转变为毒性很强的二氧化氮而产生刺激作用。氮氧化物主要损害呼吸道。一氧化氮对环境也有很强的危害，对水体、土壤和大气会造成严重污染。

一氧化氮是 20 世纪 80 年代中期发现确定的一种重要的执行信使作用的分子。在医药学领域，一氧化氮在如此短时间内受到人们特别的青睐是甚为罕见的。自 1987 年报道了一氧化氮在哺乳动物体内的生物功能以来，医药领域发生了根本性的变化。1992年一氧化氮被美国 Science 杂志选为当年的明星分子（molecule of the year）。1998 年美国药理学家福尔荷格特 R. F.（Furchgott R. F.）、依格纳罗 L. J.（Ignarro L. J.）和 Murad F. 因发现一氧化氮是心血管系统的信使分子而荣获诺贝尔生理医学奖。

　　一氧化氮之所以能获得人们如此的重视，主要有三个原因：①一氧化氮作用的广泛性，在心血管、免疫、神经等系统具有重要的生理功能；②一氧化氮是体内发现的第一个气体信使分子，对今后其他信使的发现具有重大的启示作用；③一氧化氮调控剂在新药研究方面具有潜在的价值，一氧化氮的研究不仅具有重大的理论意义而且还有广阔的应用前景。

[通用名] 硝酸异山梨酯；Isosorbide Dinitrate。

[化学名] 1,4：3,6-二脱水-D-山梨醇二硝酸酯。

[CAS 号] 87-33-2。

[理化性质] 硝酸异山梨酯为白色结晶性粉末，mp. 68～72℃。易溶于丙酮、氯仿，略溶于乙醇，微溶于水。在室温下呈干燥状态，较稳定，在酸、碱溶液中容易水解。在受撞击和高热时易爆炸。在贮存和运输时可将其溶解于乙醇中。硝酸异山梨酯的结晶有稳定型和不稳定型两种，药用为稳定性。不稳定型在 30℃ 放置数天后，即转为稳定型。

[合成] 硝酸异山梨酯的合成以山梨醇为起始原料，在硫酸的作用下脱水，得到异山梨醇，再用硝酸及醋酐在 10～15℃ 硝化制得。

[代谢] 本品在体内代谢生成单硝酸异山梨酯（ISMN），后者释放一氧化氮（NO）。

[药理及临床作用] 硝酸异山梨酯可直接松弛平滑肌，尤其是血管平滑肌。本品对小静脉血管的舒张作用较小动脉更为持久，对心肌无明显直接作用。由于容量血管扩张，静脉回心血流量减少，降低心脏前负荷，同时外周阻力血管扩张，血压下降，使左心室射血阻力减少，降低心脏后负荷，由于心脏前后负荷的降低使心肌耗氧量减少。临床用于心绞痛，冠状循环功能不全，心肌梗死等的预防。

[不良反应] ①心血管系统。可引起体位性低血压（表现为眩晕、晕厥、面颊和颈部潮红等）、心动过速、多汗等。降压过快可致心绞痛症状加重，极少发生心动过缓。②消化系统。可有口干、恶心、呕吐等不良反应。③其他。可有头痛、烦躁、视力模糊、耳鸣、皮疹、剥脱性皮炎等不良反应。

二、钙离子拮抗剂

Ca^{2+} 是心肌和血管平滑肌兴奋-收缩偶联作用的关键物质。钙通道阻滞剂简称钙拮抗剂，能选择性地阻滞 Ca^{2+} 经细胞膜上的钙通道进入细胞内，减少细胞内的 Ca^{2+} 浓度。钙拮抗剂是近年来发展最快、最重要的心血管药物之一。它能够抑制钙离子通道，扩张血管，解除痉挛，同时减弱心肌收缩力和心率，降低心肌需氧量，适用于各型心绞痛。该类药物按化学结构特征可分为二氢吡啶类（如：硝苯地平，Nifedipine）、苯烷基胺类（如：维拉帕米，Verapamil），苯硫氮䓬类（如：地尔硫䓬，Diltiazem）和二苯哌嗪类（如：桂利嗪，Cinnarizine）。钙通道阻滞剂也用作抗高血压、抗心律失常药物使用。

1. 二氢吡啶类

二氢吡啶类钙通道阻滞剂发展很快，品种也较多，是目前临床上特异性最高，作用最强的一类钙通道阻滞剂。此类药物现在已经发展了三代。第一代钙离子拮抗剂为硝苯地平，但此类药物存在较大的副作用，如用药后虽然血压很快降低，但作用时间短，且由于血管迅速扩张，病人常常感到头痛、心跳快、面红、不容易坚持治疗。为了克服第一代钙离子拮抗剂的缺点，人们又开发了第二代药物，如非洛地平（Felodipine）、尼卡地平（Nicardipine）、尼莫地平（Nimodipine）、尼群地平（Nitrendipine）、尼索地平（Nisodipine）、拉西地平（Lacidipine）、依拉地平（Isradipine）等，这些药物通过给以往不够理想的短效药物穿上一件特殊的外衣，达到作用持续时间延长，副作用减少的目的，但患者的胃肠道功能可能影响药物的疗效，所以此类药不能掰成两半服用。为了增加药物的作用时间，人们又开发了第三代药物，如马尼地平（Manidipine）、普拉地平（Pranidipine）和氨氯地平（Amlodipine），该类药物除了具有作用持久的特点外，还具有高度的血管选择必，副作用小。二氢吡啶类钙离子拮抗剂的化学结构见表 7-1。

表 7-1 二氢吡啶类钙离子拮抗剂的化学结构

结构通式

依拉地平　　　　　　　拉西地平

药物	R_1	R_2	R_3	X
氨氯地平	$CH_2OCH_2CH_2NH_2$	$CO_2CH_2CH_3$	CO_2CH_3	2-Cl
非洛地平	CH_3	$CO_2CH_2CH_3$	CO_2CH_3	2,3-Cl$_2$
尼卡地平	CH_3	$COCH_2CH_2N(CH_3)CH_2C_6H_5$	CO_2CH_3	3-NO$_2$
硝苯地平	CH_3	CO_2CH_3	CO_2CH_3	2-NO$_2$
尼莫地平	CH_3	$CO_2CH_2CH_2OCH_3$	$CO_2CH(CH_3)_2$	3-NO$_2$
尼索地平	CH_3	$CO_2CH_2CH(CH_3)_2$	CO_2CH_3	2-NO$_2$
尼群地平	CH_3	$CO_2CH_2CH_3$	CO_2CH_3	2-NO$_2$
普拉地平	CH_3	$CO_2CH_2CHCHC_6H_5$	CO_2CH_3	2-NO$_2$
马尼地平	CH_3	CO_2CH_3		2-NO$_2$

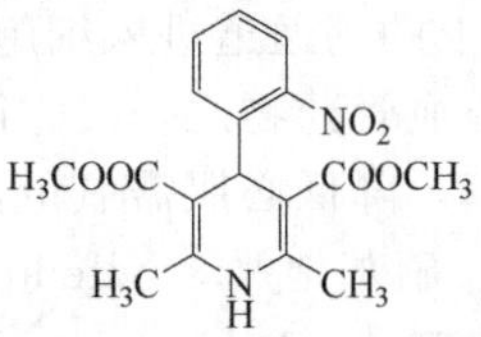

[通用名] 硝苯地平；Nifedipine。

[化学名] 2,6-二甲基-4-(2-硝基苯基)-1,4-二氢-3,5-吡啶二甲酸二甲酯。

[CAS 号] 21829-25-4。

[理化性质] 硝苯地平为黄色无臭无味的结晶粉末。Mp. $172 \sim 175 ℃$，无吸湿性，极易溶于丙酮、二氯甲烷、氯仿，溶于乙酸乙酯，微溶于甲醇、乙醇，几乎不溶于水。

硝苯地平遇光极不稳定，在光照和氧化剂存在条件下易降解产生硝基苯吡啶衍生物和亚硝基苯吡啶衍生物。亚硝基苯吡啶衍生物对人体极为有害，因此在生产、贮存过程均应注意避光。

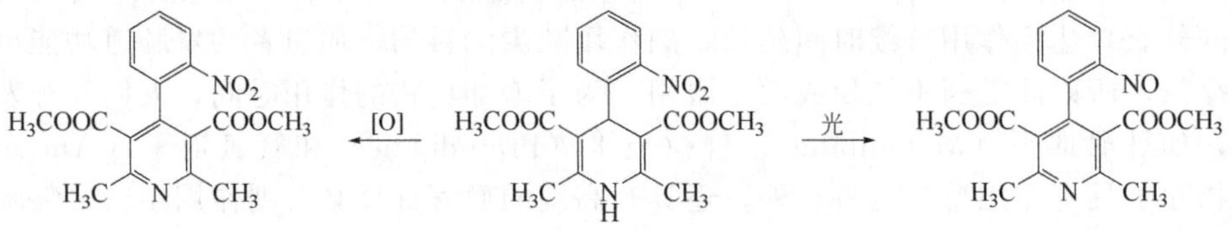

[代谢] 药物在肝脏内转换为无活性的代谢产物，约 80% 经肾排泄，20% 随粪便排出。肝肾功能不全的患者，硝苯地平代谢和排泄速率降低。

[合成] 硝苯地平结构含有一个对称二氢吡啶衍生物部分。因此合成时以邻硝基苯甲醛为原料和二分子乙酰乙酸甲酯和过量氨水在甲醇中回流即可得到。

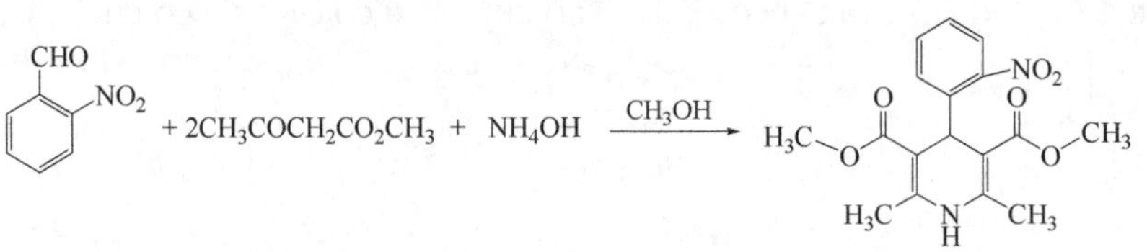

[药理及临床作用] 降压作用迅速而且明显。其降压作用主要是通过抑制 Ca^{2+} 内流，松弛血管平滑肌，扩张冠状动脉，增加冠脉血流量，提高心肌对缺血的耐受性，同时扩张周围小动脉，降低外周血管阻力，从而使血压下降。同时小剂量使用还可以扩张冠状动脉，并且不影响血压，是较理想的抗心绞痛药。临床上主要用于治疗冠心病，缓解心绞痛。还适用于各种类型的高血压。本品对顽固性、重度高血压和伴有心力衰竭的高血压患者也有较好的疗效。

[不良反应] 不良反应一般较轻，初服者常见面部潮红，其次有心悸、窦性心动过速。个别有舌根麻木、口干、发汗、头痛、恶心、食欲不振等。妊娠期妇女禁用。

2. 苯烷基胺类

苯烷基胺类的药物主要有维拉帕米（Verapamil）、戈洛帕米（Gallopamil）、依莫帕米（Emopamil）及法利帕米（Falipamil），此类药物具有多个手性中心，光学异构体的活性多不同。如依莫帕米的左旋体较右旋体的活性大，戈洛帕米在临床上使用左旋体，维拉帕米的左旋体可使冠脉血流量增加，为室上性心动过速病人的首选药物，而右旋体则为抗心绞痛药物。

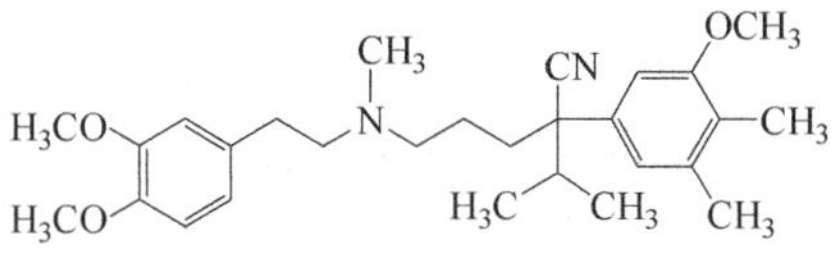

戈洛帕米

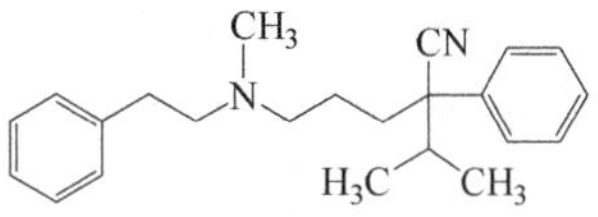

依莫帕米

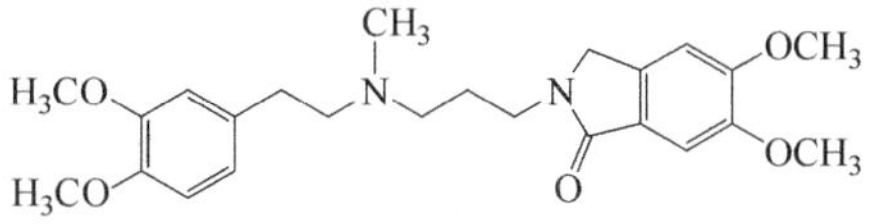

法利帕米

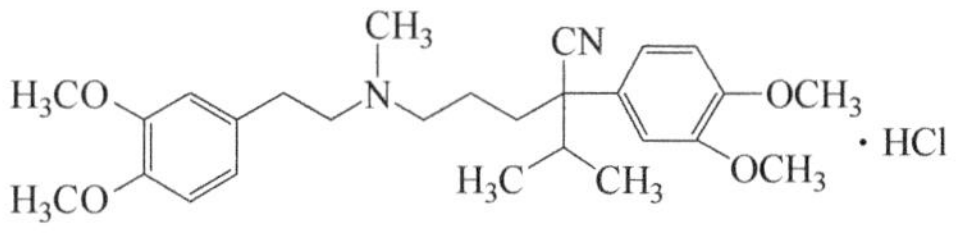

·HCl

[通用名] 盐酸维拉帕米；Verapamil Hydrochloride。

[化学名]（±）-α-[3-[[2-(3,4 二甲氧苯基)乙基]甲氨基]丙基]-3,4-二甲氧基-α-异丙基苯乙腈盐酸盐。

[CAS 号] 152-11-4。

[理化性质] 本品是白色无臭结晶粉末。维拉帕米易溶于酸性水中（pH<6.7），难溶于中性或碱性水中。本品易溶于水、乙醇、甲醇、DMF、二氯甲烷，微溶于异丙醇、乙酸乙酯，难溶于己烷。Mp.140～144℃。

本品呈弱酸性，pK$_a$＝8.6。其化学稳定性良好，不管在加热、光化学降解条件，还是酸、碱水溶液，均能不变，然而维拉帕米的甲醇溶液，经紫外线照射 2h 后，则降解 50%。

[代谢] 主要在肝内代谢，口服后经首次关卡效应后仅 20%～35%进入血循环，故口服量需是静注量的 10 倍才能达到同等血药浓度，代谢产物中去甲维拉帕米具有心脏活性。

[合成] 维拉帕米的合成是以愈创木酚为原料，经甲基化、氯甲基化、氰化得到 3,4-二甲氧基苯乙腈，在氨基钠存在下与溴代异丙烷进行烃化反应得 α-异丙基-3,4-二甲氧基苯乙腈，再次用溴氯丙烷进行烷基化反应，然后与 3,4-二甲氧基苯乙胺缩合，再经甲醛、甲酸甲基化，最后与盐酸生成。

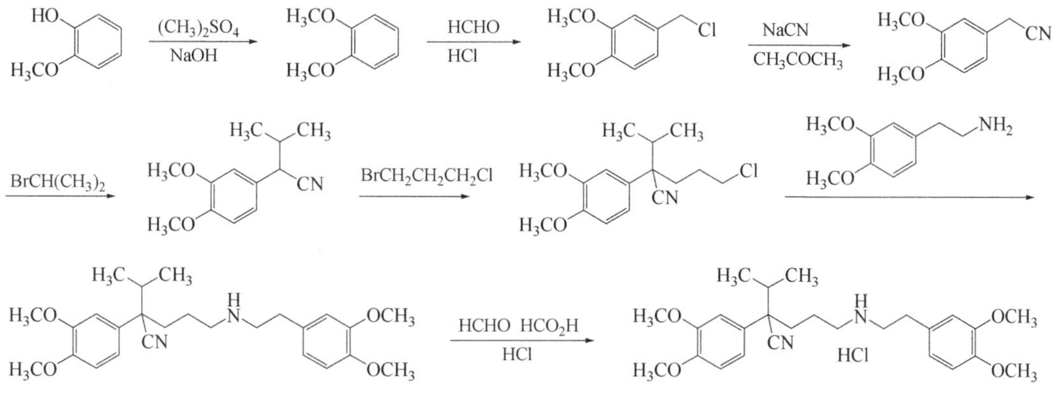

[药理及临床作用] 本品属于一种钙离子内流的抑制剂。作用于心脏时，本品使钙离子内流受抑制使窦房结和房室结的自律性降低，传导减慢，心肌收缩减弱，心脏做功减少，心肌氧耗减少；同时，抑制血管内钙离子的内流，可以扩张血管，降低心室后负荷。

维拉帕米分子中含有一手性中心，右旋体比左旋体的作用强得多。现用外消旋体。主要用于治疗房性早搏、阵发性室上性心动过速、各种类型心绞痛。也可用于急慢性冠状动脉不全。

[不良反应] 本品的不良反应多与剂量有关，常发生于剂量调整不当时。①心血管。本品可导致心动过缓（＜50 次/分），偶尔发展成Ⅱ或Ⅲ度房室传导阻滞及心脏停搏；低血压；下肢水肿。②神经。本品可导致头晕或眩晕，偶可致肢冷痛、麻木及烧灼感。③过敏反应。偶可发生恶心、轻度头痛及关节痛、皮肤瘙痒及荨麻疹。④内分泌。偶可致血催乳激素浓度增高或溢乳。

3. 苯硫氮䓬类

此类药物主要有地尔硫䓬（Diltiazem）和尼克硫䓬（Nictiazem）。

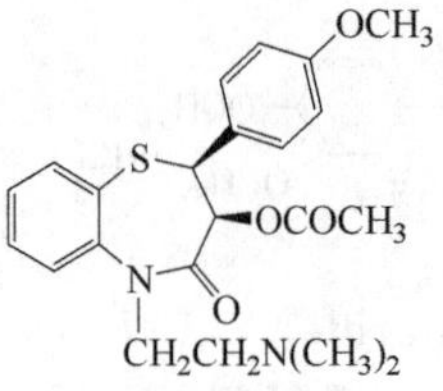

地尔硫䓬 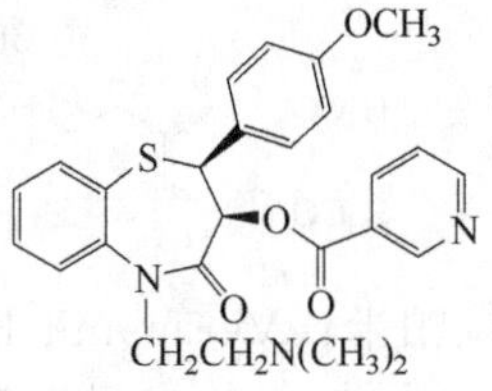　　　　尼克硫䓬

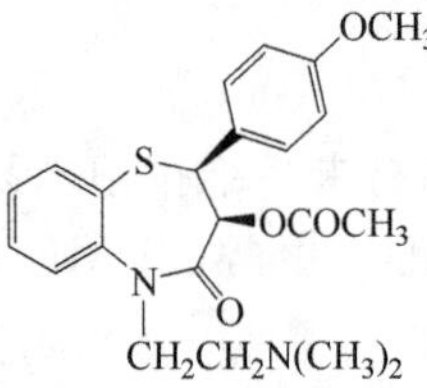

[通用名] 地尔硫䓬；Diltiazem。

[化学名] 顺-（＋）-5-[（2-二甲氨基）乙基]-2-（4-甲氧基苯基）-3-乙酰氧基-2,3-二氢-1,5-苯并硫氮杂䓬-4(5H)酮。

[CAS 号] 42399-41-7。

[理化性质] 地尔硫䓬的盐酸盐为白色或类白色结晶性粉末，易溶于水、甲醇和二氯甲烷，微溶于乙醇，不溶于苯。Mp.207.5～212℃，有旋光性，比旋度为 ＋98.3°（c＝1.002 甲醇）。

[代谢] 本品吸收较完全，80％吸收，有强的肝脏首过效应，生物利用度为 40％，2％～4％以原形自尿中排出。血浆中有活性代谢产物去乙酰地尔硫䓬为原药的 10％～20％，其扩冠作用强度为原药的 25％～50％。

[合成] 地尔硫䓬的合成是以 2-氨基硫酚与 4-甲氧苯基缩水甘油酸酯为原料在碱性条件下缩合环化。然后再在 NaH 作用下，与 N,N-二甲基-N-乙基氯反应，在醋酐作用下酯化得到。

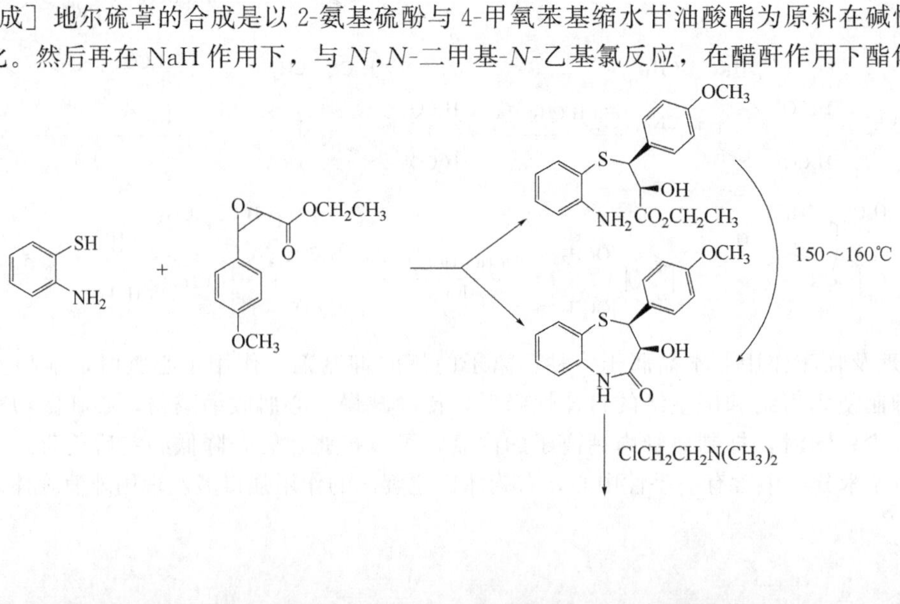

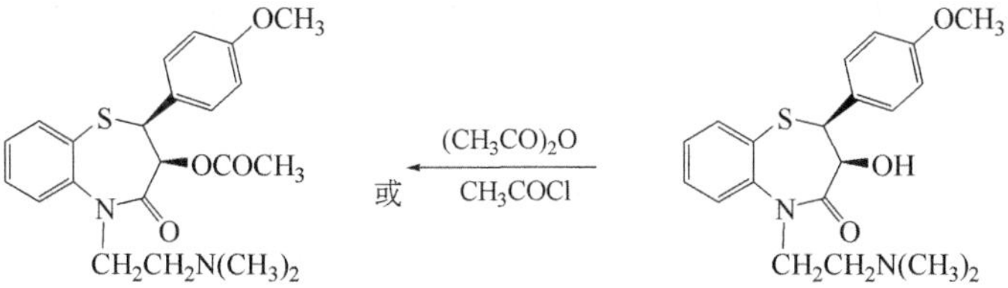

[药理及临床作用] ①扩张心外膜和心内膜下的冠状动脉，缓解自发性心绞痛或由麦角新诱发冠状动脉痉挛所致心绞痛；通过减慢心率和降低血压，减少心肌需氧量，增加运动耐量并缓解劳力型心绞痛。②松弛血管平滑肌，降低周围血管阻力，使血压下降。其降压的幅度与高血压的程度有关，血压正常者仅使血压轻度下降。③具有负性肌力作用，并可以减慢窦房结和房室结的传导。

临床常用于治疗包括变异型心绞痛在内的各种缺血性心脏病，也有减缓心率作用。长期服用，对预防心血管意外的发生是有效的，无耐药性或明显副作用发生。

[不良反应] 本品的不良反应与维拉帕米相似，但较少发生。孕妇禁用。

4. 二苯哌嗪类

二苯哌嗪类药物主要有氟桂嗪（Flunarizine）、桂利嗪（Cinnarizine）、利多氟嗪（Lidoflazine）等，对血管平滑肌有直接扩张作用，能显著改善脑循环和冠状循环。主要用于脑细胞和脑血管疾病，对于缺血性脑缺氧引起的脑损伤和代谢异常，脑水肿等有效。

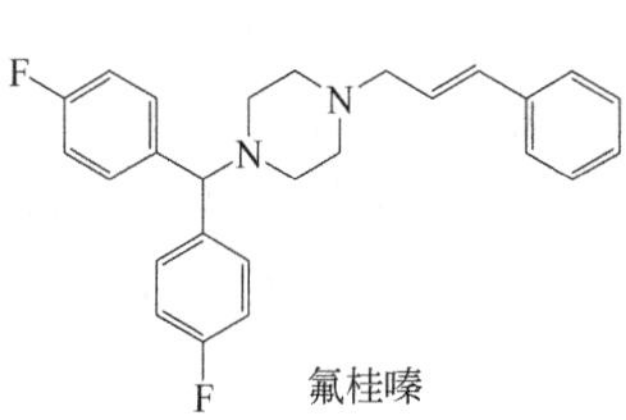

氟桂嗪 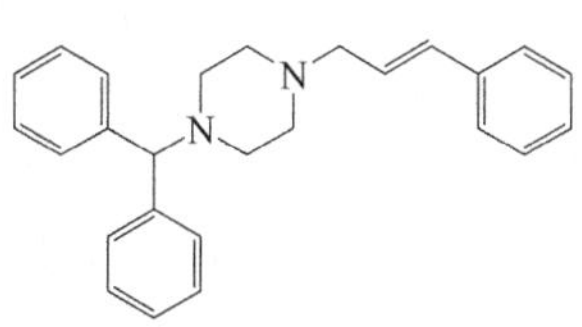　　　　　桂利嗪 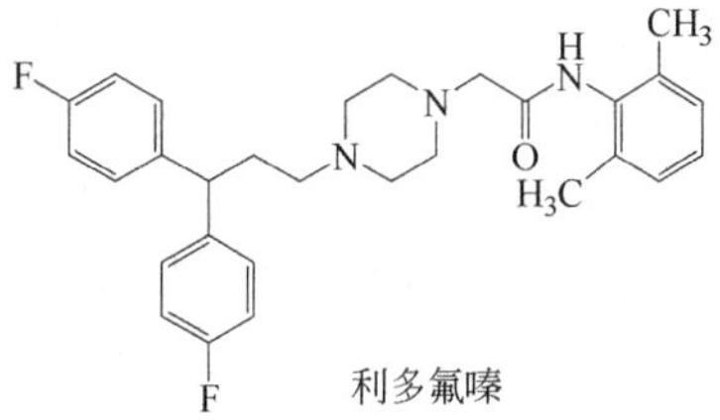　　　　　利多氟嗪

5. 其他类拮抗剂

其他类拮抗剂有普克拉明（Prenylamine）、苄普地尔（Bepridil）、哌克昔林（Perhexiline）等。

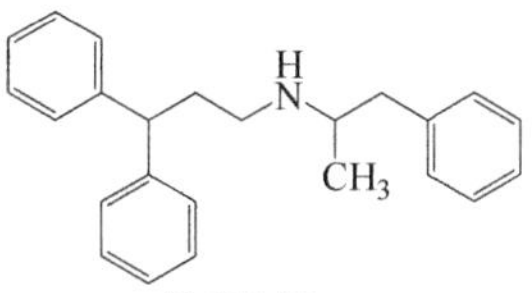

普克拉明 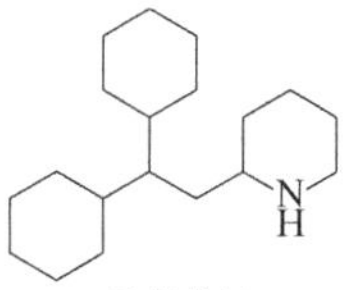　　　　哌克昔林

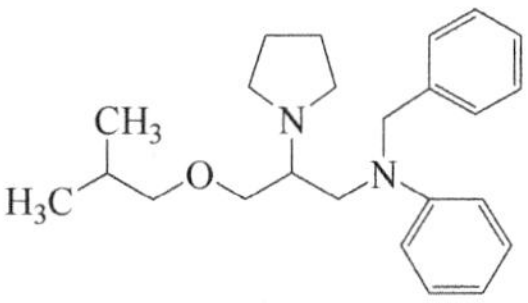

[通用名] 苄普地尔；Bepridil。

[化学名] β-[(2-甲丙氧基)甲基]-N-苯基-N-苯甲基-1-吡咯烷乙胺。

[CAS 号] 64706-54-3。

[理化性质] 微黄色黏稠液体，沸点 184℃/13.3Pa，沸点 192℃/66.7Pa。盐酸苄普地尔为针状结晶，Mp.91℃±2℃。

[合成] 苄普地尔的合成主要为卤烃的氨化反应，环氧氯丙烷在氯化锌的存在条件下，

与 2-甲基丙醇反应后和四氢吡咯烃化，再经氯化亚砜将醇羟基氯化，与苯基苄胺缩合制得。

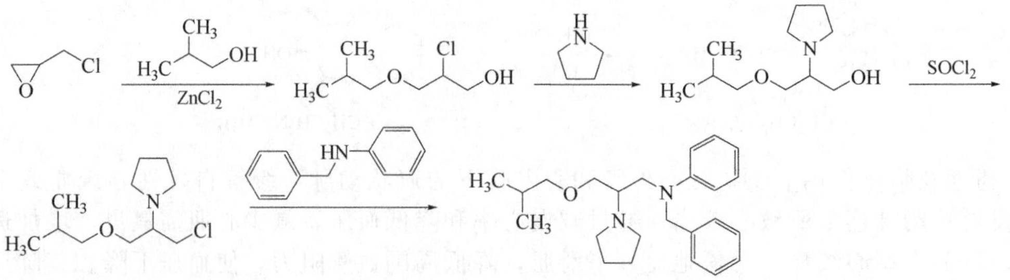

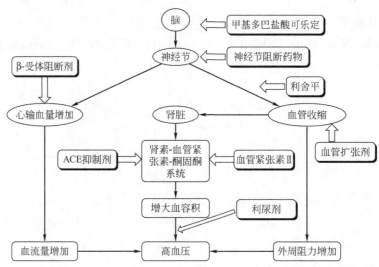

[代谢] 口服后吸收良好，1~6h 达血药浓度峰值。与血浆蛋白结合率约 99%。有首过效应，生物利用度约 60%。经肝代谢，部分代谢产物具有药理活性。

[药理及临床作用] 主要用于心绞痛的预防和治疗，并可用于心律失常、高血压和冠心病。

第三节　抗高血压药

高血压是指动脉血压升高超过正常值，根据世界卫生组织（W. H. O.）建议，成年人血压（收缩压/舒张压）超过 140/90mmHg 为高血压诊断标准。高血压不仅能引起头痛、头昏、心悸等症状，而且可能导致出血性脑卒中、心肌梗死、心力衰竭、肾衰竭和脑血栓等并发症，使患者死亡或偏瘫。90% 以上的高血压病因不明，成为原发性高血压。用药物降低过高的血压，使之维持在正常的水平，是减少心、脑、肾等器官的并发症，降低死亡率的重要医疗措施。

抗高血压药物可以通过阻断神经冲动的传导、扩张血管、减少血容量等方式，达到降压的目的。按其作用机理分类为：抗交感神经药物、血管扩张药物、作用于肾素血管紧张素系统的药物、钙离子通道拮抗剂、利尿药等。

一、交感神经药

交感神经药物主要包括中枢作用的降压药物、神经节的阻断药物、β-肾上腺素受体拮抗剂、α-肾上腺素受体拮抗剂、混合 α/β-肾上腺素受体拮抗剂及肾上腺素能神经元阻滞剂。

1. 作用于中枢神经系统的药物

中枢肾上腺素神经元可有效调节血压，原发性高血压患者脑脊液与血液中去甲肾上腺水平较高，肾上腺素神经控制去甲肾上腺素的释放。此类药物能激活 α_2 受体导致去甲肾上腺素释放减少，心率减慢，血管平滑肌松弛，血压下降。此类药物多为有高度脂溶性，能够通过血脑屏障进入中枢神经系统，主要代表药物有甲基多巴（Methldopa）、盐酸可乐定（Clonidine Hydrochloride）、莫索尼定（Moxonidine）、胍法新（Guanfacine）等。

甲基多巴　　　　盐酸可乐定　　　　胍法新　　　　莫索尼定

2. 作用于神经末梢的药物

该类药物通过抑制去甲肾上腺素、肾上腺素、多巴胺、5-羟色胺进入神经细胞内囊束泡中贮存，使这些神经递质不能被重新吸收、贮存以备再次利用，而被单胺氧化酶很快破坏失活，导致神经末梢递质耗竭，肾上腺素传递受阻，导致血管扩张，血压下降。主要药物有利血平（Reserpine）、胍乙啶（Guanethidine）等。胍乙啶作用较强，但出现体位性低血压等不良反应，现已少用。利血平最早出现于1918年印度首次报道一种萝芙木植物（Rauwolfia Serpentina）根提取物有降压作用，这种植物的根在印度作为治疗蛇咬以及镇静镇痛药物已被使用了数百年。1949年西方也作了报道，其中有效成分为利血平（Reserpine）以及地舍平（Deserpidine）和美索舍平（Methoserpidine）等。因此利血平又名蛇根碱。

胍乙啶

R=H，地舍平
R=CH₃O，美索舍平

[通用名] 利血平；Reserpine。

[化学名] 18β-(3,4,5-三甲氧基苯甲酰氧基)-11,17α-二甲氧基-3β,20α-育亨烷-16β-甲酸甲酯。

[CAS号] 50-55-5。

[理化性质] 利血平为白色或淡黄褐色的棱柱形结晶，无臭，几乎无味，略溶于水，易溶于氯仿、二氯甲烷、冰乙酸，溶于甲醇、乙醇、乙醚等。利血平具有旋光性比旋度为 $-118°$（氯仿），具有弱碱性，$pK_b 6.6$。Mp. 264～265℃。

利血平及其水溶液都比较稳定，最稳定的 pH 为 3.0。但在酸、碱催化下，水溶液可发生水解，生成利血平酸，仍有抗高血压活性。在光和热的影响下，利血平发生 3β-H 差向异构化，生成无效的 3-异利血平。在光和氧的作用下发生氧化，生成无效的黄绿色荧光产物。故利血平应在避光、密闭、干燥的条件下贮存。

[代谢] 本品体内代谢途径较为复杂。尿中含有多种分解产物，如 11-去甲氧利血平酸、11-去甲氧利血平、3,4,5-三甲氧基苯甲酸、3,5-二甲氧基-4-羟基苯甲酸。

11-去甲氧利血平酸　　　　　11-去甲氧利血平

3,4,5-三甲氧基苯甲酸　　　　3,5-二甲氧基-4-羟基苯甲酸

[药理及临床作用] 本品主要通过影响交感神经末梢中去甲肾上腺素摄取进入囊泡，而致使其被单胺氧化酶降解，耗尽去甲肾上腺素的贮存，妨碍交感神经冲动的传递，因而使血管舒张、血压下降、心率减慢；同时还具有中枢神经系统的镇静和抑制作用，这可能与利血平进入脑内，耗竭中枢儿茶酚胺贮存有关。

本品主要用于治疗轻度至中度的早期高血压，作用缓慢、温和而持久。因有安定作用，故对老年和有精神病症状的患者尤为适宜。对严重和晚期病例，常与肼屈嗪、双氢氯噻嗪等合用，以增加疗效。

[不良反应] 服本品后可能发生嗜睡、口干、鼻黏膜充血和心动过缓的症状，及胃酸分泌增多、腹泻、恶心、呕吐、食欲缺乏等消化道症状，男性患者少数会出现乳房发育，极少患者可致精神抑郁。有溃疡病或精神抑郁病史者禁用。

二、血管扩张药

血管扩张药具有扩张周围血管作用，又称周围血管扩张药。迄今临床应用的血管扩张药种类很多，归纳起来可分为两类：一类是直接松弛血管平滑肌的药物，即直接血管扩张药，如肼苯哒嗪、硝普钠和硝酸酯类；另一类是通过不同作用机理，最终导致血管扩张的药物，包括 α-肾上腺素受体阻断药、钙拮抗剂和血管紧张素转化酶抑制剂。长期使用可引起血浆中儿茶酚胺水平和肾素活性的升高，从而引起心律增快、心肌耗氧量增加以及体液潴留，可引起头痛，激发心绞痛、水钠潴留等副反应，不单独应用于治疗高血压，与 β-肾上腺素受体拮抗剂或利尿药合用可加强其降压作用并抵消其副作用。

1. 直接作用于小动脉的药物

本类药物直接作用于小动脉平滑肌，扩张毛细小动脉，因外周阻力降低而降低血压，如肼屈嗪（Hydralazine）、双肼屈嗪（Dihydralazine）、托屈嗪（Todralazine）、布屈嗪（Budralazine）、硝普钠（Sodium Nitroprusside）等，对舒张压的降低较明显。

肼屈嗪　　　　双肼屈嗪　　　　托屈嗪　　　　布屈嗪

肼屈嗪和双肼屈嗪呈黄白色结晶性粉末，无臭，苦咸，溶于水，微溶于乙醇。肼屈嗪1949年合成，1950年报告了药理作用并推荐到临床应用。在单独服用时有较明显的头痛、恶心和心悸等不良反应，未能推广。1960年以后采用合并用药方法，使副反应大为减轻后才被广泛用于临床，是第一个用于治疗高血压的血管扩张剂。肼屈嗪有较强的降压效力，通过压力感受器反射引起心率加快，心收缩力加强，心排出量增加和肾素分泌增多。但心率加快与血压下降并不平行，加速心率除通过反射机理外，还与直接兴奋心脏β受体有关。双肼屈嗪又称血压达静，作用与肼屈嗪相似，副反应较少。用法和剂量与肼屈嗪相同。常制成复方制剂，如降压静片和安达血平。

硝普钠（Sodium Nitroprusside）又名亚硝酸铁氰化钠。鲜红色结晶，易溶于水，怕光。1929年就发现它有降压作用，由于分子 $[Na_2Fe(CN)_5NO \cdot 2H_2O]$ 中含有5个氰基，一直认为有毒而未被采用。1955年才引起重视，现广泛用于心血管病急症。其作用机理为在体内被代谢为NO，激活血管平滑肌细胞及血小板的鸟苷酸环化酶，导致血管扩张。硝普钠降压作用迅速，静脉注射后血压立即下降，但作用维持时间短；硝普钠在引起血压急速下降时可产生恶心、呕吐、头痛、心悸、不安和出汗，当滴速减慢或停药后症状很快消失。硝普钠易被光照分解，所以静脉注射时需避光，长期或大剂量使用时，可引起氰化物中毒和甲状腺功能低下。

2. 钾通道开放剂

另一部分血管扩张药的降压机制是作用于ATP敏感的钾通道，使细胞膜发生超极化，导致细胞内的钙离子浓度下降、血管扩张、血压下降。这类药被称为钾通道开放剂，代表药有米诺地尔（Minoxidil），吡那地尔（Pinacidil），二氮嗪（Diazoxide）等。

米诺地尔　　　　吡那地尔　　　　二氮嗪

三、血管紧张素转换酶抑制剂和血管紧张素Ⅱ受体拮抗剂

1. 肾素-血管紧张素-醛固酮系统

肾素-血管紧张素-醛固酮系统（RAS）是人体调节血压的重要的内分泌系统，由一系列激素及相应的酶所组成，在调节水、电解质平衡以及血容量、血管张力和血压方面具有重要作用。肾素是一种天冬氨酰蛋白酶，它能使在肝脏产生血管紧张素原转化血管紧张素Ⅰ，血管紧张素Ⅰ在血管紧张素Ⅰ转化酶（Angiotensin Converting Enzyme，ACE）的作用下生成血管紧张素Ⅱ，最后转化为能促进醛固酮分泌的血管紧张素Ⅲ并灭活。血管紧张素Ⅱ是一种强力升压物质，能使小动脉平滑肌收缩，通过脑和自主神经系统间接升压，并促进肾上腺球状带排泌具有潴留水钠、增加血容量作用的醛固酮，收缩血管，使血压升高。正常情况下，肾素、血管紧张素和醛固酮三者处于动态平衡之中，相互反馈和制约。病理情况下，肾素-血管紧张素-醛固酮系统可成为高血压发生的重要机制。过度激活的肾素-血管紧张素-醛固酮系统是产生高血压的原因之一。下面几类药物可用于抑制肾素-血管紧张素系统：①血管紧张素转化酶抑制剂（ACEI），其作用是抑制血管紧张素转换酶（ACE）的活性，从而减少血管紧张素Ⅱ的生成，如卡托普利；②血管紧张素Ⅱ受体拮抗剂，通过阻断血管紧张素Ⅱ与AT1受体结合而起作用，如沙坦类药物；③肾素抑制剂，通过抑制肾素的合成和释放，从而阻止肾素-血管紧张素系统的启动。

2. ACE 抑制剂

20 世纪 80 年代，根据 ACE 的化学结构及对酶水解性质的研究，开发出一类抗高血压药物。卡托普利（Captopril）是这类药物的早期代表，随后又进行了结构改造，发现了依那普利（Enalapril）、赖诺普利（Lisinopril）、福辛普利（Fosinopril）、群多普利（Trandolipril）等，减少了副反应。普利类药物通过抑制血管紧张素转化酶，减少血管紧张素Ⅱ的生成，达到降低血压的作用。

基于化学组成将此类药物分成三类：含巯基的 ACE 抑制剂、含二羧基的 ACE 抑制剂和含膦酰基的 ACE 抑制剂。所有药物都能有效地阻断血管紧张素Ⅰ向血管紧张素Ⅱ转化，同时都具有相似的治疗与生理作用。这些药物的主要不同之处在于它们的作用效果和药代参数。

（1）含巯基的 ACE 抑制剂　含巯基的 ACE 抑制剂，如卡托普利，阿拉普利等，化合物中的巯基直接与 ACE 中的锌结合产生活性。虽然巯基的存在具有导致味觉消失等副作用，但其可结合体内自由基，对治疗有利。

[通用名] 卡托普利；Captopril.

[化学名] 1-[(2S)-2-甲基-3-巯基-1-氧代丙基]-L-脯氨酸。

[CAS 号] 62571-86-2.

[理化性质] 卡托普利为白色或类白色结晶粉末，略带有大蒜气味。易溶于水、二氯甲烷和甲醇，溶于稀碱液，略溶于乙酸乙酯。卡托普利有两种晶形，一种为不稳定的，熔点较低，mp.87～88℃；另一种为稳定型，熔点较高，mp.105.2～105.9℃。低熔点晶型在乙酸丁酯中回流，能定量地转化成高熔点晶型。

卡托普利有两个手性中心，均为 S 构型，比旋度为 −126°～132°。本品具酸性，有两个 pK_a 值，一个为羧基的 pK_{a_1} 3.7，另一个为巯基的 pK_{a_2} 9.8。

卡托普利固体的稳定性较好，但在水溶液中易氧化。二分子药物氧化通过巯基形成二硫化物。卡托普利含有巯基，其水溶液可使碘试液褪色，此法可供鉴别。

[合成] 卡托普利的合成是用 2-甲基丙烯酸和硫羟乙酸加成，得到外消旋 2-甲基-3-乙酰巯基丙酸，该酸经氯化亚砜氯化反应转化为酰氯后与 L-脯氨酸反应生成 (R,S+S,S)-构型的乙酰卡托普利。加入二环己基胺成盐，利用它们的二环己胺盐在硫酸氢钾溶液中的溶解度差异而分离，得到 (S,S)-构型。碱水解除去保护基得到卡托普利。

M7-1 卡托普利的比旋光度的测定

M7-2 卡托普利的红外光谱测定

(R,S+S,S)-构型　　(S,S)-构型

[代谢] 本品在肝内代谢为二硫化物等。本品经肾脏排泄，约40%～50%以原形排出，其余为代谢物，可在血液透析时被清除。本品不能通过血脑屏障。本品可通过乳汁分泌，可以通过胎盘。

[药理及临床作用] 本品属于血管紧张素转化酶（ACEI）抑制剂，主要作用于肾素-血管紧张素-醛固酮系统（RAAS 系统）。本品可抑制 RAAS 系统的血管紧张素转换酶（ACEI），阻止血管紧张素Ⅰ转换为血管紧张素Ⅱ，从而产生血管舒张作用；同时减少醛固酮分泌，以利于排钠，减少水钠潴留。对各种类型高血压均有明显降压作用，可降低外周血管阻力，增加肾血流量，不伴反射性心率加快，并能改善充血性心力衰竭患者的心脏功能。尤其对低肾素型高血压，在加用利尿剂后降压作用也明显。本品可同时扩张小动脉和小静脉，可减轻心脏负荷，改善心功能，心率无明显变化。

[不良反应] 本品不良反应主要为无痰刺激性干咳。部分患者可出现高血钾，偶尔发生血管神经性水肿、中性粒细胞减少、蛋白尿等。因此，肾功能不全的患者慎用，并且用药期间应注意尿常规检查。同时因药物结构中含有—SH，会发生皮疹、味觉或嗅觉障碍、嗜酸性粒细胞增高的症状，补充锌后该症状可减轻。

（2）含二羧基的 ACE 抑制剂　此类药物以羧基和锌配位，因为羧基的配位能力不及巯基，故分子中一般有两个以上的结合位置，此类药物的 ACEI 活性较强，作用强度取决于其与锌离子结合的强度以及在酶上结合位置的数目。如依那普利（Enalapril）、赖诺普利（Lisinopril）、贝那普利（Benazepril）、莫昔普利（Moexipril）、培哚普利（Perindopril）、喹那普利（Quinapril）、雷米普利（Ramipril）、群多普利（Trandolapril）以及螺普利（Spirapril）等，它们的活性强于卡托普利，作用时间长，副作用较少。

赖诺普利

贝那普利

莫昔普利

培哚普利

喹那普利

雷米普利

群多普利

螺普利

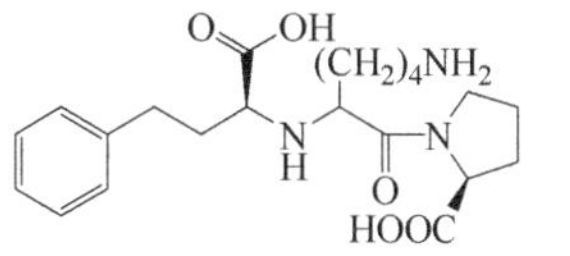

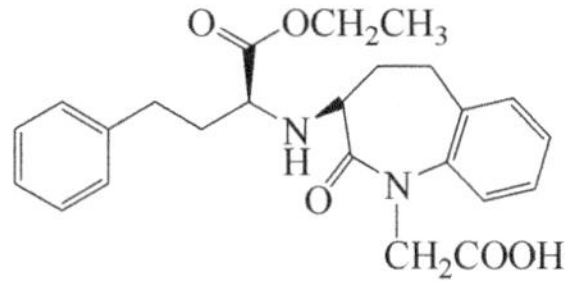

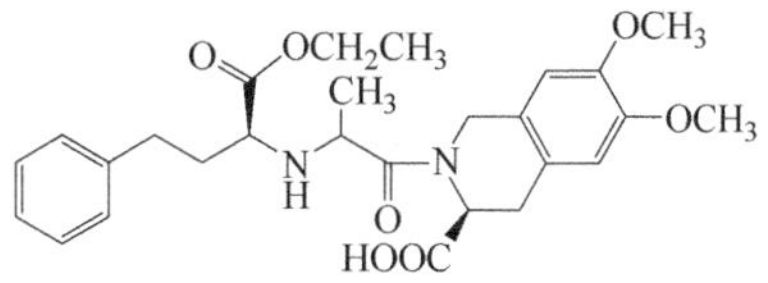

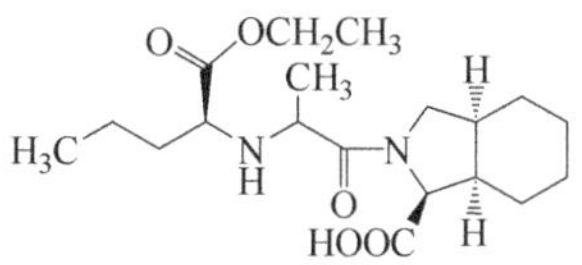

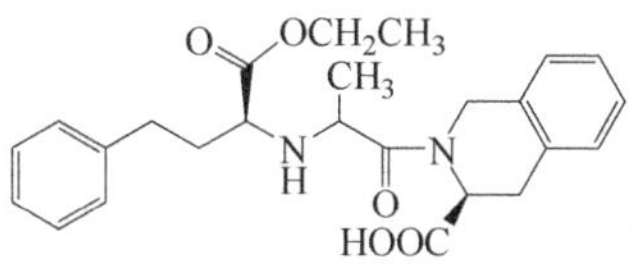

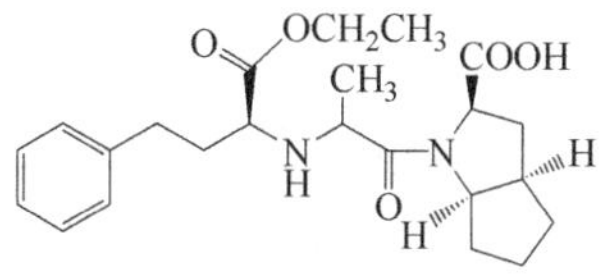

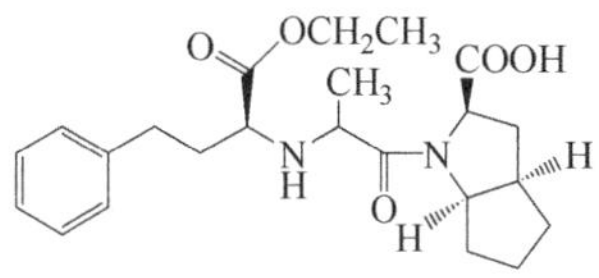

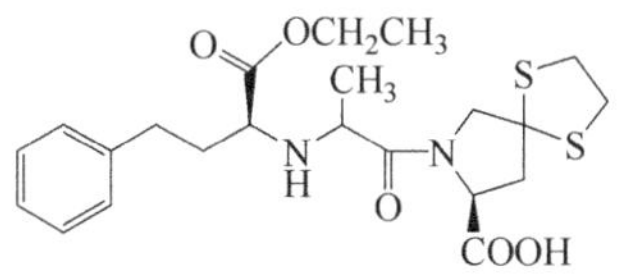

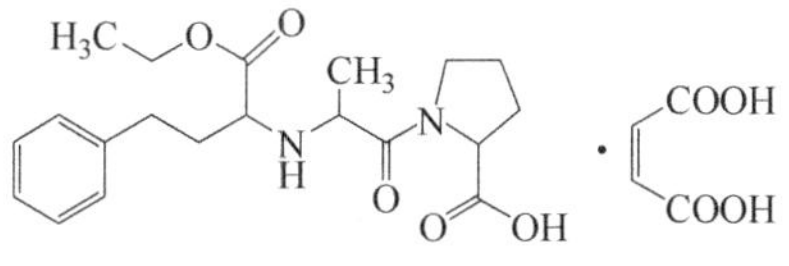

[通用名] 马来酸依那普利；Enalapril Maleate。

[化学名] N-[(S)-1-乙氧羰基-3-苯丙基]-L-丙氨酰-L-脯氨酸顺丁烯二酸盐。

[CAS 号] 76095-16-4。

[理化性质] 马来酸依那普利是一种白色无臭结晶粉末。Mp. 143～144℃，其中 pK_{a_1} 2.97，pK_{a_2} 5.35。依那普利结构中有三个手性中心，呈旋光性，比旋度为 $-42.30°$（$c=1$），能溶于水、丙酮，易溶于甲醇、乙醇和 DMF，难溶于氯仿、乙醚、正己烷等。

[合成] 马来酸依那普利合成是以 α-酮基-苯丁酸乙酯和 L-丙氨酰-L-脯氨酸缩合得希夫碱，经氢化还原亚胺键，得到 SSS 和 RSS 两种旋光异构体。加入马来酸成盐后在乙腈中分步结晶得到。或用 2-溴苯丁酸乙酯与 L-丙氨酰-L-脯氨酸缩合制得异构体。

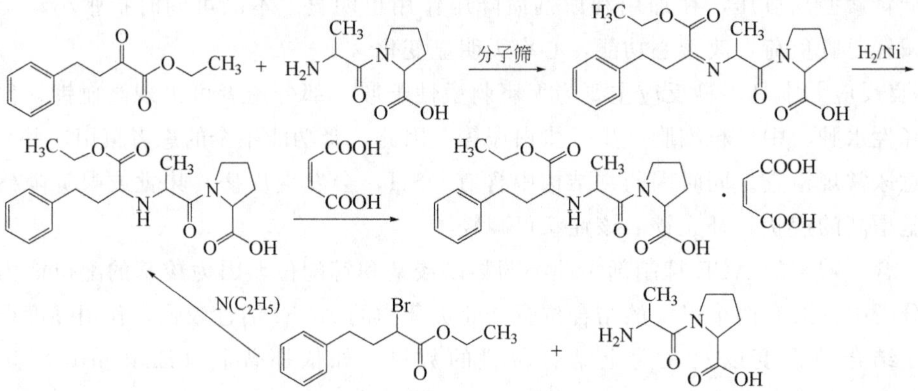

[代谢] 依那普利是前体药物，其乙酯部分在肝内被迅速水解，转化成它的有效代谢物——依那普利拉而发挥降压作用。口服依那普利约 68% 被吸收。本品与食物同服，不影响它的生物利用度，服药后 1h，血浆依那普利浓度可达峰值。

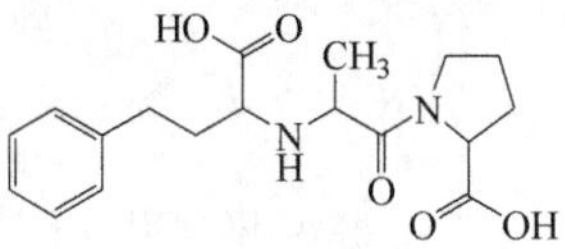

依那普利拉

[药理及临床作用] 马来酸依那普利适用于各种程度高血压病、肾血管性高血压及糖尿病合并高血压病患者的治疗；也可用于慢性充血性心力衰竭的治疗。

（3）含膦酰基的 ACE 抑制剂　次膦酸能够以与依那普利相似的方式和 ACE 结合，此类代表药物为福辛普利（Fosinopril）。福辛普利为前体药，对 ACE 直接抑制作用较弱，但口服后缓慢且不完全吸收，并迅速转变为活性更强的二酸代谢产物福辛普利拉（Fosinoprilat）。福辛普利拉通过其次膦酸基团和 ACE 活性部位中锌离子的结合，抑制 ACE 活性。福辛普利能够使血管紧张素 II 含量减少，血管扩张，从而起到降血压的作用。福辛普利适用于轻、中、重度高血压及心力衰竭。

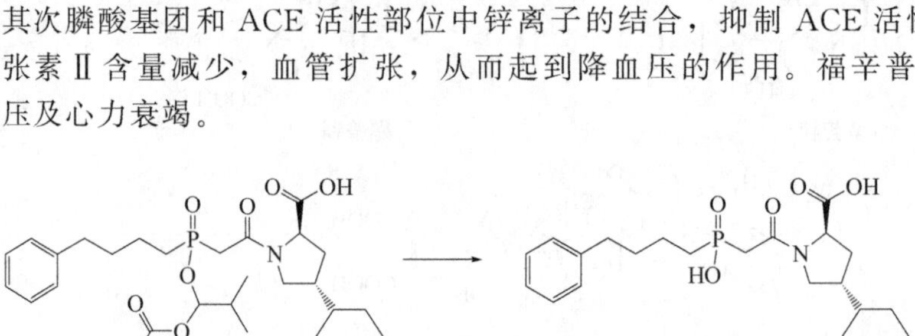

福辛普利　　　　　　　　　　　福辛普利拉

3. 血管紧张素Ⅱ（AⅡ）受体拮抗剂

血管紧张素Ⅱ受体拮抗剂是一类新型抗高血压药物，被誉为 20 世纪 90 年代心血管药物的一个里程碑。从副作用角度上来看，它比以往的抗高血压药物具有更高的安全性。

高血压时 RAS 过度激活，过多生成的血管紧张素Ⅱ（AngⅡ）和血管紧张素Ⅱ受体结合后才开始发挥有害作用。研究证明血管紧张素Ⅱ受体分为 AT1、AT2 两种，AngⅡ 主要作用于 AT1 受体，导致血压升高、损伤靶器官。针对这一环节，科学家开发了血管紧张素Ⅱ受体拮抗剂，该拮抗剂就是与 AngⅡ 竞争性争夺 AT1，通过阻断 AngⅡ 和 AT1 的结合，从而起到降压保护靶器官的作用。并且血管紧张素Ⅱ受体拮抗剂还可间接激活 AT2，导致血管舒张，减轻心脏负担。

ACEI 对 AngⅡ 的阻断作用不完全，而血管紧张素Ⅱ受体拮抗剂可特异地阻断 RAS。故专家普遍认为，血管紧张素Ⅱ受体拮抗剂比 ACEI 更有效、更安全、更理想。血管紧张素Ⅱ受体拮抗剂按化学结构分为联苯四唑类［氯沙坦（Losartan）、坎地沙坦（Candesartan）、厄贝沙坦（Irbesartan）、他索沙坦（Tasosartan）和非马沙坦（Fimasartan）］、非联苯四唑类［伊普沙坦（Eprosartan），替米沙坦（Telmisartan）］，非杂环类［缬沙坦（Valsartan）］。

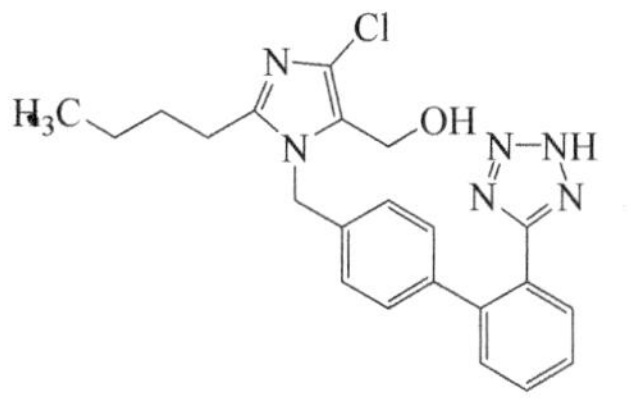

氯沙坦 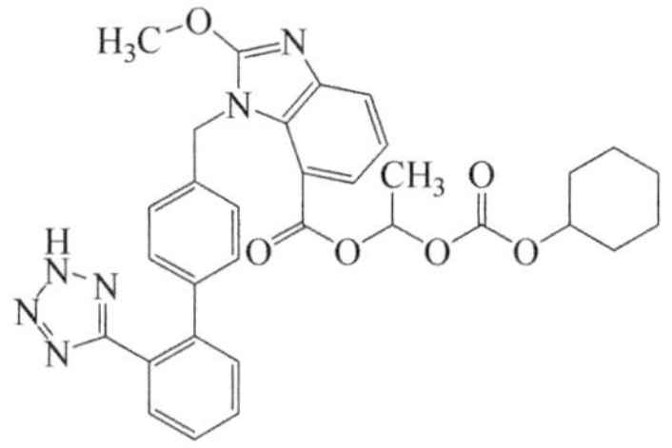 坎地沙坦酯 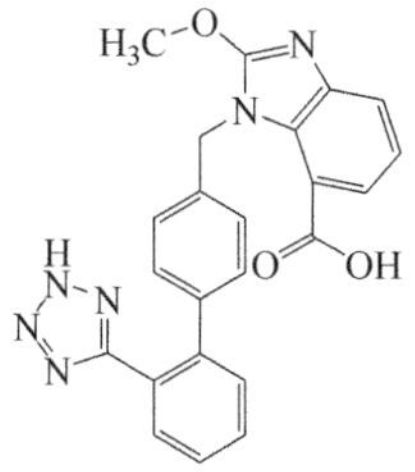 坎地沙坦

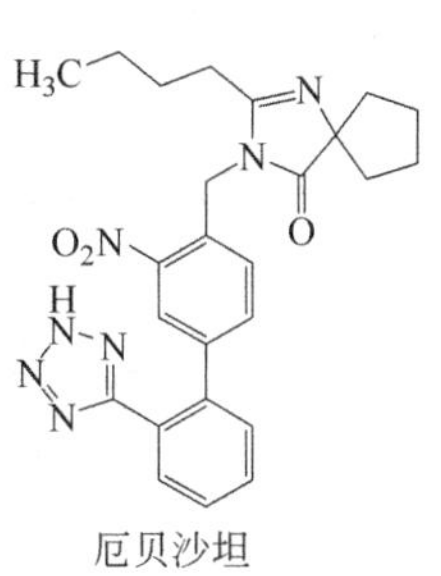

厄贝沙坦 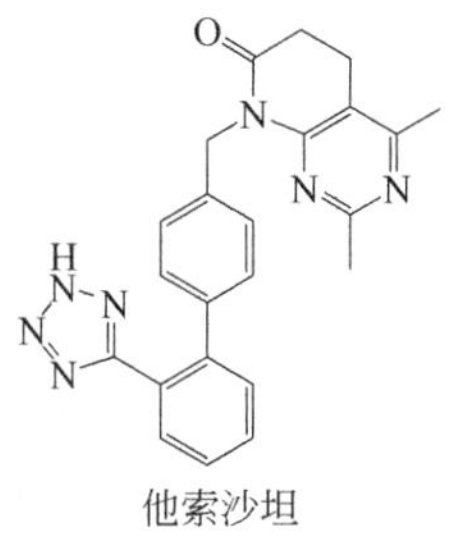 他索沙坦 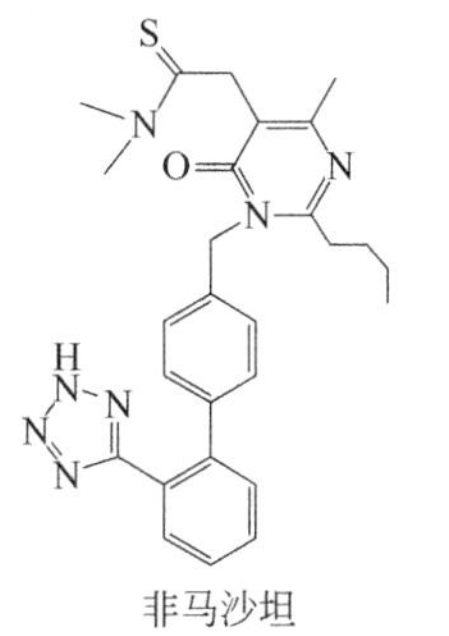 非马沙坦

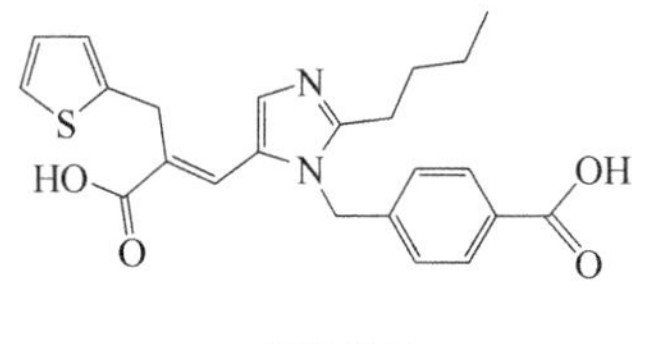

伊普沙坦 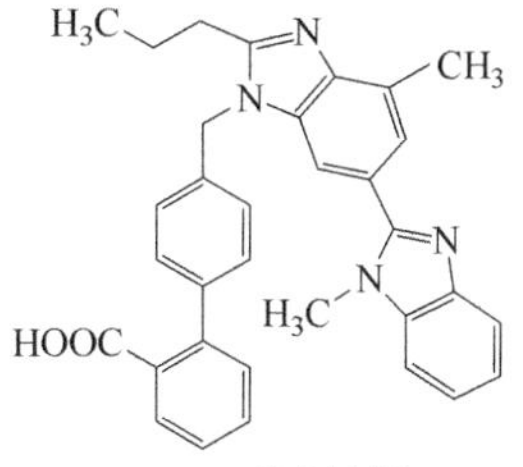 替米沙坦 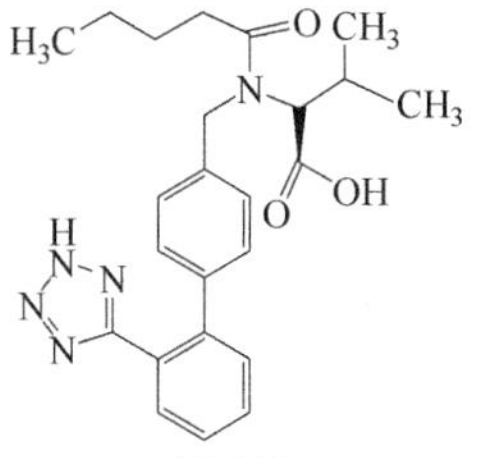 缬沙坦

最新发现将缬沙坦与脑啡肽酶抑制剂沙库比曲混合可制成一种能抑制血管紧张素Ⅱ和脑啡肽酶的双重抑制剂沙库比曲缬沙坦片（LC696），此药降压效果明显，且可以减轻心力衰

竭和心肌病症状。

另外，近些年来上市的阿齐沙坦酯是一种前体药物，在胃肠道吸收期间被水解为阿齐沙坦。阿齐沙坦作为新一代的血管紧缩素Ⅱ受体抑制剂，与血管紧张素转化酶抑制剂（ACEI）类降压药物相比，单独或联合用药均具有平稳降压、不会引起干咳的优点，具有平稳持久降血压作用。阿齐沙坦还能通过部分激活过氧化物酶体增殖物激活受体-γ（PPAR-γ）而对糖尿病患者产生潜在的保护作用，相关临床试验结果表明，其临床效果要优于现在临床广泛使用的奥美沙坦酯和缬沙坦。

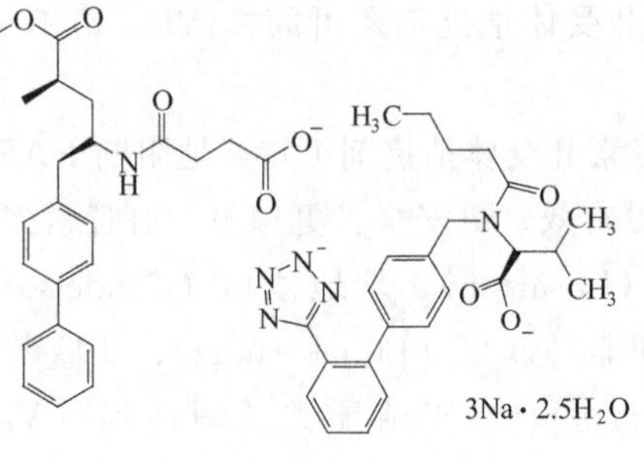

LC696 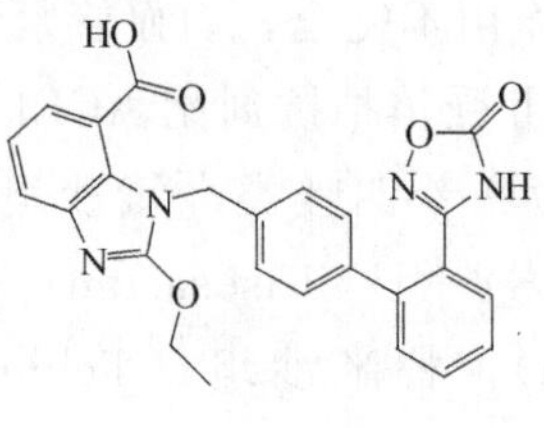　　　　　　　　　阿齐沙坦 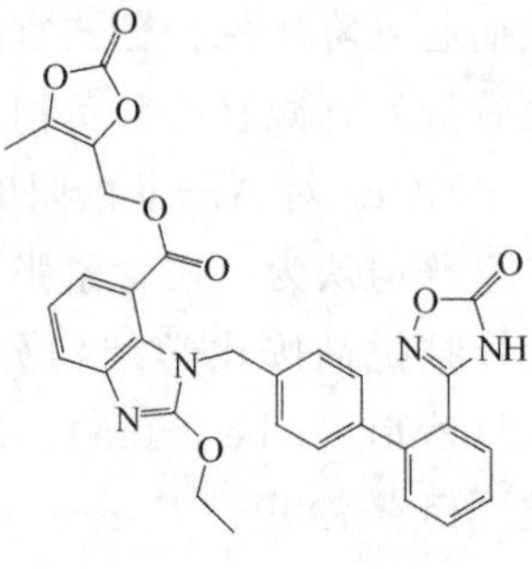　　　　　　阿齐沙坦酯

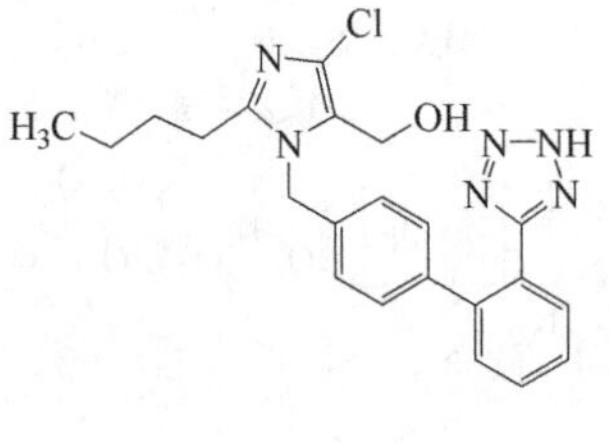

[通用名] 氯沙坦；Losartan。

[化学名] （2-丁基-4-氯-1-[[2′-(1H-四唑-5-基)联苯-4-基]甲基]-1H-咪唑-5-基）甲醇。

[CAS 号] 124750-92-1。

[理化性质] 氯沙坦为淡黄色结晶。Mp. 183.5～184.5℃，为中等强度的酸，其 pK_a 为 5～6，能与钾离子成盐。

[合成] 氯沙坦的制备有多种方法，常见的合成方法为：2-丁基-4-氯-5-羟甲基咪唑和甲醇钠的甲醇溶液搅拌反应，生成的钠盐再和 4′-溴甲基-2-氰基联苯在二甲基甲酰胺中搅拌，得到的化合物经醚化，再和叠氮钠在含氯化铵的二甲基甲酰胺中反应，经酸性水解得到氯沙坦。或将 2-丁基-5-氯-1H-咪唑-4-甲醛与 N-(三苯基甲基)-5-[(4′-溴甲基)-联苯基-2-]四氮唑经 N-烷基化反应、还原反应、脱三苯甲基最终得到目的产物氯沙坦。

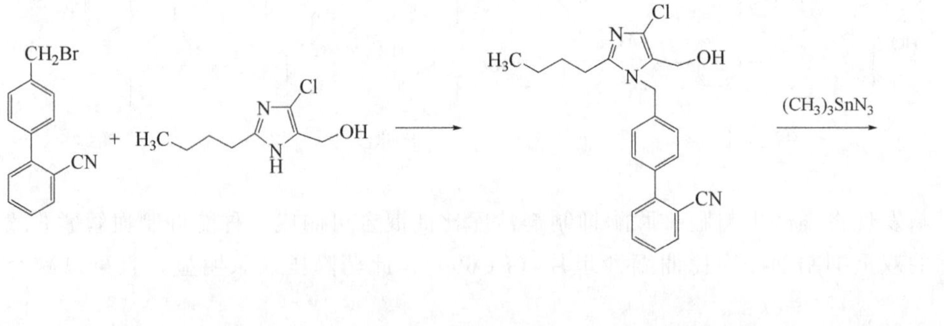

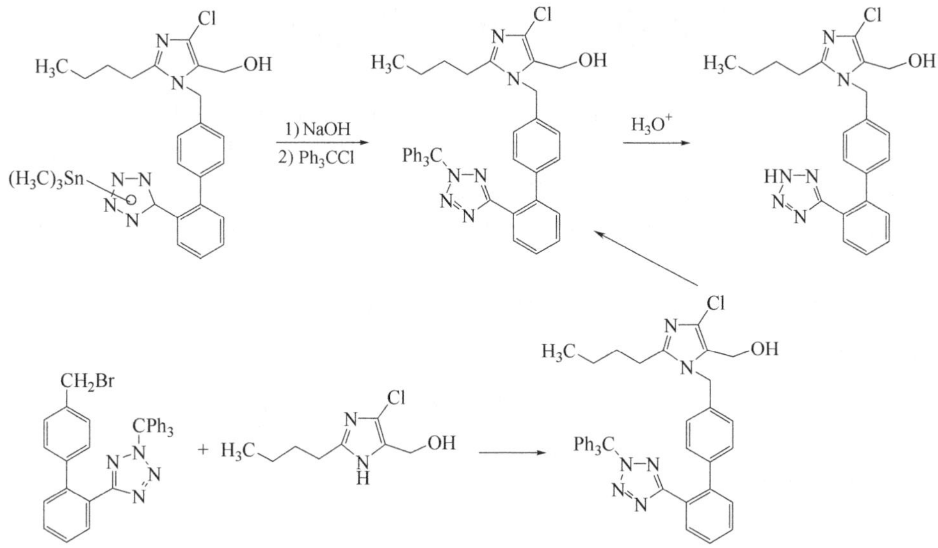

[代谢] 氯沙坦口服吸收良好，经首过代谢后形成羧酸型活性代谢物及其他无活性代谢物；生物利用度约为 33%。氯沙坦及其代谢产物经胆汁和尿液排泄。

[药理及临床作用] 氯沙坦能特异性地拮抗血管紧张素ⅡAT1受体。本品可阻断循环和局部组织中血管紧张素Ⅱ所致的动脉血管收缩、交感神经兴奋和压力感受器敏感性增加等效应，强力和持续性降低血压，使收缩压和舒张压下降；也可减轻左心室肥厚，抑制心肌细胞增生，延迟或逆转心肌重构，改善左室功能。对血糖、血脂代谢无不利影响。同时还具有改善肾血流量，减轻肾血管阻力，选择性扩张小动脉血管，降低肾小球内压力，降低蛋白尿，增加肾血流量和肾小球滤过率，保护肾脏而延缓慢性肾功能不全的过程，特别对糖尿病肾病的恶化有逆转作用。

氯沙坦为第一个上市的血管紧张素Ⅱ受体拮抗剂。广泛用于不能耐受由 ACEI 所致干咳的高血压患者，尤其适用于原发性高血压和高肾素型高血压的治疗；对伴有糖尿病、肾病和慢性心功能不全患者有良好疗效；与利尿药、钙通道阻滞药合用，可增强降压效果。

[不良反应] 本药除不引起咳嗽及血管神经性水肿外，其余不良反应与 ACEI 相似。

4. 肾素抑制剂

约 20 年前曾有过肾素抑制剂的研究，但因其作用过程短、生物利用度差、富含钠的个体降压效果降低，故美国及欧洲的药物生产厂家已终止肾素抑制剂的临床试验。肾素抑制剂的代表药物有依那克林（Enalkiren）、雷米克林（Remikiren）。

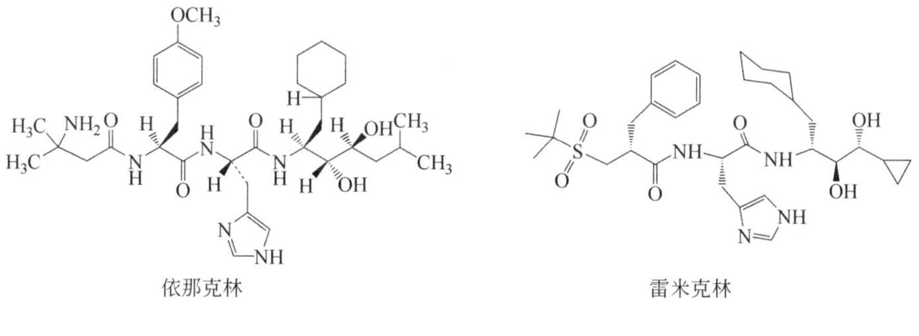

依那克林　　　　雷米克林

第四节　抗心律失常药

心律失常是心动规律和频率异常，此时心房心室正常激活和运动顺序发生障碍。心律失常分为心动过速和心动过缓型两种，心动过缓常用阿托品或异丙肾上腺素治疗。通常抗心律失常药特指用于治疗心动过速型心律失常的药物。

抗心律失常药物按其药理作用机制分为四类：Ⅰ类，钠通道阻滞剂；Ⅱ类，β受体阻断剂，能竞争性与β-肾上腺素受体结合，拮抗肾上腺素或β-激动剂效应；Ⅲ类，延长动作电位时程的药物，通常认为该类药物的作用与钾通道阻滞有关；Ⅳ类，钙通道阻滞剂。其分类及作用机制见表7-2。

表 7-2　抗心律失常药物的分类及作用机制

分类		代表药物	作用机制
Ⅰ　钠通道阻滞剂	Ⅰ A	奎尼丁（Quinidine），普鲁卡因胺（Procainamide）	阻止钠离子内流
	Ⅰ B	利多卡因（Lidocaine），美西律（Mexiletine）	轻度阻滞钠通道，提高颤动阈值
	Ⅰ C	氟卡尼（Flecainide），普罗帕酮（Propafenone）	延缓传导
Ⅱ　β受体阻断剂		普萘洛尔（Propranolol）	抑制交感神经活性
Ⅲ　钾通道阻滞剂		胺碘酮（Amiodarone），溴苄胺（bretylium）	抑制钾离子外流，延长动作电位时程
Ⅳ　钙通道阻滞剂		维拉帕米（Verapamil），地尔硫䓬（Diltiazem）	抑制钙内流而降低心脏舒张期自动去极化速率而使窦房结冲动减慢

一、Ⅰ_A 类抗心律失常药

钠通道阻滞剂是一类能抑制 Na^+ 内流，从而抑制心肌细胞动作电位振幅及超射振幅，减慢传导，延长有效不应期的药物，具有良好的抗心律失常作用。

奎尼丁（Quinidine）是此类药物中最早被发现并应用于临床的药物，用于治疗阵发性心动过速、心房颤动和早搏的药物。临床上使用的Ⅰ_A类还有局麻药的普鲁卡因（Procaine）及普鲁卡因胺（Procainamide）、丙吡胺（Disopyramide）和西苯唑啉（Cibenzoline）。吡美诺（Pirmenol）为近年来开发的较好的Ⅰ_A类抗心律失常药，能减慢心房、心室肌和特殊传导系统的传导速度，延长心房和心室复极，可口服或注射给药，吸收完全，抗心律失常谱宽，安全范围大，不良反应少。

奎尼丁　　　　　双氢奎尼丁　　　　　丙吡胺

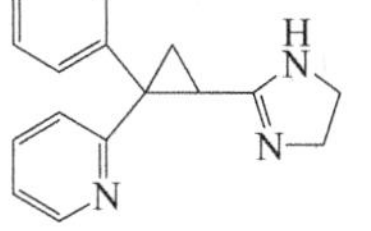

西苯唑啉 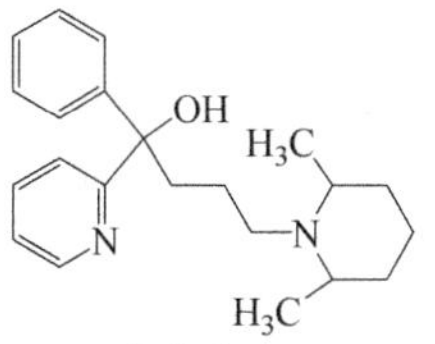　　　　　　　　吡美诺

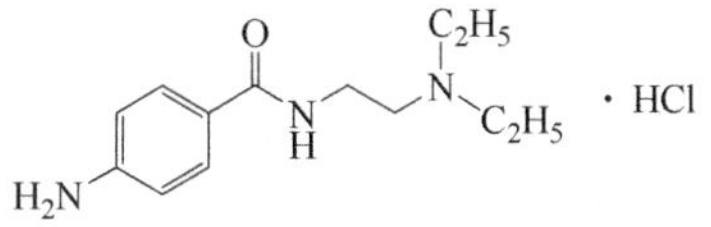

[通用名] 盐酸普鲁卡因胺；Procainamide Hydrochloridum。

[化学名] 4-氨基-N-[2-(二乙胺)乙基]苯甲酰胺盐酸盐。

[CAS 号] 614-39-1。

[理化性质] 普鲁卡因胺为白色或淡黄色无臭结晶性粉末，易吸潮，易溶于水、稀酸溶液、稀碱溶液，溶于乙醇、丙二醇，略溶于氯仿、丙酮，不溶于乙醚。Mp.165～169℃。

[合成] 对硝基苯甲酰氯与二乙氨基乙胺缩合，得到对硝基-N-(2-二乙氨乙基)-苯甲酰胺（硝基卡因胺），再经催化氢化得到普鲁卡因胺，然后用盐酸成盐。

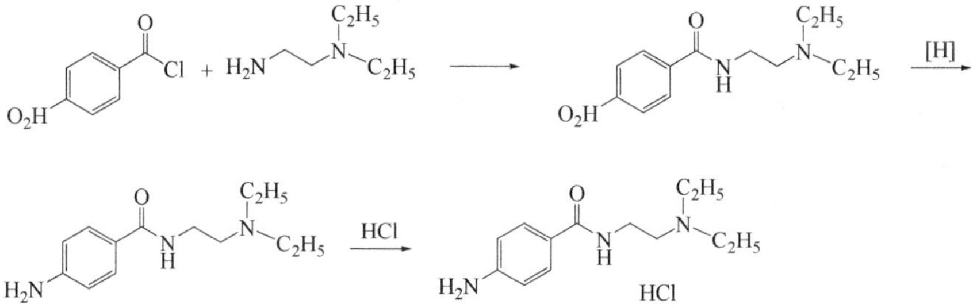

[代谢] 口服后吸收较快而完全，广泛分布于全身，75％集中在血液丰富的组织内。约25％经肝脏代谢成有药理活性的代谢产物 N-乙酰普鲁卡因胺。

[药理及临床作用] 普鲁卡因胺为 I_A 类抗心律失常药物，对心脏自律性、传导性、兴奋性及膜反应作用类似于奎尼丁且作用较弱。本品可抑制心肌细胞 Na^+ 内流，使动作电位 0 相上升速率和振幅降低，时程延长，传导减慢。用于治疗阵发性心动过速、频发早搏、心房颤动和心房扑动、快速型室性和房性心律失常。

[不良反应] ①大剂量口服出现恶心、呕吐、腹泻等胃肠道反应。②长期用药可导致系统性红斑狼疮样综合征，患者出现抗 DNA 抗体阳性，用量过大还能导致血液中白细胞减少。③偶见神经、肝、肾、肌肉等系统障碍。

二、I_B 类抗心律失常药

I_B 类抗心律失常药物轻度阻滞 Na^+ 通道，略减慢传导速率。常见 I_B 类抗心律失常药物主要有利多卡因（Lidocaine）、美西律（Meixletine）、妥卡胺（Tocainide）和苯妥英（Phenytoin）。前三种药物既是钠通道阻滞剂，也是局部麻醉药。临床上可以治疗各种室性心律失常。这种治疗作用的二重性是由其作用机制相似、作用部位不同所形成的。利多卡因是一个安全有效的药物，口服后很快被肝脏破坏，故一般经静脉给药。

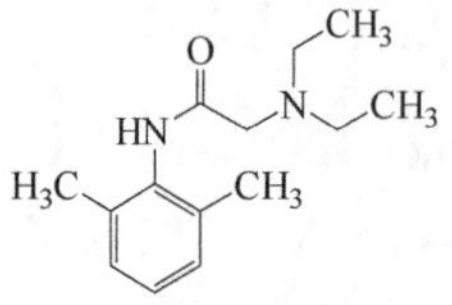

利多卡因 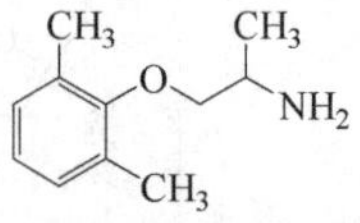　　　　　美西律 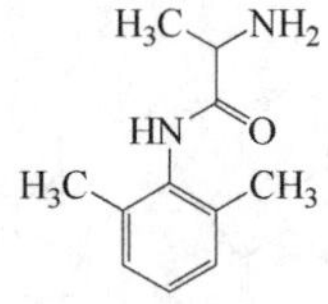　　　　　妥卡胺 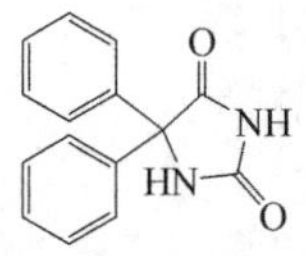　　　　　苯妥英

妥卡胺可以口服用于治疗室性早搏，优点是无明显负性肌力作用，致心律失常作用小，也比较安全，容易被肝脏代谢破坏。苯妥英能抑制洋地黄中毒时所出现的触发活动，并可改善洋地黄中毒时伴发的传导阻滞，故成为洋地黄中毒而致心律失常的首选药物。美西律的化学结构与利多卡因类似，抗心律失常的作用和局部麻醉作用与利多卡因相同。主要用于急慢性心律失常，如室慢早搏、室性心动过速、心室纤颤及洋地黄中毒引起的心律失常。

三、I_C类抗心律失常药

I_C类抗心律失常药物具有强大的钠通道抑制能力，对心肌的自律性和传导性有强抑制作用，明显延长有效不应期，对冲动形成、传导异常和早搏也有作用，但该类药物也具有强大致心律失常作用和对心肌收缩的抑制，甚至导致罕见的室性心动过速或纤维性颤动，因此常在其他药物无效时使用。其常见药物有氟卡尼（Flecainide）、恩卡尼（Encainide）、普罗帕酮（Propafenone）、劳卡尼（Lorcainide）、英地卡尼（Indecainide）、吡西卡尼（Pitsicainide）和莫雷西嗪（Moricizine）等。其中吡西卡尼对心房颤动有重要的治疗作用，可促进心房颤动复律，减少阵发性心房颤动的发作。莫雷西嗪（Moricizine）也是一种新的抗心律失常药物，化学结构与冠脉扩张剂氯吩嗪相似，也有中度扩张作用和解痉作用等。兼有 I_B 和 I_C 类抗心律失常的特性。用于治疗房性和室性早搏、阵发性心动过速、心房颤动或扑动。

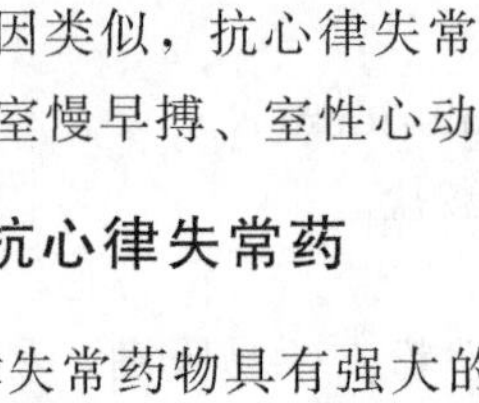

氟卡尼 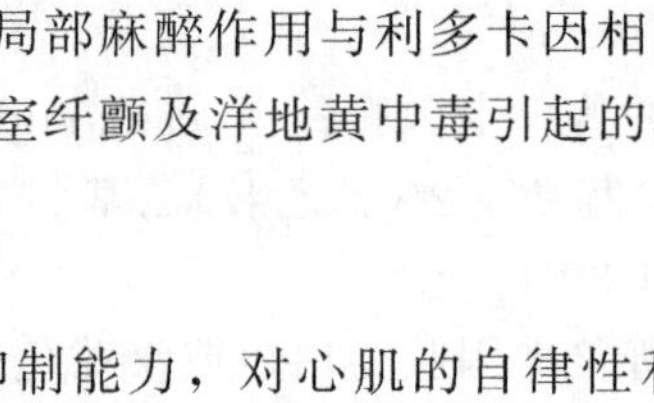　　　　　　　　　　　　　　恩卡尼

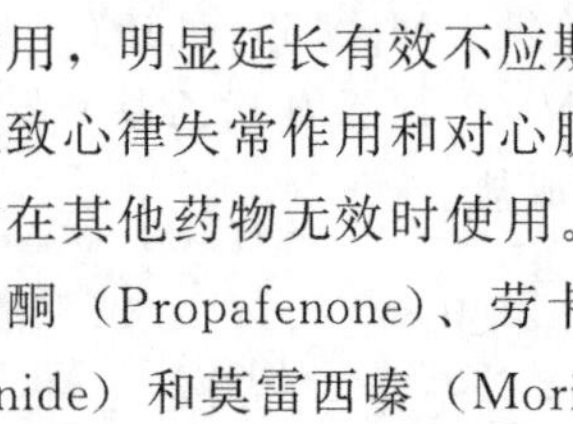

劳卡尼 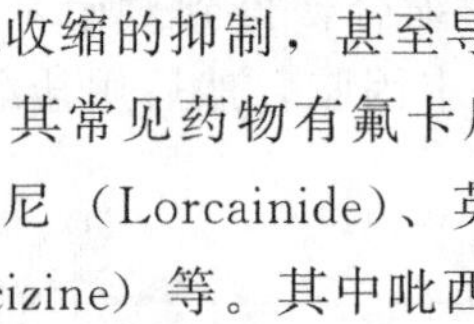　　　　英地卡尼 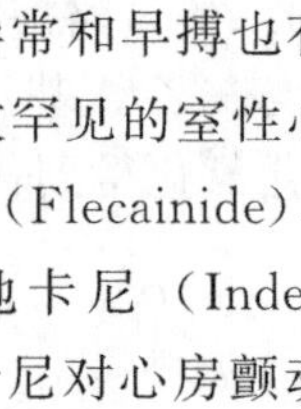　　　　吡西卡尼 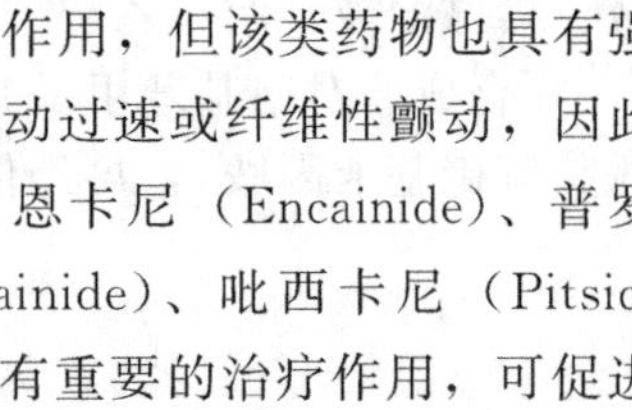　　　　莫雷西嗪

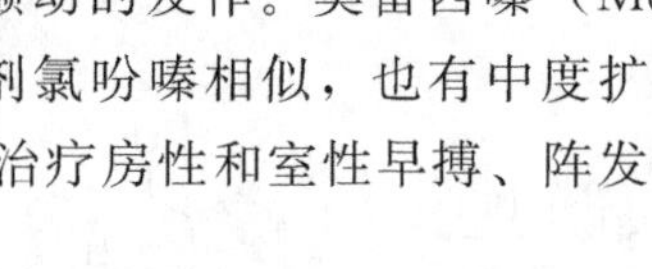

[通用名] 盐酸普罗帕酮；Propafenone Hydrochloride。

[化学名] 3-苯基-1-[2-[3-(丙氨基)-2-羟基丙氧基]苯基]-1-丙酮盐酸盐。

［CAS 号］34183-22-7。

［理化性质］盐酸普罗帕酮为白色结晶性粉末，无臭，味苦。Mp. 171～174℃。溶于乙醇、四氯化碳和热水，略溶于冷水，不溶于乙醚。

［合成］普罗帕酮的合成是以苯甲酸乙酯为起始原料，再三氯化铝重排，经与苯甲醛缩合反应，催化氢化将其分子中双键还原，再与环氧氯丙烷醚化，最后与丙胺反应得到。

［代谢］主要经肝脏代谢，其代谢产物 5-羟基-丙胺基普罗帕酮具有药理活性。约 1% 以原药经肾排出，90% 以氧化代谢物经肠道及肾脏清除。

［药理及临床作用］本品属于 Ic 类抗心律失常药。主要是抑制快钠离子内流，减慢收缩除极速率，使传导速率减低，轻度延长动作电位及有效不应期，可提高心肌兴奋阈，降低心肌细胞的自发兴奋性，阻断折返通路，消除折返激动。此外，还具有较弱的 β 受体阻断作用和钙通道阻滞作用。临床上用于治疗室性、室上性异位动搏动，室性以及室上性心动过速，预激综合征等。

［不良反应］①胃肠道反应。食欲减退、恶心、呕吐及便秘、消化不良或腹部不适，也可产生口干、舌唇麻木、味觉障碍。减药或停药可消失。②神经系统反应。头晕、目眩、头痛、嗜睡等。减药或停药可消失。③心血管系统反应。严重时会出现心动过缓、心脏停搏及传导阻滞，尤其对于原有窦房结或房室结功能障者。发生上述症状时应停药并静脉注射阿托品或异丙肾上腺素，必要时起搏治疗。④皮肤偶尔发生痤疮、皮疹或荨麻疹。

四、钾通道阻断剂

钾通道阻断剂属于Ⅲ类抗心律失常药物，它可阻滞存在于心肌细胞上的钾通道，使 K^+ 外流速率减慢，延长动作电位时程，使心律失常消失，恢复窦性心律。临床上使用的药物有胺碘酮（Amiodarone）、溴苄铵（Bretylium Tosylate）、氯非铵（Clofilium）、索他洛尔（Sotalol）、N-乙酰普鲁卡因胺（N-Acetyl Procainamide）和决奈达隆（Dronedarone）等。其中决奈达隆是在胺碘酮的基础上发展而来，疗效虽然不如胺碘酮，但不良反应及耐受性明显好于胺碘酮，无甲状腺毒性、肺毒性和眼毒性，致心律失常的可能性也很低，因而欧美国家均推荐使用决奈达隆代替胺碘酮用于心房颤动的治疗。维纳卡兰（Vernakalant）是近些年来发现的新型抗心律失常药，其能选择性心房钠/钾离子通道双重阻滞，欧盟批准该药用于新近发生房颤的成年患者的复律治疗，该药是市场上第一个靶点为心房选择性的房颤治疗药物。

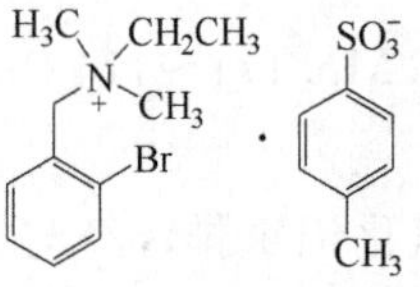

溴苄铵 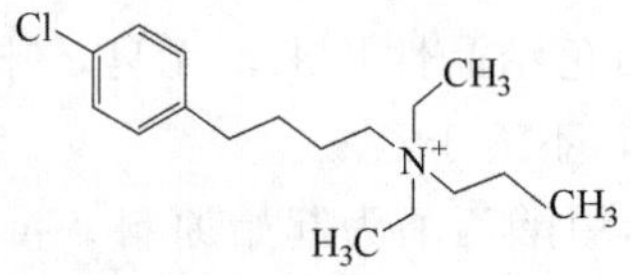　　　　　　　氯非铵 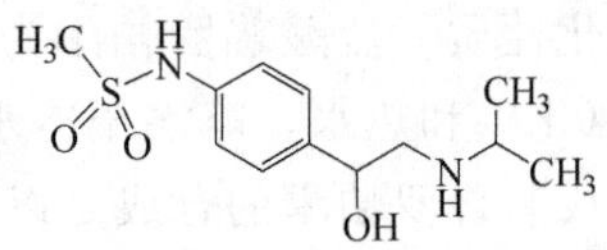　　　　　　　索他洛尔

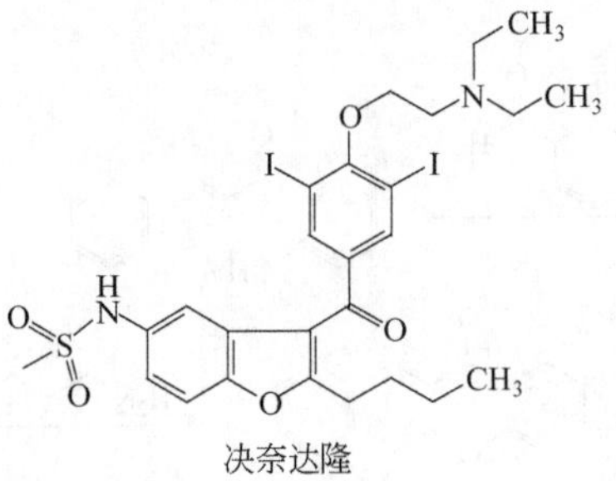

决奈达隆 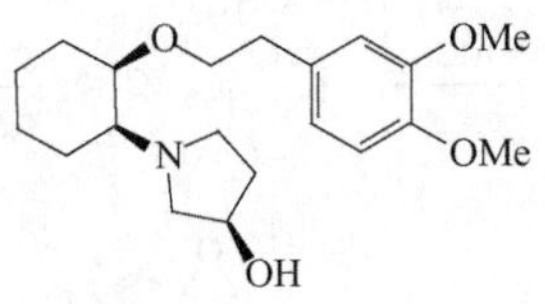　　　　　　　维纳卡兰

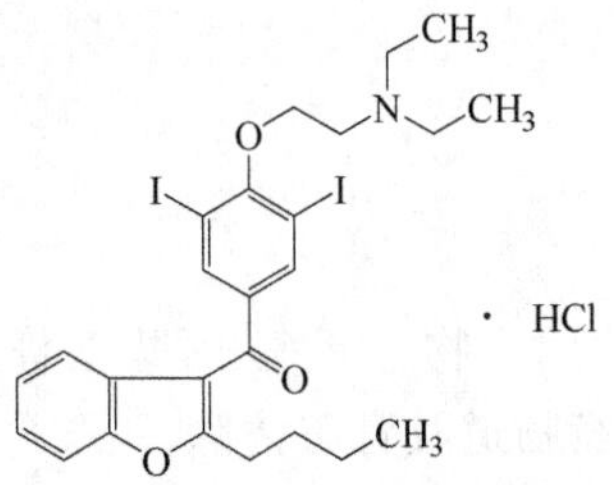

· HCl

［通用名］盐酸胺碘酮；Amiodarone Hydrochloride。

［化学名］(2-丁基-3-苯并呋喃基)［4-［2-(二乙氨基)乙氧基］-3,5-二碘苯基］甲酮盐酸盐。

［CAS 号］19774-82-4。

［理化性质］胺碘酮为类白色或淡黄色结晶粉末，无臭无味。易溶于氯仿、甲醇，溶于乙醇，微溶于丙酮、四氯化碳、乙醚，几乎不溶于水，pK$_a$ 6.56（25℃）。Mp.156～158℃。

［合成］胺碘酮的合成是以苯并呋喃为起始原料，与丙酸酐进行酰化反应，经黄鸣龙反应将酮羰基还原成亚甲基，再进行傅克酰基化反应在苯并呋喃的 2 位上引入对甲氧基苯甲酰基，利用其甲氧基对苯核活化作用，在 3、5 位引入碘，最后经氧烃化反应得胺碘酮。

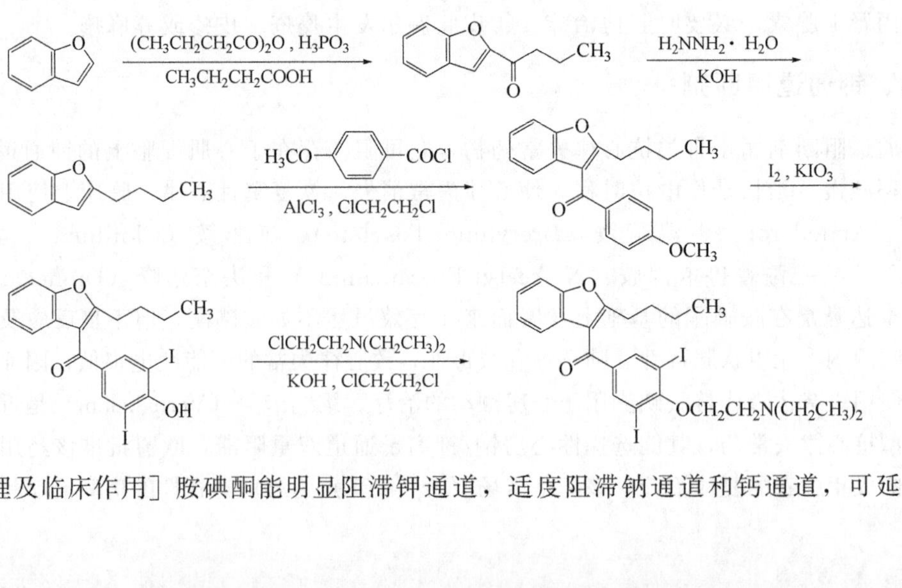

［药理及临床作用］胺碘酮能明显阻滞钾通道，适度阻滞钠通道和钙通道，可延长动作

电位时程（APD）和有效不应期（ERP），从而降低窦房结和普肯耶纤维的自律性，减慢房室结和普肯耶纤维的传导速率。还可非竞争性阻断 α、β 受体，扩张冠状动脉和周围血管，增加冠状动脉血流量，降低外周血管阻力，有一定的保护缺血心肌的作用。

在 20 世纪 60 年代期间，临床上主要是用于治疗心绞痛，后来发现它不仅对钾通道有阻滞作用，对钠、钙通道也有一定阻滞作用，而且对 α、β 受体也有非竞争性阻滞作用。直到 20 世纪 70 年代才作为抗心律失常药正式用于临床，并发现该药具有广谱抗心律失常作用，可用于其他药物治疗无效的严重心律失常。

[不良反应] 可致窦性心动过缓、房室传导阻滞等。偶见甲状腺功能亢进或低下及肝坏死。对碘过敏、甲状腺功能异常、心动过缓、房室传导阻滞者禁用。

习 题

一、选择题

1. 不容易引起动脉粥状硬化的物质是（　　）。
   A. 胆固醇　　　　　B. 甘油三酯　　　　　C. 低密度脂蛋白
   D. 极低密度脂蛋白　E. 高密度脂蛋白

2. 可乐定（　　）。
   A. 是 α_1 受体激动剂　B. 是 β_1 受体激动剂　C. 是 β_1 受体拮抗剂
   D. 是降压药　　　　　　E. 对 α_1、β_1 都有拮抗作用

3. 卡托普利的作用靶点为（　　）。
   A. 血管紧张素受体　B. 血管紧张素转化酶　C. 缓激肽
   D. 肾素　　　　　　E. 中枢神经

4. 非选择性 β 受体阻滞剂普萘洛尔的化学名是（　　）。
   A. 1-异丙氨基-3-[对-(2-甲氧基乙基)苯氧基]-2-丙醇
   B. 1-(2,6-二甲基苯氧基)-2-丙胺
   C. 1-异丙氨基-3-(1-萘氧基)-2-丙醇
   D. 1,2,3-丙三醇三硝酸酯
   E. 2,2-二甲基-5-(2,5-二甲苯基氧基)戊酸

5. 高血脂的人最容易患的疾病是（　　）。
   A. 高血压　　　B. 高血糖　　　C. 动脉粥状硬化
   D. 心绞痛　　　E. 心律不齐

6. 洛伐他汀主要用于（　　）。
   A. 治疗心律不齐　　B. 抗高血压　　C. 降低血中甘油三酯含量
   D. 降低血中胆固醇含量　E. 治疗心绞痛

7. 下列不属于高血压药物的是（　　）。
   A. 卡托普利　　B. 洛伐他汀　　C. 依那普利
   D. 氯沙坦　　　E. 利血平

8. 从结构类型看，洛伐他汀属于（　　）。
   A. 烟酸类　　　　　B. 二氢吡啶类　　　C. 苯氧乙酸类
   D. 羟甲戊二酰辅酶 A 还原酶抑制剂

9. 下列叙述中与异山梨醇酯不符的是（　　）。
   A. 又名消心痛、消异梨醇

B. 白色结晶性粉末

C. 可发生重氮偶合反应

D. 经 HNO_3 破坏后，再于硫酸亚铁反应，接界面显棕红色

E. 常用于预防和治疗冠心病、心绞痛

10. 下列不属于钙通道阻滞剂的抗心绞痛药的是（　　）。

A. 硝酸甘油　　　　　　B. 硝苯地平　　　　　　C. 维拉帕米

D. 地尔硫草　　　　　　E. 氟桂嗪

11. 地尔硫草的母核是（　　）。

A. 1,5-二苯并硫氮草　　　　　　　　　　B. 1,4-二苯并硫氮草

C. 1,5-苯并硫氮草　　　　　　　　　　　D. 1,4-苯并硫氮草

E. 1,5-苯并二氮草

12. 下列属于作用于中枢神经系统的抗高血压药物是（　　）；ACE 抑制剂是（　　）；血管紧张素Ⅱ受体拮抗剂是（　　）；肾素抑制剂是（　　）；钾通道开放剂（　　）。

A. 伊那克林　　　　　　B. 厄贝沙坦　　　　　　C. 盐酸可乐定

D. 吡那地尔　　　　　　E. 卡托普利

13. 第一个上市的血管紧张素Ⅱ受体拮抗剂是（　　）。

A. 氯沙坦　　　　　　　B. 厄贝沙坦　　　　　　C. 坎地沙坦

D. 他索沙坦　　　　　　E. 缬沙坦

14. 下列不属于抗心律失常药类的是（　　）。

A. 钠通道阻滞剂　　　　B. β受体阻断剂　　　　C. 钾通道阻滞

D. 钙通道阻滞剂　　　　E. α受体阻断剂

15. 下列不属于抗心律失常药的是（　　）。

A. 美西律　　　　　　　B. 胺碘酮　　　　　　　C. 普鲁卡因胺

D. 奎宁　　　　　　　　E. 苯妥英

16. 下列哪种离子不是常见的离子通道？（　　）

A. 钠离子　　　　　　　B. 钾离子　　　　　　　C. 钙离子

D. 氯离子　　　　　　　E. 碘离子

17. 洋地黄中毒而致心律不齐的首选药物是（　　）。

A. 美西律　　　　　　　B. 苯妥英　　　　　　　C. 奎尼丁

D. 胺碘酮　　　　　　　E. 普罗帕酮

二、简单题

1. 心血管系统药物按照治疗用途分为哪几类？

2. 属于钙离子拮抗剂的抗心绞痛药物可以分为几类？每类请写出一种典型药物名称。

3. 写出抗心绞痛药物中硝酸及亚硝酸脂类药物的作用机理。

4. 写出硝苯地平的合成路线。

5. 写出氯沙坦的合成工艺。

6. 写出吉非罗齐的代谢产物名称和结构。

7. 写出苯氧乙酸类降血脂药的构效关系。

8. 离子通道有哪几种？本章心血管药物中学习了哪几种离子通道？各种离子通道分别主要用于治疗什么疾病？举出相应药物（一例）。

三、填空题

1. 硝苯地平遇到_____和_____易降解发生氧化还原反应，生成_____和

_____衍生物。

2. 钙通道阻滞剂能选择性地阻滞_____经细胞膜上的钙通道进入细胞内，减少细胞内的浓度，从而_____血管，_____痉挛，同时_____心肌收缩力和心率，_____心肌需氧量，适用于各型心绞痛。

习题答案（部分）

一、选择题

1. E；2. D；3. B；4. C；5. C；6. D；7. B；8. D；9. C；10. A；11. C；12. CEBAD；13. A；14. E；15. D；16. E；17. B

三、填空题

1. 光照，氧化剂，硝基苯吡啶，亚硝基苯吡啶；

2. Ca^{2+}，扩张，解除，减弱，降低

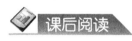 课后阅读

伟哥：一项误打误撞的最伟大发明

1985 年，美国的科学家们一心想弄一种治疗心血管疾病的药，因为美国人太爱吃汉堡薯条，对心血管不好。美国的医学和哲学双料博士穆拉德通过研究发现，一氧化氮能促使心血管扩张，此后他们进行了 5 年的研究，在 1990 年制成一种名为 UK-92480 的新药，用来治疗心绞痛。他们希望这种药物能释放一氧化氮舒张心血管平滑肌，达到扩张血管缓解心血管疾病的目的。遗憾的是它作为治疗作用主要使命的实验失败了，心血管疾病的治疗不理想。

意想不到的是，在进行志愿者药物测试的阶段中，那些临床测试者非常喜欢这款药物，有些人还偷偷把药藏起来，不还给研究员。研究员也不是省油的灯，他们一追查，发现这款药物能改善人们的性生活，后来他们干脆转移了研究方向，把这款药做成现在这个样子。1996 年，辉瑞公司将这款新药命名为"Viagra"，并申请了专利。在中国，人们根据其英文名读音，将其形象地翻译为"伟哥"。于是，和治疗心绞痛毫不相关的"伟哥"就这么诞生了，而同时，它对心血管的影响就变成它的副作用了，真是失之东隅收之桑榆。

在 1998 年得到美国食品药监局的 FDA 批准后，Viagra 成了全球第一种治疗 ED（Erectile Dysfunction 勃起功能障碍）的口服药，销量一发不可收拾。这可以说是制药史上的一段佳话，并被誉为是 20 世纪留给 21 世纪最有价值、最激动人心的遗产。

高贵的科学血统，生动的身世故事，确实相当好的药效，再加上前所未有的宣传力度，迅速造就了"伟哥"的神话。不仅在全世界拥有大量拥趸，还为全球药业指出了新"路子"，激励着众多医药研究者寻找研发类"伟哥"药物。

第八章
合成抗菌药

<<<<<<<<

抗菌药是指能够抑制或杀灭病原性微生物的药物，包括细菌、螺旋体、衣原体、支原体、立克次体、真菌、病毒等，其主要用于预防和治疗细菌性感染，也可用于寄生虫感染。抗菌药包括人工合成抗菌药和抗生素。

合成抗菌药按其作用不同，可分为作用于一般细菌的合成抗菌药、抗结核药及抗真菌药。

第一节　作用于一般细菌的合成抗菌药

此类药物按照化学结构分类，主要分为磺胺类抗菌药、喹诺酮类抗菌药和其他合成抗菌药。

一、磺胺类抗菌药

磺胺类抗菌药（Sulfonamides，Sulfa Drugs）具有对氨基苯磺酰胺母核，是一类生产量大、品种繁多的合成抗菌药。磺胺类抗菌药的发现开创了用化学药物治疗感染疾病的新纪元、建立了抗代谢学说。磺胺类抗菌药主要作用是抑制细菌繁殖，一般无杀菌作用，抗菌谱较广，对大多数革兰氏阳性菌和阴性菌都有良好的抑制作用，在临床上可用于治疗流行性脑炎、脊髓膜炎、上呼吸道感染、泌尿系统感染及肠道等其他细菌性感染。

磺胺类药物一般以对氨基苯磺酰胺为母体进行命名，磺酰胺基氮上的取代物和芳胺氮上的取代物分别称为 N^1 和 N^4 取代物。

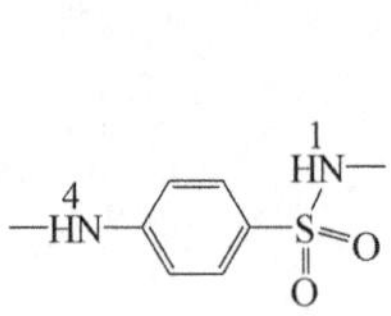

1. 磺胺类抗菌药的发展和分类

磺胺类药物的发展始于 20 世纪初，1932 年在研究偶氮染料的抗菌作用时，制得的一个红色染料——百浪多息（Prontosil），为合成抗菌药的发展奠定了基础；1935 年合成了第一个磺胺类药物——对氨基苯磺酰胺（Sulfanilamide，SN）。此后的十年，总共合成了 5500 多种磺胺类化合物，并有二十余种应用于临床。

百浪多息

对氨基苯磺酰胺

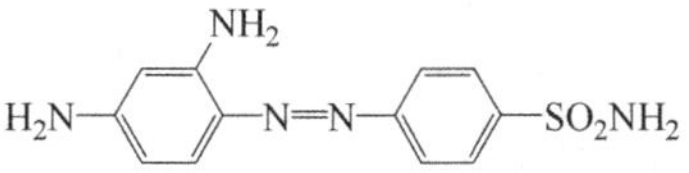

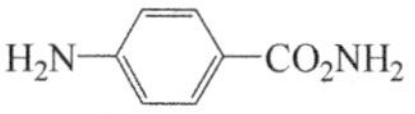

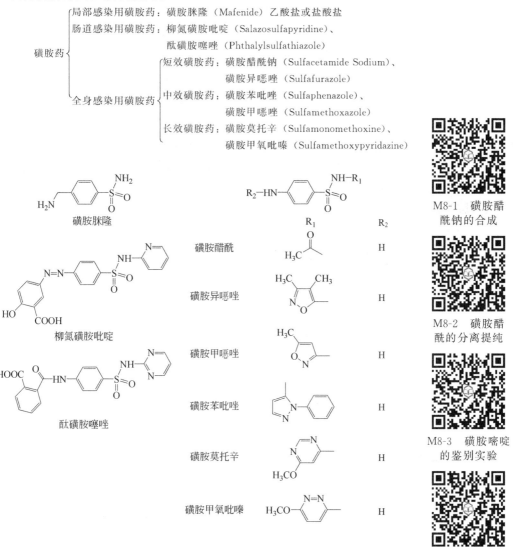

根据临床用途，磺胺类抗菌药可以分为三大类，分别是局部感染用磺胺药、肠道感染用磺胺药和全身感染用磺胺药。全身感染用磺胺药根据药物在体内半衰期又可分为短效磺胺药、中效磺胺药及长效磺胺药。

- 磺胺药
  - 局部感染用磺胺药：磺胺脒隆（Mafenide）乙酸盐或盐酸盐
  - 肠道感染用磺胺药：柳氮磺胺吡啶（Salazosulfapyridine）、酞磺胺噻唑（Phthalylsulfathiazole）
  - 全身感染用磺胺药
    - 短效磺胺药：磺胺醋酰钠（Sulfacetamide Sodium）、磺胺异噁唑（Sulfafurazole）
    - 中效磺胺药：磺胺苯吡唑（Sulfaphenazole）、磺胺甲噁唑（Sulfamethoxazole）
    - 长效磺胺药：磺胺莫托辛（Sulfamonomethoxine）、磺胺甲氧吡嗪（Sulfamethoxypyridazine）

磺胺脒隆

	R_1	R_2
磺胺醋酰		H
磺胺异噁唑		H
磺胺甲噁唑		H
磺胺苯吡唑		H
磺胺莫托辛		H
磺胺甲氧吡嗪		H

柳氮磺胺吡啶

酞磺胺噻唑

M8-1 磺胺醋酰钠的合成

M8-2 磺胺醋酰的分离提纯

M8-3 磺胺嘧啶的鉴别实验

M8-4 pH 值对磺胺嘧啶溶解度的影响

2. 磺胺类抗菌药的作用机制

关于磺胺类药物作用机制的学说很多，其中以 Wood-Fields 提出的抗代谢学说为大家所公认，即磺胺类药物能与细菌生长所必需的对氨基苯甲酸（PABA）产生竞争性拮抗，干扰了细菌的正常生长繁殖，从而达到抑菌作用。PABA 是细菌合成叶酸的重要原料，通过对磺胺类药物抑菌机制的深入研究，发现由于磺胺类药物分子大小与电荷分布同 PABA 极为相似，可以参与叶酸的生物合成，占据结构中的 PABA 位置，生成无功能的伪叶酸，并最终通过影响嘧啶核苷酸和嘌呤的合成，干扰 DNA、RNA 及蛋白质的合成。

叶酸对于机体的作用及其生物合成途径的阐明，为磺胺类药物与叶酸还原酶抑制剂联合用于细菌感染疾病的治疗提供了理论基础。抗菌增效剂甲氧苄啶（Trimethoprim，TMP）作为一种二氢叶酸还原酶抑制剂可以阻止二氢叶酸被还原为四氢叶酸，当与磺胺类药物联合应用时可形成协同抗菌作用，使细菌体内叶酸代谢受到双重阻断，抗菌作用大大增强。如磺胺甲噁唑（Sulfamethoxazole，SMZ）与 TMP 以 5：1 混合制剂即为复方磺胺甲噁唑。

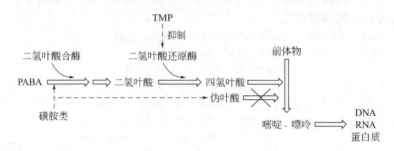

目前，磺胺类药物的临床应用已超越了治疗细菌性疾病的范畴，药物化学工作者通过结构修饰，改造发现了一些具有利尿、降压和降血糖作用的磺胺类药物，如甲苯磺丁脲（Tol-ubutamide）、格列本脲（Glibenclamide）等。

3. 磺胺类抗菌药的构效关系

[通用名] 磺胺甲噁唑；Sulfamethoxazole，SMZ。

[化学名] N-(5-甲基-3-异噁唑基)-4-氨基苯磺酰胺。

[CAS 号] 723-46-6。

[理化性质] 该药为白色结晶性粉末，无臭，味微苦。本品在水中几乎不溶，在稀盐酸、氢氧化钠试液或氨试液中易溶。Mp. 168～172℃。

[合成] 该药先用草酸二乙酯与丙酮在乙醇钠存在下缩合得到乙酰丙酮酸乙酯，再与盐酸羟胺环合得到 5-甲基-3-异噁唑甲酸乙酯，氨解得 5-甲基-3-异噁唑甲酰胺，然后经 Hoffmann 降解制得 3-氨基-5-甲基-异噁唑，其在水中与对乙酰氨基苯磺酰氯在碳酸氢钠缩合剂作用下，于室温得到 3-(对乙酰氨基苯磺酰胺基)-5-甲基异噁唑，经 10％氢氧化钠水溶液加

热回流水解掉乙酰基，最后采用钙盐法精制，即得磺胺甲噁唑。

[代谢] 本品口服后自胃肠道吸收完全，均可吸收给药量的 90% 以上，血药峰浓度在服药后 1~4h 达到。主要自肾小球滤过和肾小管分泌，尿药浓度明显高于血药浓度。单剂口服给药后 0~72h 内自尿中排出 SMZ 总量的 84.5%，其中 30% 为包括代谢物在内的游离磺胺。

[药理及临床作用] 磺胺甲噁唑属全身应用的中效磺胺类药，是一种广谱抑菌剂。其抗菌作用机制是因其在结构上类似对氨基苯甲酸（PABA），可与 PABA 竞争性作用于细菌体内的二氢叶酸合成酶，阻止细菌二氢叶酸的合成，从而抑制细菌的生长繁殖。磺胺甲噁唑对革兰氏阳性和阴性菌均具有抗菌活性，但目前细菌对该类药物的耐药现象普遍存在，在葡萄球菌属，淋球菌、脑膜炎球菌、肠杆菌属细菌中耐药菌株均增多。此外，磺胺甲噁唑在体外对沙眼衣原衣原体、星形奴卡菌、恶性疟原虫和鼠弓形虫等微生物也具有活性。

本品能杀灭多种细菌。可对抗化脓性扁桃体炎、咽炎、肺炎、支气管炎、痢疾、泌尿系统感染，其他许多感染性疾病均可使用。

[不良反应]

① 肾脏损害。磺胺类药物及其乙酰化产物在尿中溶解度低，特别是在酸性尿液中易析出结晶而损伤肾小管，引起血尿、结晶尿、管型尿、尿闭等。服药期间可采取以下防治措施：a. 同服等量碳酸氢钠以碱化尿液，增加磺胺类药物及其乙酰化产物在尿中的溶解度；b. 多饮水，稀释尿液；c. 定期检查尿常规，并避免长期用药；d. 老年人及肝、肾功能不全者慎用或禁用。

② 过敏反应。可引起皮疹、药热，严重者可发生渗出性多形红斑、剥脱性皮炎和大疱表皮松解萎缩性皮炎等；也有表现为光敏反应、关节及肌肉疼痛、发热等血清病样反应。

③ 造血系统反应。长期用药可能抑制骨髓造血功能，导致中性粒细胞减少或缺乏症、血小板减少症及再生障碍性贫血，故用药期间应定期检查血常规。患者可表现为咽痛、发热、苍白和出血倾向。

④ 中枢反应。少数患者可出现头晕、头痛、乏力、精神不振等，服药期间不宜驾驶车船或高空作用。

⑤ 其他。可引起恶心、呕吐等胃肠道反应；严重者可致肝损害甚至肝坏死，故肝功能受损者避免使用；新生儿、早产儿、妊娠妇女和哺乳期妇女禁用。

小故事

百浪多息的故事

1927年的一个晚上，当时正在德国伍柏塔尔一家染料公司研究染料抗菌的格哈德·多马克从实验室回到家，发现心爱的女儿因手指割破受到感染，高烧不退、昏迷不醒，可恶的感染很快恶化成败血症。他把女儿伤口渗出的液体及血液涂抹在玻璃片上，在显微镜下观察到正是他在研究的链球菌。在小白鼠身上试验过的药物能用在女儿身上吗？望着可爱的女儿正在被病魔一点一点地夺去生命，多马克决定冒险一试，他从实验室拿出了两瓶橘红色的药物，并下定决心注射给垂死的女儿。时间令人焦灼地过去，第二天，当他看到女儿高烧已退，双眸又闪射出生命之光时，多马克做梦都没有想到，由一种偶氮染料和一种磺氨基结合的橘红色药物竟是起死回生的灵丹妙药，而怀抱中的女儿正是世界上用这种药物战胜链球菌败血症的第一人。

多马克将挽救了女儿生命的药物命名为"百浪多息"，这种新药的疗效轰动了全世界，使链球菌败血症死亡率迅速下降。随后，法国巴斯德研究所的特雷弗埃夫妇揭开了"百浪多息"的疗效之谜："百浪多息"在机体内能转化成对氨基苯磺酰胺，它的化学结构与细菌生长繁殖所必需的物质——对氨基苯甲酸极为相似。当细菌将对氨基苯磺酰胺误认为是对氨基苯甲酸吸取后，就会因缺乏生长繁殖的必需物质而凋亡，"百浪多息"从而达到了杀菌目的。

因其发现"百浪多息"（一种磺胺类药物）的抗菌效果，1939年多马克被授予诺贝尔生理学或医学奖。遗憾的是，当时德国正处在法西斯统治之下，希特勒禁止德国人接受诺贝尔奖。直至第二次世界大战结束，位于瑞典斯德哥尔摩的诺贝尔基金会专门为多马克举行了隆重的颁奖仪式，这是一份迟到的荣誉，瑞典国王亲自为他颁发了证书和镌刻有他姓名的诺贝尔奖章。

二、喹诺酮类抗菌药

1. 喹诺酮类抗菌药的分类和发展

喹诺酮类（Quinolones），又称吡酮酸类，是一类较新的合成抗菌药，具有抗菌谱广、抗菌活性强、口服用药方便、与其他抗菌药物之间少有交叉耐药以及价格相对低廉等特点。自20世纪80年代以来，氟喹诺酮类药物已成为临床上一类重要的抗菌药物，已在世界上广泛使用。

自1962年美国药物化学家Lesher等人发现第一个喹诺酮类抗菌药萘啶酸（Nalidixic Acid）以来，这类抗菌药已飞速发展到第五代。第一代喹诺酮类药物（1962～1969年）对大多数革兰氏阴性菌有效，多用于尿路感染和肠道感染，因其抗菌谱较窄，易产生耐药性，体内易被代谢，作用时间短，且对中枢神经有副作用，现已很少使用。第二代药物（1970～1977年）在体内较为稳定，抗菌谱有所扩大、毒性低、副作用小，除用于尿路和肠道感染外，还可用于耳、鼻、皮肤软组织的感染。第三代药物（1978年～20世纪90年代中期）又称氟喹诺酮类抗菌药，抗菌谱更广、抗菌活性更强，对革兰氏阳性菌和阴性菌，支原体、衣原体、军团菌及结核分枝杆菌等有很好的作用，且具有良好的药动学特征、口服吸收好、组织穿透力强、半衰期较长、不良反应较轻等优点。第四代药物（20世纪90年代后期～21世纪初）抗革兰氏阴性菌作用类似于第三代，但是抗革兰氏阳性菌及厌氧菌作用明显加强。第五代药物（21世纪初至今）具有很强的广谱抗菌活性，对各种革兰氏阳性菌和阴性菌、厌氧菌及非典型病原体均有作用，对多种耐药菌具有显著抑菌活性，第五代6-去氟喹诺酮类药物还有可能避免日趋出现的氟喹诺酮类药品的严重不良反应。喹诺酮类抗菌药的发展见表 8-1。

表 8-1 喹诺酮类抗菌药的发展简表

母核结构	第一代	第二代	第三代	第四代	第五代
萘啶	萘啶酸	—	依诺沙星 妥舒沙星	吉米沙星	—
噌啉	—	西诺沙星	—	—	—
吡啶并嘧啶	吡咯米酸	吡哌酸	—	—	—
喹啉	奥索利酸	—	诺氟沙星 环丙沙星 氧氟沙星 左氧氟沙星 洛美沙星	莫西沙星 加替沙星	佳诺沙星 奈诺沙星

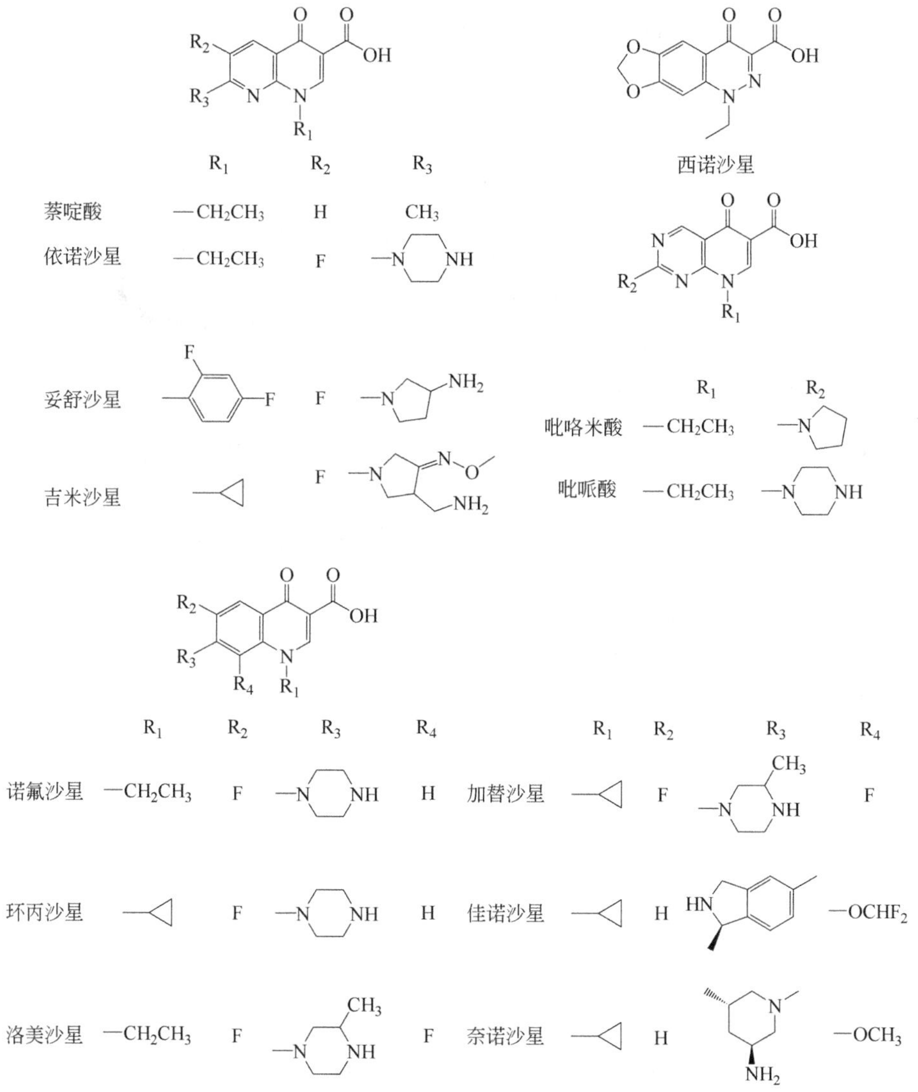

	R₁	R₂	R₃
萘啶酸	—CH₂CH₃	H	CH₃
依诺沙星	—CH₂CH₃	F	哌嗪

| 吡咯米酸 | —CH₂CH₃ | 吡咯烷基 |
| 吡哌酸 | —CH₂CH₃ | 哌嗪基 |

	R₁	R₂	R₃	R₄
诺氟沙星	—CH₂CH₃	F	哌嗪	H
环丙沙星	环丙基	F	哌嗪	H
洛美沙星	—CH₂CH₃	F	甲基哌嗪	F
加替沙星	环丙基	F	甲基哌嗪	F
佳诺沙星	环丙基	H	异吲哚啉基	—OCHF₂
奈诺沙星	环丙基	H	氨甲基哌啶基	—OCH₃

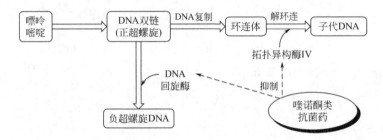

莫西沙星

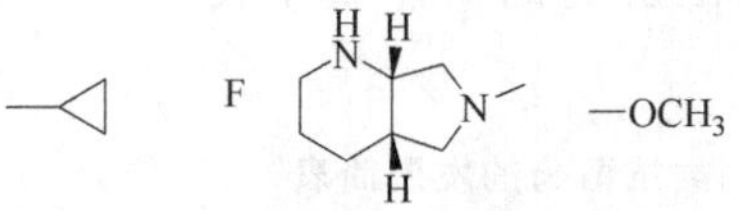

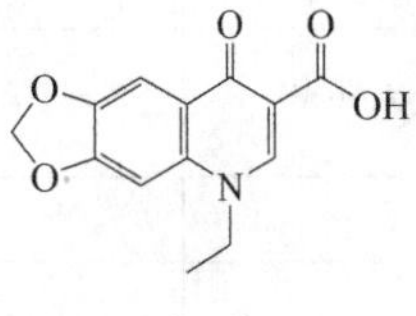

奥索利酸

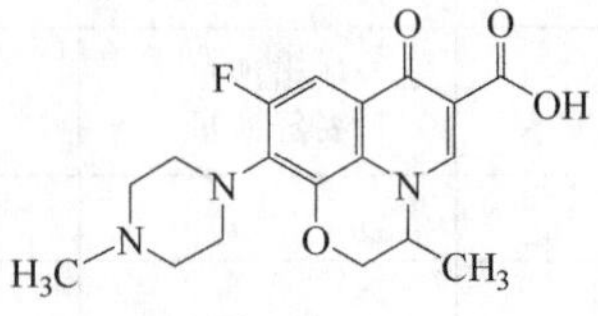

氧氟沙星

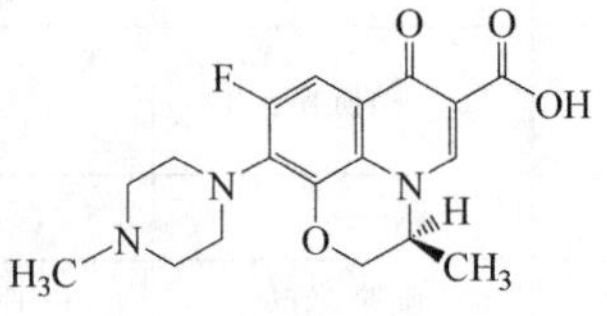

左氧氟沙星

2. 喹诺酮类抗菌药的作用机制

喹诺酮类药物以细菌的脱氧核糖核酸（DNA）为靶点，妨碍 DNA 回旋酶（拓扑异构酶Ⅱ），影响 DNA 的正常形态与功能，造成细菌 DNA 不可逆转损害，也可以通过对拓扑异构酶Ⅳ的抑制作用，干扰细菌 DNA 复制，达到抗菌效果。

嘌呤
嘧啶
DNA双链
(正超螺旋)
DNA复制
环连体
解环连
子代DNA
拓扑异构酶IV
DNA
回旋酶
抑制
负超螺旋DNA
喹诺酮类
抗菌药

3. 喹诺酮类药物的构效关系

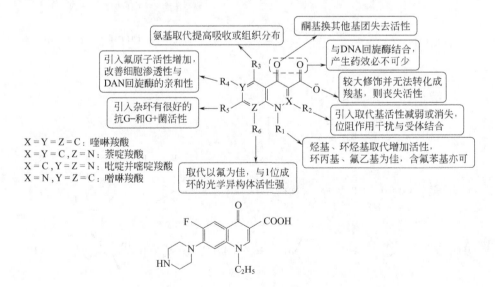

氨基取代提高吸收或组织分布
酮基换其他基团失去活性
与DNA回旋酶结合，
产生药效必不可少
引入氟原子活性增加，
改善细胞渗透性与
DAN回旋酶的亲和性
较大修饰并无法转化成
羧基，则丧失活性
引入杂环有很好的
抗G-和G+菌活性
引入取代基活性减弱或消失，
位阻作用干扰与受体结合
烃基、环烃基取代增加活性，
环丙基、氟乙基为佳，含氟苯基亦可
X=Y=Z=C：喹啉羧酸
X=Y=C，Z=N：萘啶羧酸
X=C，Y=Z=N：吡啶并嘧啶羧酸
X=N，Y=Z=C：噌啉羧酸
取代以氟为佳，与1位成
环的光学异构体活性强

［通用名］诺氟沙星；Norfloxacin。

［化学名］1-乙基-6-氟-1，4-二氢-4-氧代-7-（1-哌嗪基）-3-喹啉羧酸。

［CAS 号］70458-96-7。

[理化性质] 类白色至淡黄色结晶性粉末，无臭，味微苦；在空气中能吸收水分，遇光色渐变深。本品在二甲基甲酰胺中略溶，在水或乙醇中极微溶解，在乙酸、盐酸或氢氧化钠溶液中易溶。Mp.218～224℃。

[合成] 3-氯-4-氟-苯胺先与乙氧亚甲基丙二酸二乙酯在 120～130℃缩合得到缩合物，在液体石蜡等溶剂中于 150℃环合得到环合物，将环合物在 DMF 中用硫酸二甲酯进行 N-乙酰化反应，所得化合物经氢氧化钠溶液水解后，与哌嗪缩合即得诺氟沙星。

[代谢] 口服后迅速吸收，组织分布良好，在肝、肾、胰、脾、淋巴结、腮腺、支气管黏膜等组织中浓度，均高于血浓度，在脑组织和骨组织中浓度低。在体内几乎不被代谢，绝大部分自尿排出，尿中药物浓度极高。半衰期为 3.5h。

[药理及临床作用] 本品为氟喹诺酮类抗菌药，属于第三代喹诺酮类药物，具有广谱抗菌作用，尤其对需氧革兰氏阴性杆菌的抗菌活性高，对下列细菌在体外具良好抗菌作用：肠杆菌科的大部分细菌，包括枸橼酸杆菌属、阴沟肠杆菌、产气肠杆菌等肠杆菌属、大肠埃希菌、克雷伯菌属、变形菌属、沙门菌属、志贺菌属、弧菌属、耶尔森菌等。诺氟沙星体外对多重耐药菌亦具抗菌活性。对青霉素耐药的淋病奈瑟菌、流感嗜血杆菌和卡他莫拉菌亦有良好抗菌作用。诺氟沙星通过作用于细菌 DNA 螺旋酶的 A 亚单位，抑制细菌 DNA 的合成和复制而导致细菌死亡。临床上适用于咽喉炎、扁桃体炎、肾盂肾炎及尿道炎等治疗；泌尿系统感染（患者表现为尿频、尿急、尿痛，严重者可出现畏寒、发热）和肠道的细菌感染（如解黏液血便、腹痛或解水样大便）；也可用于耳鼻喉科、妇科、皮肤科感染性疾病，如外耳流脓、附件炎、白带异常、皮肤化脓性感染等。

[不良反应] ①胃肠道反应。较为常见，可表现为腹部不适或疼痛、腹泻、恶心或呕吐。②中枢神经系统反应。可有头昏、头痛、嗜睡或失眠的症状。③过敏反应。可引起皮疹、皮肤瘙痒，偶可发生渗出性多性经斑及血管神经性水肿。少数患者可出现光敏反应。④偶可发生：a. 癫痫发作、精神异常、烦躁不安、意识障碍、幻觉、震颤；b. 血尿、发热、皮疹等间质性肾炎表现；c. 静脉炎；d. 结晶尿，多见于高剂量应用时；e. 关节疼痛。⑤少数患者可出现血清氨基转移酶升高、血尿素氮增高及血液中白细胞降低。

[通用名] 佳诺沙星；Garenoxacin。

[化学名] 1-环丙基-8-(二氟甲氧基)-7-[(1*R*)-1-甲基-2,3-二氢-1*H*-异吲哚-5-基]-4-氧代喹啉-3-羧酸。

[CAS 号] 194804-75-6。

[理化性质] 淡黄色片状固体，从乙醇中析出含 0.25 个结晶水。Mp.226～227℃。比旋度为－9.0°（*c*＝0.10DMF）。

[合成] 本品由取代的 7-溴喹诺酮在钯催化剂存在下与取代二氢异吲哚于甲苯中回流反应后，在酸性条件下加热发生酯水解的同时也脱去三苯甲基保护剂得到。

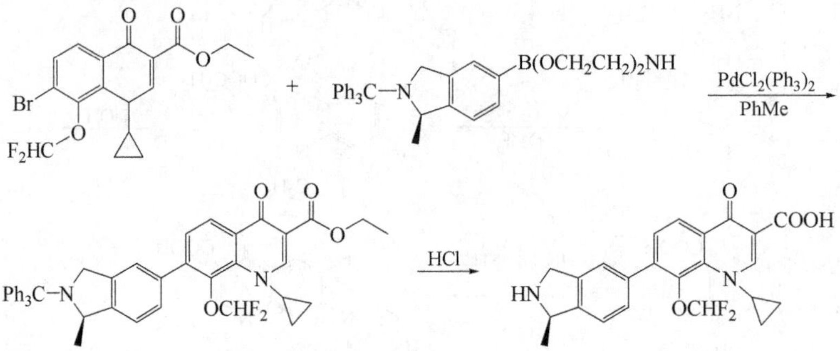

[代谢] 本品在血浆中的平均消除半衰期为 13～18h，与剂量无关。大约 30％～50％的药物以原形随尿液排出。

[药理及临床作用] 本品比加替沙星、环丙沙星、左氟沙星作用更强，抗菌谱更广，适用于佳诺沙星敏感的葡萄球菌、链球菌属、肺炎链球菌、青霉素耐药的肺炎链球菌、黏膜炎莫拉菌属、大肠杆菌、克雷伯杆菌属、肠道球菌、流感嗜血杆菌、嗜肺性军团杆菌、肺炎衣原体以及肺炎支原体等引起的感染，但对革兰氏阴性肠杆菌和绿脓杆菌的活性较低。本品抗菌活性与曲伐沙星和阿莫西林-克拉维酸盐相似，在临床治疗混合需氧菌和厌氧菌感染中有潜在的使用价值。

三、其他合成抗菌药

其他作用于细菌的合成抗菌药主要包括甲氧苄啶（Trimethoprim，TMP）、呋喃妥因（Nitrofurantoin）、呋喃唑酮（Furazolidone）、甲硝唑（Metronidazole）等。

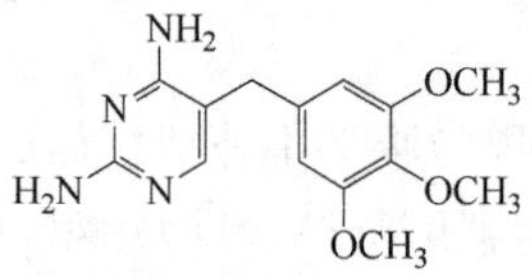

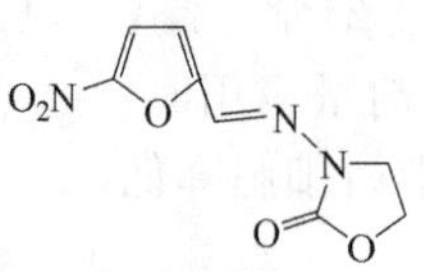

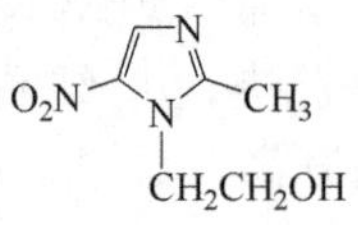

甲氧苄啶除了作为磺胺类药物的抗菌增效剂，本身也是细菌二氢叶酸还原酶的抑制剂，抗菌谱与磺胺甲噁唑（SMZ）相似，抗菌活性比 SMZ 强数十倍，其与 SMZ 按 1：5 比例制成的复方制剂即是复方磺胺甲噁唑，又称复方新诺明。临床上广泛用于泌尿道感染、上呼

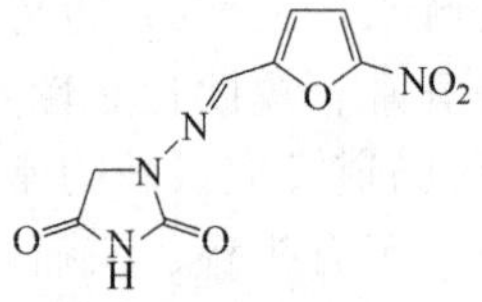

吸道感染或支气管炎、霍乱、伤寒、肠道感染、肺炎和诺卡菌病等。

呋喃妥因和呋喃唑酮同属硝基呋喃类抗菌药。呋喃妥因对多数革兰氏阳性菌和阴性菌具有抑菌或杀菌作用，但对铜绿假单细胞菌和变形杆菌属不敏感，口服吸收迅速，药物降解快速，不能用于治疗全身性感染。呋喃唑酮又称痢特灵，口服不易吸收，主要在肠道发挥作用，临床上用于治疗肠道感染性疾病，也可用于治疗与幽门螺旋杆菌相关的胃、十二指肠溃疡，其栓剂可用于治疗阴道滴虫病。此外，硝基呋喃类抗菌药呋喃西林通常仅用作消毒防腐药，用于皮肤及黏膜感染。

甲硝唑又称灭滴灵，属硝基咪唑类药物，对厌氧细菌敏感，这与其分子中的硝基在无氧环境下被还原成氨基，从而抑制厌氧菌 DNA 合成而发挥抗菌的作用。临床上用于治疗由厌氧菌引起的口腔、腹腔、女性生殖器、下呼吸道、骨和关节等部位的感染。

第二节 抗 结 核 药

抗结核药是指能抑制结核分枝杆菌，并用于治疗结核病和防止结核病传播的药物。第一个成功应用于临床的抗结核药为链霉素（Streptomycin），目前用于临床抗结核病的药物种类较多，通常把疗效高、不良反应较少、病人较易耐受的抗结核药称为第一线抗结核药，主要包括异烟肼（Isoniazid）、利福平（Rifampicin）、吡嗪酰胺（Pyrazinamide，PZA）、盐酸乙胺丁醇（Ethambutol Hydrochloride）、链霉素（Streptomycin）等。当结核杆菌对第一线抗结核药物产生耐药性或病人对药物产生严重不良反应时才使用的后备药物，称为第二线抗结核药，即辅助用药，一般疗效较差、毒性较大，包括对氨基水杨酸钠（Sodium *para*-Aminosalicylate）、氨苯硫脲（Thioacetazone，TB-1）、卡那霉素（Kanamycin）、乙硫异烟胺（Ethionamide）、卷曲霉素（Capreomycin）、环丝氨酸（Cycloserine）等。目前临床治疗结核病普遍采用二药（异烟肼、利福平）或三药（异烟肼、链霉素、吡嗪酰胺）联合使用，既可延缓产生耐药性的时间，又可以提高疗效、降低毒性。

链霉素　　　　　吡嗪酰胺　　　　　盐酸乙胺丁醇

对氨基水杨酸钠　　　氨苯硫脲　　　　乙硫异烟胺　　　环丝氨酸

根据抗结核药的作用机制不同可以分为：阻碍结核分枝杆菌细胞壁合成的药物，如环丝氨酸、乙硫异烟胺；干扰结核分枝杆菌代谢的药物，如对氨基水杨酸钠；抑制结核杆菌 RNA 合成的药物，如利福平；抑制结核杆菌蛋白合成的药物，如链霉素、卷曲霉素和紫霉素；多种作用机制共存或机制未明的药物，如异烟肼、乙胺丁醇。

目前，临床上应用的合成抗结核药包括异烟肼、乙胺丁醇、对氨基水杨酸、氨苯硫脲、吡嗪酰胺、乙硫异烟胺和利福平，其中利福平由利福霉素衍生得到，属于半合成抗生素之一。

利福霉素（Rifamycins）是由地中海链丝菌产生的一类对结核杆菌有显著作用的抗生

素，主要含有利福霉素 B、O、S、SV 等多个组分。其中抗菌活性不太强的利福霉素 SV 和 B 组分常作为起始原料，半合成一系列利福霉素衍生物，如利福定（Rifamdin）、利福平（Rifampicin）、利福喷汀（Rifapentin）等。其中利福平，又称甲哌利福霉素，是当前在临床上广泛使用的半合成抗生素之一。

　　利福霉素 SV 与 1-异丁基哌嗪在二氧六环中于室温反应后，可得到利福定。利福霉素 SV 经二氧化锰氧化为利福霉素 S，与甲醛及叔丁胺进行甲酰化反应，生成 8-甲酰基叔丁胺利福霉素 S，其在硫酸中经维生素 C 还原，并与 1-甲基-4-氨基哌嗪或 1-氨基-4-环戊基哌嗪缩合，可分别得到利福平、利福喷汀。

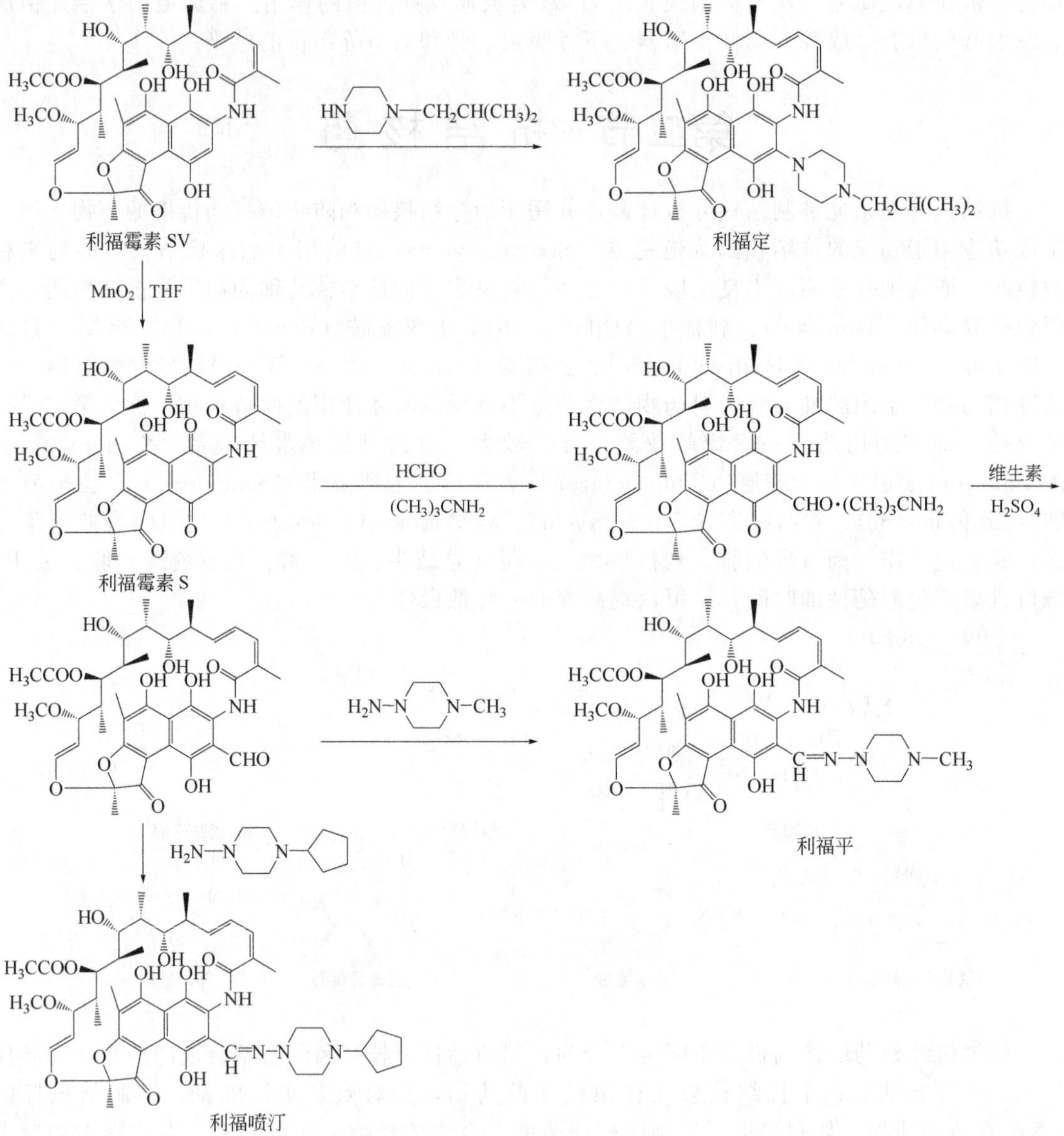

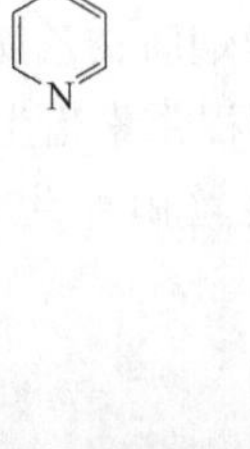

［通用名］异烟肼；Isoniazid。

[化学名] 4-吡啶甲酰肼。

[CAS 号] 54-85-3。

[理化性质] 本品为无色结晶，或白色至类白色的结晶性粉末；无臭，味微甜后苦；遇光渐变质。本品在水中易溶，在乙醇中微溶，在乙醚中极微溶解。Mp. 170~173℃。

[合成] 4-甲基吡啶蒸气在水蒸气和五氧化二钒存在下，氧化生成异烟酸，再与水合肼反应即得本品。

$$\underset{N}{\overset{CH_3}{\bigcirc}} \xrightarrow[270℃,(4\sim5.3)\times10^4Pa]{V_2O_5,H_2O,O_2} \underset{N}{\overset{COOH}{\bigcirc}} \xrightarrow[120\sim130℃]{NH_2NH_2\cdot H_2O} \underset{N}{\overset{CONHNH_2}{\bigcirc}}$$

[代谢] 本品口服吸收快而完全，1~2h 血药浓度达峰值，广泛分布于全身体液和组织，包括脑脊液和胸水中。穿透力强，可渗入关节腔、胸、腹水以及纤维化或干酪化的结核病灶中，也易透入细胞内作用于已被吞噬的结核杆菌。主要在肝内代谢，异烟肼由乙酰化酶乙酰化为乙酰异烟肼和异烟酸等，最后与少量原形药一同经肾排出。

[药理及临床作用] 本品对结核分枝杆菌具有高度的选择性，对繁殖期及静止期结核杆菌均有强大抑制作用，尤其对繁殖期结核杆菌具有杀菌作用，并且可以渗入纤维化或干酪样的结核病灶中杀菌，但对其他细菌无效。其抗菌机制可能是抑制细菌分枝菌酸的合成，低浓度时抑菌，高浓度时杀菌。具有疗效好、毒性小、口服方便、价格低廉等优点。本品为治疗结核病的首选药物，适用于各种类型的结核病，如肺、淋巴、骨、肾、肠等结核，结核性脑膜炎、胸膜炎及腹膜炎等。为了预防和延缓耐药性的产生，应与其他一线抗结核药联合应用。对急性粟粒性结核和结核性脑膜炎应增大剂量，必要时，应采用静脉滴注。本品可用于预防与活动性肺结核病人接触的人群。

[不良反应] 本品一般剂量时不良反应较轻，仅出现眩晕、失眠、反射亢进等。若大剂量长期应用，可引起维生素 B_6 缺乏症，表现为周围神经炎及中枢神经症状。有神经失常或癫痫病史及肝功能异常者禁用，且服药期间禁止饮酒。

第三节 合成抗真菌药

抗真菌药（Antifungal agents）是指具有抑制或杀灭真菌生长或繁殖的药物。真菌感染一般可分为表浅部真菌感染和深部真菌感染。前者常由各种癣菌引起，主要侵犯皮肤、毛发、指（趾）甲、口腔或阴道黏膜等，发病率高。后者多由白色念珠菌和新型隐球菌引起，主要侵犯内脏器官和深部组织，病情严重，致死率高，其多发趋势与长期不合理使用广谱抗生素、免疫制剂、肾上腺皮质激素和细胞毒抗癌药物等有关。

一、合成抗真菌药的分类

根据抗真菌药物来源不同可以分为抗生素类和合成抗真菌药两类。其中抗生素类抗真菌药又可以分为多烯类（两性霉素 B、制霉素、曲古霉素）和非多烯类（灰黄霉素）。合成抗真菌药根据结构特点又可以分为氮唑类和非氮唑类两类，前者可分为咪唑类和三氮唑类，后者分为丙烯胺类（萘替芬、特比萘芬）和嘧啶类（氟胞嘧啶）。本节重点介绍氮唑类抗真菌药。

二、氮唑类抗真菌药

氮唑类抗真菌药是从 20 世纪 60 年代开始发展起来的，最早用于临床的药物是克霉唑（Clotrimazole）、益康唑（Econazole）和咪康唑（Miconazole），有广谱的抗真菌病原体的作用，能作用于白色念珠菌、芽生菌、曲菌等深部真菌和一些表皮真菌，但是它们的缺点是只能局部用药，且不能口服。酮康唑（Ketoconazole）是第一个可以口服的咪唑类抗真菌药，既可以治疗皮肤真菌病，又可以治疗内脏真菌病，但对肝脏毒副作用较大且对激素合成具有抑制作用，因而临床应用受限。

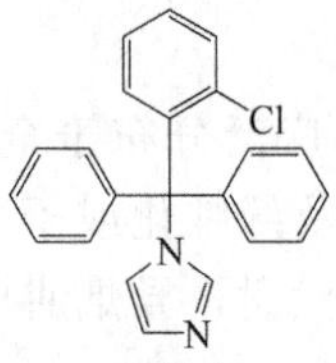

克霉唑 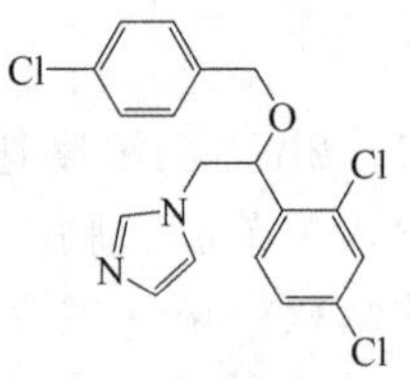   益康唑 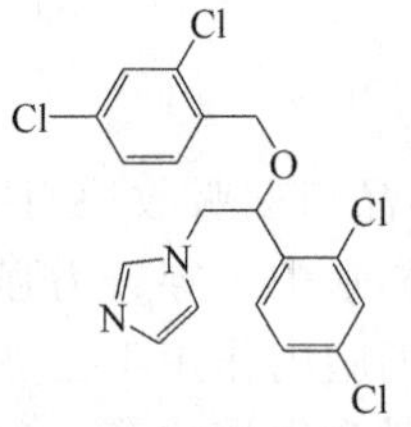   咪康唑

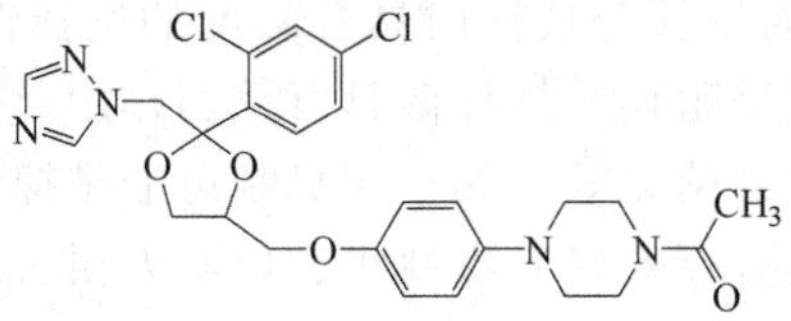

酮康唑

用三氮唑环代替咪唑类抗真菌药中的咪唑环便得到三氮唑类抗真菌药，如氟康唑（Fluconazole）、伊曲康唑（Itraconazole）、伏立康唑（Voriconazole）等。此类药物的抗真菌活性普遍较咪唑类好，且毒副作用降低。如氟康唑的抗真菌活性是酮康唑的 5～20 倍。

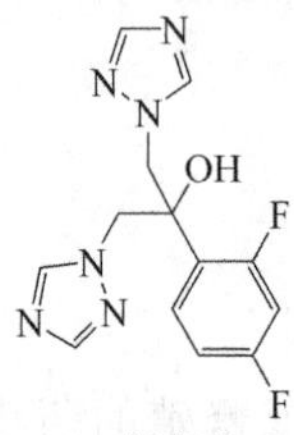

氟康唑 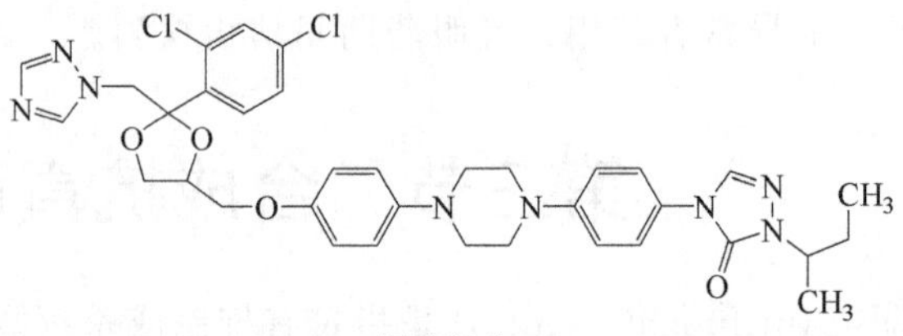   伊曲康唑

氮唑类抗真菌药的结构特点是分子中都含有一到两个咪唑环或三氮唑环，并且都是 1 位氮原子与芳烃相连，芳烃一般为一卤或二卤取代苯环。氮唑类抗真菌药通过干扰真菌细胞中麦角固醇的生物合成，使真菌细胞膜缺损，增加膜通透性，细胞内液外溢，进而达到抑菌和杀菌的作用。此外，在高浓度下，氮唑类抗菌药可以直接损害真菌细胞膜磷脂，起到迅速杀菌作用。

氮唑类抗真菌药对麦角固醇生物合成的干扰是通过抑制真菌细胞色素 P450 实现的，其对人体本身 P450 系统也有较强抑制作用，导致肝毒性和抗男性生育等副作用。与咪唑类相比，三氮唑类对人体细胞色素 P450 的亲和力降低，对真菌细胞色素 P450 保持较高的亲和力，因此毒副作用较少，是抗菌药中最有发展前途的一类。

小知识

非氮唑类抗真菌药的作用机制

丙烯胺类抗真菌药则是通过非竞争性可逆性抑制鲨烯环氧酶，最终导致麦角固醇的生物合成被阻断，继而影响真菌细胞膜的结构和功能。

嘧啶类抗真菌药是通过干扰真菌细胞内 DNA 和蛋白质的合成起到抗真菌作用。如氟胞嘧啶（Flucytosine）通过胞嘧啶透性酶作用进入真菌细胞内，在胞嘧啶脱氨酶作用下形成抗代谢物 5-氟尿嘧啶，其不仅可以影响 DNA 的合成，还能掺入真菌的 RNA，影响蛋白质的合成。由于人体细胞内缺乏胞嘧啶脱氨酶，故氟胞嘧啶不影响人体组织细胞代谢。

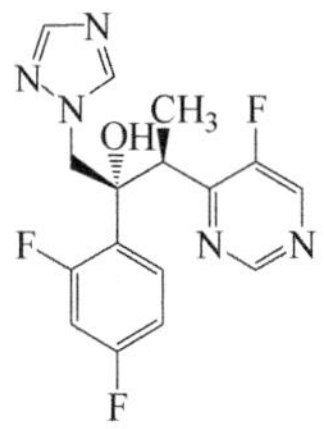

[通用名] 伏立康唑；Voriconazole。

[化学名] (2R,3S)-2-(2,4-二氟苯基)-3-(5-氟嘧啶-4-基)-1-(1H-1,2,4-三唑-1-基)-2-丁醇。

[CAS 号] 137234-62-9。

[理化性质] 本品为白色或者类白色结晶性粉末，mp.127～130℃，临床上以白色冻干粉剂或片剂使用。

[合成] α-氟代丙酰乙酸乙酯与甲脒乙酸盐在甲醇钠作用下环合得 6-乙基-5-氟嘧啶-4(3H)-酮，其与三氯氧磷反应即得 4-氯-6-乙基-5-氟嘧啶。在 -70℃ 低温下，将氯代物滴加到二异丙氨基锂（LDA）的 THF 溶液中，再加入 1-(2,4-二氟苯基)-2-(1H-1,2,4-三唑-1-基)乙酮，反应产物经钯碳加氢还原、(1R)-(-)-10-樟脑磺酸拆分外消旋体，得到伏立康唑。

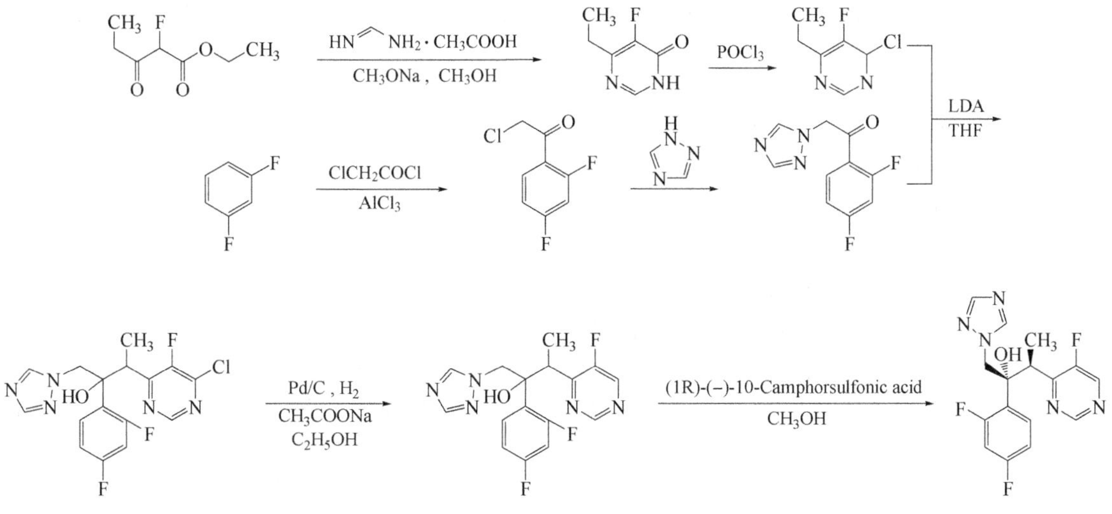

　　[代谢] 本品经口服吸收迅速而完全，给药后1~2h达血药峰浓度，主要代谢产物为N-氧化物，在血浆中约占72%。该代谢产物抗菌活性微弱，对伏立康唑的药理作用无显著影响，通过肝脏代谢，仅有少于2%的药物以原形经尿排出。

　　[药理及临床作用] 本品是一种广谱的三唑类抗真菌药，其适应证包括治疗侵袭性曲霉病、对氟康唑耐药的念珠菌引起的严重侵袭性感染（包括克柔念珠菌）和由足放线病菌属和镰刀菌属引起的严重感染。本品应主要用于治疗免疫缺陷患者中进行性的、可能威胁生命的感染。

习题

一、选择题

　　1. 第一个应用于临床的磺胺类抗菌药是（　　　）。

　　A. 磺胺嘧啶　　　　　　　B. 磺胺醋酰　　　　　　　C. 磺胺苯吡唑

　　D. 对氨基苯磺酰胺　　　E. 百浪多息

　　2. 下列用于局部感染用磺胺药的是（　　　）；用于肠道感染的是（　　　）；属于短效磺胺药的是（　　　）；属于中效磺胺药的是（　　　）；属于长效磺胺药的是（　　　）。

　　A. 磺胺莫托辛　　　　　　B. 磺胺脒隆　　　　　　　C. 柳氮磺胺吡啶

　　D. 磺胺甲噁唑　　　　　　E. 磺胺异噁唑

　　3. 从磺胺类药物的作用机制看，磺胺类抗菌药的作用受体是（　　　）；而以甲氧苄啶为代表的抗菌增效剂的作用部位是（　　　）；喹诺酮类药物作用靶点是（　　　）和（　　　）。

　　A. 二氢叶酸还原酶　　　B. 拓扑异构酶Ⅳ　　　　　C. DNA

　　D. 二氢叶酸合成酶　　　E. DNA回旋酶

　　4. 下列属于第三代喹诺酮类的药物是（　　　）。

　　A. 吉米沙星　　　　　　　B. 诺氟沙星　　　　　　　C. 莫西沙星

　　D. 佳诺沙星　　　　　　　E. 萘啶酸

　　5. 第一个可以口服的咪唑类抗真菌药是（　　　）。

　　A. 克霉唑　　　　　　　　B. 益康唑　　　　　　　　C. 咪康唑

　　D. 酮康唑　　　　　　　　E. 氟康唑

　　6. 能够抑制真菌色素P450，抑制真菌细胞膜的合成，从而达到抑制和杀死真菌为目的的抗真菌药为（　　　）。

　　A. 氮唑类　　　　　　　　B. 丙烯胺类　　　　　　　C. 嘧啶类

　　D. 多烯类　　　　　　　　E. 非多烯类

　　7. 在磺胺类抗菌药的构效关系中，下列哪一项是必需结构？（　　　）

　　A. 4位有酮羰基　　　　　　　　　　　　B. 苯环上有氟原子

　　C. 氨基对位有磺酰胺基　　　　　　　　D. 磺酰胺基邻位有甲基

　　E. 苯环氨基上必须要有取代基

　　8. 下列有关磺胺类抗菌药的结构与活性的关系的描述哪个是不正确的？（　　　）

　　A. 氨基与磺酰氨基在苯环上必须互为对位，邻位及间位异构体均无抑菌作用

　　B. 苯环被其他环替代时或在苯环上引入其他基团时使抑菌作用降低或完全失去抗菌活性

　　C. 以其他与磺酰氨基类似的电子等排体替代磺酰氨基时，多数情况下抗菌作用加强

　　D. 磺酰氨基N1-单取代物都使抗菌活性增强，特别是杂环取代使抑菌作用有明显的

增加

E. 磺胺结构的氨基上存在单取代基可以增强抑菌活性

9. 在喹诺酮类抗菌药的构效关系中，这类药物的必要基团是下列哪点？（　　　）

A. 1 位氮原子无取代   B. 5 位有氨基

C. 3 位上有羧基和 4 位是羰基   D. 8 位氟原子取代

E. 6 位有氟原子取代

10. 复方新诺明是由（　　　）组成。

A. 磺胺醋酰与甲氧苄啶   B. 磺胺嘧啶与甲氧苄啶

C. 磺胺甲噁唑与甲氧苄啶   D. 磺胺噻唑与甲氧苄啶

E. 磺胺异噁唑与甲氧苄啶

二、简答题

1. 简述磺胺类药物的抗菌机制。

2. 简述磺胺类抗菌药的构效关系。

3. 简述喹诺酮类抗菌药物的构效关系。

4. 简述 SMZ 和 TMP 合用的药理学基础。

5. 简述制备佳诺沙星的关键中间体 7-溴喹诺酮与二氢异吲哚衍生物的合成方法。

6. 简述临床治疗结核病的用药原则及联合应用的意义。

7. 简述抗真菌药的分类及代表化合物。

三、名词解释

1. 抗菌药   2. 抗真菌药   3. 抗结核药

习题答案（部分）

一、选择题

1. D；2. BCEDA；3. DABE；4. B；5. D；6. A；7. C；8. C；9. C；10. C

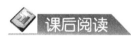 课后阅读

与肺结核有关的两个诺贝尔奖

提起结核杆菌，人们立刻会想到肺结核、肠结核、支气管结核等传染病。在 1882 年之前，结核病是人类历史上猖獗一时的恶魔，夺走了无数人的生命。德国著名医学家、细菌学家罗伯特·科赫首先发现了结核杆菌，开始了征服恶魔之路。

大学毕业后的科赫，在一个小镇上行医。从 1872 年起，他开始研究细菌，提出了判断某种微生物是否为传染病病原体的"科赫原则"，建立了悬滴标本检查法、组织切片染色法、显微镜摄影等技术，尤其是发明了固体培养基，从而建立了"细菌纯培养法"。由于普通染色不能显示结核菌，科赫创立了用抗酸染色法，并用此方法发现了鲜红而瘦长的结核杆菌。1882 年 3 月在柏林召开的生理学年会上，科赫发表了确定结核杆菌是结核病病原体的报告，提出结核病人的痰是重要的传染源之一。1890 年研制成结核菌素，可用于诊断结核病。

科赫的一生为医用细菌学奠定了基础，为人类征服结核、炭疽、霍乱、鼠疫等危害极大的传染性疾病做出了不可磨灭的功勋，摘取了 1905 年的诺贝尔生理学或医学奖。

科赫研制的结核菌素并不能用于治疗结核病。直到 20 世纪中期，结核病仍被视作一种绝症，每年夺去数以万计的生命，直至结核病的克星——链霉素出现。

链霉素的发现者美国科学家塞尔曼·A·瓦克斯曼，他从 20 世纪 30 年代开始研究结核杆菌在土壤中的去向，发现在唾液或干燥空气中具有顽强生命力的结核杆菌一旦接触土壤，在短时间内就消失得无影无踪。

瓦克斯曼经过 3 年研究，认为土壤中的某些抗生素对结核杆菌产生了抵抗作用。随后，他发现了一种像细菌的丝状微生物——链球菌属，它不仅可以杀死青霉素所能杀死的细菌，还可以杀死像结核杆菌那样的细菌。1944 年，瓦克斯曼宣布发现了链霉素，大量的临床实验证实了它的医疗价值。瓦克斯曼对链霉素又做了深入研究，发现在链霉素使用中，方法和用量一定要慎重，否则容易发生危险，他还发现链霉素对治疗结核性脑膜炎也有特效。

　　链霉素的出现还促进了放线菌素、土霉素、金霉素和新霉素的发现。人类、禽畜和植物的许多绝症都因为这些抗生素的研制成功而被攻克了，这也为后续药物化学家的合成抗结核药的研发奠定了基础。瓦克斯曼也因发现有效对抗结核病的链霉素被授予 1952 年的诺贝尔生理学或医学奖。

第九章
拟肾上腺素药

拟肾上腺素药，又称肾上腺素能激动剂，是指作用于肾上腺素受体并兴奋交感神经而发挥作用的药物。肾上腺素受体分为 α 受体和 β 受体，α 受体又可以分为 α_1 受体和 α_2 受体，β 受体分为 β_1 受体、β_2 受体和 β_3 受体等。各受体亚型分布和基本作用见表 9-1。

表 9-1　α 受体和 β 受体亚型的分布和基本作用

受体亚型	分布范围	基本作用
α_1	血管平滑肌;瞳孔开大肌	激动时引起血管收缩;瞳孔扩大
α_2	去甲肾上腺素能神经的突触前膜上	激动时使去甲肾上腺素释放减少,产生负反馈调节作用
β_1	心脏	激动时增加心肌收缩性、自律性和传导功能
β_2	支气管平滑肌,血管平滑肌和心肌	介导支气管平滑肌松弛、血管扩张等作用
β_3	白色及棕色脂肪组织	调节能量代谢、介导心脏负性肌力和血光平滑肌舒张

人体内作用于上述受体的物质为肾上腺素能神经递质，包括去甲肾上腺素（Noradrenaline）、多巴胺（Dopamine）和肾上腺素（Epinephrine）。这些神经递质因为结构上都含有儿茶酚和胺基，一般称为儿茶酚胺类。这些递质在体内合成的途径为：酪氨酸在酪氨酸羟化酶的作用下生成左旋多巴，左旋多巴在芳香氨基酸脱羧酶的作用下得到多巴胺，多巴胺在多巴胺 β-羟化酶的作用下得到去甲肾上腺素，最后在 N-甲基转移酶的作用下得到肾上腺素。

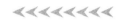

小故事

化学与爱情

化学除了与我们衣食有密切关系外，还与爱情、智慧有关呢。对于恋爱中的青年男女，人们常用"难舍难分""如胶似漆""一日三秋"等美丽的词语来形容爱情的炽热，为什么会这样呢？科学家们经过研究发现：恋爱中的男青年，他大脑里的丘脑下部分泌出具有爱恋作用的化学物质，这种物质，会使他的神经突然激发，产生对异性的亲近、追求、甜蜜的神经活动；女青年也作出相应的化学变化和神经活动，从而双方都有难舍难分、幸福甜蜜的感觉，这些化学物质是：肾上腺素、去甲肾上腺素和安眠酮等，有了这些化学物质作用于神经系统，人们就会进入爱情的美妙境地。同时科学家们也发现，一些早在童年时被切除脑下垂体的病人，到了成年时，他们在体格上同正常人没有多少差别，然而在爱情上却是麻木不仁，完全没有爱情的感受，不会持久地对异性产生爱恋，永远不会堕入情网。于是，科学家们建议他们上医院去请教医生，医生就会建议他们服用安眠酮等，它们能很好地激起人们的爱情感。

第一节　拟肾上腺素药的发展、基本结构及分类

一、拟肾上腺素药的发展

1899 年，人们发现肾上腺髓质提取的物质具有明显的升高血压的作用，约经 4 年分离得到肾上腺素；1904 年，首次人工合成了肾上腺素的消旋体；1908 年，将肾上腺素消旋体成功拆分，发现其左旋体与天然产品活性一致。去甲肾上腺素是 1904 年英国人 Thomas 发现的；直到 1946 年，瑞典生物学家 Euler 才成功分离并鉴定得到去甲肾上腺素，去甲肾上腺素主要作用于 α 受体，用于治疗休克时的低血压。麻黄碱是 1887 年发现，1917 年证实具有与肾上腺素相似的升压作用，且平缓作用持久，1930 年用于临床，主要作用于 α 受体和 β 受体，性质稳定，可通过血脑屏障兴奋中枢神经系统，用于防治低血压、哮喘和鼻塞。

二、拟肾上腺素药的基本结构和分类

此类药物的基本结构为 α-羟基-β-苯乙胺，苯乙胺上 β 位、氨基及苯环上的氢原子被不同基团取代不仅会影响药物对 α、β 受体的亲和力及激动受体的能力，而且会影响药物在体内的过程，如肾上腺素、去甲肾上腺素和异丙肾上腺素（Isoproterenol）对肾上腺素 α 受体的激动活性为：去甲肾上腺素＞肾上腺素＞异丙肾上腺素，而对 β 受体的活性正好相反。

肾上腺素能激动剂一般结构　　　　　异丙肾上腺素

临床上使用的肾上腺素受体激动剂通常分为三类。分别为：①直接作用药，直接作用并兴奋肾上腺素 α 受体、β 受体作用的药物；②间接作用药，不与肾上腺素受体作用，但能促

进肾上腺素能神经末梢释放递质；③兼有直接和间接作用。最常见的为第一类。

拟肾上腺素药对不同受体及其亚型具有一定的选择性，因而具有不同的临床作用（见表9-2）。

表 9-2 拟肾上腺素药兴奋受体产生的临床作用

兴奋受体	临床作用
α_1	升高血压和抗休克
α_2	治疗鼻黏膜充血和降低眼压
中枢 α_2	降血压
β_1	强心和抗休克
β_2	平喘和改善微循环、防止早产
β_3	治疗糖尿病和肥胖症

第二节 拟肾上腺素药的构效关系及典型药物

一、拟肾上腺素药的构效关系

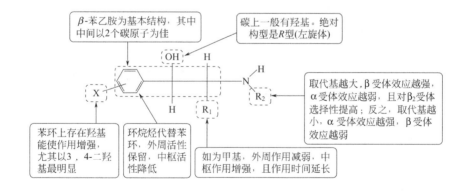

二、典型药物

[通用名] 肾上腺素；Epinephrine。

[化学名] (R)-4-[2-(甲氨基)-1-羟基乙基]-1,2-苯二酚。

[CAS 号] 51-42-3。

M9-1 肾上
腺素的鉴别反应

［理化性质］本品为白色或白色结晶性粉末；无臭，味苦。Mp.206～212℃（分解）。此化合物具有酚羟基和二甲氨基，因而具有酸性和碱性，因而能溶于无机酸和强碱溶液中，在水中微溶，在乙醇、氯仿、乙醚中不溶。

本品具有酚羟基，将含有少量盐酸的水溶液遇三氯化铁试液显翠绿色，再加氨试液变为紫色，最后变成紫红色。同样的水溶液加入过氧化氢煮沸，显血红色。

本品具有邻苯二酚结构，遇空气中的氧和其他氧化剂、日光、热及微量金属离子均能使其氧化变质，生成红色的肾上腺素红，继而聚合得到棕色多聚体。其水溶液暴露于空气和日光中也能氧化变色。为了延缓肾上腺素氧化变质，药典规定注射液 pH 值为 2.5～5.0，加入焦亚硫酸钠等抗氧剂。

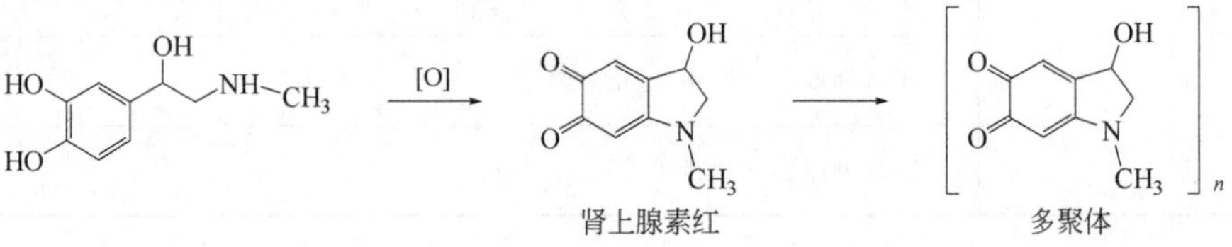

肾上腺素红　　　　　多聚体

［合成］本品以邻苯二酚为原料，与氯乙酰氯发生傅克反应得到酰化物，再与甲胺生成肾上腺素酮，经催化氢化得到外消旋体，最后用酒石酸拆分得到 R-（－）肾上腺素。

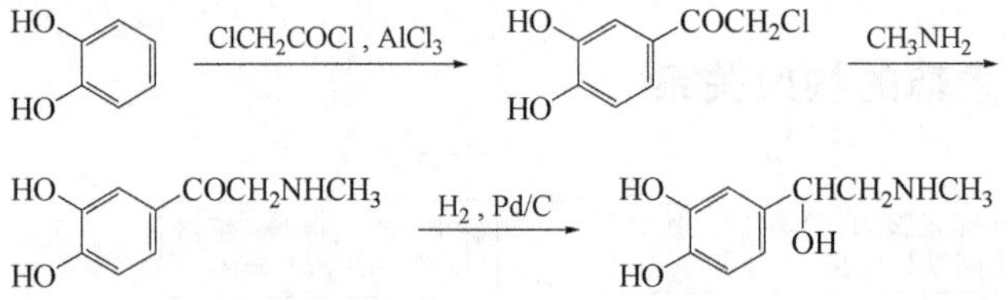

［代谢］本品的代谢途径经单胺氧化酶（MAO）和儿茶酚氧位甲基转移酶作用失活，代谢产物进一步在醛还原酶（AR）和醛脱氢酶（AD）的作用下得到醇类和酸类代谢物。

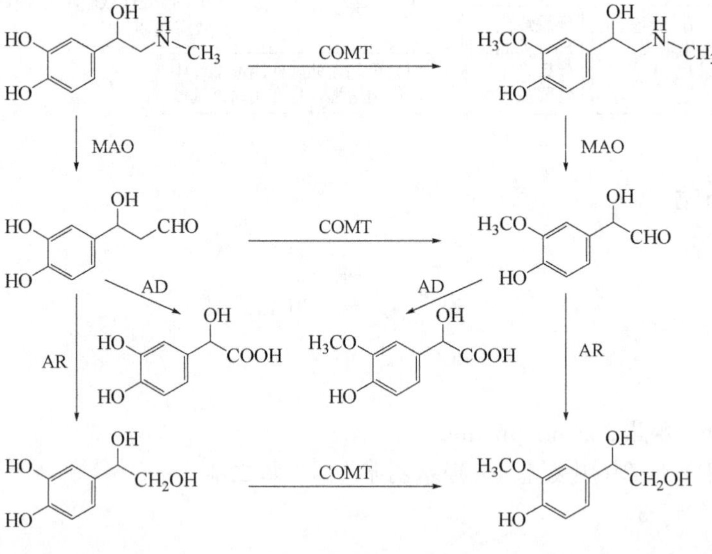

[药理及临床作用] 肾上腺素直接兴奋肾上腺素 α 和 β 受体。

① 兴奋心脏。通过激动心脏血管 $β_1$ 受体兴奋，可使心肌收缩力加强，心率加快，心排血量增加。但在兴奋心脏的同时，可增加心肌耗氧量，易引起心肌缺氧。剂量过大或静脉注射过快时，可由于兴奋心脏异位起搏点而引起心律失常甚至心室颤动。临床上常与利多卡因、阿托品组成心肺复苏三联针，用于各种原因导致的心跳骤停。

② 舒缩血管。通过激动 $α_1$ 受体，使 $α_1$ 受体占优势的皮肤、内脏和黏膜血管收缩；通过激动 $β_2$ 受体，使 $β_2$ 受体占优势的骨骼肌血管和冠状血管扩张。故肾上腺素发挥收缩血管的作用还是舒张血管的作用，取决于所激血管的优势受体。

③ 血压。肾上腺素对血压的影响受剂量和给药途径的影响。治疗剂量或低浓度静脉注射时，由于心脏兴奋而使心输出量增多，所以收缩压升高；由于骨骼肌血管的舒张作用与皮肤、内脏、黏膜血管的收缩作用相抵消，所以舒张压不变或下降，脉压增大，有利于血液对各组织脏器的灌注。较大剂量静脉注射时，不仅使收缩压升高，而且由于对 $α_1$ 受体的作用增强，使皮肤、内脏、黏膜血管的收缩作用超过骨骼肌血管的扩张作用，因此舒张压也上升。

④ 扩张支气管。本品通过兴奋支气管平滑肌 $β_2$ 受体，能缓解支气管痉挛，舒张支气管，改善通气功能，并抑制过敏介质的释放，产生平喘效应。同时兴奋支气管黏膜血管 α 受体，引起黏膜血管过度收缩，毛细血管压增加，这可能导致黏膜水肿和充血加重，减弱平喘效应。

⑤ 代谢。通过激动 $β_2$ 受体，可使糖原和脂肪分解，使血糖和游离脂肪酸增高。

临床用于过敏性休克、支气管哮喘和心率骤停的急救，还可用于局部鼻黏膜充血和牙龈出血等。本品临床用左旋体，其活性比右旋体强 12 倍。

[不良反应] 治疗量时可见焦虑不安、面色苍白、失眠、恐惧、眩晕、头痛、呕吐、出汗、四肢发冷、震颤、无力、心悸、血压升高、尿潴留、支气管及肺水肿，短时的血乳酸或血糖升高等。大剂量时可兴奋中枢，引起激动、呕吐及肌强直，甚至惊厥等。当用量过大或皮下注射误入静脉时，可引起血压骤升、心律失常，严重者可发展为脑出血、心室颤动。

[通用名] 盐酸麻黄碱；Ephedrine Hydrochloride。

[化学名] $[R-(R^*,S^*)]$-$α$-[1-(甲氨基)乙基]苯甲醇盐酸盐。

[CAS 号] 50-98-6。

[理化性质] 本品为白色针状结晶或结晶性粉末；无臭，味苦。Mp.217~220℃。在水中易溶，溶于乙醇，不溶于氯仿和乙醚，水溶性呈左旋性，较稳定。比旋度为 $-35.3°$~$-33°$（5%水溶液）。

本品结构具有两个手性中心，所以有四个异构体，分别是，（－)-麻黄碱、（＋)-麻黄碱、（－)-伪麻黄碱、（＋)-伪麻黄碱，均具有拟肾上腺素作用，但强度略有区别。其中（－)-麻黄碱的绝对构型是（1R，2S），活性最强。

(1R,2S) (－)-麻黄碱　　(1R,2R) (－)-伪麻黄碱　　(1S,2R) (＋)-麻黄碱　　(1S,2S) (＋)-伪麻黄碱

本品水溶液在氢氧化钠水溶液存在下，与硫酸铜试液作用，形成蓝紫色配合物，再加入乙醚，乙醚层呈紫红色，水层呈蓝色。这是氨基醇的特有反应。

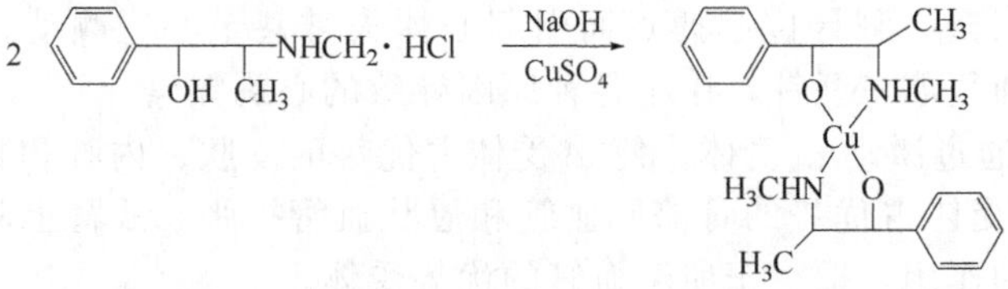

[合成] 本品主要从中药麻黄科植物木贼麻黄或草麻黄用水浸煮，水液用氢氧化钠碱化后用甲苯提取，加草酸中和至 pH 值为 6～7，减压浓缩，析出草酸麻黄碱，再用氯化钙饱和溶液置换得到盐酸麻黄碱粗品，重结晶得到精品。

[代谢] 本品口服后在肠内易吸收，并可进入脑脊液。吸收后极少量脱氨氧化或 N-去甲基化，79%以原型经尿排泄。

[药理及临床作用] 本品可直接激动肾上腺素受体，也可通过促使肾上腺素能神经末梢释放去甲肾上腺素而间接激动肾上腺素受体，对 α 和 β 受体均有激动作用。

① 心血管系统。本品可使皮肤、黏膜和内脏血管收缩，血流量减少；冠脉和脑血管扩张，血流量增加。用药后血压升高，脉压加大，心脏收缩力增强，心输出量增加。由于血压升高反射性地兴奋迷走神经，故心率不变或稍慢。

② 支气管平滑肌。本品可松弛支气管平滑肌，作用比肾上腺素弱，缓慢而持久。

③ 中枢神经系统。本品兴奋大脑皮层和皮层下中枢，产生精神兴奋、失眠、不安和震颤等。

本品作用于 α 和 β 受体，用于支气管哮喘、过敏性反应、鼻黏膜充血及低血压等。它的优点是性质稳定、作用缓慢而温和、持续时间长、口服有效。

[不良反应] 大量长期使用可引起震颤、焦虑、失眠、头痛、心悸、发热感、出汗等不良反应。短期内反复用药，可出现快速耐受性。晚间服用时，常加服镇静催眠药，如苯巴比妥，以防失眠。

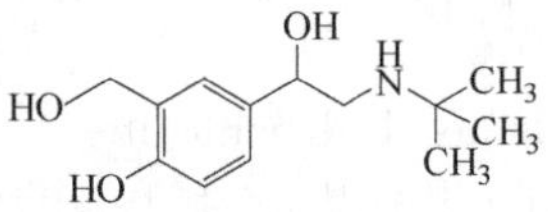

[通用名] 沙丁胺醇；Salbutamol。

[化学名] 1-(4-羟基-3-羟甲基苯基)-2-(叔丁氨基)乙醇。

[CAS 号] 18559-94-9。

[理化性质] 本品为白色结晶性粉末；无臭无味。Mp. 154～158℃（分解）；在乙醇中溶解，在水中易溶，在三氯甲烷和乙醚中几乎不溶。

本品与三氯化铁试液作用变为紫色，加碳酸氢钠试液产生橙黄色浑浊。

[合成] 本品以对羟基苯乙酮为原料，经过氯甲基化、酯化、溴代、缩合、水解、中和、氢化来制备。

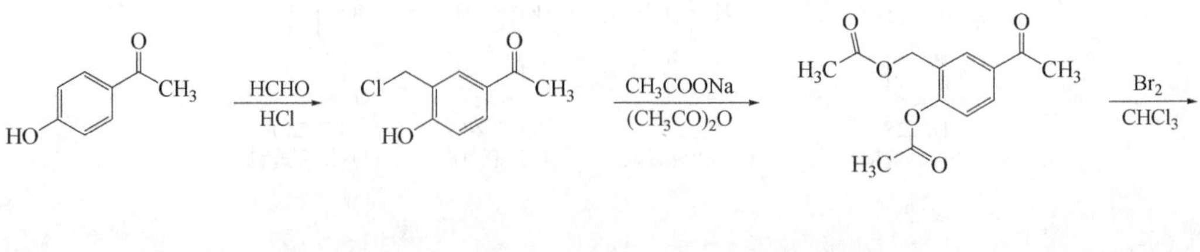

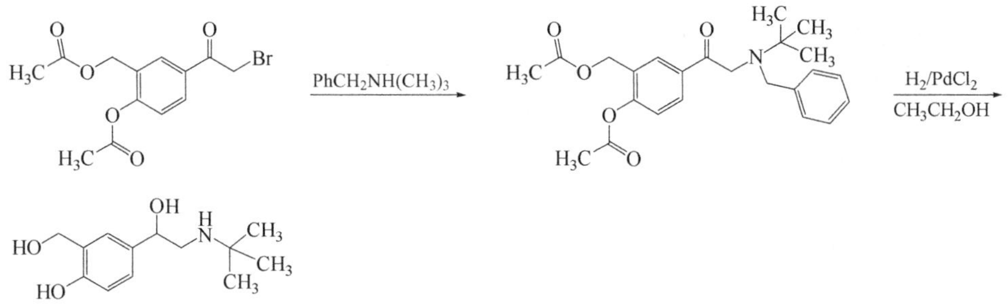

[代谢] 本品从胃肠道吸收，大部分在肠壁和肝代谢，多数形成急性代谢物经肾排泄，如人体中投药量的 25% 代谢成 4-O-硫酸酯。

[药理及临床应用] 本品对支气管平滑肌 β_2 受体有较高选择性，使支气管扩张，而对心率的影响较小。本品是治疗哮喘的代表药物，主要用于防治支气管哮喘、哮喘性气管炎及肺气肿患者的支气管痉挛等，口服有效，作用时间长。

[不良反应] 少数患者可出现恶心、头痛、头晕、心悸、手指震颤等不良反应。剂量过大可出现心动过速。长期应用可产生耐受性。心功能不全、高血压、糖尿病、甲状腺功能亢进者及孕妇慎用。

小知识

瘦肉精

瘦肉精其实是一类药品，是指一类特定的化合物，主要有莱克多巴胺、盐酸克仑特罗、硫酸沙丁胺醇、硫酸特布他林、西巴特罗、盐酸多巴胺等多种。主要被用来提高饲料的功效以及增加所饲养动物的增重率。

美国的瘦肉精和中国的瘦肉精是不同的，中国主要使用的是盐酸克仑特罗；美国主要使用的是莱克多巴胺。中国、俄罗斯和欧盟均禁止在家畜饲料中添加任何的瘦肉精，但是在美国是合法的，允许一定的残留量。美国食品和药物管理局早在 1999 年就立法允许猪肉中残留的莱克多巴胺数量可以高达 0.05×10^{-6}，是联合国国际食品法典委员会规定上限的 5 倍。此外，按美国规定，牛肉的残留的莱克多巴胺可达 0.03×10^{-6}，猪肝内脏可高达 0.15×10^{-6}。

习题

一、选择题

1. 下列不属于拟肾上腺素的药是（　　）。

A. 沙丁胺醇　　　　　B. 去甲肾上腺素　　　　　C. 异丙肾上腺素

D. 麻黄碱　　　　　　E. 前列腺素

2. 下列不属于儿茶酚胺类的药物是（　　）。

A. 多巴胺　　　　　　B. 去甲肾上腺素　　　　　C. 肾上腺素

D. 麻黄碱　　　　　　　　E. 异丙肾上腺素

3. 下列药物中对 α 受体激动性最强的是（　　），对 β 受体激动性最强的是（　　）。

A. 沙丁胺醇　　　　　　B. 去甲肾上腺素　　　　　　C. 肾上腺素

D. 麻黄碱　　　　　　　　E. 异丙肾上腺素

4. 去甲肾上腺素主要的作用为（　　），沙丁胺醇主要作用为（　　）。

A. 升高血压，抗休克，局部血管止血

B. 治疗鼻黏膜充血和降低眼压

C. 降血压

D. 强心

E. 平喘和改善微循环，防治早产

二、简答题

1. 简述肾上腺素人体内的生物合成。

2. 简述拟肾上腺素的构效关系。

3. 简述麻黄碱的制备过程。

4. 简述肾上腺素的代谢过程。

<h1 style="text-align:center">习题答案（部分）</h1>

一、选择题

1. E；2. D；3. BA；4. CE

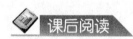 课后阅读

<h2 style="text-align:center">去甲肾上腺素的发现</h2>

去甲肾上腺素作为神经递质被鉴定是在 1946 年由瑞典生理学家 Euler 完成的，这要比乙酰胆碱确认为迷走神经的递质的时间要晚的多。在这过程中发生了一系列有趣的故事。

1904 年，英国剑桥大学的一个年轻生理学工作者 Elliott 在研究动物膀胱和尿道的神经支配时，曾在英国生理学杂志上（1904 年）发表了一篇初步的报告，他指出，刺激交感神经的反应与注射肾上腺素的作用是相似的，从而提出一个设想，肾上腺素可能是交感神经末梢释放的化学刺激物，这是一个极其重要的发现，也是有史以来关于神经递质存在的最早暗示。但遗憾的是他没有重视这个设想，而他的导师，著名的生理学家 Langley 也不鼓励他作这样的设想，因而他没有在这方面继续深入研究下去，而是转入到临床工作中去。

有趣的是，上述由 Elliott 迸发的火花，深深吸引了德国的青年科学家 Loewi。他的脑海里曾经忽然产生过一个设想，即刺激迷走神经也许在其末梢释放一种化学物质，以此传递神经冲动的效应。1921 年的一个夜晚，他在梦中获得了实验设计方案，醒来以后，立即奔赴实验室进行实验，竟然成功地证明了他原来的设想，他把迷走神经释放的这个特殊物质称为迷走物质。在 Loewi 发现迷走物质时，也曾同时刺激了灌流蛙心的交感神经，从而发现了加速心率的交感物质。这样就支持了 10 余年前英国 Elliott 的设想，即交感神经的作用是由化学物质传递的。但交感物质的化学本质到底是什么？由于受到当时技术上的限制，世界各地实验室报道的结果很不一致，争论也很大，因而其研究进展一直很慢。工作较多的是 20 世纪 30 年代美国哈佛大学的 Walter Bradford Cannon 实验室。他们最初认为交感物质是肾上腺素；但不久又指出交感物质并不完全与肾上腺素相同，因而命名为交感素。他们还提出交感神经末梢可能释放两种交感素，一种是兴奋性的，另一种则为抑制性的。Loewi 也于 1936 年指出蛙心提取液中的交感活性物质是肾上腺素。直到 1946 年，瑞典生理学家 Ulf von Euler 才成功地分离出这个拟交感物质，他认为无论从生物学作用上，还是化学结构上它都不是肾上腺素，而是与肾上腺素最接近的去甲肾上腺素（Noradrenaline），这是兴奋交感神经引起的主要神经递质。这样，一扫过去多年的争论而成为定论。Euler 的这一出色工作使他在 1970 年与德国的 Bernard Katz 和美国的 Julius Axelrod 共享了诺贝尔生理学或医学奖。

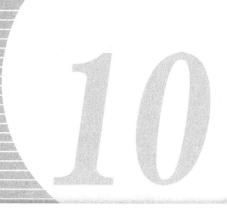

第十章

抗病毒药

抗病毒药（Antiviral Agents）是指用于预防和治疗病毒性感染疾病的药物。病毒性感染疾病是严重危害人类健康的传染病。据不完全统计，在人类传染病中，病毒性疾病高达 $60\% \sim 65\%$。最常见的病毒性疾病有流感、脑炎、病毒性肝炎、麻疹、腮腺炎、脊髓灰质炎、狂犬病、艾滋病等，而且由病毒性感染引起的新的疾病还在不断地出现，如近年来流行的 SARS、高致病性禽流感等给人类健康带来了巨大的威胁。

📖 **小知识**

SARS 与禽流感

SARS 是指严重急性呼吸系统综合征，在未查明病因前，曾被称为"非典型性肺炎（非典）"，是一种极具传染性的疾病，主要通过呼吸道飞沫传播。SARS 是一种因感染人类中从未出现过的新型冠状病毒而导致的以发热、干咳、胸闷为主要症状，严重者出现快速进展的呼吸系统衰竭。于 2002 年 11 月在中国广东顺德首发，并扩散至东南亚乃至全球，直至 2003 年中期疫情才被逐渐消灭的一次全球性传染病疫潮。

人感染禽流感，是由禽流感病毒引起的人类疾病。禽流感病毒，属于甲型流感病毒。由于禽流感病毒的血凝素结构等特点，一般感染禽类，当病毒在复制过程中发生基因重配，致使结构发生改变，获得感染人的能力，才可能造成人感染禽流感疾病的发生。至今发现能直接感染人的禽流感病毒亚型有：H5N1、H7N1、H7N2、H7N3、H7N7、H9N2 和 H7N9 亚型。其中，高致病性 H5N1 亚型和 2013 年 3 月在人体上首次发现的新禽流感 H7N9 亚型尤为引人关注，不仅造成了人类的伤亡，同时重创了家禽养殖业。

抗病毒药物的作用主要通过影响病毒复制周期的某个环节而实现。目前应用的抗病毒药，只是对病毒的抑制，不能直接杀灭病毒。当病毒侵入人体后，机体的免疫系统将产生免疫应答，抗病毒药的作用是抑制病毒的繁殖，使宿主的免疫系统对抗病毒侵袭，修复被破坏的组织。理想的抗病毒药应能有效地干扰病毒的复制，又不影响正常细胞代谢，但至今还没

有一种抗病毒药可达到此目的，大多数抗病毒药在达到治疗剂量时，对人体亦产生毒性。这也是抗病毒药发展速度较慢的原因。

第一节 抗非逆转录病毒药

抗非逆转录病毒药物（Anti-nonretroviral Agents）主要有盐酸金刚烷胺（Amantadine Hydrochloride）、磷酸奥司他韦（Oseltamivir Phosphate）、碘苷（Idoxuridine）、阿糖胞苷（Cytarabine）、利巴韦林（Ribavirin）、阿昔洛韦（Aciclovir）、地昔洛韦（Desciclovir）、伐昔洛韦（Valaciclovir）等。盐酸金刚烷胺含有饱和三环癸烷金刚烷环，形成刚性笼状结构，在临床上对预防和治疗各种 A 型的流感病毒有效，尤其对亚洲 A-2 型流感病毒特别有效。磷酸奥司他韦又名达菲，主要通过干扰病毒从被感染宿主细胞表面的释放来减少病毒传播。临床上用于预防和治疗 A 型及 B 型流感病毒导致的流行性感冒，是预防和治疗 H5N1 型禽流感的首选药物。1959 年合成的碘苷是第一个临床有效的抗病毒核苷类化合物。碘苷本身无活性，在体内被细胞和病毒胸腺嘧啶核苷激酶磷酸化生成三磷酸碘苷，后者是活性形式。阿糖胞苷是胞嘧啶衍生物，能抑制病毒 DNA 的合成，临床上用于治疗带状疱疹病毒所引起的感染。

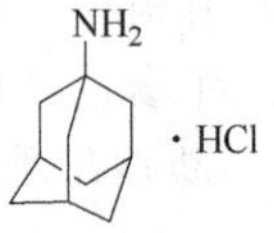

盐酸金刚烷胺 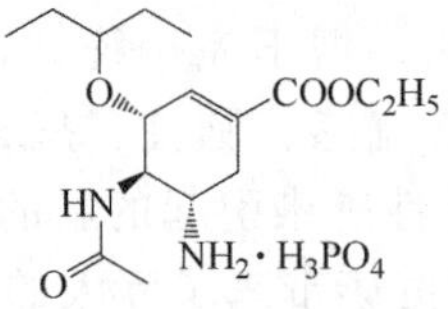　　　　磷酸奥司他韦 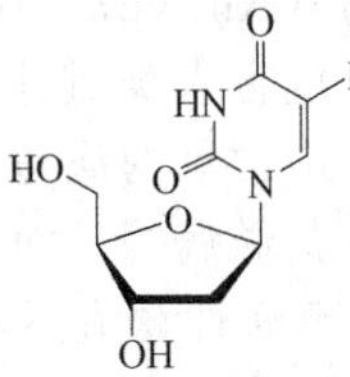　　　　碘苷

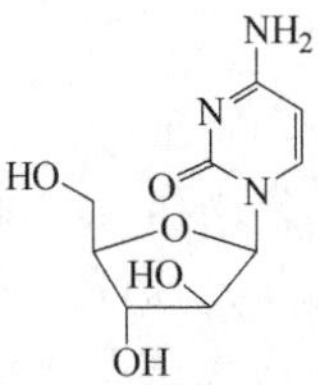

阿糖胞苷 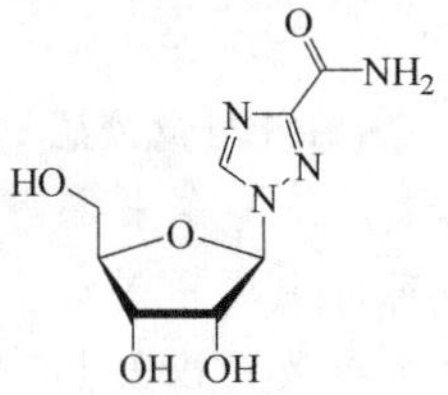　　　　利巴韦林 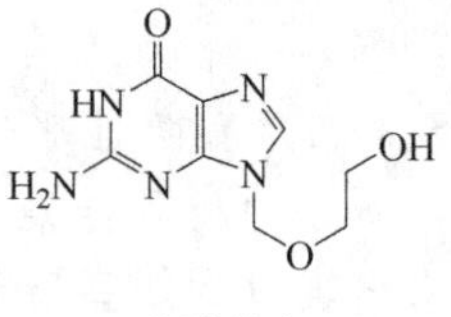　　　　阿昔洛韦

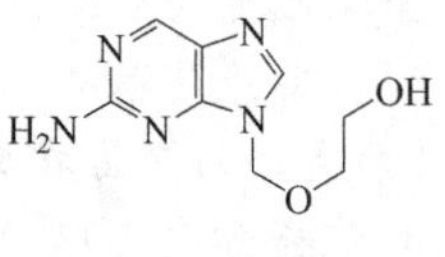

地昔洛韦 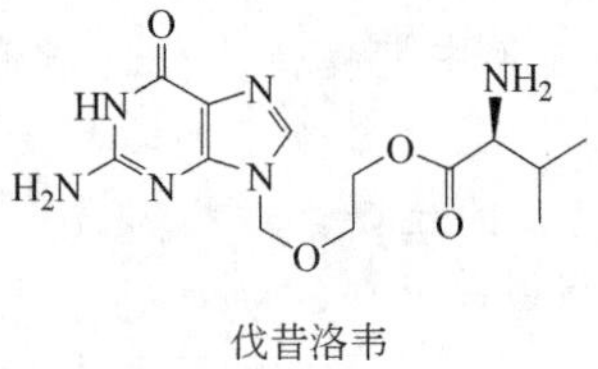　　　　　　　伐昔洛韦

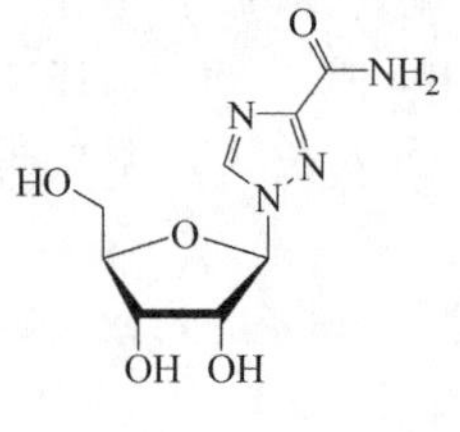

[通用名] 利巴韦林；Ribavirin。

[化学名] 1-β-D-呋喃核糖基-1H-1,2,4-三氮唑-3-羧酰胺，又名病毒唑、三氮唑核苷。

[CAS 号] 36791-04-5。

[理化性质] 本品为白色或类白色结晶性粉末；无臭，无味。本品在水中易溶，在乙醇

中微溶，在乙醚或二氯甲烷中不溶。本品有两种晶型，熔点为 166～168℃ 和 174～176℃，两种晶型生物活性相同。在水中比旋度为 −37.0°～−35.0°。

取本品约 0.1g，加水 10mL 使溶解，加氢氧化钠试液 5mL，加热至沸，即发生氨臭，能使湿润的红色石蕊试纸变蓝色。

[合成] 本品以 1H-1,2,4-三唑-3-甲酰胺为原料，经过六甲基二硅烷（HMDS）活化，再与四乙酰核糖缩合，最后经甲醇的氨饱和溶液氨解得到目标产物。

[代谢] 利巴韦林口服后很快被吸收，进入体内经磷酸化生成具有活性的代谢产物利巴韦林单磷酸。本品能滞留于红细胞中，主要由肾脏排泄，仅有少量随粪便排出。

[药理及临床作用] 利巴韦林为广谱抗病毒药，能抑制肌苷酸-5-磷酸脱氢酶，阻断肌苷酸转化为鸟苷酸，从而抑制病毒的 RNA 和 DNA 合成，对 DNA 病毒和 RNA 病毒均有抑制复制作用，因此对 DNA 和 RNA 病毒均有效。

临床上可用于治疗甲型、乙型流感、麻疹、水痘、腮腺炎、小儿呼吸道合胞病毒感染、艾滋病，还可治疗疱疹病毒引起的角膜炎、结膜炎、带状疱疹等。

[不良反应] 常见的不良反应有贫血、乏力等，停药后即消失。头痛、失眠、食欲减退、恶心、轻度腹泻、便秘等较少见。本品具有致畸作用，故妊娠初期 3 个月者禁用。

[通用名] 阿昔洛韦；Aciclovir。

[化学名] 9-(2-羟乙氧甲基)鸟嘌呤，又名无环鸟苷。

[CAS 号] 59277-89-3。

[理化性质] 本品为白色结晶性粉末，无臭，无味。在冰乙酸或热水中略溶，在乙醚或二氯甲烷中几乎不溶，在氢氧化钠试液中易溶。Mp.256～257℃。

阿昔洛韦水溶性差，口服吸收少。在此基础上又研制了阿昔洛韦的前药地昔洛韦和伐昔洛韦，水溶性好，口服生物利用度高。

取本品约 20mg，加盐酸 2mL，置水浴上蒸干，再加盐酸 1mL 与氯酸钾约 30mg，置水浴上蒸干，残渣滴加氨试液显紫红色，再加氢氧化钠试液数滴，紫红色消失。

[合成] 本品有多种合成方法，其中以鸟嘌呤为原料的路线较为适合工业化生产。以鸟嘌呤为原料，经硅烷化保护反应后再与乙酰氧基乙氧卤代甲烷进行烷基化反应，再经乙醇醇

解，最后经水解得到。

[代谢] 口服吸收差，能广泛分布至各组织与体液中，在肾、肝和小肠中浓度高，脑脊液中浓度约为血中浓度的一半。药物可通过胎盘，主要经肾由肾小球滤过和肾小管分泌而排泄，约14%的药物以原形由尿排泄，经粪便排泄率低于2%。

[药理及临床作用] 本品可选择性抑制病毒DNA多聚酶，阻止病毒DNA的复制。对人疱疹病毒有效，对单纯疱疹病毒抑制作用最强，是单纯疱疹病毒感染的首选药，对乙型肝炎病毒也有一定作用。

本品是广谱抗病毒药，主要用于疱疹性角膜炎、生殖器疱疹、全身性带状疱疹和疱疹性脑炎治疗，也可用于治疗乙型肝炎。

[不良反应] 不良反应较少，常见为胃肠道功能紊乱、头痛和斑疹。静脉滴注可致静脉炎。有致畸作用，孕妇禁用。

第二节　抗逆转录病毒药

抗逆转录病毒药物（Anti-retroviral Agents）是一类用于治疗逆转录病毒（主要是HIV）感染的药物。联合使用几种（通常是三种或四种）抗逆转录病毒药物被称为高效抗逆转录病毒治疗。

与逆转录病毒相关的疾病主要有获得性免疫缺陷综合征（又称艾滋病）及T-细胞白血病。艾滋病（AIDS）是由人免疫缺陷病毒Ⅰ型（HIV-Ⅰ）感染引起的严重疾病。自1981年美国报道第一例艾滋病后，世界五大洲的多数国家先后均有新病人发现，目前估计全世界有3340万名艾滋病病毒感染者。

抗艾滋病毒药作用于HIV-Ⅰ病毒感染细胞并进行复制的过程的各个阶段，阻止病毒与宿主细胞的结合，阻止病毒RNA向DNA的逆转录，阻止病毒的包装和释放等，达到治疗和缓解疾病的目的。

抗逆转录病毒药物主要有齐多夫定（Zidovudine）、扎西他滨（Zalcitabine）、司他夫定（Stavudine）、拉米夫定（Lamivudine）、阿德福韦酯（Adefovir Dipivoxil）、奈韦拉平（Nevirapine）、沙奎那韦（Saquinavir）和茚地那韦（Indinavir）等。齐多夫定是第一个上市的抗HIV药物，是治疗AIDS的首选药，也是唯一被美国FDA批准用于HIV母婴传播的药物。扎西他滨主要用于不能耐受拉米夫定治疗的艾滋病及相关综合征患者，主要副作用为周围神经病变。司他夫定对酸稳定，口服吸收较好，在体内外均有抑制HIV复制的作用，用于治疗HIV感染，特别适用于对齐多夫定、扎西他滨等不能耐受或治疗无效的艾滋病及相关综合征。拉米夫定口服吸收后，生物利用度高，抗病毒作用强而持久，而且能提高机体免疫力，临床上可单用或与齐多夫定合用治疗病情恶化的晚期 HIV 感染患者，也可用于治疗乙型肝炎病毒复制导致的慢性乙型肝炎。阿德福韦酯是阿德福韦的前体药物，含新特戊酸酯结构，在体内水解为阿德福韦发挥抗病毒作用，临床上用于治疗慢性乙型肝炎，能延长晚期艾滋病患者的存活时间。沙奎那韦是第一个上市的 HIV-Ⅰ蛋白酶抑制剂，与核苷类抑制剂联合使用治疗晚期 HIV 感染。茚地那韦对 HIV 病毒有强大的竞争抑制作用，与蛋白酶的活性部位可逆结合发挥作用，主要用于成人 HIV 感染。该药与齐多夫定和拉米夫定等核苷类逆转录酶抑制剂联合使用有协同作用，是目前国外广泛使用的"三联疗法"。

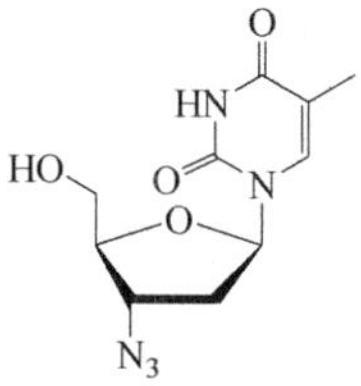

齐多夫定 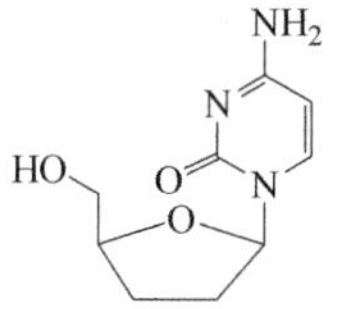　　扎西他滨 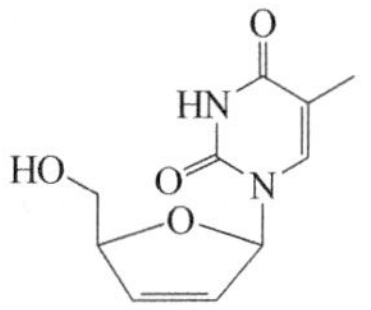　　司他夫定

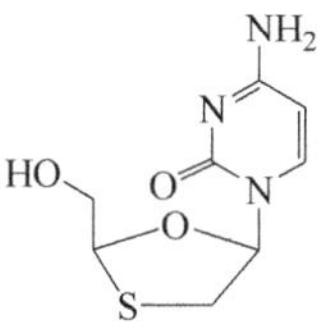

拉米夫定 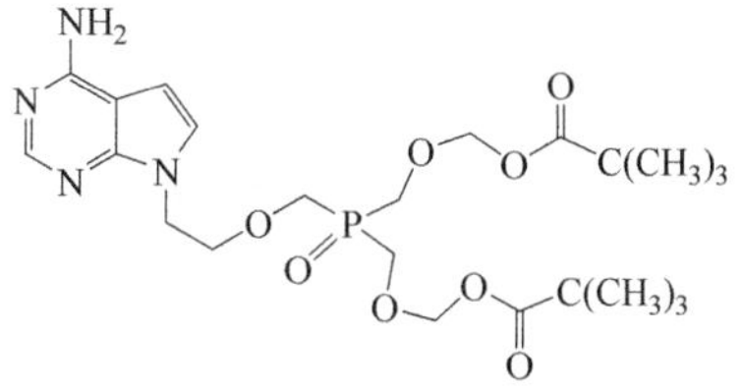　　阿德福韦酯

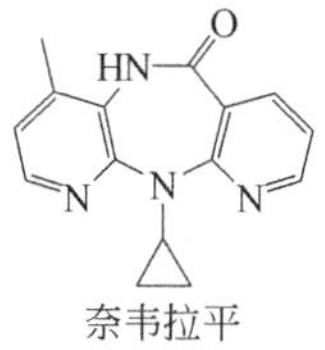

奈韦拉平 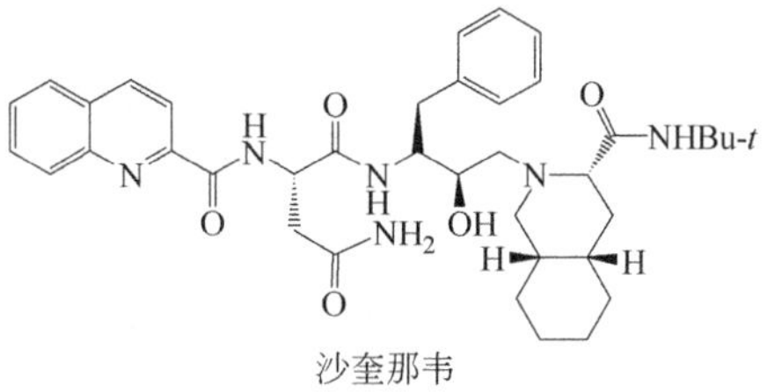　　沙奎那韦

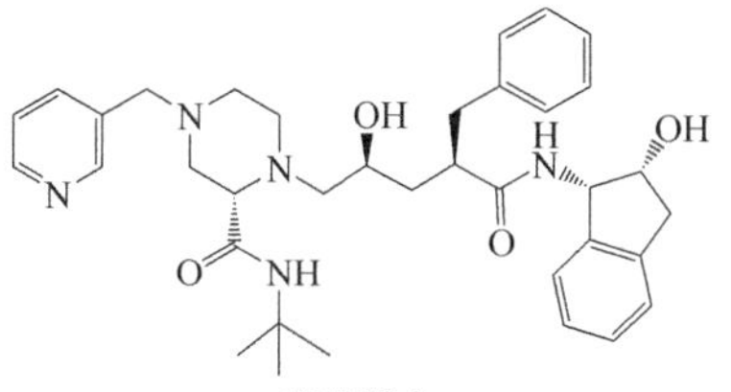

茚地那韦

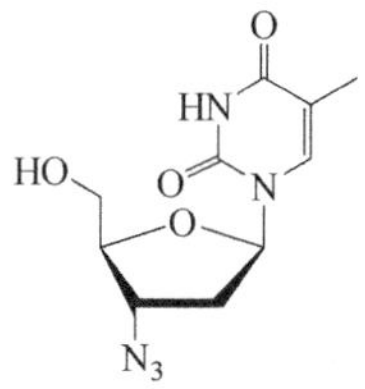

［通用名］齐多夫定；Zidovudine。
［化学名］3′-叠氮基-2′,3′-双脱氧胸腺嘧啶核苷，又名叠氮胸苷。
［CAS 号］30516-87-1。
［理化性质］本品为针状结晶，无臭，遇光易分解。易溶于乙醇，难溶于水。

［合成］本品的合成是以脱氧胸腺嘧啶核苷为原料，和 2-氯-1,1,2-三氟二乙胺反应，得到环状化合物，再和叠氮化锂反应制得。

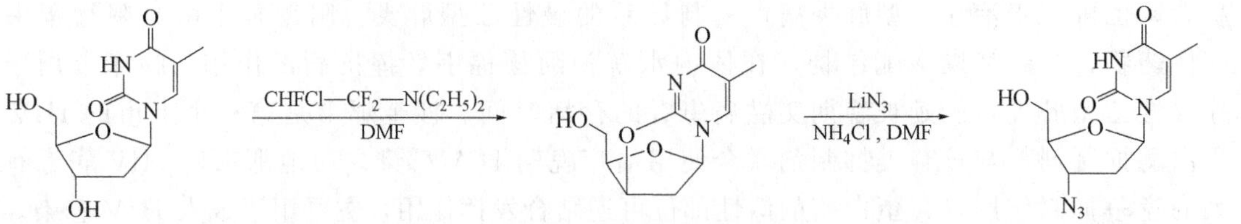

［代谢］本品口服后快速转化为 3′-叠氮-3′脱氧-5′-O-β-D-吡喃葡萄糖胸苷（GZDV），主要通过尿液排出。由于首过效应，平均的口服该品生物利用度为 65%。

［药理及临床作用］本品为抗病毒药，在体外对逆转病毒包括人免疫缺陷病毒（HIV）具有高度活性。在受病毒感染的细胞内被细胞胸苷激酶磷酸化为三磷酸齐多夫定，后者能选择性抑制 HIV 逆转酶，导致 HIV 链合成终止从而阻止 HIV 复制。

本品具有抗病毒作用。临床上主要用于治疗艾滋病及重症艾滋病相关综合征。

［不良反应］本品的不良反应主要是骨髓抑制，发生率与剂量和疗程有关；也可出现喉痛、无力、发热、恶心、头痛、皮疹、失眠、肝功能异常等症状。

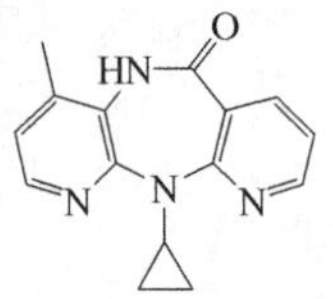

［通用名］奈韦拉平；Nevirapine。

［化学名］11-环丙基-5,11-二氢-4-甲基-6H-二吡啶并［3,2-b：2′,3′-e］［1,4］-二氮
草-6-酮。

［CAS 号］129618-40-2。

［理化性质］本品为白色粉末状结晶，无臭，无味。在水中微溶，在稀酸中溶解。Mp. 247～249℃。

［合成］以乙酰乙酸乙酯和氰代乙酰胺为原料，通过环合、氯化、水解、酰胺化、在环合等八步合成奈韦拉平。

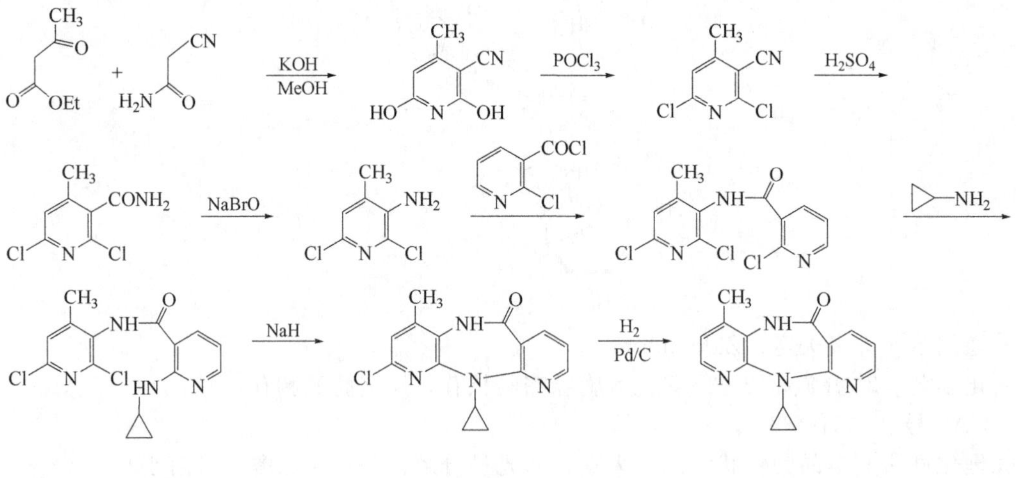

[代谢] 奈韦拉平主要在肝脏代谢，奈韦拉平代谢物主要由肾脏清除。药代动力学结果显示，对于中度和重度肝功能不全的患者应谨慎使用该药。

[药理及临床作用] 奈韦拉平为专一性的 HIV-Ⅰ逆转录酶抑制剂，进入细胞后不需要磷酸化激活，直接与逆转录酶的非底物位置结合，抑制 HIV-Ⅰ逆转录酶，不影响其他逆转录酶的活性，毒副作用小。本品单用很快产生耐药病毒，只能与核苷类抑制剂联合使用治疗成年晚期 HIV 感染患者。

习 题

一、选择题

1. 阿昔洛韦临床上主要用于（　　）。
   A. 抗真菌感染　　　　B. 抗革兰阴性菌感染　　　C. 免疫调节
   D. 抗病毒感染　　　　E. 抗幽门螺杆菌感染

2. 下列药物中，抗疱疹病毒最强的是（　　）。
   A. 利巴韦林　　　　　B. 齐多夫定　　　　　　　C. 奈韦拉平
   D. 阿昔洛韦　　　　　E. 茚地那韦

3. 金刚烷胺能特异性地抑制下列哪种病毒感染？（　　）
   A. A 型流感病毒　　　B. B 型流感病毒　　　　　C. 麻疹病毒
   D. 单纯疱疹病毒　　　E. HIV

4. 对禽流感病毒具有一定的疗效的药物是（　　）。
   A. 阿昔洛韦　　　　　B. 拉米夫定　　　　　　　C. 奥司他韦
   D. 利巴韦林　　　　　E. 奈韦拉平

5. 具有三氮唑结构的药物是（　　）。
   A. 利巴韦林　　　　　B. 奈韦拉平　　　　　　　C. 齐多夫定
   D. 阿昔洛韦　　　　　E. 金刚烷胺

6. 化学结构中含有二氮䓬环的药物是（　　）。
   A. 拉米夫定　　　　　B. 利巴韦林　　　　　　　C. 茚地那韦
   D. 阿昔洛韦　　　　　E. 奈韦拉平

7. 为阿昔洛韦前体药物的是（　　）。
   A. 更昔洛韦　　　　　B. 泛昔洛韦　　　　　　　C. 西多福韦
   D. 喷昔洛韦　　　　　E. 地昔洛韦

8. 含新戊酸酯结构的前体药物是（　　）。
   A. 更昔洛韦　　　　　B. 盐酸伐昔洛韦　　　　　C. 泛昔洛韦
   D. 阿昔洛韦　　　　　E. 阿德福韦酯

9. 治疗艾滋病毒的药物是（　　）。
   A. 金刚烷胺　　　　　B. 利巴韦林　　　　　　　C. 齐多夫定
   D. 奥司他韦　　　　　E. 阿昔洛韦

10. 第一个上市的 HIV-Ⅰ蛋白酶抑制剂是（　　）。
    A. 齐多夫定　　　　　B. 沙奎那韦　　　　　　　C. 利巴韦林
    D. 奥司他韦　　　　　E. 阿昔洛韦

二、简答题

1. 抗病毒药物如何分类？各有什么代表药物？

2. 试写出阿昔洛韦的合成线路。

习题答案（部分）

一、选择题

1. D；2. D；3. A；4. C；5. A；6. E；7. E；8. E；9. C；10. B

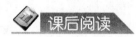 课后阅读

病　毒

病毒是一类体积十分微小、结构简单、只含有一种核酸（DNA 或 RNA）、必须在活细胞内才能增殖的非细胞形态的微生物。病毒是微生物中发现最晚、体积最小的一类微生物，而且新的病毒还在不断地被发现，如 1983 年发现的人类免疫缺陷病毒（HIV），1997 年在英国发现的"疯牛病"中分离到的朊病毒，2003 年发现的 SARS 冠状病毒等。

病毒是以核酸（DNA 或 RNA）为核心，外层被蛋白质衣壳所包裹，形成病毒粒子，大小为 $0.02 \sim 0.40 \mu m$。根据遗传物质的不同病毒可以分为 DNA 病毒和 RNA 病毒。在 RNA 病毒中有一类病毒称为逆转录病毒，与艾滋病及 T-细胞白血病有关。病毒没有完整的酶系统、核糖体、线粒体或其他细胞器等，因此无法独立进行繁殖，必须寄生在活的宿主细胞内，利用宿主细胞提供的核酸、蛋白质、酶等作为自身繁殖的必需物质和能源。病毒的增殖过程是在病毒的基因控制下完成的，它不同于其他微生物的分裂增殖，有其独特的特点，所以常把病毒的增殖称为复制。

病毒的传播方式多种多样，不同类型的病毒采用不同的方法传播。例如，植物病毒可以通过以植物汁液为生的昆虫（如蚜虫）在植物间进行传播；而动物病毒可以通过蚊虫叮咬而得以传播；流感病毒可以经由咳嗽和打喷嚏来传播；诺罗病毒则可以通过手足口途径来传播；轮状病毒常常是通过接触受感染的儿童而直接传播的。此外，艾滋病毒则可以通过性接触来传播。

病毒在自然界中广泛分布，人、动物、植物、昆虫和细菌中都有病毒寄生。由病毒引起的人类疾病种类繁多，如流行性感冒、麻疹、腮腺炎、水痘等一般疾病，以及天花、艾滋病、SARS 和禽流感等严重疾病，还有一些感染率极高，如乙型病毒性肝炎。此外，病毒与肿瘤、某些心脏病、先天性畸形、老年性痴呆等也有一定关系。

第十一章

抗组胺药

组胺（Histamine）又名组织胺，是一种内源性的生物活性物质，广泛存在于自然界多种植物、动物和微生物体内。它是由组胺酸在组胺酸脱羧酶催化下，脱羧生成。在动物体内，组胺是一种重要的化学递质，在细胞之间传递信息，参与一系列复杂的生理过程。

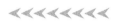

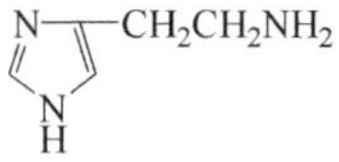

目前发现组胺受体有 4 种亚型，分别称为 H_1 受体、H_2 受体、H_3 受体和 H_4 受体。组胺 H_1 受体主要分布于皮肤和黏膜的血管内皮细胞、平滑肌细胞、神经元及免疫细胞表面，组胺作用于 H_1 受体，可引起毛细管扩张及其通透性增加，兴奋支气管和胃肠道平滑肌，引起支气管哮喘和胃肠绞痛，另外还可引起变态反应。组胺 H_2 受体主要分布于胃壁细胞表面，参与调节胃酸分泌，还参与血管通透性、血压、心动过速、支气管扩张、气道黏液分泌等反应。组胺 H_3 受体主要分布于组胺能神经元表面，参与调节组胺、乙酰胆碱等神经递质的释放，以及减轻皮肤瘙痒，防止气道过度收缩等。组胺 H_4 受体是新发现的组胺受体，主要是参与粒细胞的分化，可能介导肥大细胞和嗜酸性粒细胞的趋化。

与 H_3 及 H_4 受体相比，H_1、H_2 受体的表达更广泛。H_1 受体拮抗剂临床主要作为抗过敏药，H_2 受体拮抗剂临床主要作为抗消化性溃疡药。本章将主要讲述此两类药物。

第一节 抗过敏药

一、抗过敏药的分类

过敏性疾病（包括哮喘、荨麻疹等，如图 11-1 所示），又称变态反应，是人类常见且多发的疾病，此类疾病的发生主要是受到外界过敏源（如花粉、粉尘、食物等）的刺激，人体内释放组胺所导致的。因而阻断组胺的释放或与 H_1 受体的结合就能够抑制过敏性疾病的发生。临床上常用的抗过敏药物主要是 H_1 受体拮抗剂。H_1 受体拮抗剂根据结构类型可分为氨基醚类、乙二胺类、哌嗪类、丙胺类、三环类及哌啶类。

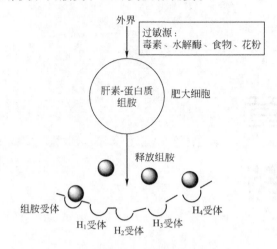

图 11-1　过敏性反应（变态反应）作用过程

1. 乙二胺类

1933 年，法国巴斯德研究所合成第一个具有缓解支气管哮喘的药物哌罗克生（Piperoxan）。在此基础上，1942 年合成的芬苯扎胺（Phenbenzamine）为乙二胺类临床上使用的第一个药物。对芬苯扎胺的结构进一步修饰得到一系列的乙二胺类 H_1 受体拮抗剂，如美吡那敏（Mepyramine）、曲吡那敏（Pyribenzamin）等。前者活性虽然不高，但是嗜睡的副作用也小；后者活性强且副作用小，至今仍是临床上常用的抗过敏药。

将乙二胺结构中两个氮原子中的任何一个修饰成咪唑环，仍然具有抗组胺效果，如克立咪唑（Clemizole）和安他唑啉（Antazoline）。

克立咪唑　　　　　安他唑啉

2. 氨基醚类

将乙二胺类 H_1 受体拮抗剂一边的 N-芳基转移到 N-苄基的亚甲基上，且将其中氮原子换成氧原子就转变成氨基醚类。

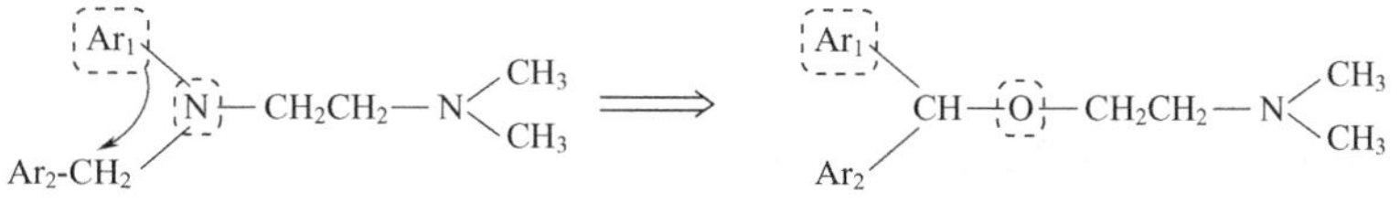

乙二胺类 氨基醚类

盐酸苯海拉明（Diphenhydramine Hydrochloride）为本类药物的典型代表，临床上适用于皮肤、黏膜的过敏性疾病，对支气管哮喘的效果较差，须与氨茶碱、麻黄碱等合用。由于对中枢神经系统有较强的抑制作用，常与中枢兴奋药 8-氯茶碱结合成盐，为前体药物即茶苯海明，为常用抗晕动病药。将盐酸苯海拉明分子中一个苯基的对位引入甲氧基、氯或溴原子，分别得到甲氧拉明（Medrylamine）、氯苯海拉明（Chlorodiphenhydramine）和溴苯海拉明（Bromodiphen hydramine），这些药物较苯海拉明体内代谢慢，作用加强。

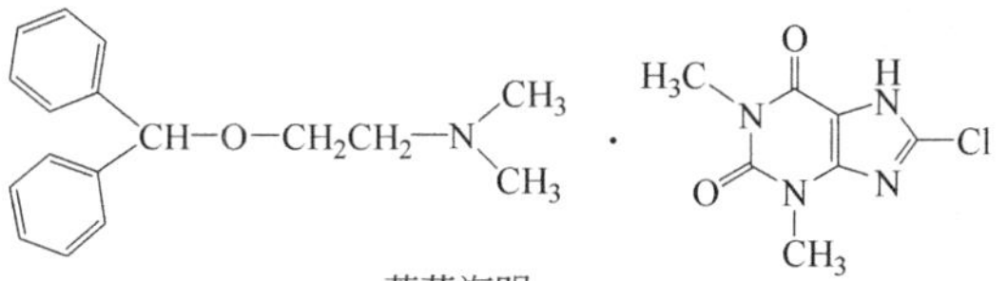

茶苯海明

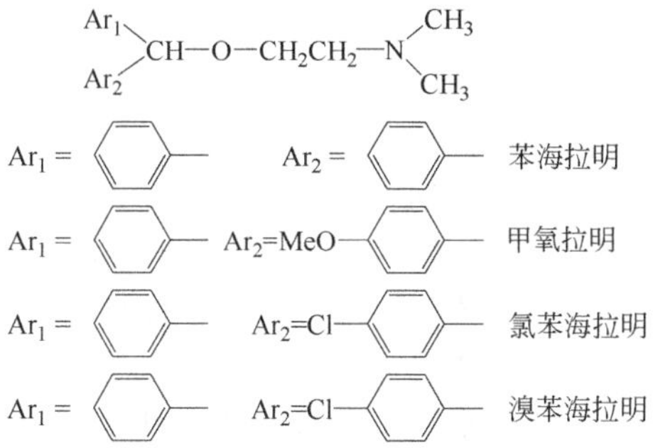

Ar_1 = 苯海拉明
Ar_1 = Ar_2=MeO 甲氧拉明
Ar_1 = Ar_2=Cl 氯苯海拉明
Ar_1 = Ar_2=Cl 溴苯海拉明

由于组胺 H_1 受体拮抗剂抗过敏药都有较大的镇静副作用，因此研究非镇静性组胺 H_1 受体拮抗剂是抗过敏药物研究的最新发展，如将盐酸苯海拉明中的苯基用 4-氯苯基取代及在次甲基上引入甲基，并将二甲氨基用 N-甲基-2-吡咯烷基置换，得到氯马斯汀（Clemastine），为此类药物中第一个非镇静性抗组胺药，作用强、起效快、服用 30min 后见效，作用可维持 12h，并具有显著的止痒作用，对中枢的抑制作用较小。临床用其富马酸盐，称为富马酸氯马斯汀，用于治疗过敏性鼻炎、荨麻疹、湿疹及其他过敏性皮肤病，也可用于支气管哮喘。结构中含两个手性中心，与苯核相连的手性碳原子的立体化学对其活性影响较大。该手性碳原子的绝对构型为 R 构型时（即 R,R 构型和 R,S 构型），活性最强。

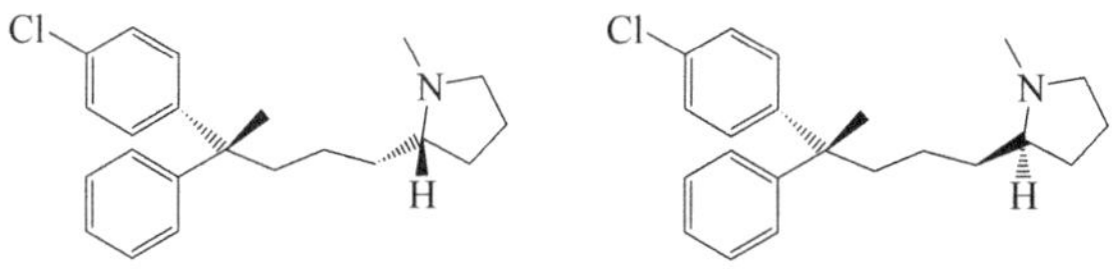

氯马斯汀(R,R 构型) 氯马斯汀(R,S 构型)

$$\text{CH—O—CH}_2\text{CH}_2\text{—N} \begin{matrix} \text{CH}_3 \\ \text{CH}_3 \end{matrix} \cdot \text{HCl}$$

[通用名] 苯海拉明盐酸盐；Pethidine Hydrochloride。

[化学名] *N*,*N*-二甲基-2-(二苯基甲氧基) 乙胺盐酸盐。

[CAS 号] 147-24-0。

[理化性质] 本品为白色结晶性粉末，无臭，味苦，随后有麻痹感。Mp. 167～171℃。在水中极易溶解，在乙醇和氯仿中易溶，在丙酮中略溶，在乙醚和苯中极微溶解。为强酸弱碱盐，呈酸性。纯品对光稳定，当含有二苯甲醇等杂质时，遇光可渐变色。

[合成] 氯苄在氯化锌的作用下得到二苯甲烷，再溴化得到溴代二苯甲烷，再与二甲氨基乙醇发生溴代反应得到苯海拉明。

$$\text{—CH}_2\text{Cl} \xrightarrow{\text{ZnCl}_2} \quad \xrightarrow{\text{Br}_2} \quad \xrightarrow{\text{HOCH}_2\text{CH}_2\text{N(CH}_3)_2}$$

$$\text{CHOCH}_2\text{CH}_2\text{N(CH}_3)_2$$

[代谢] 苯海拉明口服后经胃肠吸收，3h 血浓度达最高峰，维持 4～6h，由肝脏代谢，经尿、大便、汗液排出，授乳期妇女亦可由乳汁排出一部分。

[药理及临床作用] ①组胺作用。苯海拉明可与组织中释放出来的组胺竞争效应细胞上的 H_1 受体，从而制止过敏发作。②镇静催眠作用。抑制中枢神经活动的机制尚不明确。③镇咳作用。可直接作用于延髓的咳嗽中枢，抑制咳嗽反射。

临床上主要用于荨麻疹、过敏性鼻炎和皮肤瘙痒等皮肤、黏膜等变态性疾病。由于兼有镇静和镇吐作用，故常用于乘车、船引起的恶心、呕吐、晕车等症。

[不良反应] ①最常见的有：滞呆、思睡、注意力不集中、疲乏、头晕、头昏、共济失调、恶心、呕吐、食欲不振、口干等。②少见的有：气急、胸闷、咳嗽、肌张力障碍等。有报道在给药后可发生牙关紧闭并伴喉痉挛、过敏性休克、心律失常。过量应用可致急性中毒、精神障碍。

3. 丙胺类

将氨基醚类 H_1 受体拮抗剂中的氧原子去掉就变成丙胺类 H_1 受体拮抗剂。

$$\begin{matrix} \text{Ar}_1 \\ \text{Ar}_2 \end{matrix} \text{CH} \underset{去掉}{-\lbrack-O\rbrack-} \text{CH}_2\text{CH}_2-\text{N} \begin{matrix} \text{CH}_3 \\ \text{CH}_3 \end{matrix} \Longrightarrow \begin{matrix} \text{Ar}_1 \\ \text{Ar}_2 \end{matrix} \text{CHCHCH}_2\text{N} \begin{matrix} \text{CH}_3 \\ \text{CH}_3 \end{matrix}$$

氨基醚类　　　　　　　　　　　丙胺类

此类药物研究最早于 1949 年发现的苯那敏 (Pheniramine)，发现其治疗指数是曲吡那敏的 4 倍。继续研究发现在其苯环的对位引入卤素原子，作用增强，如氯苯那敏 (Chlorphenamine) 和溴苯那敏 (Bromphenamine)，两者抗组胺作用强且持久，且用量较小。

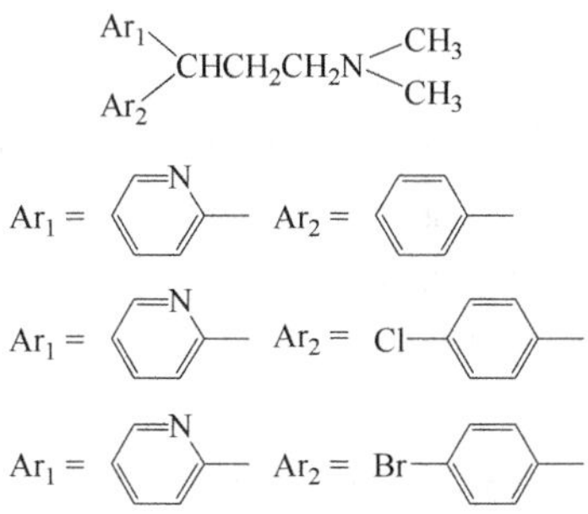

Ar$_1$ = (吡啶) Ar$_2$ = (苯基) 苯那敏

Ar$_1$ = (吡啶) Ar$_2$ = Cl—(苯基) 氯苯那敏

Ar$_1$ = (吡啶) Ar$_2$ = Br—(苯基) 溴苯那敏

在丙胺链中引入不饱和双键，同样有很好的抗组胺活性，如曲普利啶（Triprolidine）的作用强度与马来酸氯苯那敏相仿，其 E 型异构体对豚鼠回肠 H$_1$ 受体的亲和力比 Z 型异构体高 1000 倍。在 E 型异构体曲谱利啶吡啶环上增加一个亲水的丙烯酸基团，即为阿伐斯汀（Acrivastine），此药主要治疗鼻敏感和过敏性皮肤疾病，还具有抗肿瘤疗效。

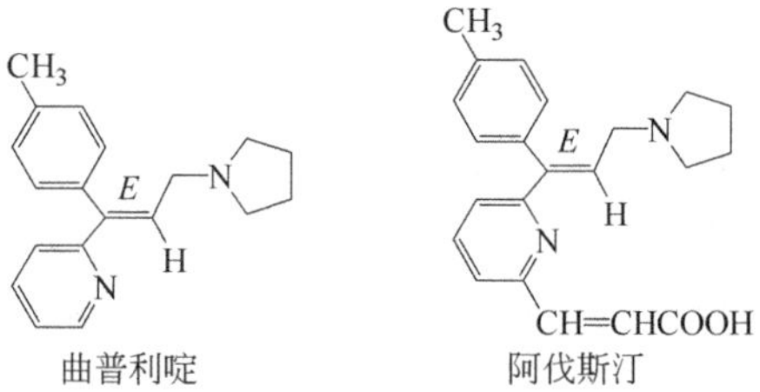

曲普利啶　　　阿伐斯汀

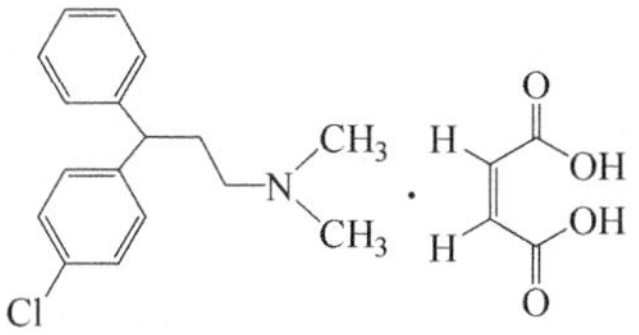

[通用名] 马来酸氯苯那敏；Chlorphenamine Maleate。

[化学名] 2{对-氯-α-[2-(二甲氨基)乙基]苯基}吡啶马来酸盐，又名扑尔敏，氯屈米通。

[CAS 号] 113-92-8。

[理化性质] 本品为白色结晶性粉末，无臭，味苦。Mp.131～135℃，有升华性。在水、乙醇和氯仿中易溶，在乙醚中微溶。其 1% 水溶液的 pH 为 4.0～5.0。马来酸氯苯那敏的碱基可与其他酸成盐，如高氯酸盐和 N-环己氨基磺酸盐，可使其味觉得到一定的改变。

马来酸氯苯那敏结构中含有一个手性中心，存在一对光学异构体。其 S-（＋）对映异构体的活性比消旋体约强二倍，急性毒性也较小。R-（－）对映异构体的活性仅为消旋体的 1/90。临床使用其消旋体。

[合成] 2-甲基吡啶与氯气反应生成 2-氯甲基吡啶，然后再与苯胺盐酸盐反应作用生成 2-对氨基苄基吡啶，再发生 Sandmeyer 反应得到 2-对氯苄基吡啶，最后与二甲氨基氯乙烷缩合得到氯苯那敏。

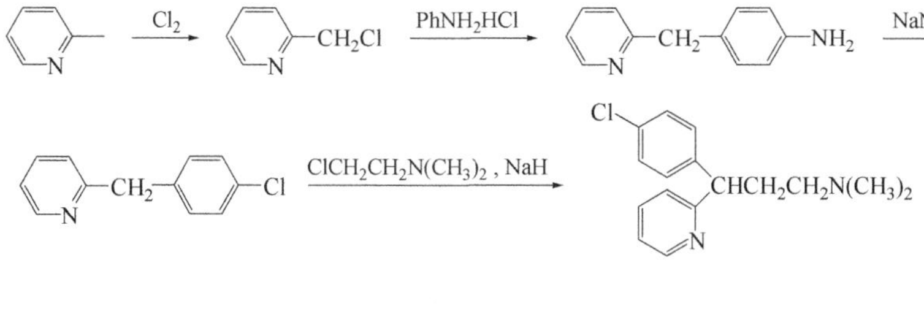

[代谢] 该药服用后吸收迅速而完全，排泄缓慢，作用持久。主要是以 *N*-去甲基、*N*-去二甲基、*N*-氧化氯苯那敏及未知的极性代谢物随尿排出。

[药理及临床作用] 马来酸氯苯那敏的特点是抗组胺作用较强，用量少，嗜睡副作用小，适用于小儿。临床主要用于过敏性鼻炎、皮肤黏膜的过敏、荨麻疹、血管舒张性鼻炎、枯草热、接触性皮炎以及药物和食物引起的过敏性疾病。

[不良反应] 有嗜睡、口渴、多尿等副作用。

4. 三环类

将氨基醚类或丙胺类化合物的两个芳环通过一个或两个原子相连则构成三环系统，其结构基本上保持了 H_1 受体拮抗剂的特征，因此仍具有抗过敏活性。

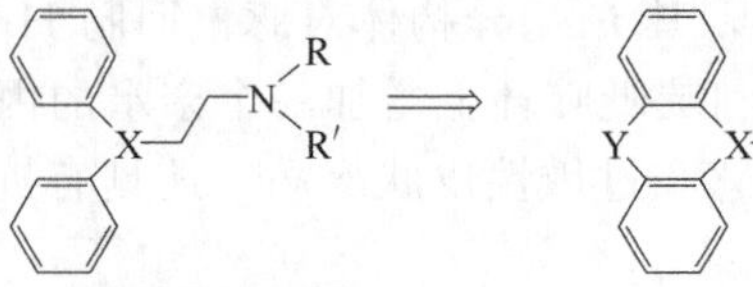

氨基醚类或丙胺类　　　　　三环类

当三环类结构中 X 为氮原子，Y 为硫原子时，即构成吩噻嗪类。此类药物最早是于1945 年发现的异丙嗪（此药物也直接导致抗精神失常药氯丙嗪的发现），其抗组胺作用比苯海拉明强且持久，但是其镇静作用较明显。用电子等排法对异丙嗪的氮原子进行结构修饰，得到氯普噻吨（Chlorprothixene），其抗组胺活性为苯海拉明的 17 倍，其反式异构体活性强于顺式异构体。进一步对氯普噻吨的硫原子位置进行结构改造，得到酮替芬（Ketotifen）和氯雷他定（Loratadine）。酮替芬具有强大的抗组胺作用，又可抑制过敏介质的释放，但具有嗜睡和中枢抑制的副作用，临床上多用于哮喘的预防和治疗；氯雷他定为长效 H_1 受体拮抗剂，口服作用快，适用于减轻过敏性鼻炎的症状及治疗荨麻疹和过敏性关节炎。

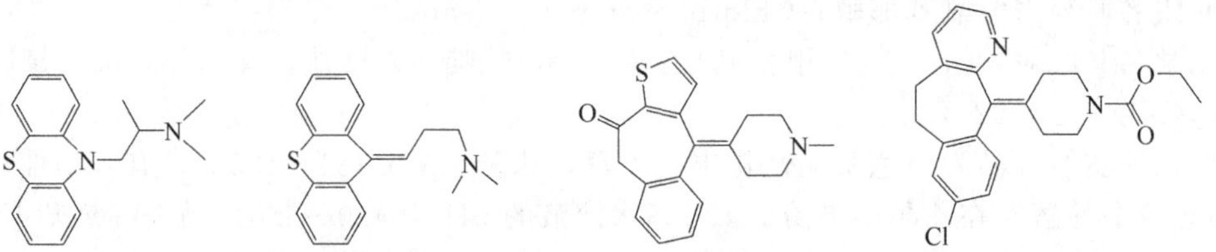

异丙嗪　　　　　氯普噻吨　　　　　酮替芬　　　　　氯雷他定

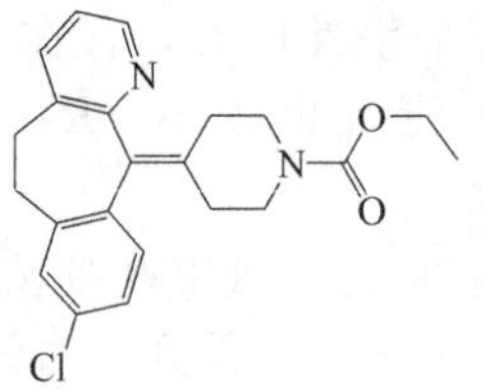

[通用名] 氯雷他定；Loratadine。

[化学名] 4-(8-氯-5,6-二氢-11*H*-苯并[5,6]环庚三烯并[1,2-b]吡啶-11-烯基)-1-哌啶羧酸乙酯。

[CAS 号] 79794-75-5。

[理化性质] 本品为白色结晶性粉末。Mp.134～136℃，几乎不溶于水，易溶于甲醇和丙酮，可以溶于乙醇。

［合成］以 3-甲基-2-氰基吡啶为原料，通过水解脱水生成 N-叔丁基-3-甲基-吡啶-2-酰胺，再与间氯苄氯和三氯氧磷分别发生缩合反应和脱水反应得到 3-(3-氯苯乙基)-2-氰基吡啶，分别再与五氧化二磷和 N-乙氧基羰基-4-哌啶酮发生环合和缩合反应得到氯雷他定。

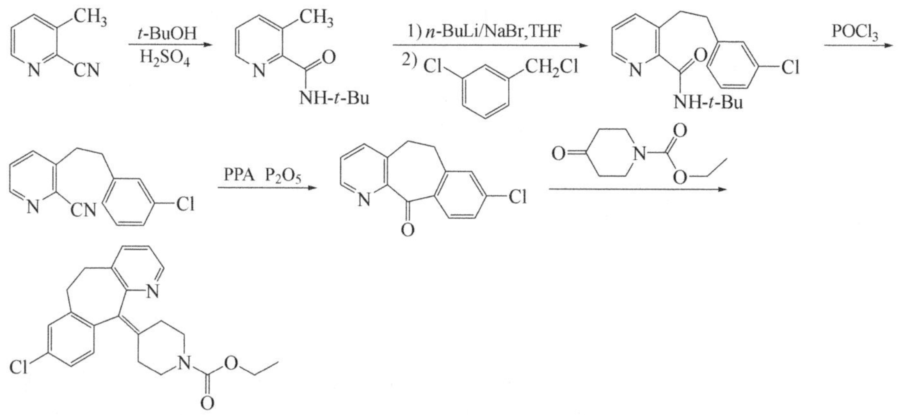

［代谢］大部分在肝脏被代谢，其代谢物去羧乙氧基氯雷他定，即地氯雷他定（Desloratadine），也是强效 H_1 受体拮抗剂。

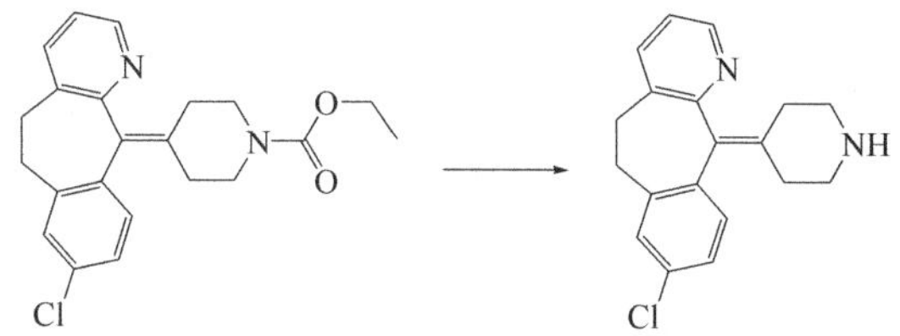

氯雷他定 → 地氯雷他定

［药理及临床作用］本品为强效选择性非镇静 H_1 受体拮抗剂，对受体选择性强，故没有抗胆碱能活性和中枢神经系统抑制作用，口服起效快，作用持久，适用于减轻过敏性鼻炎的症状，及治疗荨麻疹和过敏性关节炎。本品临床上用于过敏性鼻炎、急性或慢性荨麻疹及其他过敏性皮肤病。

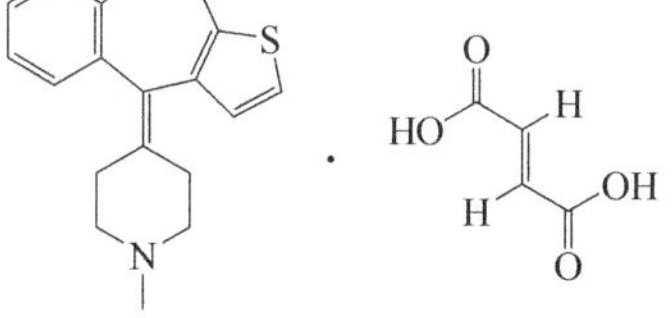

［通用名］富马酸酮替芬；Ketotifen Fumarate。

［化学名］4,9-二氢-4-(1-甲基-4-亚哌啶基)-10H-苯并[4,5]环庚[1,2-a]噻吩-10-酮-反丁烯二酸盐。

［CAS 号］34580-14-8。

［理化性质］本品有 2.5 个结晶水和无结晶水两种形式，两种形式都为类白色、无臭、味苦的结晶性粉末。但它们的物理性质有一定区别，无结晶水者熔点为 191～195℃。而含

2.5 个结晶水的熔点为 124～130℃。

[合成] 苯并 [4,5] 环庚 [1,2-a] 噻吩-4-酮在溴代丁二酰亚胺（NBS）作用下发生溴代反应得到 9,10-双溴代化合物，再经过甲氧基化反应、脱溴以及格式反应后得到酮替芬。

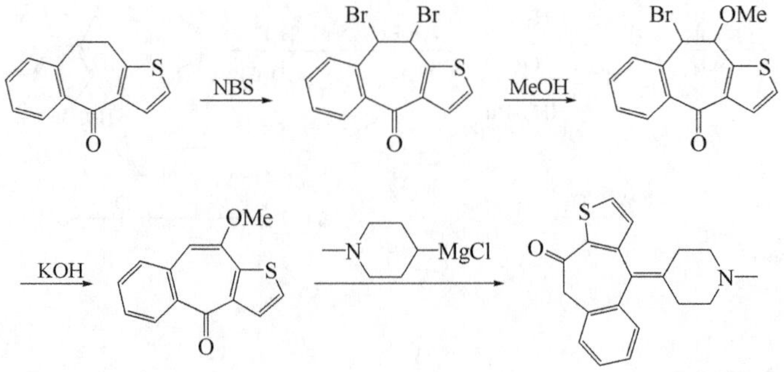

[代谢] 本品主要在肝脏中发生去甲基、羰基还原反应，得到的主要活性代谢产物是外消旋去甲酮替芬、外消旋 10-羟基-酮替芬、外消旋 10-羟基-去甲基酮替芬，且这些活性代谢物具有抗过敏和抗炎作用。

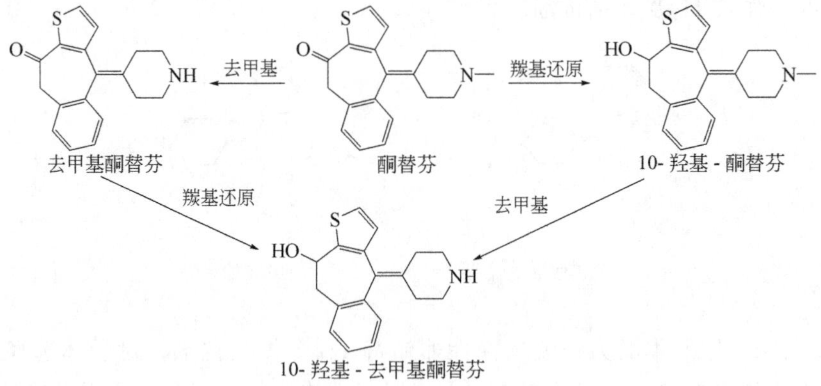

[药理及临床作用] 富马酸酮替芬的抗组胺作用较强，约为马来酸氯苯那敏的 10 倍，其给药方式有两种即口服和注射，作用时间长，临床上用于治疗哮喘。但中枢的镇静作用较强，有嗜睡的副作用。

5. 哌嗪类

将乙二胺类 H_1 受体拮抗剂一边的 N-芳基转移到 N-苄基的亚甲基上，且将两个氮原子接上乙基两头就转变成哌嗪类。

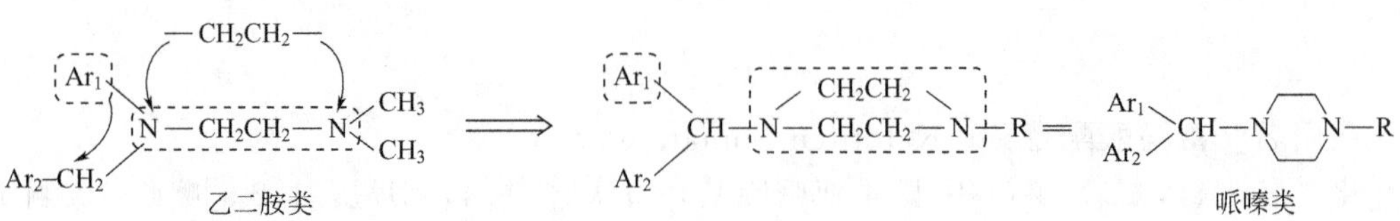

哌嗪类 H_1 受体拮抗剂是目前非镇静类抗组胺药的主要类型。代表药物主要有氯环利嗪（Chlorcyclizine）、布克利嗪（Buclizine）和西替利嗪（Cetirizine）。氯环利嗪和布克利嗪作用时间长，但是具有镇静的副作用。西替利嗪于 1987 年上市，由于它为两性化合物，因而不易透过血脑屏障作用于中枢神经系统，因而属于哌嗪类的非镇静 H_1 受体拮抗剂。

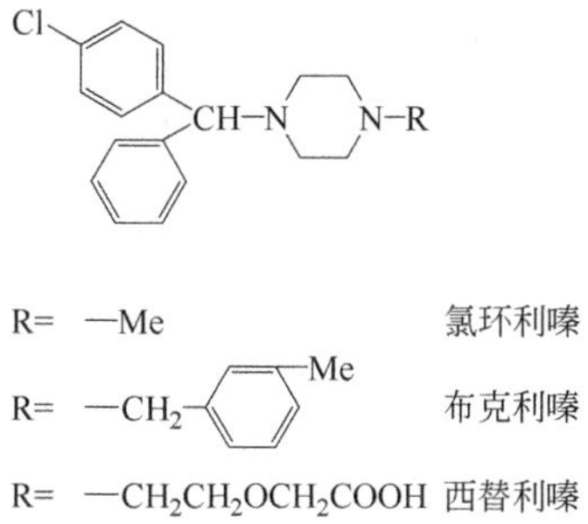

R= —Me 氯环利嗪

R= —CH₂ ⌬-Me 布克利嗪

R= —CH₂CH₂OCH₂COOH 西替利嗪

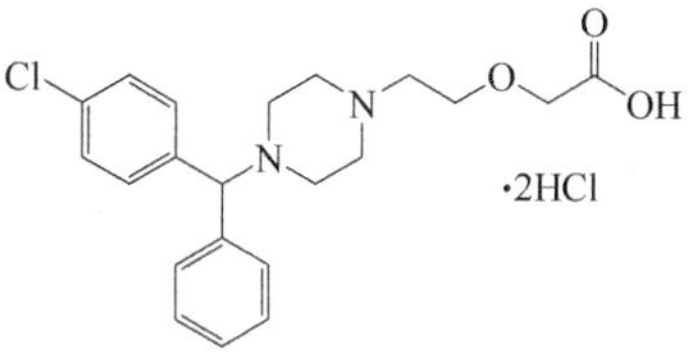

[通用名] 盐酸西替利嗪；Cetirizine Hydrochloride。

[化学名] (±)-2-{2-[4-[(4-氯苯基)苯甲基]-1-哌嗪基]乙氧基}乙酸二盐酸盐。

[CAS 号] 83881-52-1。

[理化性质] 本品为白色或类白色结晶性粉末，无臭，味苦，有引湿性。本品在水中极易溶解，在甲醇或乙醇中溶解，在氯仿或丙酮中几乎不溶。Mp. 110～115℃，熔融时同时分解。

[合成] 苯甲酰氯与氯苯发生傅克反应得到（4-氯苯基）苯基甲酮，经过还原反应、氯化反应后得到（4-氯苯基）苯基氯甲烷，再与哌嗪、氯乙氧基乙酸先后发生取代反应得到西替利嗪。

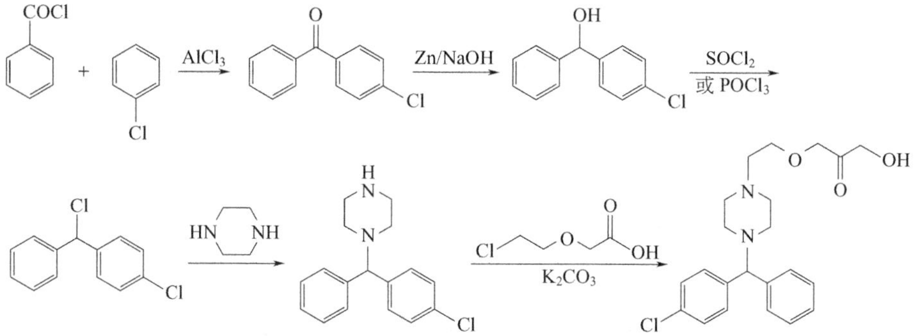

[药理及临床作用] 本品可选择性作用于 H_1 受体，作用强而持久。由于分子中存在的羧基易离子化，不易透过血脑屏障，进入中枢神经系统的量极少，故基本上无镇静性作用，因而属于非镇静类 H_1 受体拮抗剂，为临床常用的抗过敏药。

6. 哌啶类

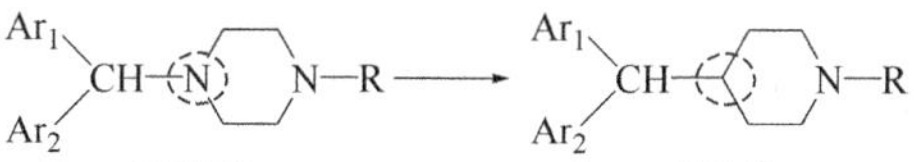

哌嗪类　　　　　　哌啶类

将哌嗪类药物结构中氮原子以碳原子替代，则得到哌啶类抗组胺药物。早期的哌啶类抗组胺药物为特非那定（Terfenadine），可选择性拮抗外周 H_1 受体，因而无镇静副作用，临床上常用于治疗季节性鼻炎和过敏性皮肤病。在特非那定分子中的芳香环和哌啶环插入次甲氧原子得到了其替代药物依巴斯汀（Ebastine），与特非那定相比，本品作用强而持久，对组胺诱发的支气管痉挛具有保护作用。其他非镇静类的抗组胺药还有含苯并咪唑环的咪唑斯汀（Mizolastine）和左卡巴斯汀（Levocabastine）。

特非那定

依巴斯汀

咪唑斯汀

左卡巴斯汀

二、抗过敏药的构效关系

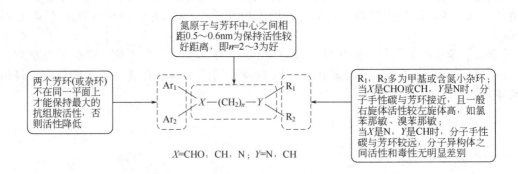

氮原子与芳环中心之间相距0.5～0.6nm为保持活性较好距离，即n=2～3为好

两个芳环（或杂环）不在同一平面上才能保持最大的抗组胺活性，否则活性降低

R_1，R_2多为甲基或含氮小杂环；当X是CHO或CH，Y是N时，分子手性碳与芳环接近，且一般右旋体活性较左旋体高，如氯苯那敏、溴苯那敏；当X是N，Y是CH时，分子手性碳与芳环较远，分子异构体之间活性和毒性无明显差别

$X=CHO，CH，N；Y=N，CH$

第二节 抗溃疡药

消化道溃疡疾病多发生在胃幽门和十二指肠处，是由胃液的消化作用所引起的胃黏膜损伤。导致消化道发生溃疡的因素很多，一般将这些因素分为保护因子和损伤因子。前者包括胃黏膜细胞分泌的黏液和前列腺素等；后者包括胃酸、胃蛋白酶和幽门螺杆菌等。在正常情况下，胃黏膜不会被胃液消化而形成消化道溃疡。而当胃酸的分泌量相对地超过了胃分泌的黏液对胃的保护能力和碱性的十二指肠中和胃酸的能力时，含有胃蛋白酶，低 pH 的胃液可使胃壁消化，发生溃疡。

近代研究发现，胃酸分泌主要分为三步：第一步，组胺、乙酰胆碱或胃泌素等内源性活性物质刺激壁细胞底和边膜上相应的受体（组胺 H_2 受体、乙酰胆碱受体或胃泌素受体），导致环磷酸腺苷（cAMP）或钙离子的增加；第二步，增加了 cAMP 或钙离子的介导，刺激由细胞内向细胞顶端传递；第三步，位于管状泡处的 H^+/K^+-ATP 酶（又名为质子泵）移至分泌性胃管，将氢离子从胞浆移至胃腔，钾离子从胃腔移至胞浆，与胃腔中的氯离子形成胃酸的主要成分盐酸（HCl）。

从上述胃酸分泌过程中可以发现，要治疗溃疡问题，最终目的就是减少胃腔中胃酸的量，而要达到这个目的，主要的方法有：①中和胃腔中过量胃酸；②抑制胃酸分泌；③增加胃黏膜的抵抗力。鉴于此，常用的抗溃疡药为：①抗酸药，如碳酸氢钠、氢氧化铝等，此类药物主要直接作用于胃腔中过量的胃酸，但是常常是治标不治本，有副作用多的问题，且疗效不确切；②黏膜保护药，如枸橼酸铋钾和硫糖铝；③H_2受体拮抗剂；④质子泵抑制剂；⑤抗幽门螺杆菌感染的药物。胃酸分泌过程与药物作用部位示意图见图 11-2。现在最常用的药物为后三类，本章也主要介绍 H_2受体拮抗剂和质子泵抑制剂的代表药物。

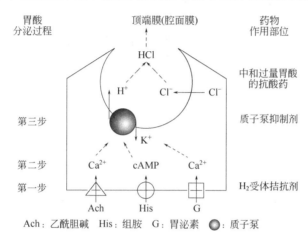

图 11-2　胃酸分泌过程与药物作用部位示意图

一、H_2受体拮抗剂

1. H_2受体拮抗剂的分类

H_2受体拮抗剂按照化学结构分类，可以分为咪唑类、呋喃类、噻唑类和哌啶甲苯类。

（1）咪唑类　20 世纪 60 年代中期，人类发现了胃壁细胞存在着促进胃酸分泌的组胺 H_2受体后，就开始以组胺为先导化合物，进行结构改造。保留组胺中的咪唑环，修饰其侧链，得到第一个 H_2受体拮抗剂咪丁硫脲（Burimamide），但其口服无效。进一步结构改造，得到甲硫咪脲（Metiamide），其具有较强的抑制胃酸分泌能力，但是其可引起肾损伤和粒细胞缺乏症。后用胍基代替甲硫咪脲中的硫脲基得到西咪替丁（Cimetidine），成为第一代高活性的 H_2受体拮抗剂。

将西咪替丁上的甲基用丙炔基取代生成依汀替丁（Etintidine），其抑制胃酸的作用比西咪替丁强；西咪替丁的胍基用嘧啶酮氨基取代得到奥美替丁（Oxmetidine），其亲脂性比西咪替丁高，因而活性更强，持续时间也更长。

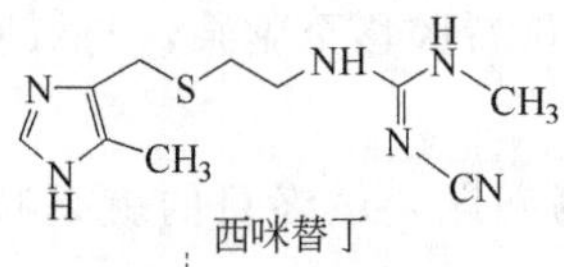

西咪替丁 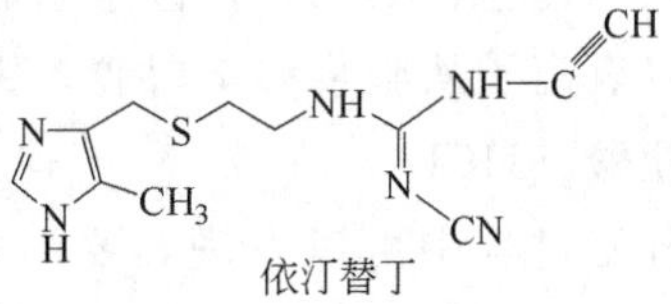　　依汀替丁 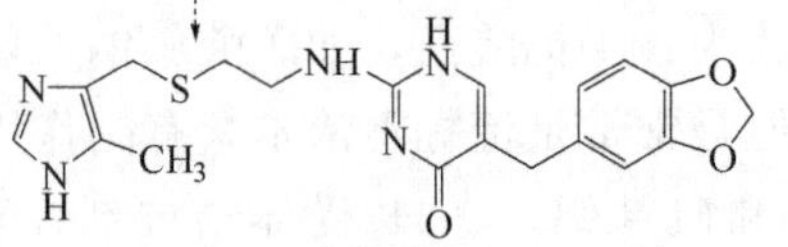　　奥美替丁

（2）呋喃类　将西咪替丁的甲基咪唑环用二甲氨基甲基呋喃环替代，氰基胍用二氨基硝基乙烯代替得雷尼替丁（Ranitidine），于 1983 年上市，其抑制胃酸分泌的作用强于西咪替丁，且对胃及十二指肠溃疡疗效高，副作用较西咪替丁小，无抗雄性激素的作用，是较好的第二代 H_2 受体拮抗剂药物。除此之外，鲁匹替丁（Lupitidine）也属于呋喃类抗溃疡药，抑制胃酸分泌作用强于雷尼替丁。

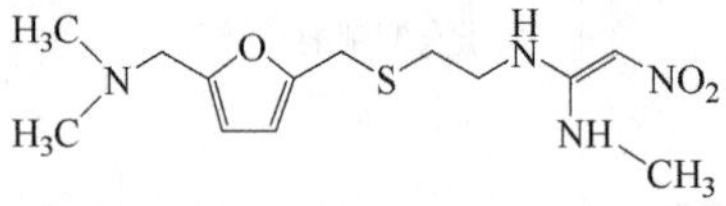

雷尼替丁 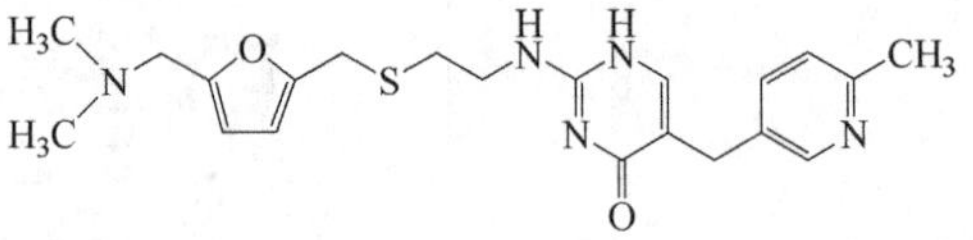　　　　　　　　　　鲁匹替丁

（3）噻唑类　继雷尼替丁之后，将西咪替丁的甲基咪唑环和氰胍基分别用胍基噻唑环和氨磺酰脒基代替，得到法莫替丁（Famotidine），其于 1986 年上市，是高效、高选择性的 H_2 受体拮抗剂。其抑制胃酸分泌作用分别为西咪替丁和雷尼替丁的 50 倍和 6 倍，且作用时间更长，无抗雄性激素作用，是第三代 H_2 受体拮抗剂。除此之外，同类型的药物还有尼扎替丁（Nizatidine）和乙溴替丁（Ebrotidine）。前者亲脂性强，对心血管、中枢神经和内分泌系统没有不良反应，是新型强效的 H_2 受体拮抗剂；后者抗胃酸分泌能力与雷尼替丁相当，兼有抗幽门螺杆菌和保护胃黏膜的作用。

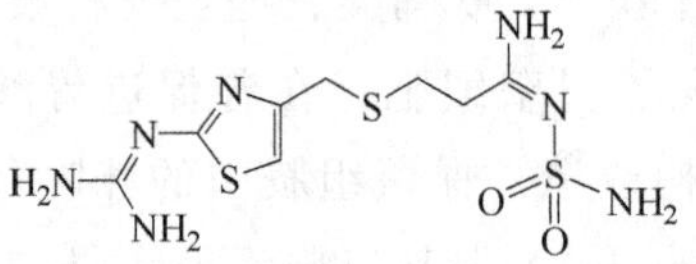

法莫替丁 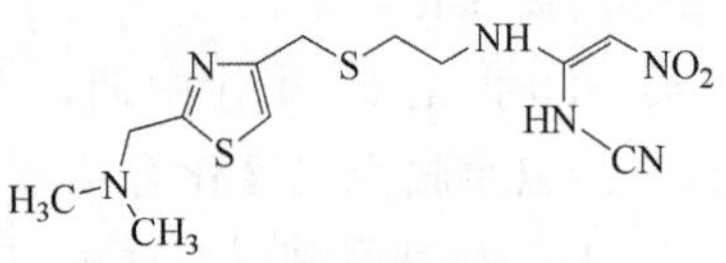　　　　　　　　　　尼扎替丁

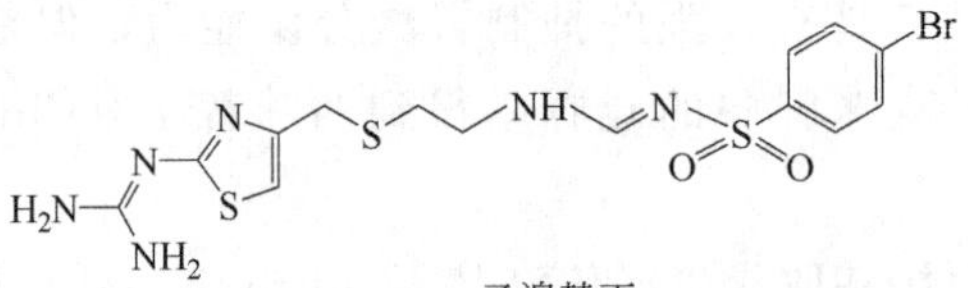

乙溴替丁

（4）哌啶甲苯类　哌啶甲苯类为新型结构的 H_2 受体拮抗剂，为强效、长效抗溃疡药。如罗沙替丁（Roxatidine）和拉呋替丁（Lafutidine）。前者一直胃酸分泌能力为西咪替丁的 3～6 倍，为雷尼替丁的 2 倍。临床上用其前药罗沙替丁醋酸酯，在体内水解释放出罗沙替丁发挥药效；后者是在罗沙替丁的基础上改造过来的，其活性与法莫替丁相当，且具有很好的保护胃黏膜的作用。

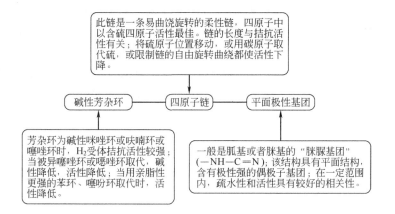

罗沙替丁　　　　　　拉呋替丁

［通用名］雷尼替丁；Ranitidine。

［化学名］N'-甲基-N-[2-[[[5-[(二甲胺基)甲基]-2-呋喃基]甲基]硫代]乙基]-2-硝基-1,1-乙烯二胺。

［CAS 号］66357-35-5。

［理化性质］本品稳定性受温度影响较大，在室温、干燥条件下保存 3 年，含量不下降。取本品少许，用小火缓缓加热，产生的气体能使湿润的乙酸铅试纸显黑色。

［药理及临床作用］本品是组胺 H_2 受体拮抗剂。对胃酸分泌具有明显的抑制作用，其抑制作用强，能有效地抑制基础胃酸分泌和各种原因刺激引起的胃酸分泌，使分泌酸的量和酸度都降低。本品主要用于消化性溃疡、卓-艾综合症、反流性食管炎及上消化道出血。其远期疗效优于西咪替丁，且复发率低。对西咪替丁无效者仍有效。

［不良反应］偶有头痛、皮疹和腹泻等。

2. H_2 受体拮抗剂的构效关系

此链是一条易曲饶旋转的柔性链，四原子中以含硫四原子活性最佳。链的长度与拮抗活性有关；将硫原子位置移动，或用碳原子取代硫，或限制链的自由旋转曲绕都使活性下降。

碱性芳杂环　←　四原子链　→　平面极性基团

芳杂环为碱性咪唑环或呋喃环或噻唑环时，H_2 受体拮抗活性较强；当被异噻唑环或噁唑环取代，碱性降低，活性降低；当用亲脂性更强的苯环、噻吩环取代时，活性降低。

一般是胍基或者脒基的"脒脲基团"（—NH—C≡N）；该结构具有平面结构，含有极性强的偶极子基团；在一定范围内，疏水性和活性具有较好的相关性。

二、质子泵抑制剂

质子泵 H^+/K^+-ATP 酶，存在于胃壁细胞中，该酶在催化胃酸的最后一步，使氢离子与钾离子进行交换，表现为向胃腔中直接分泌浓度很高的胃酸。质子泵抑制剂相比于 H_2 受体拮抗剂具有作用专一、选择性高、毒作用小等优点，对各种原因引起的胃酸分泌均有抑制作用。

质子泵抑制剂是在 1927 年吡啶硫代乙酰胺的抗病毒研究过程中发现的，当时发现其具有很好的抑制胃酸分泌的作用，但是对肝脏毒性太大。随后进一步研究得到苯并咪唑类衍生物替莫拉唑（Timoprazole），但是阻断甲状腺对碘摄取的副作用限制了其进一步应用；进一步修饰其结构，最终得到活性较好、毒性较低的奥美拉唑（Omeprazole），它是第一个上市的质子泵抑制剂。目前，质子泵抑制剂发展较快，许多新结构且不同机制的化合物正在研究中，部分化合物已经上市，如兰索拉唑（Lansoprazole）、埃索美拉唑（Esomeprazole）、泮托拉唑（Pantoprazole）等。

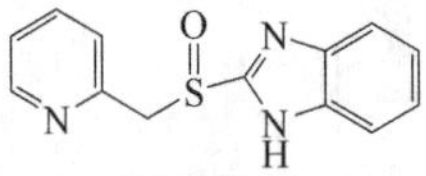

替莫拉唑 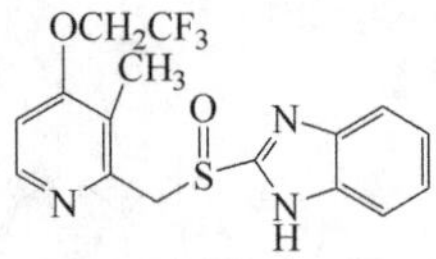　　　　　　　兰索拉唑

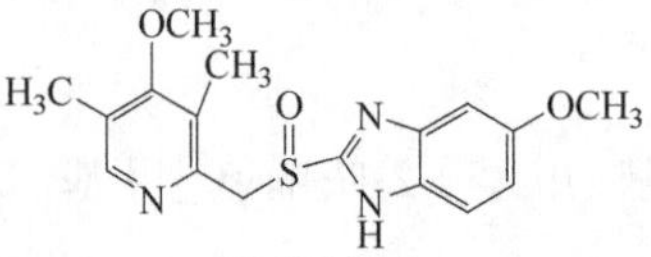

埃索美拉唑 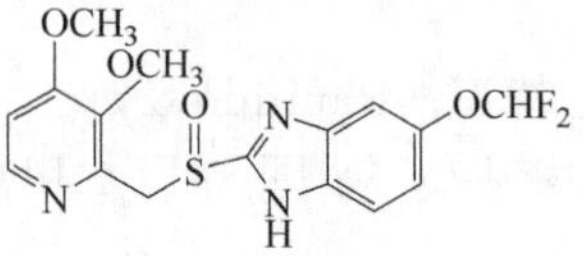　　　　　　　泮托拉唑

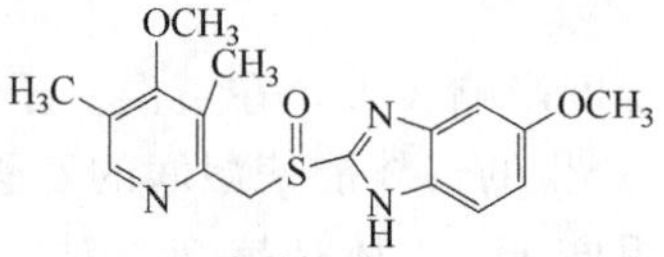

奥美拉唑

[通用名] 奥美拉唑；Omeprazole。

[化学名] 5-甲氧基-2-[[（4-甲氧基-3,5-二甲基-2-吡啶基）甲基]亚磺酰基]-1H-苯并咪唑。

[CAS 号] 73590-58-6。

[理化性质] 本品为白色或类白色结晶。在二甲基甲酰胺中极易溶解，在甲醇中溶解，在水中几乎不溶。Mp.156℃。本品为酸碱两性化合物，易溶于碱性溶液，但在水、强酸溶液中易分解，应低温避光保存。本品制剂为肠溶胶囊。本品的亚砜上的硫原子具有手性，药用为外消旋体。

[合成] 2,4-二甲基-3-甲氧基 2-吡啶基甲醇与二氯亚砜发生氯化反应得到 2,4-二甲基-3-甲氧基 2-吡啶基氯甲烷，再先后与 5-甲氧基-2-巯基苯并咪唑发生缩合反应以及与邻氯过氧苯甲酸发生氧化反应得到奥美拉唑。

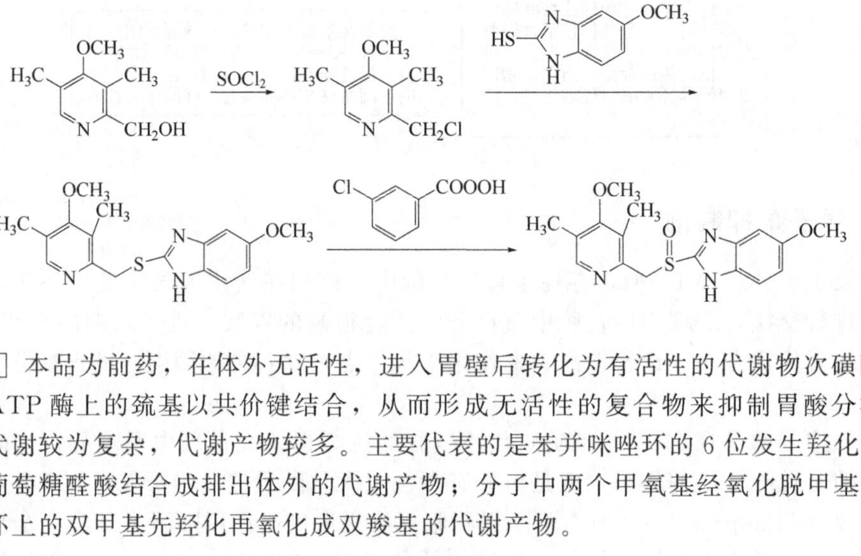

[代谢] 本品为前药，在体外无活性，进入胃壁后转化为有活性的代谢物次磺酰胺，与 H^+/K^+-ATP 酶上的巯基以共价键结合，从而形成无活性的复合物来抑制胃酸分泌。本品在体内的代谢较为复杂，代谢产物较多。主要代表的是苯并咪唑环的 6 位发生羟化反应，再进一步与葡萄糖醛酸结合成排出体外的代谢产物；分子中两个甲氧基经氧化脱甲基的代谢产物；吡啶环上的双甲基先羟化再氧化成双羧基的代谢产物。

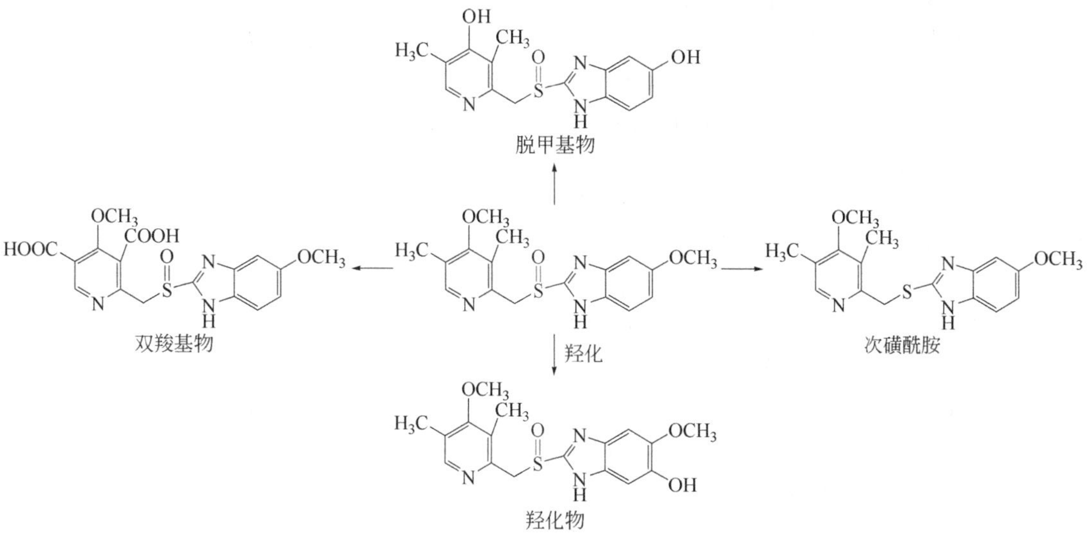

脱甲基物

双羧基物 羟化 次磺酰胺

羟化物

[药理及临床作用] 本品为质子泵抑制剂，是一种脂溶性弱碱性药物，易浓集于酸性环境中，特异性地作用于胃黏膜壁细胞质子泵（H^+-K^+-ATP 酶）所在部位，并转化为亚磺酰胺的活性形式，通过二硫键与质子泵的巯基发生不可逆行的结合，从而抑制 H^+-K^+-ATP 酶的活性，阻断胃酸分泌的最后步骤，使壁细胞内的 H^+ 不能转运到胃腔中，使胃液中的酸含量大为减少。

临床用于治疗消化道溃疡，相比于 H_2 受体拮抗剂，本品能迅速缓解疼痛，具有疗程短、不良反应少、治愈率高等优点。从 1997 年开始，本品的销售额在世界抗溃疡药市场中排在第一位。

[不良反应] ①胃肠道反应。口干、轻度恶心、呕吐、腹胀、便秘、腹泻、腹痛等。②神经系统反应。感觉异常、头晕、头痛、嗜睡、失眠、外周神经炎。③内分泌系统。长期应用奥美拉唑可导致维生素 B_{12} 缺乏。④致癌性。动物实验表明奥美拉唑可引起胃底部和胃体部主要内分泌细胞——肠嗜铬细胞增生，长期用药还可发生胃部类癌。⑤其他。偶有皮疹、男性乳腺发育、溶血性贫血等不良反应。

习 题

一、选择题

1. 抗组胺药作用的受体先发现主要有以下几种亚型，其中与过敏相关的是（   ）；与溃疡相关的是（   ）。

A. H_1 B. H_2 C. H_3

D. H_4 E. H_5

2. 氯苯那敏属于抗过敏药中的（   ）。

A. 乙二胺类   B. 哌嗪类   C. 丙胺类

D. 氨基醚类   E. 哌啶类

3. 下列药物具有手性，临床上用不用其消旋体的是（   ）。

A. 奥美拉唑   B. 氯苯那敏   C. 布洛芬

D. 肾上腺素   E. 普奈洛尔

4. 造成奥美拉唑具有手性的原因是（　　　）。

A. 吡啶相连的亚甲基　　　　B. 亚磺基上的硫原子　　　　C. 亚磺基上的氧原子

D. 咪唑环上 2 位碳原子　　　E. 咪唑环上仲胺原子

5. 下列哪个药物是呋喃类的 H_2 受体抑制剂（　　　）。

A. 西咪替丁　　　　　　　　B. 法莫替丁　　　　　　　　C. 奥美拉唑

D. 雷尼替丁　　　　　　　　E. 兰索拉唑

6. 西咪替丁的主要临床应用是（　　　）。

A. 促胃动力　　　　　　　　B. 抗胃及十二指肠溃疡　　　C. 肝病辅助用药

D. 催吐　　　　　　　　　　E. 抗过敏

7. 下列药物属于前药的是（　　　）。

A. 西咪替丁　　　　　　　　B. 氯苯那敏　　　　　　　　C. 奥美拉唑

D. 雷尼替丁　　　　　　　　E. 苯海拉明

8. 奥美拉唑的作用机制是（　　　）。

A. 质子泵抑制剂　　　　　　　B. 羟甲戊二酰辅酶 A 还原酶抑制剂

C. 5-羟色胺受体抑制剂　　　　D. 组胺 H_1 受体拮抗剂

E. α 受体抑制剂

9. 下列药物中第一个 H_2 受体抑制剂是（　　　）。

A. 西咪替丁　　　　　　　　B. 甲硫咪脲　　　　　　　　C. 咪丁硫脲

D. 奥美替丁　　　　　　　　E. 雷尼替丁

10. 第一个具有缓解支气管哮喘的药物是（　　　）。

A. 氯马斯汀　　　　　　　　B. 派罗克生　　　　　　　　C. 氯苯那敏

D. 苯海拉明　　　　　　　　E. 氯雷他定

11. 第一个非镇静抗组胺药是（　　　）。

A. 氯马斯汀　　　　　　　　B. 派罗克生　　　　　　　　C. 氯苯那敏

D. 苯海拉明　　　　　　　　E. 氯雷他定

12. 下列属于第二代 H_2 受体拮抗剂的是（　　　）。

A. 雷尼替丁　　　　　　　　B. 西咪替丁　　　　　　　　C. 法莫替丁

D. 奥美拉唑　　　　　　　　E. 兰索拉唑

13. 下列属于第三代 H_2 受体拮抗剂的是（　　　）。

A. 雷尼替丁　　　　　　　　B. 西咪替丁　　　　　　　　C. 法莫替丁

D. 奥美拉唑　　　　　　　　E. 兰索拉唑

二、简答题

1. 目前发现组胺受体的亚型有几种？作用于不同的亚型受体会形成什么生理反应？

2. 抗过敏药一般按照结构类型分为几类？写出每一类的典型药物。

3. 简述抗过敏药的构效关系。

4. 简述胃酸分泌的主要步骤。

5. 常用的溃疡药按照作用机制分类，可以分为几类？

6. 简述 H_2 受体拮抗剂的构效关系。

7. 写出氯苯那敏和奥美拉唑的合成路线。

三、名词解释

1. 变态反应　　2. 组胺　　3. 消化道溃疡

习题答案（部分）

一、选择题

1. AB；2. C；3. D；4. B；5. D；6. B；7. C；8. A；9. C；10. B；11. A；12. A；13. C

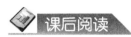 课后阅读

抗组胺药色甘酸钠的发现

色甘酸钠是由一位名叫 Roger Altounyan 的医生发现的。此人天生喜欢冒险，二战时谎报年龄（因为年纪太小）加入英国空军成为一名轰炸机飞行员。因其出色的飞行技术后来成为飞行教官，并发明了一种非常危险的夜间低空飞行技术。他的冒险家性格后来成为其发现色甘酸钠的关键因素。

二战后他继承父业去剑桥读医学院（他父亲和祖父均为医生），但毕业后找不到医生工作，只好加入一个叫做 Bengers 的制药公司（后卖给赛诺菲和阿斯列康），研究抗哮喘药。当时哮喘药的模型是组胺诱导豚鼠哮喘模型，但作为哮喘患者的 Altounyan 发现当时研究的抗组胺药物不能缓解自己的哮喘，所以认为这个动物模型不好。那用什么模型好呢？他认为他自己就是最好的模型。他发现自己吸入捣碎的豚鼠毛可以诱发严重的哮喘，在 1957～1965 年的 8 年间他共吸入豚鼠毛 1000 多次，曾几度差点丧命。

有了好的模型到哪找先导物呢？他是土耳其后裔，知道中东有一种叫做 khellin 的草药可以治哮喘。他和化学家合作从这个草药里寻找有效成分。开始几年几乎没找到什么有用的东西。1961 年公司决定停止这个项目。多数人一般研究 5 年后都会和公司一起放弃，但 Altounyan 很固执，还要继续。因为公司不再支持这个项目所以所有的新化合物都不再做安全性研究，他可以继续自测新化合物但公司对他的生死不管。

1963 年，终于有一个新化合物可以 100％抵制豚鼠毛诱导 Altounyan 本人的哮喘。所以公司把这个化合物送进临床给一位哮喘病人使用。病人连续吸入这个化合物 60 小时发现一点用都没有。难道是豚鼠毛诱导的哮喘和天然哮喘不一样？Altounyan 自己又试了一次这个化合物（又自己诱发了一次哮喘），发现也无效。后来和化学家一讨论基本认定虽然两批药品是按同一路线合成，但给病人那批更纯。回去找他早先自己用的那批粗品中发现里面含有少量的杂质，即后来的色甘酸钠。色甘酸钠在组胺诱导豚鼠动物模型无效，所以人体模型是必需的。色甘酸钠成为第一个专门针对哮喘的药物，直至今天还在临床上使用。Altounyan 在此后的 20 年间还继续用豚鼠毛自己诱发哮喘，寻找新的抗哮喘药物，直至 1987 年去世，但遗憾的是没有任何新的发现。

色甘酸钠的发现有很多我们可以借鉴的东西。药物发现过程中有些复杂步骤无法还原成更便宜、简单的测试。这是一个非常关键的理念，基因-蛋白-细胞-动物模型-病人之间的转化在很多疾病中无法实现，所以不管体外活性怎么简便，构效关系如何清晰，都对发现新药没有帮助。这样的数据是自欺欺人，只是智力游戏。人体和动物显然有很大区别，抗组胺药对动物模型有效，但可能对哮喘病人无效；而色甘酸钠对哮喘病人有效但在动物模型中无效。

Altounyan 本人的冒险和牺牲精神是色甘酸钠发新的根本因素，但是如果没有他百折不挠的毅力和胆大心细的素质，色甘酸钠也不会被发现。色甘酸钠的分子结构较为怪异，按今天的眼光看类药性很差，很多团队不会跟踪优化它。我们根本就不知道药物应该长什么样。最后，运气起了很重要的作用。

色甘酸钠是药物发现史的一个重要事件，Altounyan 为此做出了巨大牺牲，他晚年肺病严重。但"苦心人，天不负"，色甘酸钠减少了无数哮喘病人的痛苦，50 年后的今天依然在临床中使用。

第十二章

甾体激素药

‹‹‹‹‹‹‹‹

激素类药物主要用于内分泌失调引起的疾病。按照结构类型可分为前列腺素类、肽类激素类和甾体激素类。甾体激素类药物是一类作用于特定甾体激素受体的药物。它对肌体的代谢、生长、发育、繁殖、性别、性欲和性活动等起重要的调节作用。

第一节 甾体化合物结构类型与命名

一、甾类药物的结构类型

M12-1 甾体
化合物的命名

甾类药物多为甾体激素及其衍生物，是一类四环脂烃化合物，具有环戊烷骈多氢菲的母核。其基本骨架及编号如下：

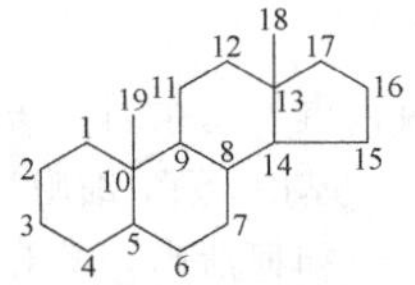

甾类药物按药理作用可分为雌激素类药物、雄激素类药物、孕激素类药物、抗孕激素、肾上腺皮质激素类药物；按化学结构又可分为雌甾烷、雄甾烷、孕甾烷三类。

雌甾烷类、雄甾烷类和孕甾烷类三类具有不同的结构特征。当仅 C13 位有角甲基❶时为雌甾烷类；当 C10 和 C13 位均有角甲基时为雄甾烷类；当 C10 和 C13 均有角甲基、C17 位含有乙基时，则为孕甾烷类。

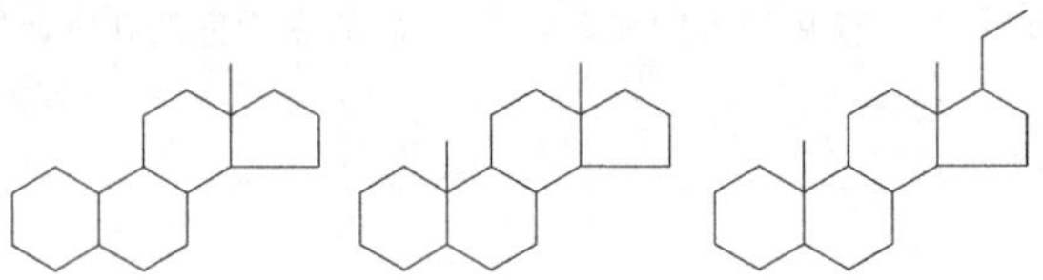

雌甾　　　　　　雄甾　　　　　　孕甾

---

❶ 一般在甾核的 10 和 13 位存在甲基，称为角甲基。

各种甾体药物结构上的差异主要在于甾核上取代基的种类、数目、位置，双键的数目以及 C10 位上有无角甲基等。

甾类药物的化学结构由 A、B、C、D 四环组成，四元环可按以下构型分布：即反-反-反式、顺-反-反式及顺-反-顺式，此时在环平面以上的取代基（平面式中的实线）称 β 位取代，在环平面以下的取代基（平面式中的虚线）称 α 位取代。本章中介绍的甾体激素药物都是反-反-反式构型的化合物。

二、甾类药物的命名

甾体化合物的命名有下列规则。

① 处于甾环平面上方的取代基为 β 构型，用实线表示；处于甾环平面下方的取代基为 α 构型，用虚线表示；构型未定者为 ε（读 xī）构型，用波纹线表示。

② 用"去甲基"或"降甲基"表示比原化合物减少一个甲基或环缩小时减少一个碳原子；用"高甲基"表示环扩大或侧链增加一个碳原子。

③ 有些甾体药物要用其类似的甾核作母体，命名时用氢化或去氢来表示增加或失去两个氢原子（失氧表示少一个氧原子）。

④ 双键的位次除用阿拉伯数字表示外，亦可用"△"来表示，如△1,4 表明 1、2 位间，4、5 位间各有一个双键。

在甾体药物的命名中，先选择一个适当的母核，在母核前后分别加上取代基的位次、构型及名称。如炔诺酮（Norethisterone）命名时选择的母核为孕甾烷，化学名为：17β-羟基-19-去甲基-17α-孕甾-4-烯-20-炔-3-酮。

炔诺酮

第二节　雌激素类药物

雌激素由卵巢分泌，其作用是促进女性性器官的发育成熟及维持第二性征，与孕激素一起完成女性性周期、妊娠、授乳等方面的作用，此外，还有降低血胆固醇作用。临床用于雌激素缺乏症、性周期障碍等，也用于治疗绝经症状和骨质疏松、乳腺癌和前列腺癌，并常与孕激素组成复方避孕药。

雌激素类药物是雌甾烷的衍生物，其结构特点为：A 环为苯环，3 位有酚羟基或羟基与酸形成的酯，17 位有羟基或酮基或羟基与酸形成的酯，C10 无角甲基。

雌激素类药物主要分为甾体雌激素类药物和非甾体雌激素类药物。

一、甾体雌激素类药物

20 世纪 30 年代先后从孕妇尿中分离得到雌酚酮（Estrone）、雌三醇（Estriol），从卵巢分离得到雌二醇（Estrodiol）。在体内雌二醇与雌酚酮可以相互转变，经代谢最后形成雌三醇。三者的生理活性（注射给药）是：雌二醇＞雌酚酮＞雌三醇。

雌酚酮 雌三醇 雌二醇

天然雌激素在消化道迅速被破坏，所以口服几乎无效。对雌二醇进行结构改造，研制出一些时效长、活性高、更稳定和能够口服的衍生物。

对雌二醇的两个羟基酯化，如戊酸雌二醇（Estradiol Valerate）和苯甲酸雌二醇（Estradiol Benzoate）等，其酯在体内缓慢水解释放出雌二醇而延长疗效。此外，在雌二醇 17α 位引入乙炔基，如炔雌醇（Ethinyloestradiol）因增大空间位阻，减少了代谢，而成为口服有效药物。在 3 位引入环戊基得到炔雌醇醚，为长效口服避孕药。

	R_1	R_2
戊酸雌二醇	H	$-\overset{O}{\overset{\|}{C}}-(CH_2)_3CH_3$
苯甲酸雌二醇	$-\overset{O}{\overset{\|}{C}}-$苯基	H

炔雌醇 R H

炔雌醇醚 环戊基

雌二醇

M12-2 雌二醇
的显荧光实验

[通用名] 雌二醇；Estradiol。

[化学名] 雌甾-1,3,5(10)-三烯-3,17β-二醇。

[CAS 号] 50-28-2。

[理化性质] 本品为白色或乳白色结晶性粉末，有吸湿性，无臭。Mp. 175～180℃，可溶于二氧六环或丙酮，略溶于乙醇，不溶于水。比旋度＋75°～＋82°（1％二氧六环溶液）。本品在 280nm 波长处有最大吸收。本品 C3 上酚羟基显酸性，可溶于碱性溶液，如 NaOH 溶液。本品与硫酸作用显黄绿色荧光，加三氯化铁呈草绿色，加水稀释，变为红色。

[代谢] 可从胃肠道和皮肤吸收，但口服易被破坏，因此主要采用肌注和外用。外用时雌二醇从皮肤渗透直接进入血液循环，可避免肝脏首过代谢作用，且不损害肝功能。本品在体内代谢为活性较弱的雌酚酮及雌三醇，并与葡萄糖醛酸和硫酸结合后灭活，从尿中排泄。

[药理及临床作用] ①女性成熟。本品可促进女性性器官的发育和成熟，并维持女性第二性征。②排卵。本品小剂量可促进性腺激素分泌，促进排卵；大剂量可作用于下丘脑-垂

体系统，能抑制促性腺激素释放激素的释放而抑制排卵。③子宫内膜反应。在孕激素的协同下，使子宫内膜发生周期性变化，形成月经周期。④乳腺增生发育和分泌。小剂量能刺激乳腺导管和腺泡的生长发育；大剂量能抑制催乳素对乳腺的刺激作用，使乳汁分泌减少。⑤代谢。本品有促进水钠潴留、骨钙沉积、提高血清三酸甘油酯和高密度脂蛋白，降低低密度脂蛋白等作用。

本品临床上用于治疗卵巢功能不全所引起的病症，如更年期障碍、子宫发育不全及月经失调等。

［不良反应］恶心、呕吐、子宫内膜过度增生、乳房胀痛等。子宫内膜炎和肝、肾功能不全者慎用；哺乳期妇女禁用。

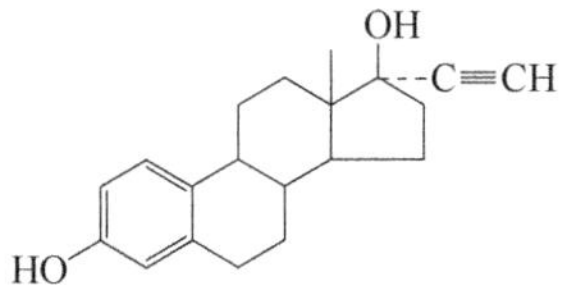

［通用名］炔雌醇；Ethinylestradiol。

［化学名］3-羟基-19-去甲-17α-孕甾-1,3,5(10)-三烯-20-炔-17-醇。

［CAS 号］57-63-6。

［理化性质］本品为白色或类白色结晶性粉末，无臭，Mp. 180～186℃，易溶于乙醇、丙醇、乙醚，可溶解于氯仿，不溶于水。比旋度 -31°～-26°（0.4% 吡啶）。本品在硫酸中显橙红色，于反射光下呈黄绿色荧光，用水稀释后成玫瑰红色凝聚状沉淀。

本品存在炔基，其乙醇溶液遇硝酸银试液产生白色的炔雌醇银沉淀。

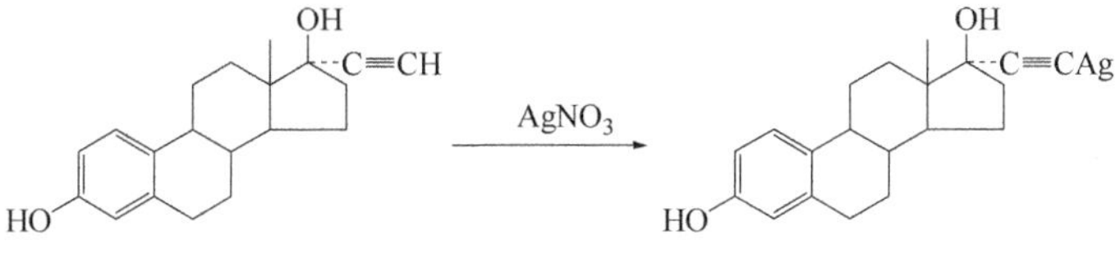

［合成］本品以雌酚酮与炔钾在四氢呋喃溶液中反应得到。

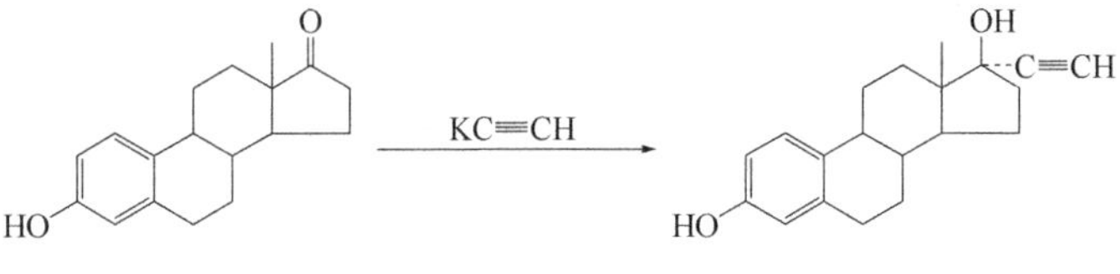

［代谢］口服可被胃肠道吸收，能与血浆蛋白中度结合，在肝内代谢，大部分以原形排出，约 60% 由尿排泄。本品静脉注射后经 3min 血浓度达峰值，经肾迅速代谢后排泄。

［药理及临床作用］炔雌醇对下丘脑和垂体有正、负反馈作用，小剂量可刺激促性腺激素分泌；大剂量则抑制其分泌，从而抑制卵巢的排卵，达到抗生育作用。本品能刺激垂体合成和释放促性腺激素（FSH 和 LH），促性腺激素则刺激性腺释放性激素。

本品为口服、高效、长效雌激素，活性为雌二醇的 7～8 倍，临床用于月经紊乱、子宫发育不全、前列腺癌等。本品与孕激素合并有抑制排卵协同作用，可与孕激素配伍制成口服避孕片。

［不良反应］恶心、呕吐、腹胀、腹痛、踝足水肿、乳房胀痛或肿胀等。

二、非甾体雌激素类药物

由于天然雌激素的来源有限，人们试图寻找非天然雌激素的合成代用品，在新药开发过程中，发现了 30 类以上、1000 多种非甾体化合物显示有雌激素活性。其中己烯雌酚（Diethylstilbestrol）是人工合成的非甾体雌性激素，活性较强，其反式立体结构的两个官能团间的距离为 0.855nm，与天然雌激素的相同。与己烯雌酚结构相似的还有己烷雌酚（Hexestrol），作用较己烯雌酚弱，但耐受性较好。

非甾体雌激素除了二苯乙烯类化合物外，还有三苯乙烯类化合物，如氯烯雌醚（Chlorotrianisene），它的雌激素活性比己烯雌酚弱，约为后者的 1/10，但作用较持久，耐受性较好，是一种选择性雌激素受体调节剂。

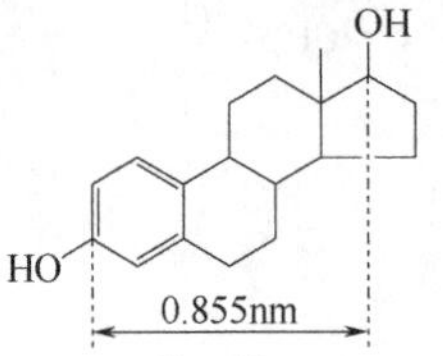

雌二醇 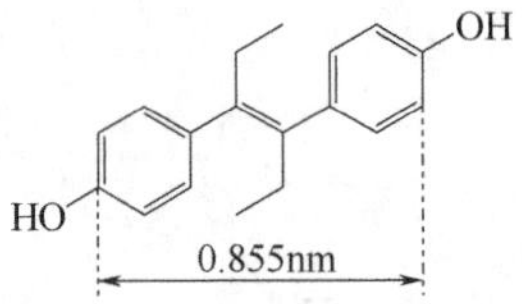　　　　　己烯雌酚

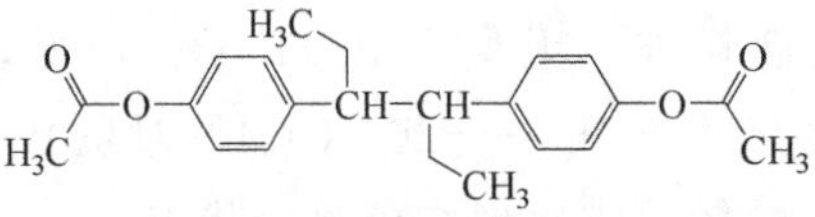

己烷雌酚 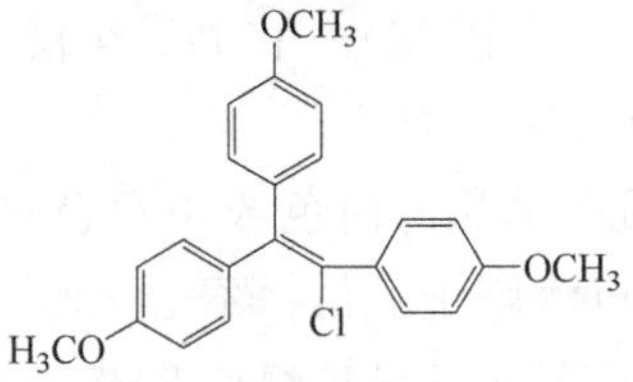　　　　　氯烯雌醚

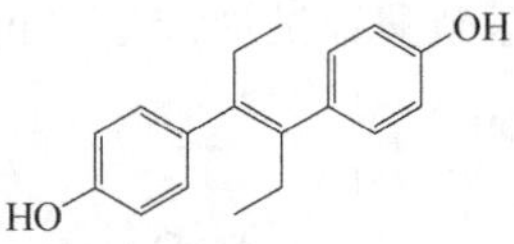

[通用名] 己烯雌酚；Diethylstilbestrol。

[化学名] (*E*)-4,4′-(1,2-二乙基-1,2-亚乙烯基)双苯酚。

[CAS 号] 57-63-6。

[理化性质] 本品为无色结晶或白色结晶性粉末；几乎无臭。Mp. 169～172℃，溶于乙醇、乙醚、脂肪油或稀氢氧化钠溶液，微溶于氯仿，几乎不溶于水。本品与硫酸作用显橙黄色，加水稀释后颜色消失；本品含两个酚羟基，稀乙醇溶液加三氧化铁溶液，生成绿色配合物。

M12-3　己烯雌酚的鉴别反应

[合成] 以苯酚为起始原料，以多聚磷酸（PPA）为催化剂，和正丙酸经傅克反应得到对羟基苯丙酮，再和乙酸酐反应，将羟基保护，然后在四氢呋喃溶液中用 $TiCl_4/Zn_2$ 还原偶合，最后水解得到目标产品。

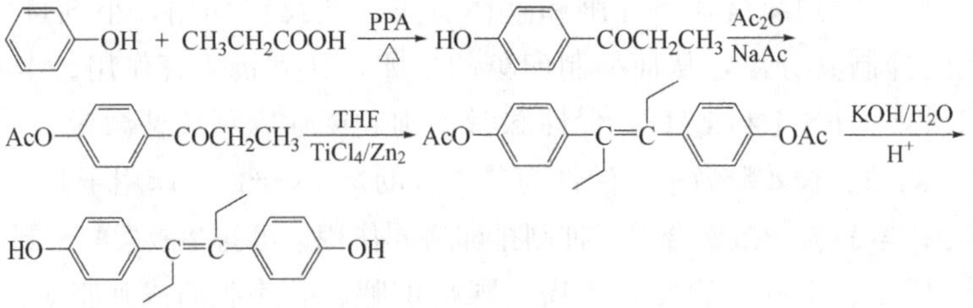

[代谢] 本品可以很快从胃肠道吸收，在肝中失活很慢，口服有效，一般做成口服片剂使用。

[药理及临床作用] ①促使女性器官正常发育。②促使子宫内膜增生和阴道上皮角化。③增强子宫收缩，提高子宫对催产素的敏感性。④小剂量刺激、而大剂量抑制垂体前叶促性腺激素及催乳激素的分泌。⑤抗雄激素作用。

本品适用于卵巢功能不全或垂体功能异常所引起的月经紊乱的治疗；大剂量用于前列腺癌的治疗，常用其酚羟基衍生物，如己烯雌酚丙酸酯和己烯雌酚磷酸酯及钠盐。

[不良反应] 孕妇服用此药，其女性后代在青春期后宫颈和阴道的腺病及腺癌发生率升高，男性后代生殖道异常和精子异常发生率也增加。使用时伴有恶心、呕吐、食欲不振、头痛，长期使用可使子宫内膜增生过度而致子宫出血和肥大。

第三节 雄激素类药物

雄激素类药物是雄甾烷的衍生物，主要包括雄性激素和蛋白同化激素，其结构特点为：A 环含 4-烯-3-酮结构，17 位有羟基或羟基与酸形成的酯，C10、C13 有角甲基。

雄激素主要由睾丸产生，其作用是促进男性器官的发育成熟及维持男性第二性征，还具蛋白同化活性，能促进蛋白质的合成，抑制蛋白质的代谢，使肌肉生长发达，骨骼粗壮。结构改造可使其蛋白同化作用增强，雄性作用降低，成为一类蛋白同化激素。临床上雄性激素用于内源性激素分泌不足的补充疗法，而蛋白同化激素用于治疗病后虚弱和营养不良。

一、雄性激素

1931 年从 15t 男性尿中分离出 15mg 雄素酮（Androsterone），1935 年从雄仔牛睾丸中提取得睾丸素（又称睾酮）（Testosterone）的纯品，均可由化学合成制得。

雄素酮　　睾酮

睾丸素在消化道易被破坏，因此口服无效，为寻找口服有效、长效、高效、副作用小的药物，对睾丸素进行了一系列结构改造。

睾丸素的代谢易发生在 17 位，因此，C17 位引入甲基，得甲睾酮（Methyltestosterone），增加空间位阻，使代谢受阻，稳定性增加，可以口服。将 C17 位的羟基酯化得丙酸睾酮（Testosterone Propionate），增加脂溶性，代谢减慢，起到延效目的。

[通用名] 甲睾酮；Methyltestosterone。
[化学名] 17α-甲基-17β-羟基雄甾-4-烯-3-酮。

[CAS 号] 58-18-4。

[理化性质] 本品为白色或类白色结晶性粉末，无臭，无味，微有引湿性，mp.163～167℃。易溶于乙醇、丙酮、氯仿，略溶于乙醚，微溶于植物油，不溶于水。比旋度为 +79°～+85°（1%乙醇溶液）。本品加硫酸-乙醇（体积比 2:1）溶解，显黄色并带有黄绿色荧光。

[合成] 本品用雄甾-4-烯-3,17-二酮为原料，经过原甲酸三乙酯乙基化得到雄甾-3,5-二烯-3-乙氧基-17-酮，再与甲基氯化镁发生格式化反应得到甲睾酮。

[代谢] 睾丸素口服易吸收，但在到达全身循环前，即在肝脏内大部分代谢破坏，代谢物与葡萄糖醛酸或硫酸结合由尿中排出，所以口服无效。甲基睾丸素在肝内破坏缓慢，胃肠道及口腔黏膜吸收较完全，口服或舌下给药有效。

[药理及临床作用] 雄激素对男性从胚胎早期到不同的生长期，都起着重要的生理作用。在男性胎儿的性分化中，雄激素起关键的作用；在青春期，雄激素使阴茎增长，促进胡须、阴毛和腋毛的生长、精子的生成和成熟、喉结生长，致男性声音变得低沉，增加骨骼肌生长；对于成年男性，大剂量的睾酮或其衍生物，可抑制促性腺激素的分泌，会使睾丸的间质组织和曲精小管萎缩。

本品主要用于男性缺乏睾丸素所引起的各种疾病，亦可用于女性功能性子宫出血和迁移性乳腺癌等，但本品对肝脏有一定的毒性，如产生黄疸。女性大剂量使用本品会具有男性化的副作用。

[不良反应] 可引起女性男性化、浮肿、肝损害、头晕、痤疮。舌下给药可致口腔炎，表现为疼痛、流涎等症状。长期使用可致黄疸和肝功障碍。有过敏反应者应停药。肝病、肾炎、前列腺癌及孕妇忌用。

[通用名] 丙酸睾酮；Testosterone Propionate。

[化学名] 17β-羟基雄甾-4-烯-3-酮丙酸酯。

[CAS 号] 57-85-2。

[理化性质] 本品为白色结晶或类白色结晶性粉末，无臭。Mp.118～123℃，极易溶于氯仿，易溶于乙醇或乙醚，可溶解于乙酸乙酯，略溶于植物油，不溶于水中。比旋度为 +84°～+90°。

[合成] 本品以睾酮为原料，与丙酸在二环己基碳二亚胺（DCC）和 1-羟基苯并三唑（HOBt）作用下脱水缩合制备得到。

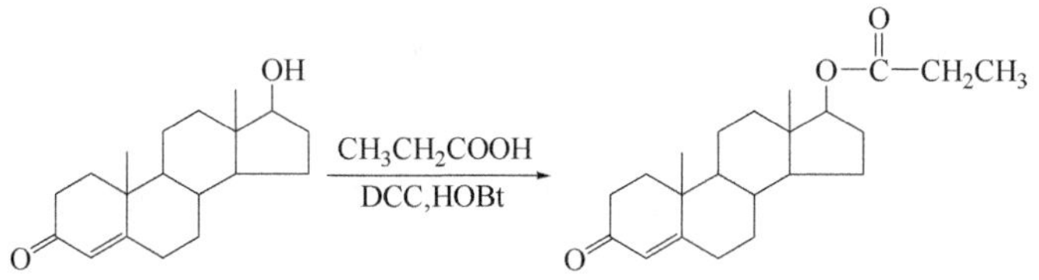

[代谢] 本品为睾酮的丙酸酯前药，制成油溶液供肌内注射，进入体内后逐渐接触睾酮发挥作用。

[药理及临床作用] 本品作用与睾酮、甲睾酮相同，通过刺激肾脏分泌红细胞生成素产生作用，或对骨髓有直接刺激作用。

本品为睾丸素的长效衍生物，注射一次可维持药效 2～4 天。适用于无睾症、隐睾症、男性性腺机能减退症；也适用于妇科疾病如月经过多、子宫肌瘤；老年性骨质疏松以及再生障碍性贫血等。

[不良反应] 大剂量可引起浮肿、肝损害、黄疸、头晕等。长期用于女性病人可能引起痤疮、多毛、声音变粗、性欲改变等男性化表现。当发现肝功能障碍和女性男性化表现时，应立即停药。有过敏反应者应即停药。肝、肾功能不全、前列腺癌病人及孕妇忌用。

用药过程中应定期检查肝功能，如有肝损害则应减药或停用；青春期前儿童应用时应减量，且每隔 6 个月测一次骨龄。

二、蛋白同化类激素

对雄性激素化学结构改造可获得蛋白同化激素。雄性激素的结构专一性很强，对睾酮的结构稍加变动（如 19 去甲基、A 环取代、A 环骈环等修饰）就可使雄性激素活性降低，蛋白同化活性增加。但很难做到完全无雄性活性，所以雄性激素活性仍是蛋白同化激素的主要副作用。

睾酮结构中引入卤素或去 19 角甲基，均明显降低雄激素的雄性作用，而增加蛋白同化作用，如苯丙酸诺龙（Nandrolone Phenylpropionate）。对甲睾酮 A 环进行结构改造，亦能增强蛋白同化作用，明显降低雄性化作用。如羟甲烯龙（Oxymetholone）、达那唑（Danazol）、氯司替勃（Clostebol）等。

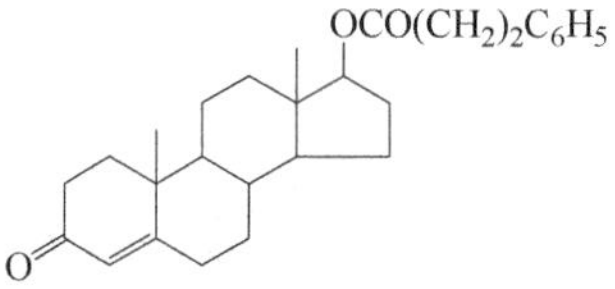

苯丙酸诺龙

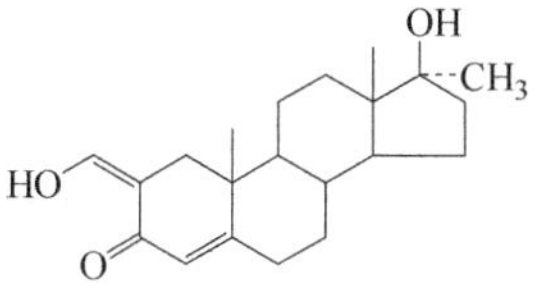

羟甲烯龙

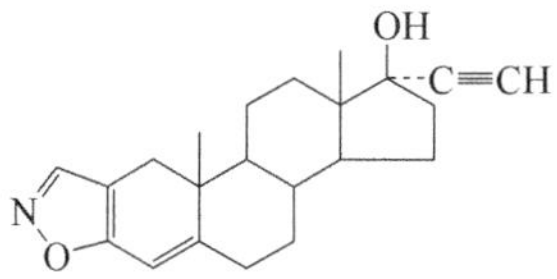

达那唑

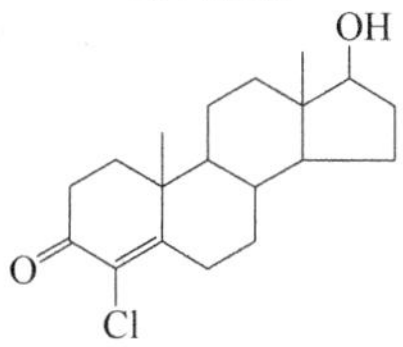

氯司替勃

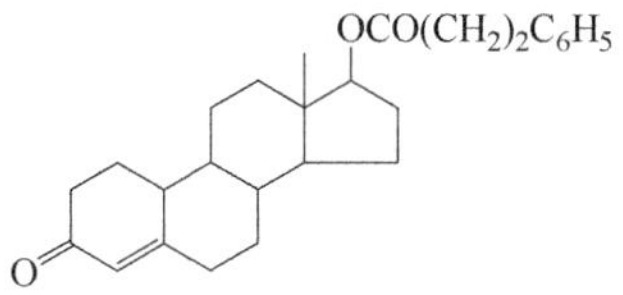

[通用名] 苯丙酸诺龙；Nandrolone Phenylpropionate。

[化学名] 17β-羟基雌甾-4-烯-3-酮-17β-苯丙酸酯。

[CAS 号] 62-90-8。

[理化性质] 本品为白色或类白色结晶性粉末，有特殊臭。Mp.93～99℃，溶解于乙醇，略溶于植物油，几乎不溶于水。比旋度为＋48°～＋51°（1％二氧六环），UV：λ_{max} 281nm±1nm。

[合成] 以雌二醇-3-甲醚（Ⅰ）为原料，与金属锂在液氨中还原生成（Ⅱ），（Ⅱ）在弱酸中水解生成（Ⅲ），在强酸中双键移位得 19-去甲基睾丸素（Ⅳ），用苯丙酰氯酯化，即得苯丙酸诺龙。

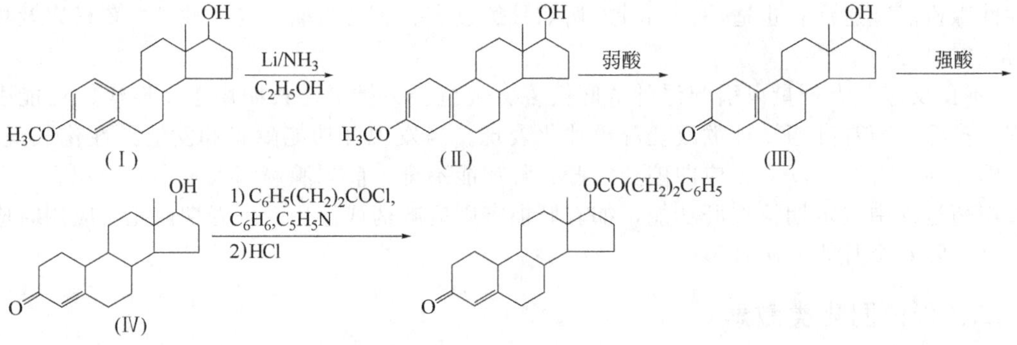

[代谢] 本品肌注 100mg 后，1～2 天血药浓度达峰值，作用可维持 1～2 周。

[药理及临床作用] 本品为最早使用的蛋白同化激素，用于烫伤、恶性肿瘤手术前后、骨折后不愈合、严重骨质疏松症、早产儿、侏儒症及营养吸收不良、慢性腹泻和一些消耗性疾病。长期使用时有轻微男性化倾向及肝脏毒性。

[不良反应] 妇女使用后，可有轻微男性化作用，如痤疮、多毛症、声音变粗、阴蒂肥大、闭经或月经紊乱等反应，当发现女性男性化表现时应立即停药。治疗期间血清胆固醇可能升高。长期使用可能引起黄疸及肝功能障碍，也可能发生水钠潴留造成水肿。发现黄疸应立即停药。

第四节　孕激素类、抗孕激素及肾上腺皮质激素类药物

一、孕激素类药物

孕激素是卵巢的黄体所分泌的一类甾体激素，具孕甾烷基本母核，其基本结构特点为：A 环含有 4-烯-3-酮结构，17 位有甲基酮，C10、C13 有角甲基。

孕激素可促进子宫内膜腺体的增长，为接纳受精卵做好准备，又有保胎作用，与雌激素一起共同维持性周期及保持怀孕等。孕激素还能抑制脑垂体促性腺素的分泌，从而阻止排卵，是女用甾体口服避孕药的主要组分。按结构可分为孕酮和睾酮两类。

1. 孕酮类

1934 年，分离得到黄体酮（Progesterone），口服活性较低，只能肌肉注射给药。为获得口服、长效的孕激素，对其进行结构改造。在 6 位引入烷基、卤素、双键等，如醋酸甲羟孕酮（Medroxyprogesterone Acetate）、醋酸甲地孕酮（Megestrol Acetate），得到可以口服、长效、强效的孕激素，醋酸甲地孕酮可与雌激素合用，为长效、缓释、局部使用等多种避孕药的主药。

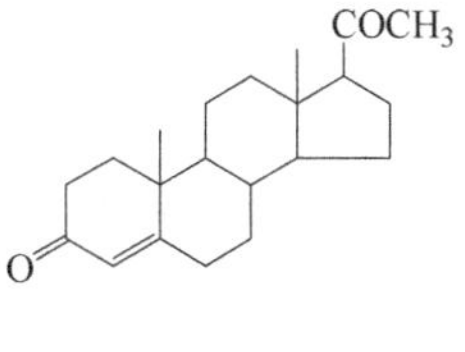

黄体酮 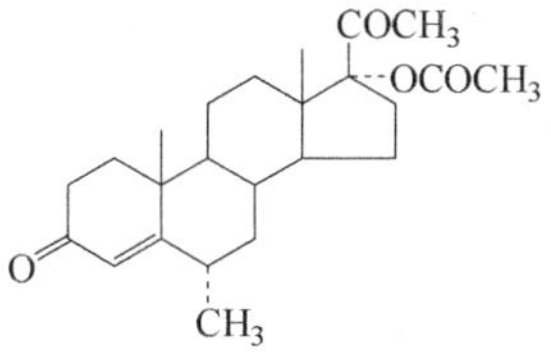　　甲羟孕酮 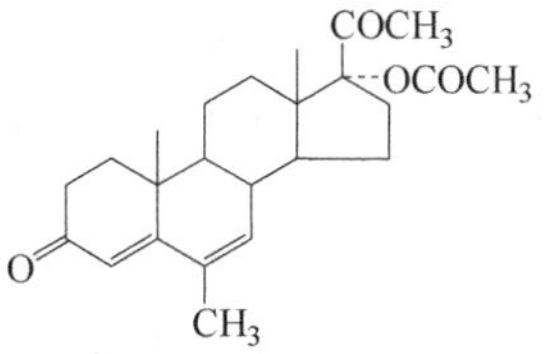　　甲地孕酮

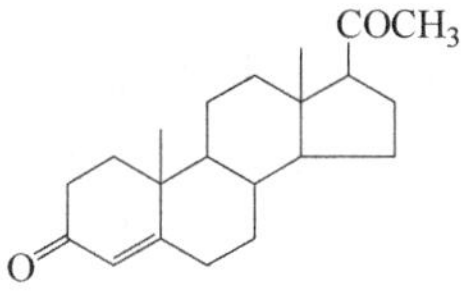

[通用名] 黄体酮；Progesterone。

[化学名] 孕甾-4-烯-3,20-二酮，又名孕酮。

[CAS 号] 57-83-0。

[理化性质] 本品为白色或几乎白色的结晶性粉末，无臭，无味。Mp.128～131℃，本品极易溶解于氯仿，可溶解于乙醇、乙醚或植物油，不溶于水。比旋度为＋186°～＋198°（1％乙醇溶液）。

本品 C17 位上有甲基酮结构，在碳酸钠及乙酸铵存在下，能与亚硝基铁氰化钠反应生成蓝紫色的阳离子复合物。其他常用的甾体药物均不显蓝紫色，而呈淡紫色或不显色，可供鉴别。

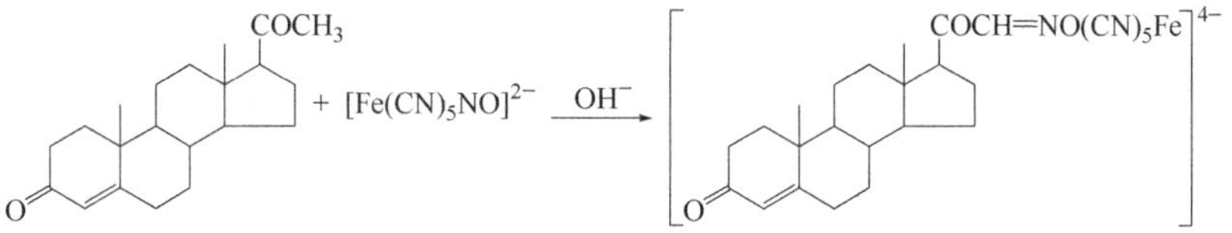

[合成] 本品以薯蓣皂甙元为原料，经过乙酰化、氧化、环合、还原和再氧化 5 步得到黄体酮。

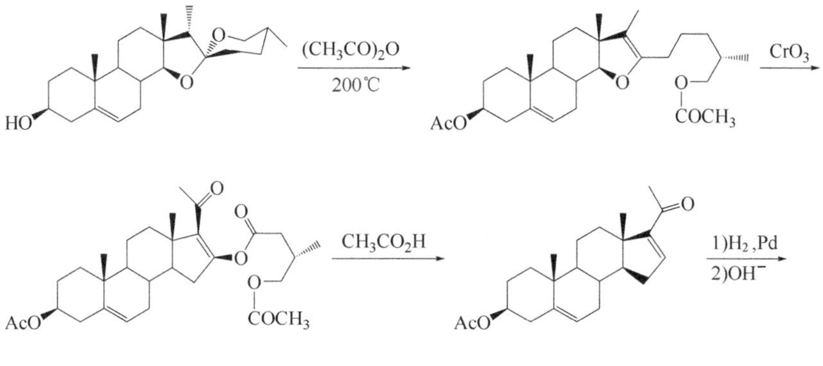

[代谢] 黄体酮口服在胃肠道及肝脏迅速破坏，故需注射给药。血浆中的黄体酮 90％ 以上与蛋白质结合，游离的仅占 3％，其代谢物主要与葡萄糖醛酸结合，从尿排泄。

[药理及临床作用] ①在月经周期的后半周期促使子宫内膜的腺体生长，子宫充血，内膜增厚，为受精卵植入做好准备。②在与雌激素共同作用下，促进乳腺小叶及腺体的发育，使乳房充分发育，为泌乳做准备。③使子宫颈口闭合，黏液减少变稠，并使精子不易穿透；大剂量时通过对下丘脑的负反馈作用，抑制垂体促性腺激素的分泌，产生抑制排卵作用。④排卵后在激素作用的基础上，使子宫内膜继续增厚、充血，腺体增生并分支，由增生期转为分泌期，有利于孕卵的着床和胚胎发育。⑤抑制子宫收缩，并降低子宫对催产素的敏感性，使胎儿安全生长。⑥竞争性对抗醛固酮，从而促进 Na^+ 和 Cl^- 的排泄并利尿。⑦黄体酮对正常妇女有轻度升高体温作用，因而在月经周期的黄体相基础体温较卵泡相为高。

本品为孕激素，临床上用于黄体机能不足引起的先兆性流产和习惯性流产、月经不调等症，与雌激素类药物合用能抑制排卵，可作避孕药。

[不良反应] ①胃肠道反应、痤疮、液体潴留和水肿、体重增加、过敏性皮炎、精神压抑、乳房疼痛、女性性欲改变、月经紊乱、不规则出血或闭经、长期应用可引起子宫内膜萎缩、月经量减少，并容易发生阴道真菌感染。②少见的不良反应有：头痛；胸、臀、腿特别是腓肠肌处疼痛；手臂和足无力、麻木或疼痛；突然的或原因不明的呼吸短促，突然语言发音不清，突然视力改变、复视、不同程度失明等。③长期应用可引起肝功能异常，缺血性心脏病发生率上升。④早期妊娠使用时，可能发生某些孕激素因为具有较强的雄激素活性而引起女性后代男性化的副作用；可能导致后代发生生殖道畸形，多见为尿道下裂。

2. 睾酮类

在睾酮 C17 位引入乙炔基，得到乙炔基睾酮，雄激素活性很弱，出现较强孕激素活性，称为妊娠素（Ethisterone），将妊娠素 19-角甲基去掉，则得到孕激素活性为妊娠素 5 倍的炔诺酮（Norethisterone），且可以口服，在此基础上进一步研究开发了一批口服避孕药，如在炔诺酮 18 位增加一个甲基得到左炔诺孕酮（Levonorgestrel），孕激素活性增强 20 倍。

妊娠素　　　　　　炔诺酮　　　　　　左炔诺孕酮

炔诺酮

[通用名] 炔诺酮；Norethisterone。

[化学名] 17β-羟基-19-去甲-17α-孕甾-4-烯-20-炔-3-酮。

[CAS 号] 68-22-4。

[理化性质] 本品为白色或类白色结晶性粉末，无臭，味微苦。Mp.202～208℃。可溶解于氯仿，微溶于乙醇，略溶于丙酮，不溶于水。比旋度为－28°～－22°（1%氯仿溶液），UV：λ_{max}＝240nm。

本品的乙醇溶液遇硝酸银试液，产生白色炔诺酮银盐沉淀。

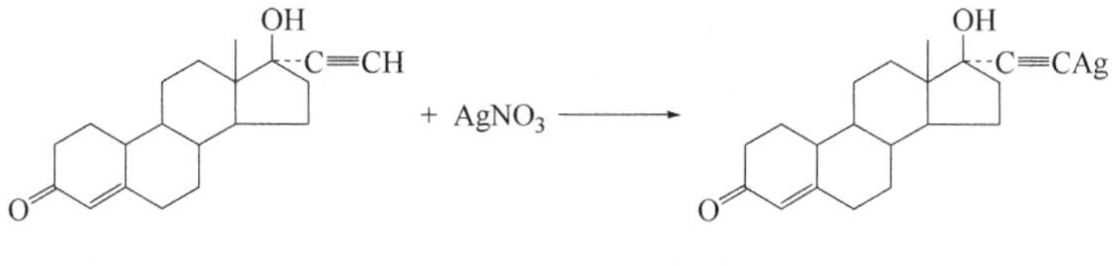

[合成] 该路线以 3,4-二氢-6-甲氧基-三甲基硅氧基萘、4,5-二氢呋喃-2-基-对甲基苯-亚砜、1,1-二甲基-3-溴代丙烯、锌汞齐为起始原料，经过 3 步合成反应得到炔诺酮产品。

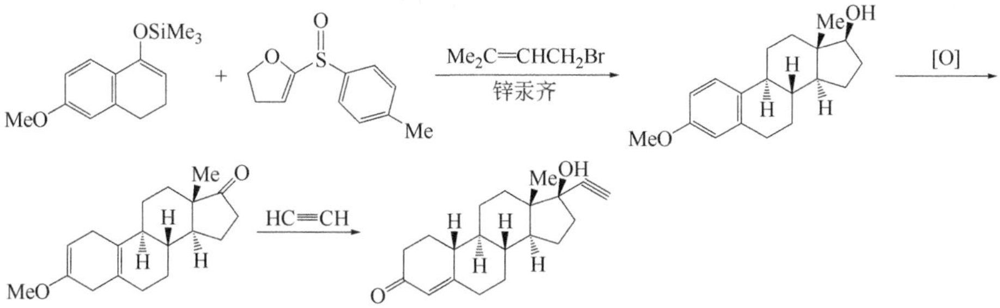

[代谢] 炔诺酮的两个主要代谢物是四氢炔诺酮的两个形式，可能是 3α-OH-5α-四氢炔诺酮和 3α-OH-5β-四氢炔诺酮。

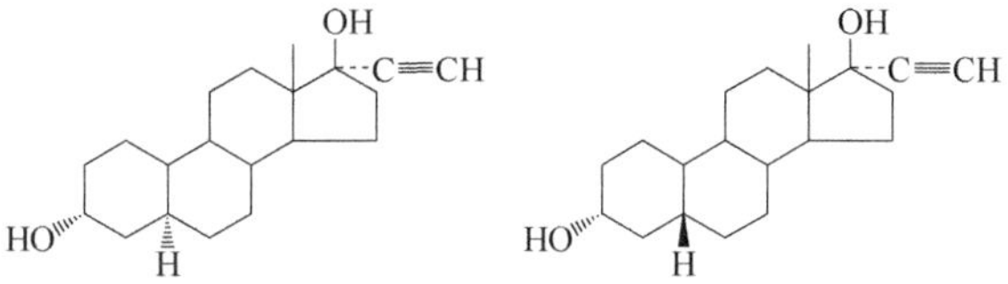

3α-OH-5α-四氢炔诺酮　　　　3α-OH-5β-四氢炔诺酮

[药理及临床作用] 本品为口服强效的孕激素，临床用于治疗功能性子宫出血、痛经、子宫内膜异位症等。

[不良反应] 少数妇女可有恶心、呕吐、头昏、乏力、嗜睡等类早孕反应及不规则出血、闭经、乳房胀、皮疹等，一般可自行消失。

二、抗孕激素

抗孕激素也称孕激素拮抗剂。主要用于抗早孕，也用于治疗乳腺癌。1982 年法国推出第一个孕激素拮抗剂——米非司酮（Mifepristone），它是以炔诺酮为先导化合物经结构修饰后得到的新型化合物。它不但促进了抗孕激素及抗皮质激素药物的发展，而且在甾体药物研究历史上是一个里程碑。后来上市的奥那司酮（Onapristone）的作用强度为米非司酮的

3～10倍，作为口服抗孕酮药，可用于终止妊娠，还可用于治疗子宫内膜异位及激素依赖性肿瘤。

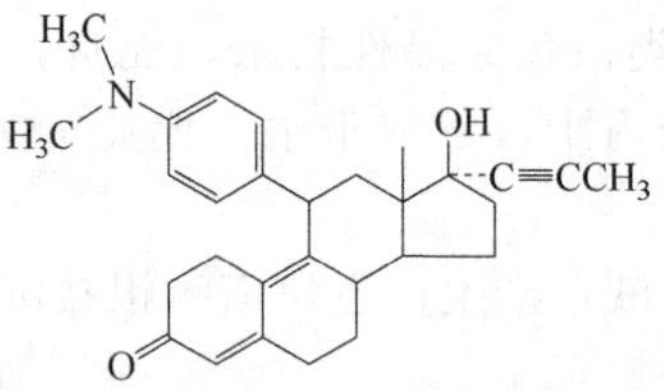

[通用名]　米非司酮；Mifepristone。

[化学名]　11-β[4-(N,N-二甲氨基)-1-苯基]-17β-羟基-17α-(1-丙炔基)-雌甾-4,9-二烯-3-酮。

[CAS 号]　84371-65-3。

[理化性质]　本品为白色或类白色结晶。Mp.105℃，易溶于二氯甲烷、甲醇，可溶解于乙醇和乙酸乙酯，几乎不溶于水。比旋度为+138.5°。

[合成]　本品以4,9-雌甾二烯-3,17-二酮为原料，在酸性条件下与乙二醇反应得到3-乙二醇所用化合物，再经过氧化、格式化反应和酸化得到米非司酮。

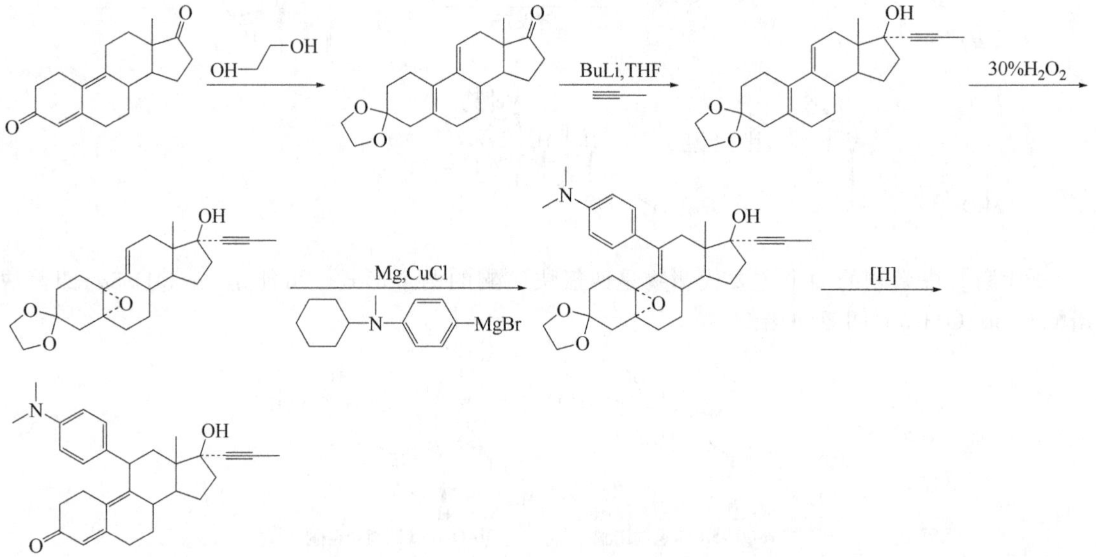

[代谢]　体内最主要代谢物是 N-去甲代谢物，它也具有生物活性，抗早孕作用约为米非司酮的1/3。口服吸收后90%以上经肝代谢，进入胆汁，经消化道排出体外，其余不到10%由泌尿道排出体外。

[药理及临床作用]　本品是强抗孕激素，能与孕酮受体及糖皮质激素受体结合，对子宫内膜孕酮受体的亲和力比黄体酮强5倍，对受孕动物各期妊娠均有引产效应，可作为非手术性抗早孕药。在有效剂量下对皮质醇水平无明显影响。

由于该药不能引发足够的子宫活性，单用于抗早孕时不完全流产率较高，但能增加子宫对前列腺素的敏感性，故加用小剂量前列腺素后既可减少前列腺素的不良反应，又可使完全流产率显著提高；同时具有软化和扩张子宫颈的作用。

本品可竞争性作用于孕激素和皮质激素受体，因而具有抗孕激素和抗皮质激素的作用。妊娠早期使用可诱发流产。抗早孕时与前列腺素类药合用，可获 90％～95％的完全流产率。

[不良反应] 可见恶心、呕吐、头晕、腹痛等。子宫痉挛所致疼痛，可用止痛药处理。

三、肾上腺皮质激素类药物

肾上腺皮质激素是肾上腺皮质受脑垂体前叶分泌的促肾上腺皮质激素刺激所产生的一类激素，按其生理作用特点，分为盐皮质激素和糖皮质激素。盐皮质激素主要调节机体的水、盐代谢和维持电解质平衡；糖皮质激素主要与糖、脂肪、蛋白质的代谢和生长发育有关，大剂量使用时，可产生抗炎、抗毒、抗休克和抗过敏等作用，故又称抗炎激素。

肾上腺皮质激素具孕甾烷基本母核，其结构特点为：A 环含有 4-烯-3-酮结构，17α 位有羟甲基酮基（醇酮基），C10、C13 有角甲基，天然的盐皮质激素以醛甾酮（Aldosterone）和去氧皮甾酮为代表，其特征为：C11 无含氧功能基，C17 无—OH，醛甾酮 C11 虽有羟基，但其主要以与 C8 醛基形成较稳定的半缩醛形式存在。天然的糖皮质激素以可的松（Cortisone）、氢化可的松（Hydrocortisone）为代表，其特征为：C11 有含氧功能基，C17 有—OH。

醛甾酮　去氧皮甾酮　可的松　氢化可的松

盐皮质激素基本无临床使用价值，而糖皮质激素有效果明显的临床用途，能治疗肾上腺皮质功能紊乱、自身免疫性疾病、变态反应性疾病等。但其或多或少保留有影响水、盐代谢的作用，引起水肿、糖尿病、皮质激素增多症、诱发精神症状、骨质疏松等。因此应进行结构改造，增强抗炎作用，将糖、盐皮质激素的活性分开，减少副作用。

在可的松、氢化可的松结构的 1、2 位引入双键，分别得到泼尼松（Predisone）和泼尼松龙（Prednisolone）；其副作用减少而抗炎作用比母体有大幅度增加。在 6α 引入甲基或卤素、9α 引入卤素、16α 引入羟基或甲基，均可使抗炎作用增加，钠潴留副作用减轻。如6α-甲基泼尼松龙和6α-氟泼尼松龙比泼尼松龙的作用增强 3～4 倍，无钠潴留，可长期使用；曲安奈德（Triamcinolone Acetonid）的抗炎作用较泼尼松、氢化可的松均强，水钠潴留作用则较轻；氟轻松（Fludrocortisone）抗炎作用比氢化可的松强很多，为治疗各类皮炎的优良外用药；地塞米松（Dexamethasone Acetate）作用比氢化可的松强很多。倍他米松是地塞米松的 16β-甲基异构体，作用又较地塞米松强数倍。它们活性高、副作用小，是临床常用的抗炎药。

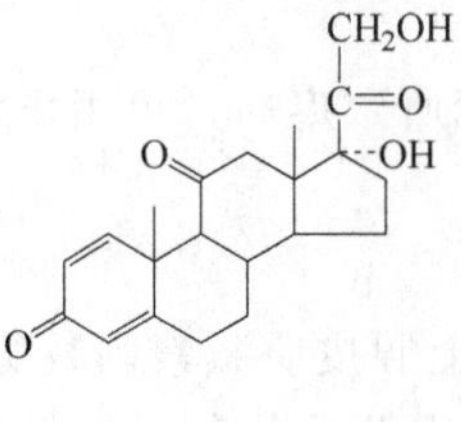

泼尼松 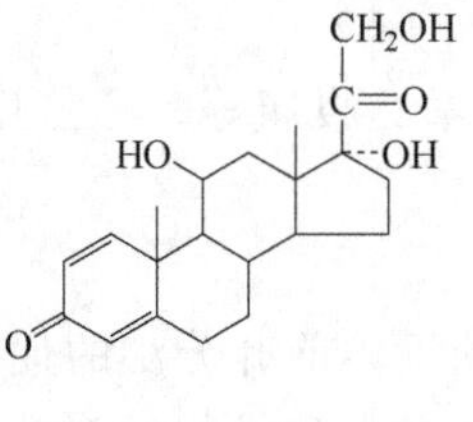   泼尼松龙 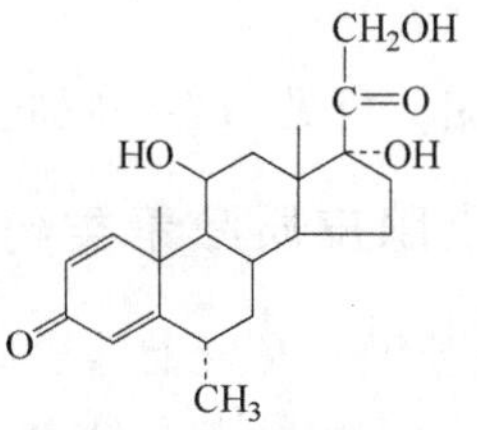   6α-甲基泼尼松龙

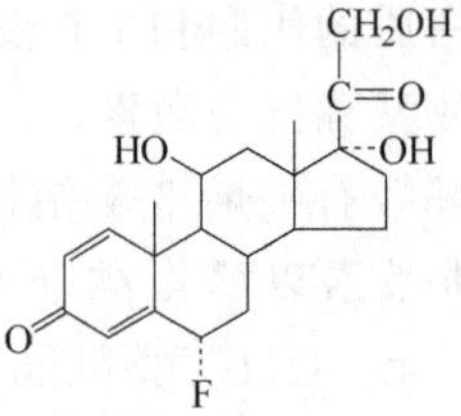

6α-氟泼尼松龙 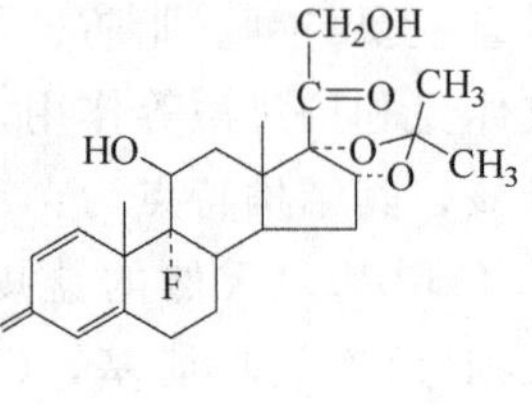   曲安奈德 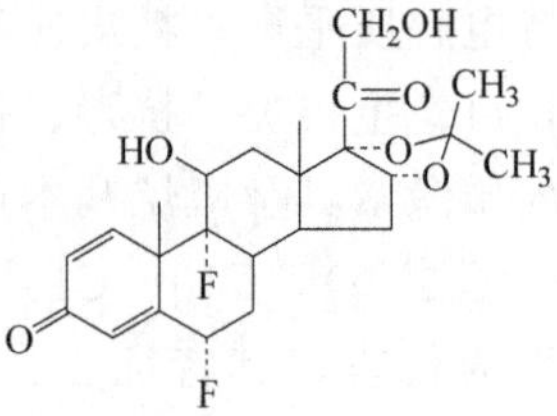   氟轻松

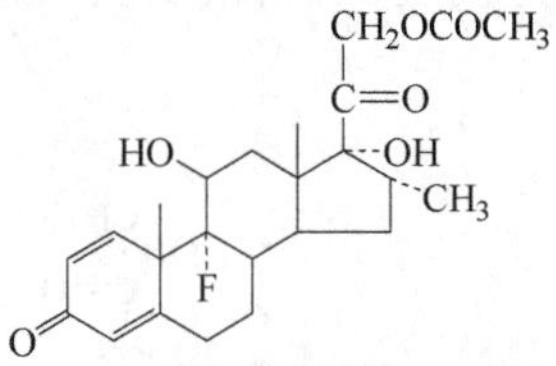

地塞米松 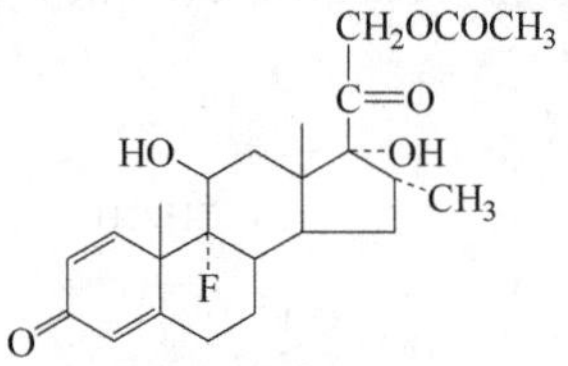   倍他米松

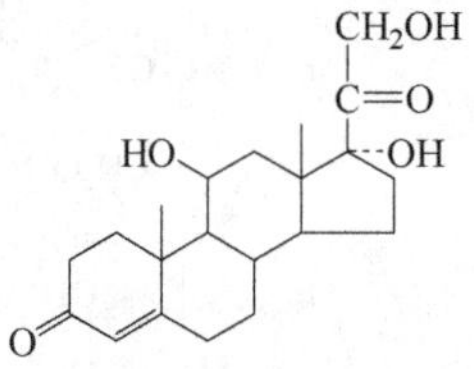

M12-4
氢化可的松的
显荧光实验

［通用名］醋酸氢化可的松；Hydrocortisone Acetate。

［化学名］11β,17α,21-三羟基孕甾-4-烯-3,20-二酮 21-醋酸酯。

［CAS 号］50-03-3。

［理化性质］本品为白色或几乎白色的结晶性粉末；无臭。Mp.216～224℃，熔融时同时分解。微溶于乙醇或氯仿，不溶于水。比旋度为+158°～+165°（1％二氧六环溶液）。

本品加硫酸溶解后，即显黄色至棕黄色，并带绿色荧光。

本品加乙醇溶解后，加新制的硫酸苯肼试液，加热即显黄色。

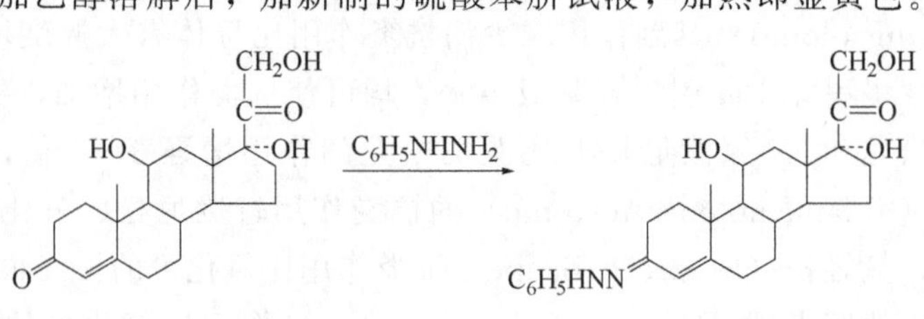

$C_6H_5NHNH_2$

［合成］本品以薯蓣皂苷为原料，经过乙酰化、环氧化、氧化、卤代、脱卤、碘化、乙酰化、菌种发酵氧化得到最后的氢化可的松。

[代谢] 在血中 90% 以上与血浆蛋白结合，本品主要经肝脏代谢，转化为四氢可的松和四氢氢化可的松，大多数代谢产物结合成葡萄糖醛酸酯，极少数以原形经尿排泄。

[药理及临床作用]

① 抗炎作用。本品比 NSAIDs 的抗炎作用强大，对各种原因如病原体、物理、化学、生物或免疫反应等引起的炎症或炎症的各个阶段都有明显的非特异性的抑制作用。在炎症早期，可减轻渗出、水肿、毛细血管扩张、白细胞浸润和吞噬，从而缓解炎症部位的红、肿、热、痛等症状；在炎症后期，可抑制毛细血管的增生，延缓肉芽组织的生成，防止组织的粘连和瘢痕的形成，但同时也延缓了炎症后期组织的修复，因此降低了机体的防御功能，致使感染扩散和延缓伤口的愈合过程。

② 抗免疫作用。本品对免疫过程的许多环节均有抑制作用。小剂量主要抑制细胞免疫；大剂量可抑制 B 细胞转化成浆细胞，使生成的抗体减少，影响体液免疫，抑制自身免疫反应和排异反应。

③ 抗毒作用。本品可提高机体对细菌内毒素的耐受力，减轻其对机体的损害，减少内热原的释放，但对细胞内毒素无直接的中和或破坏作用，对抗细胞外毒素也无效。

④ 抗休克作用。大剂量使用时可用于各种严重休克的抢救，特别是感染中毒性休克。

⑤ 其他作用。a. 对血液及造血系统的影响：糖皮质激素能导致骨髓造血功能异常，使血液中的红细胞、血红蛋白、血小板、白细胞增加，还可提高纤维蛋白原浓度和缩短凝血时间。b. 退热作用：本品能够减少内热源的释放，抑制前列腺素的合成，使体温调节中枢下调体温。c. 中枢神经系统作用：本品能提高中枢神经系统的兴奋性，出现欣快、激动、失眠等现象，大剂量会导致儿童惊厥，诱发精神失常。d. 胃肠道反应：本品可使胃酸和胃蛋白酶分泌增多，提高食欲，促进消化；但大剂量可诱发或加重溃疡病。

本品主要用于治疗风湿病、类风湿性关节炎、红斑狼疮等结缔组织病，还可用于免疫抑制、抗休克等。

[不良反应] ①医源性肾上腺皮质功能亢进综合征：由于影响糖、脂肪、蛋白质、水盐代谢而出现机体代谢紊乱，停药后可恢复，必要时需对症治疗。②医源性肾上腺皮质功能不全综合征：由于长期使用糖皮质激素，抑制肾上腺皮质分泌功能，突然停药，可发生反跳现

象或停药症状，应缓慢停药。③诱发或加重感染：因降低机体防御功能，且无抗菌、抗病毒作用，故可诱发或加重感染，也可使体内潜在的感染病灶扩散，应与足量的抗菌药合用。④诱发或加重胃、十二指肠溃疡：因胃酸、胃蛋白酶分泌增多，且抑制蛋白质合成，减弱黏膜对酸的屏障作用，故可诱发或加重胃、十二指肠溃疡，应与抗溃疡药合用。⑤其他：可引起胎儿畸形，一般妊娠前3个月不可使用；妊娠后期大剂量使用可使胎儿肾上腺皮质萎缩，出生后产生肾上腺皮质功能不全；偶诱发精神病或癫痫。

[通用名] 醋酸地塞米松；Dexamethasone Acetate。

[化学名] 16α-甲基-11β,17α,21-三羟基-9α-氟孕甾-1,4-二烯-3,20-二酮-21-醋酸酯。

[CAS号] 1177-87-3。

[理化性质] 本品为白色或类白色的结晶或结晶性粉末，无臭，味微苦。Mp. 223～233℃，熔融同时分解。易溶于丙酮，可溶解于甲醇或无水乙醇，略溶于乙醇或氯仿，微溶于乙醚，不溶水。比旋度为+82°～+88°（1%二氧六环溶液）。

本品 C17 具有醇酮基结构，具还原性，其甲醇溶液与碱性酒石酸铜试液作用生成氧化亚铜的橙红色沉淀。

[合成] 本品的合成路线以 16-甲基氢化可的松为起始原料，经脱水、加成、卤化、环氧化、氟化、脱氢及酯化作用而制得。

［代谢］本品服用后 8h 达血浆高峰浓度。体内代谢较慢，主要以非活性代谢产物从肾排泄。

［药理及临床作用］本品抗炎、抗过敏、抗休克作用比氢化可的松更显著，而对水钠潴留和促进排钾作用很轻。

本品药理作用主要为：①抗炎作用。可减轻和防止组织对炎症的反应，从而减轻炎症的表现。激素通过抑制炎症细胞，包括巨噬细胞和白细胞在炎症部位的集聚，抑制吞噬作用、溶酶体酶的释放以及炎症化学中介物的合成和释放，并减轻和防止组织对炎症的反应，从而减轻炎症的表现。②免疫抑制作用。本品的免疫抑制作用包括防止或抑制细胞介导的免疫反应，延迟性的过敏反应，减少 T 淋巴细胞、单核细胞、嗜酸性细胞的数目，降低免疫球蛋白与细胞表面受体的结合能力，并抑制白介素的合成与释放，从而降低 T 淋巴细胞向淋巴母细胞转化，并减轻原发免疫反应的扩展。

本品主要用于肾上腺皮质功能减退症、风湿性关节炎、类风湿性关节炎、红斑狼疮等疾病，还可用于支气管哮喘、皮炎等过敏性疾病及急性白血病。

［不良反应］并发感染为主要的不良反应。本品较大剂量易引起糖尿病、消化道溃疡和类柯兴综合征症状，对下丘脑-垂体-肾上腺轴抑制作用较强。

习　题

一、选择题

1. 下列药物中不具有甾体母核的是（　　　）。

A. 己烯雌酚　　　　　　　B. 炔雌醇　　　　　　　C. 雌二醇

D. 雌三醇　　　　　　　　E. 炔诺酮

2. 甾体的基本骨架是（　　　）。

A. 环己烷并菲　　　　　　B. 环戊烷并菲　　　　　C. 环己烷并多氢菲

D. 环戊烷并多氢菲　　　　E. 环戊烷并多氢萘

3. 下列不是雌激素普遍结构特征的是（　　　）。

A. 母核是雌甾烷　　　　　B. 分子中有羟基　　　　C. A 环是芳环

D. 分子中有酮基　　　　　E. C10 无角甲基

4. 下列激素中口服无效的是（　　　）。

A. 睾酮　　　　　　　　　B. 雄素酮　　　　　　　C. 甲睾酮

D. 丙酸睾酮　　　　　　　E. 黄体酮

5. 可以口服的雌激素类药物是（　　　）。

A. 雌三醇　　　　　　　　B. 雌二醇　　　　　　　C. 雌酚酮

D. 炔雌醇　　　　　　　　E. 苯丙酸诺龙

6. 第一个孕激素拮抗剂是（　　　）。

A. 奥那司酮　　　　　　　B. 米非司酮　　　　　　C. 可的松

D. 氢化可的松　　　　　　E. 炔诺酮

二、简答题

1. 甾类激素药物常分为哪几类？每一类的结构特点是什么？

2. 甾类激素药物的鉴别常用哪些方法？

3. 写出苯丙酸诺龙和地塞米松的合成路线。

4. 用化学方法区别以下各组药物。

（1）炔雌醇与黄体酮

（2）炔诺酮与地塞米松

习题答案（部分）

一、选择题

1. A；2. D；3. D；4. A；5. D；6. B

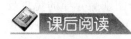 课后阅读

雌激素与孕激素

女性体内的雌激素和孕激素主要由卵巢合成、分泌。同时，卵巢还能分泌少量的雄激素。排卵前的雌激素主要由卵泡内膜分泌，排卵后的雌激素和孕激素主要由黄体细胞分泌，其分泌的功能随着卵巢功能周期性变化而波动。卵巢主要合成雌二醇和雌酮两种雌激素。

正常妇女卵巢激素（雌激素和孕激素）的分泌随着卵巢的周期变化而变化。

① 雌激素：在卵泡开始发育时，雌激素的分泌量很少，随着卵泡渐趋成熟，雌激素的分泌也逐渐增加，于排卵前形成一高峰，排卵后分泌稍减少，约在排卵后 7～8 天黄体成熟时，形成又一高峰，黄体萎缩时，雌激素水平急剧下降，在月经前达到最低水平。

② 孕激素：于排卵后孕激素的分泌量开始增加，在排卵后 7～8 天黄体成熟时，分泌量达高峰，以后逐渐下降，到月经来潮时恢复到排卵前的水平。

卵巢主要合成雌二醇（E2）及雌酮（E1）两种雌激素，但在血液循环内尚有雌三醇（E3）。雌二醇是妇女体内生物活性最强的雌激素。雌三醇是雌二醇和雌酮的降解产物，活性最弱。

孕酮是卵巢分泌的具有生物活性的主要孕激素。在排卵前孕酮的产生每天为 2～3mg，主要来自肾上腺。排卵后，上升为每天 20～30mg，绝大多数由卵巢内黄体分泌。

第十三章

降血糖药 ◀◀◀◀◀◀◀◀

糖尿病（Diabetes Mellitus，DM）是一种由遗传、免疫功能紊乱、微生物感染及其毒素等多种因素作用于机体而引发的糖、脂肪和蛋白质代谢紊乱性疾病，临床上以高血糖为主要特点，早期多无症状，发展到症状期可出现多尿、多饮、多食、消瘦等表现，即"三多一少"症状，糖尿病（血糖）一旦控制不好会引发并发症，导致肾、眼、足等部位的衰竭病变，如失明、心脑血管疾病、肾功能衰竭等。

📖 知识点

糖尿病的分类及其治疗方法

糖尿病主要分为胰岛素依赖型糖尿病（Ⅰ型糖尿病，Insulin-dependent Diabetes Mellitus，IDDM）和非胰岛素依赖型糖尿病（Ⅱ型糖尿病，Non-insulin-dependent Diabetes Mellitus，NIDDM）。Ⅰ型糖尿病多发生于青少年，约占糖尿病人的10%，其病因与遗传关系不大，主要是由于胰岛β细胞受损，引起胰岛素分泌水平降低，进而引起高血糖、β-酮酸中毒及代谢紊乱等症状，其治疗主要依赖于外源性胰岛素及其类似物。Ⅱ型糖尿病多见于中、老年人，约占糖尿病人的90%以上，在肥胖病人中发病率较高。患者体内的胰岛素分泌量并不低甚至还偏高，其病因与遗传有很大关系，与肥胖及饮食不当也有很大的关系，主要是由于胰岛素抵抗（即机体对胰岛素不敏感），其治疗通常不需要使用胰岛素，可用口服降血糖药加以治疗，以促使胰岛β细胞分泌更多的胰岛素或改善靶细胞对胰岛素的敏感性。

目前对糖尿病的根治尚无很理想的方法，国际糖尿病联盟提出了关于糖尿病治疗的五项基本措施，即糖尿病教育、饮食治疗、运动治疗、药物治疗、自我血糖监测。

目前，常用于降血糖的化学药物有两大类：胰岛素类和口服降血糖药。口服降血糖药种类较多，根据作用机制的不同，可分为胰岛素分泌促进剂、胰岛素增敏剂、α-葡萄糖苷酶抑制剂等。

一、胰岛素

胰岛素（Insulin）是由胰岛 β 细胞受内源性或外源性物质如葡萄糖、乳糖、核糖、精氨酸、胰高血糖素等的刺激而分泌的一种蛋白质激素。它在体内起调节糖、脂肪及蛋白质代谢的作用，是治疗糖尿病的有效药物。中国药典收载的胰岛素是从猪胰中提取制得的具有降血糖作用的多肽类物质。

```
H—Gly—Ile—Val—Glu—Gln—Cys—Cys—Thr—Ser—Ile—Cys—Ser—
        Leu—Tyr—Gln—Leu—Glu—Asn—Tyr—Cys—Asn—OH
H—Phe—Val—Asn—Gln—His—Leu—Cys—Gly—Ser—His—Leu—Val—
        Glu—Ala—Leu—Tyr—Leu—Val—Cys—Gly—Glu—Arg—Gly—Phe-
        Phe—Tyr—Thr—Pro—Lys—Ala—OH
```

[通用名]　胰岛素；Insulin。

[CAS 号]　9004-10-8。

[理化性质]　本品为白色或类白色的结晶性粉末；在水、乙醇中几乎不溶，在无机酸或氢氧化钠溶液中易溶。胰岛素有典型的蛋白质性质，能发生蛋白质的各种特殊反应，具两性，等电点在 pH 5.35～5.45，在微酸性（pH 2.5～3.5）中较稳定，在强酸、强碱溶液中及遇热不稳定。故贮存时应遮光、密闭，在 −15℃ 以下保存。

[代谢]　本品易被胰岛素酶、胃蛋白酶、糜蛋白酶等水解，不能口服，只能注射。

[药理及临床作用]　本品可促进葡萄糖的利用，加速葡萄糖的酵解和氧化，促进糖原的合成和贮存，并能促进葡萄糖转变为脂肪，抑制糖异生和糖原分解而降低血糖。此外，还能促进脂肪合成并抑制其分解；能促进蛋白质的合成并抑制其分解。因此，胰岛素至今仍是治疗 I 型糖尿病的唯一药物，也可用于 II 型糖尿病的治疗。

二、胰岛素分泌促进剂

II 型糖尿病患者往往伴有继发性的 β 细胞功能缺陷，从而使胰岛素分泌不足。胰岛素分泌促进剂可促使胰岛 β 细胞分泌更多的胰岛素以降低血糖水平。按化学结构胰岛素分泌促进剂可以分为磺酰脲类和非磺酰脲类两类。

1. 磺酰脲类（Sulfonylureas）

早在 20 世纪 40 年代，人们发现用磺胺异丙基噻二唑治疗斑疹伤寒时有降低血糖的不良反应，在研究和改造其结构时，于 1955 年发现氨苯磺丁脲（Carbutamide）的降血糖作用更强，是第一个应用于临床的磺酰脲类降血糖药，但不良反应多，尤其对骨骼的毒性大，后被停用。氨苯磺丁脲的发现，促进了对磺酰脲类降糖作用的研究，合成了大量衍生物，发现了不少有效而毒性低的药物。第一代磺酰脲类口服降糖药有：甲苯磺丁脲（Tolbutamide）、氯磺丙脲（Chlorpropamide）、醋酸己脲（Acetohexamide）等。至 70 年代研制出第二代磺酰脲类口服降糖药，如格列苯脲（Glibenclamide）、格列齐特（Gliclazide）、格列吡嗪（Glipizide）等，降糖作用更好，不良反应更少，用量更少。80 年代出现了第三代口服降糖药，如格列美脲（Glimepiride），特别适用于对其他磺酰脲类失效的糖尿病患者，其降糖效果与格列苯脲相似，但作用更迅速、持久、安全。

氨苯磺丁脲

甲苯磺丁脲

氯磺丙脲

醋酸己脲

格列苯脲

格列齐特

格列吡嗪

格列美脲

　　磺酰脲类药物均能选择性地作用于胰岛 β 细胞，促进胰岛素的分泌。同时，也能减少肝脏对胰岛素的消除，增强外源性胰岛素的降血糖作用。长期使用还能改善外周组织对胰岛素的敏感性，增加胰岛素受体数量和增强胰岛素与其受体的结合；还能增加肌肉细胞内葡萄糖的转运和糖原合成酶的活性，减少肝糖的产生。

　　[通用名] 甲苯磺丁脲；Tolbutamide。

　　[化学名] 1-丁基-3-(对甲苯基磺酰基) 脲素。

　　[CAS 号] 64-77-7。

　　[理化性质] 本品为白色结晶或结晶性粉末；无臭，无味。在丙酮或三氯甲烷中易溶，在乙醇中溶解，在水中几乎不溶。Mp.126～130℃。本品具有酰脲结构，显酸性，可溶于氢氧化钠试液，酰脲结构在酸性溶液中受热易水解。本品应遮光、密封保存。

　　取本品约 0.3g，加硫酸溶液 12mL，加热回流 30min，放冷，即析出白色沉淀，滤过，沉淀用少量水重结晶后，测得其熔点约为 138℃。取上述滤液，加 20% 氢氧化钠溶液使成碱性后，加热，即发生正丁胺的特臭。

[合成] 本品可由正丁醇经氯化、胺化、成盐后，与对甲苯磺酰脲缩合来制备。

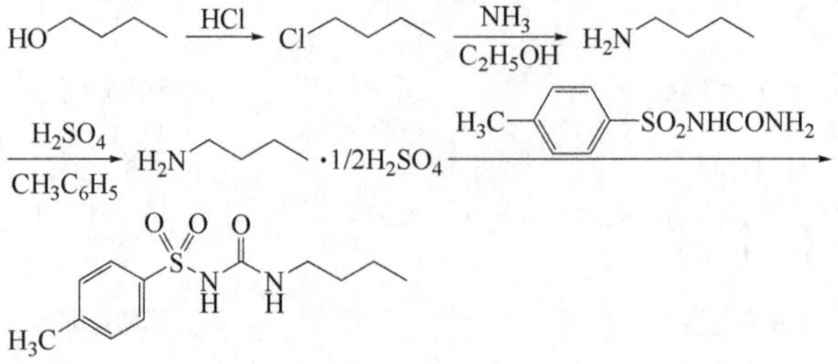

[代谢] 本品分子中的对位甲基在体内易发生氧化代谢生成对羟甲基苯磺丁脲，此代谢物保留一定的降血糖活性，但它迅速被进一步氧化成酸而失活，其半衰期为4.5～6.5h。

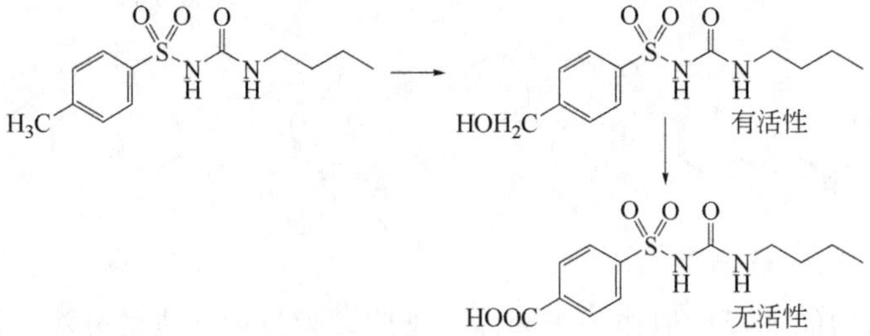

[药理及临床作用] 本品为第一代磺酰脲类口服降血糖药。①本品选择性作用于胰岛 β 细胞，刺激胰岛素的分泌，降低血糖。②增强外源性胰岛素的降血糖作用，大剂量时能减少胰岛素和血浆蛋白结合，抑制胰岛素的代谢。③作用在靶器官上，可提高靶细胞对胰岛素的敏感性；并能增加靶细胞膜上胰岛素受体的数目，加强胰岛素的受体后作用，发挥降糖作用。④可抑制胰高糖素的分泌，增强胰岛素的作用。

本品临床上用于治疗轻中度Ⅱ型糖尿病，尤其适用于老年糖尿病患者；注射剂用于诊断胰岛素瘤。

[不良反应] ①本品一般作用缓和，很少引起低血糖反应。但因其经肝肾代谢，肝肾功能不良者使用后有可能发生低血糖反应，如出现饥饿感、心悸、出虚汗、手抖、乏力等。应立即停用此药，进食或口服糖水，重者需静脉应用葡萄糖。②胃肠道反应：较常出现的有食欲缺乏、上腹部烧灼感、恶心、腹泻等。可改为饭后服药，从小剂量开始加服抗酸药可使症状缓解。③过敏反应：偶见皮疹、发热等。④血细胞减少：偶可出现白细胞减少、粒细胞缺乏、血小板减少等，应停药对症处理。

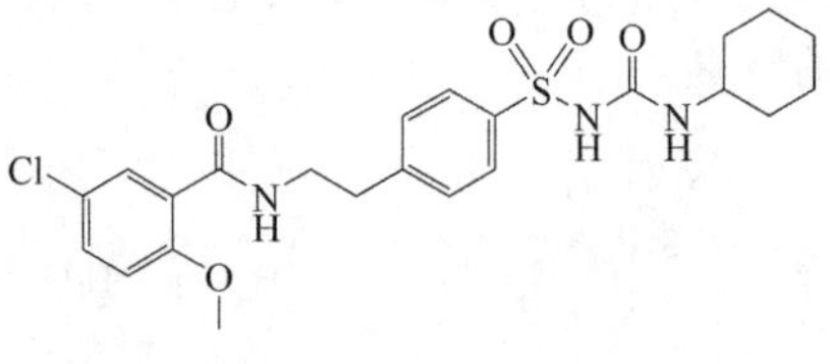

[通用名] 格列苯脲；Glibenclamide。

[化学名] N-[2-[4-[[[(环己氨基)羰基]氨基]磺酰基]苯基]乙基]-2-甲氧基-5-氯苯甲酰胺，又名优降糖、达安疗。

提示：此化合物的母核是 2-甲氧基-5-氯苯甲酰基，其母核编号如下：

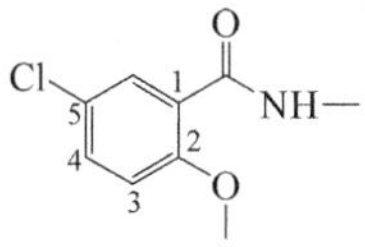

[CAS 号] 10238-21-8。

[理化性质] 本品为白色结晶性粉末；几乎无臭，无味。在三氯甲烷中略溶，在甲醇或乙醇中微溶，在水或乙醚中不溶。Mp. 170～174℃，熔融时同时分解。本品在常温、干燥环境中稳定。其酰脲结构在潮湿环境中可以发生水解。本品应密闭保存。

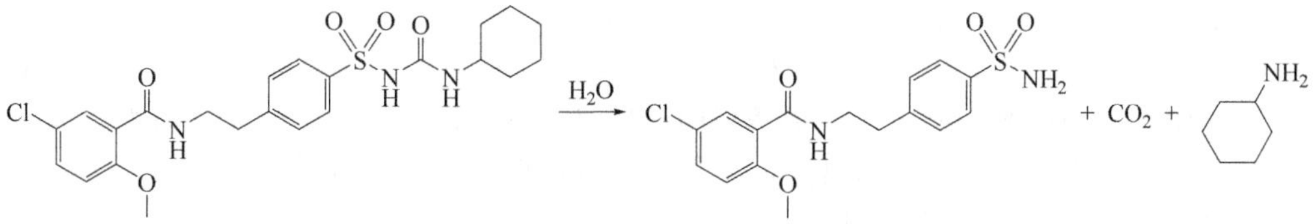

取本品约 0.1g 与硝酸钾 0.2g 混合，加热使炭化，然后灰化，放冷，残渣加水 10mL 使溶解，滤过，滤液显氯化物与硫酸盐的鉴别反应。

[合成] 以苯乙胺为原料，在三乙胺的催化下先与醋酐反应保护氨基，再与氯磺酸反应，得到 N-乙酰基-对磺酸基苯乙胺，进一步与氨水反应得到对磺酰胺基苯乙胺，将其再与 2-甲氧基-4-氯-苯甲酰氯和环己基异氰酸酯先后反应得到格列苯脲。

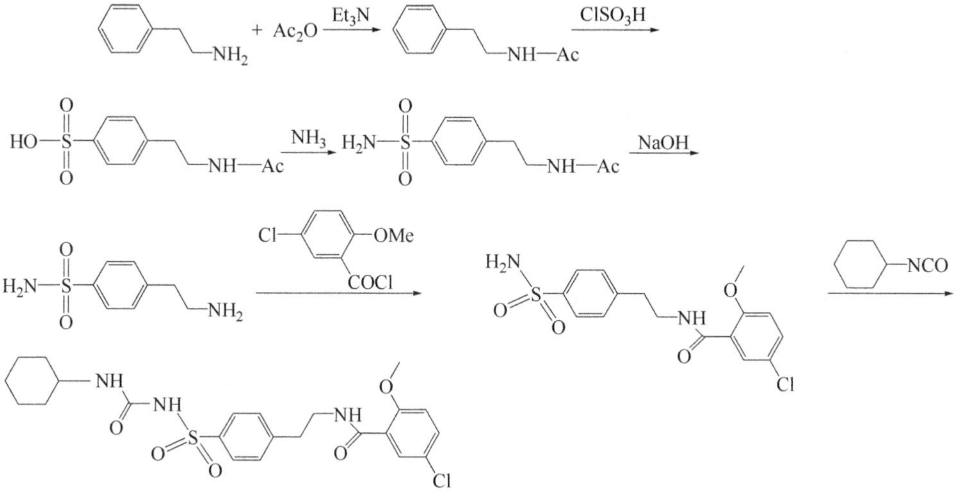

[代谢] 主要在肝脏代谢，其两种主要代谢产物（4-羟基-格列苯脲和 3-羟基-格列苯脲）也可刺激胰岛素分泌而具有降血糖作用。本药原形及代谢产物经肝、肾排泄各约 50%。

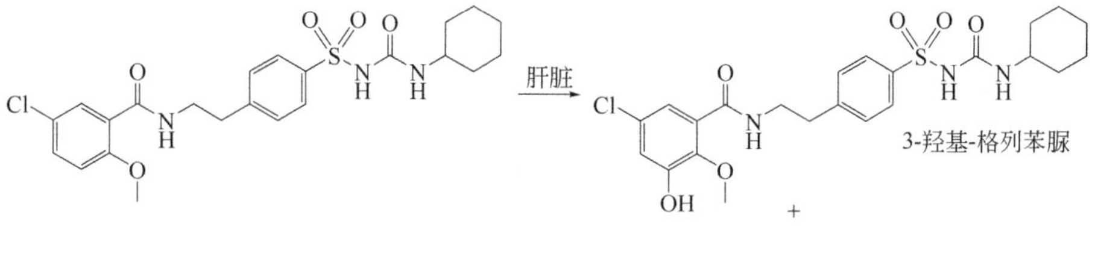

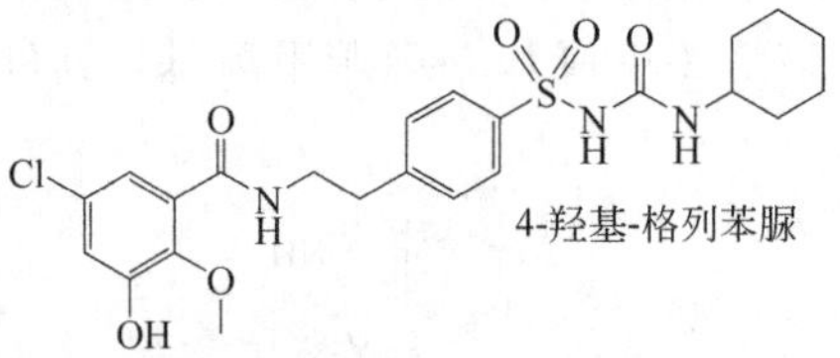

4-羟基-格列苯脲

[药理及临床作用] 本品通过刺激胰岛 β 细胞释放胰岛素，其作用强度为甲磺丁脲的 200 倍，因此所用剂量明显减少。其作用机制表现为：①促进胰腺胰岛 β 细胞分泌胰岛素，先决条件是胰岛 β 细胞还有一定的合成和分泌胰岛素的功能；②通过增加门静脉胰岛素水平或对肝脏直接作用，抑制肝糖原分解和糖原异生作用，肝生成和输出的葡萄糖减少；③也可能增加胰外组织对胰岛素的敏感性和糖的利用（可能主要通过受体后作用），因此，总的作用是降低空腹血糖与餐后血糖。

本品属于强效降糖药，临床上用于治疗中、重度 II 型糖尿病。

[不良反应] 偶见腹或胃部不适、发热、皮肤过敏、低血糖、血象改变等症状。使用剂量不当，会产生严重的低血糖反应，特别是服用过量时，有致死的危险，应及时纠正。本品还可引起血小板减少性紫癜，过敏性血管炎。本品有肝脏毒性，并且是与用药剂量相关的。

2. 非磺酰脲类（Non-sulfonylureas）

这类药物与磺酰脲类药物的化学结构不同，但有相似的作用机制，也能刺激胰岛素的分泌。此类药物主要有瑞格列奈（Repaglinide）和那格列奈（Nateglinide），其中那格列奈属于分泌模式调节剂。

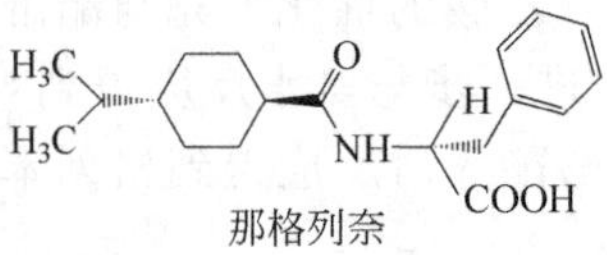

那格列奈

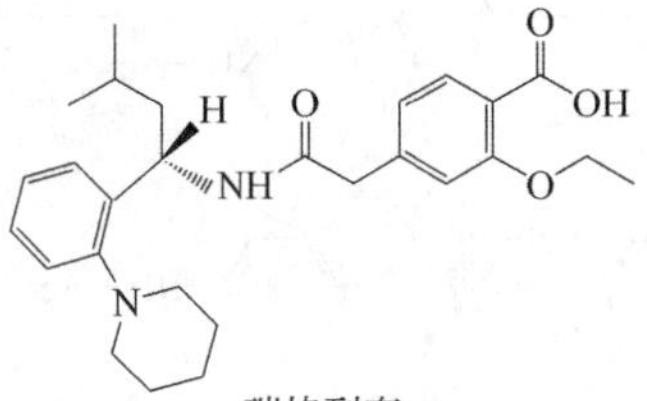

瑞格列奈

[通用名] 瑞格列奈；Repaglinide。

[化学名] (S)-2-乙氧基-4-[2-[[甲基-1-[2-(1-哌啶基)苯基]丁基]氨基]-2-氧代乙基]苯甲酸。

[CAS 号] 135062-02-1。

[理化性质] 本品为白色或类白色结晶性粉末；无臭。在三氯甲烷中易溶，在乙醇或丙酮中略溶，在水中几乎不溶；在 0.1mol/L 盐酸溶液中微溶。在乙醇中比旋度为 +7.6°~+9.2°。本品应遮光、密封保存。

取本品约 50mg，置于试管中，加丙二酸 30mg、醋酐 0.5mL，置热水浴中加热数分钟，溶液显橙黄色至红棕色。

[合成] 本品以 3-甲基-1-[2-(1-哌啶基)苯基]丁胺和 3-乙氧基-4-乙氧羰基-苯乙酸缩合得到瑞格列奈乙酯，然后水解得到瑞格列奈。

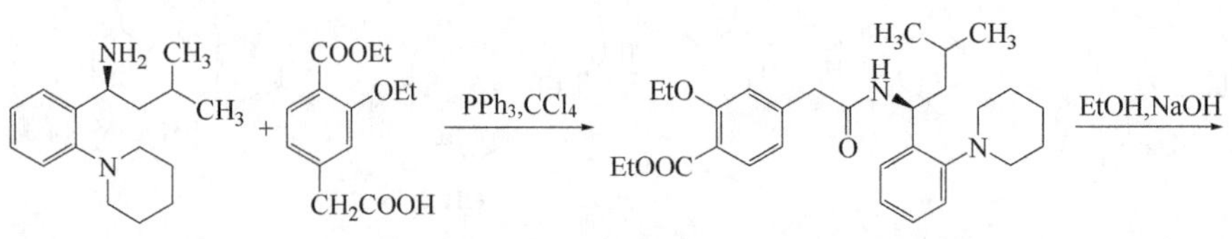

[代谢] 本品经胃肠道快速吸收，与人血浆蛋白结合率大于98%。本品几乎全部被代谢，代谢物未见任何临床意义的降血糖作用。本品及其代谢物主要自胆汁排泄，很小部分（<8%）自尿排出。

[药理及临床作用] 本品是氨甲酰基苯甲酸的衍生物，分子结构中含有一手性碳原子，其活性有立体选择性，(S)-(+)-异构体是(R)-(-)-异构体活性的100倍，临床用其(S)-(+)-异构体。临床上主要用于饮食控制、降低体重及运动锻炼不能有效控制高血糖的Ⅱ型糖尿病。

[不良反应] 可能发生低血糖，通常较轻微。腹痛、恶心罕见，腹泻、呕吐和便秘和视觉异常、肝脏异常非常罕见。可发生皮肤过敏反应，如瘙痒、皮疹、荨麻疹。可引发转氨酶指标升高，多数为轻度和暂时性。

3. 肠促胰岛素（Incretin）

肠促胰岛素是一类能在摄食营养物后通过与一种位于β细胞表面的特异性受体结合，从而刺激胰岛素分泌、抑制胰高血糖素分泌和促使产生饱食感的肽激素。

（1）胰高血糖素样肽-1（GLP-1）受体激动剂　GLP-1是肠促胰岛素的一族，由肠道细胞分泌，是一种在餐后分泌的激素，有助于控制血糖。其主要代谢反应是，随餐后血糖水平升高而释放并刺激胰岛素产生、抑制胰高血糖素释放和减缓营养物被吸收进入血液的速率。GLP-1在体内迅速被一种酶（DPP-Ⅳ）降解而失活，因而在临床上应用。胰高血糖素样肽-1（GLP-1）的受体激动剂主要通过对GLP-1结构进行改造，从而使GLP-1在体内可抵抗二肽基肽酶（DPP-Ⅳ）的降解作用，延长GLP-1的生物半衰期，因而具有良好的临床应用前景。GLP-1受体激动剂经皮下注射后，很快被一种特异性蛋白酶DPP-Ⅳ降解，很少引起低血糖，但缺点是必须注射给药。此类药物部分已经上市，例如艾塞那肽（Exenatide）和利拉鲁肽（Liraglutide）等。

艾塞那肽

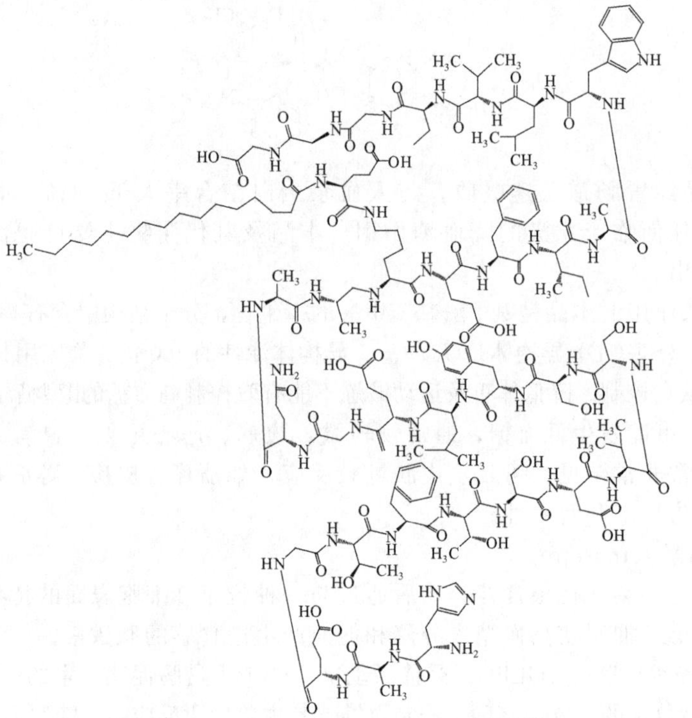

利拉鲁肽

（2）二肽酰肽酶-Ⅳ（DPP-Ⅳ）抑制剂　肽类药物的代谢稳定性和不便于口服等因素，促使人们寻找非肽类药物。DDP-Ⅳ抑制剂可以口服，此类药物通过抑制 DDP-Ⅳ的活性来维持体内 GLP-1 水平。近年，国外批准上市治疗糖尿病的 DDP-Ⅳ抑制类新药有西格列汀（Sitagliptin）、维格列汀（Vildagliptin）、沙格列汀（Saxagliptin）、阿格列汀（Alogliptin）、利格列汀（Linagliptin）、吉格列汀（Gemigliptin）、替格列汀（Teneligliptin）和瑞格列汀（Retagliptin）等。除了国内仿制新药瑞格列汀还处于临床审批阶段（预计于 2018 年上市），其余都已经上市。

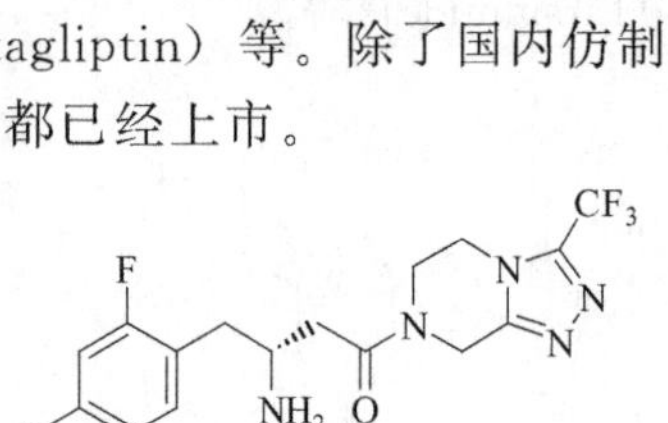

西格列汀 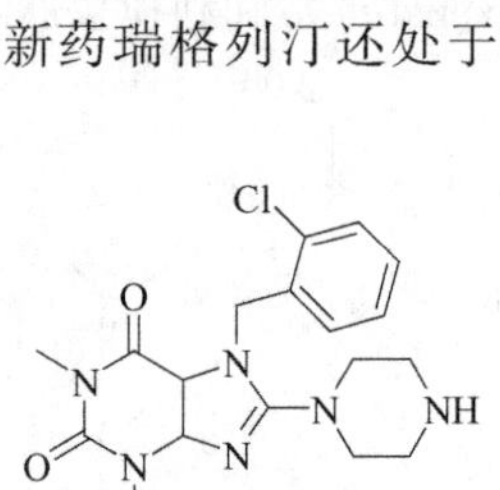　　　　　阿格列汀 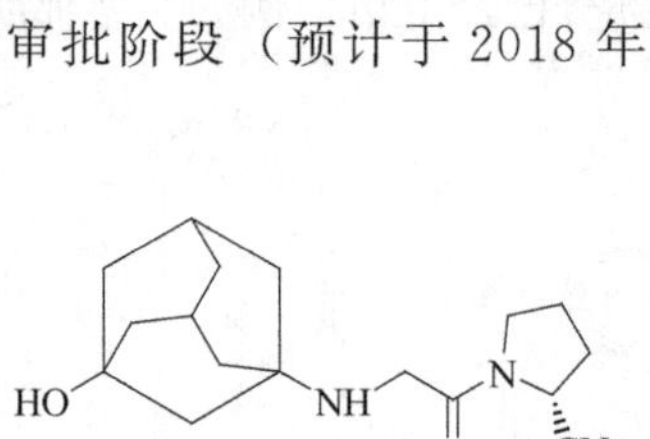　　　　　维格列汀

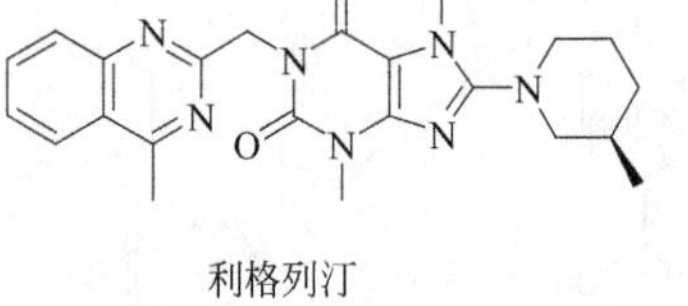

利格列汀 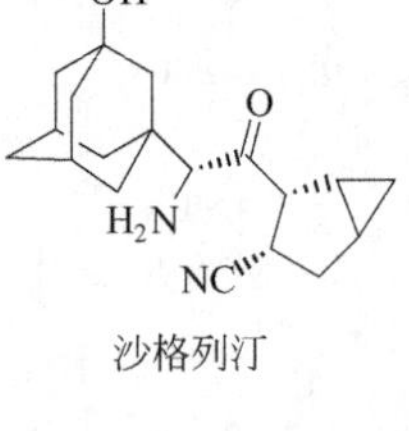　　　　　沙格列汀 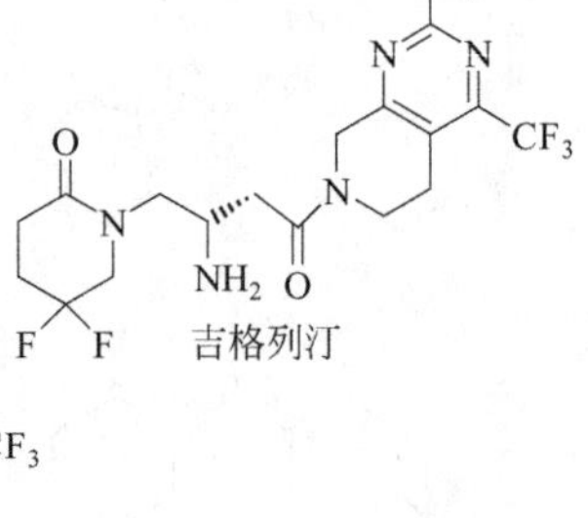　　　　　吉格列汀

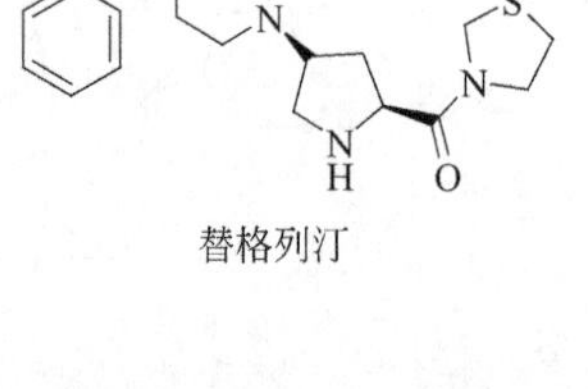

替格列汀 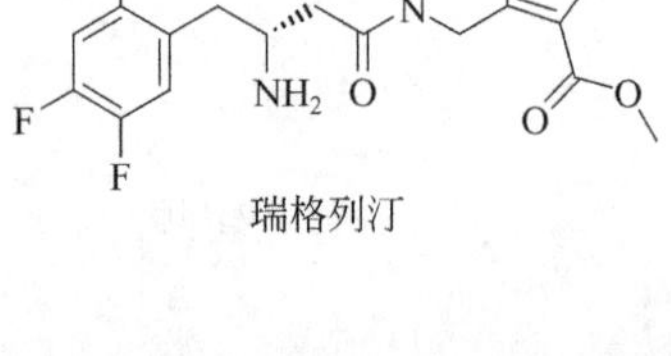　　　　　瑞格列汀

三、胰岛素增敏剂

胰岛素增敏剂又称"胰岛素增敏因子"，它是一类能增强人体内胰岛素敏感性，促进胰岛素充分利用的物质。胰岛素增敏剂是降糖药物研究的新思路。由于较多的Ⅱ型糖尿病人存在着胰岛素敏感性降低，即胰岛素抵抗，从而使胰岛素不能发挥其正常生理功能。胰岛素抵抗的主要原因是，胰岛素抗体与胰岛素结合后妨碍胰岛素的靶部位转运，使得机体对胰岛素的敏感性下降。因此，开发和使用能提高患者对胰岛素敏感性的药物，改善胰岛素抵抗状态，对糖尿病的治疗有着非常重要的意义。该类药物主要有噻唑烷二酮类和双胍类。

1. 噻唑烷二酮类（Thiazolidinediones）

噻唑烷二酮类药物是近年来发现的一类新型口服胰岛素增敏剂，是以噻唑烷二酮类化学结构为基础的一系列衍生物。该类药物并不刺激胰岛素分泌，但是增强人体组织（尤其是胰岛素作用的靶组织：骨骼肌、肝脏、脂肪组织）对胰岛素的敏感性，增强胰岛素作用，从而增加肝脏对葡萄糖的摄取，抑制肝糖的输出。该类药物主要包括曲格列酮（Troglitazone）、罗格列酮（Rosiglitazone）和吡格列酮（Pioglitazone）等。曲格列酮是第一个噻唑烷二酮类胰岛素增敏剂。之后因陆续出现肝损害报告而撤出市场。罗格列酮的降血糖作用是曲格列酮的 100 倍，被认为是现在临床应用中药效最强的噻唑烷二酮类药物，其马来酸盐可单独应用或与二甲双胍联合应用治疗Ⅱ型糖尿病，它不仅能降低血糖，改善胰岛素抵抗，还能降低甘油三酯、提高高密度脂蛋白的水平，可作为Ⅱ型糖尿病患者，特别是肥胖、存在胰岛素抵抗患者的首选药物。因罗格列酮可能会导致心血管疾病，已被包括我国在内的诸多国家严格限制使用。吡格列酮降低血糖的作用与罗格列酮相比无明显差异或稍低，但在降脂方面较好。吡格列酮的不良反应一般均为轻度至中度，2011 年 8 月，美国 FDA 发布信息，警示吡格列酮使用超过 1 年可能引起膀胱癌。

曲格列酮　　　　　　　　罗格列酮

吡格列酮

2. 双胍类（Biguanides）

发现胍类的降血糖作用始于 1918 年，但由于其毒性较大没有医疗使用价值。20 世纪 50 年代苯乙双胍（Phenformine）降糖作用的发现才使双胍类药物开始应用于临床。

双胍类药物并不直接促进胰岛素的分泌，而是抑制糖异生，促进外周组织对葡萄糖的摄取和利用，改善机体的胰岛素敏感性，它能明显改善患者的糖耐量和高胰岛素血症，降低血浆游离脂肪酸和血浆甘油三酯水平。因此该类药物成为肥胖伴胰岛素抵抗的Ⅱ型糖尿病患者的首选药。本类药物主要有苯乙双胍和二甲双胍（Metformin），前者因可引起乳酸增高，可能发生乳酸性酸中毒，已较少使用，临床上广泛使用的是毒性较低的二甲双胍。

苯乙双胍

[通用名] 盐酸二甲双胍；Metformin Hydrochloride。

[化学名] 1,1-二甲基双胍盐酸盐。

[CAS 号] 1115-70-4。

[理化性质] 本品为白色结晶或结晶性粉末；无臭。在水中易溶，在甲醇中溶解，在乙醇中微溶，在三氯甲烷或乙醚中不溶。Mp. 220～225℃。

本品化学结构中含有胍基，具有高于一般脂肪胺的强碱性，其 pK_a 值为 12.4。本品 1% 水溶液的 pH 为 6.68，接近于中性。本品应密封保存。

取本品约 10mg，加水 10mL 溶解后，加 10% 亚硝基铁氰化钠溶液-铁氰化钾试液－10% 氢氧化钠溶液（等体积混合，放置 20min 使用）10mL，3min 内溶液呈红色。

[合成] 本品可由氯化二甲基胺和双氰胺在 130～150℃加热 0.5～2h 缩合来制备。

[代谢] 本品主要在小肠吸收，不与血浆蛋白结合，以原型随尿液排出。

[药理及临床作用] 本品临床上广泛用于Ⅱ型糖尿病的治疗，特别适用于过度肥胖并对胰岛素耐受的患者。

[不良反应] 本品可导致恶心、呕吐、厌食、腹泻等胃肠道反应。大剂量时可阻断三羧酸循环，导致丙酮酸在细胞内堆积，丙酮酸又部分转化为乳酸，可造成乳酸性酸中毒。由于糖利用不足，机体动用脂肪，故可能出现酮尿，肝、肾功能障碍者更易发生。

四、α-葡萄糖苷酶抑制剂

食物中的淀粉（多糖）经口腔唾液、胰淀粉酶消化成含少数葡萄糖分子的低聚糖（或称寡糖）以及双糖与三糖，进入小肠经 α-葡萄糖苷酶作用下分解为单个葡萄糖，才能被小肠吸收。

α-葡萄糖苷酶抑制剂（α-Glucosidase Inhibitors）可竞争性抑制位于小肠的各种 α-葡萄糖苷酶，使淀粉类分解为葡萄糖的速度减慢，从而减缓肠道内葡萄糖的吸收，降低餐后血糖。但 α-葡萄糖苷酶抑制剂并不刺激 β 细胞分泌胰岛素。此类药物对Ⅰ、Ⅱ型糖尿病均适用。

本类药物常用的有阿卡波糖（Acarbose）、伏格列波糖（Voglibose）、米格列醇（Miglitol），它们的化学结构均为糖或多糖衍生物。阿卡波糖主要作用于淀粉、葡萄糖水解的最后阶段，它可通过降低单糖的吸收速率而显著降低餐后的血糖水平，减少甘油三酯的生成及肝糖原的生成。此类药物能降低餐后血糖而对空腹血糖无作用，不增加胰岛素的分泌，且在禁食状态下服用该类药物不会降低血糖，使用安全。主要用于单用磺酰脲类或双胍类餐后血糖控制不理想的患者，或单独用于较轻的餐后血糖高者，临床上常与磺酰脲类、双胍类或胰岛素联合应用以较好地控制血糖。

阿卡波糖　　　　　　　伏格列波糖　　　　　米格列醇

习 题

一、选择题

1. α-葡萄糖苷酶抑制剂降低血糖的作用机制是（　　　）。

A. 增加胰岛素分泌　　　　　B. 减少胰岛素清除　　　　C. 增加胰岛素敏感性

D. 抑制 α-葡萄糖苷酶，加快葡萄糖生成速度

E. 抑制 α-葡萄糖苷酶，减慢葡萄糖生成速度

2. 下列口服降糖药中，属于胰岛素分泌模式调节剂的是（　　　）。

A. 甲苯磺丁脲　　　　　　　B. 那格列奈　　　　　　　C. 格列苯脲

D. 二甲双胍　　　　　　　　E. 罗格列酮

3. 治疗胰岛素依赖型糖尿病的首选药物是（　　　）。

A. 格列美脲　　　　　　　　B. 胰岛素　　　　　　　　C. 阿卡波糖

D. 甲苯磺丁脲　　　　　　　E. 二甲双胍

4. 属于胰岛素增敏剂的药物是（　　　）。

A. 格列苯脲　　　　　　　　B. 瑞格列奈　　　　　　　C. 盐酸二甲双胍

D. 阿卡波糖　　　　　　　　E. 胰岛素

5. 下列哪项性质不符合盐酸二甲双胍？（　　　）

A. 易溶于水　　　　　　　　B. 其分子呈强碱性　　　　C. 其分子呈中性

D. 属于胰岛素增敏剂类降糖药　　　　　　　　E. 肝功能损害者禁用

6. 化学名为 1-丁基-3-（对甲苯基磺酰基）脲素的药物是（　　　）。

A. 那格列奈　　　　　　　　B. 甲苯磺丁脲　　　　　　C. 阿卡波糖

D. 格列苯脲　　　　　　　　E. 盐酸二甲双胍

7. 属于 α-葡萄糖苷酶抑制剂的是（　　　）。

A. 胰岛素　　　　　　　　　B. 甲苯磺丁脲　　　　　　C. 马来酸罗格列酮

D. 米格列醇　　　　　　　　E. 二甲双胍

8. 格列苯脲不具有哪种结构特点？（　　　）

A. 含磺酰脲结构　　　　　　B. 含酰胺键　　　　　　　C. 有甲氧基

D. 含吡嗪环　　　　　　　　E. 有环己氨基

9. 不属于磺酰脲类降血糖药物的是（　　　）。

A. 甲苯磺丁脲　　　　　　　B. 格列吡嗪　　　　　　　C. 瑞格列奈

D. 格列美脲　　　　　　　　E. 醋酸己脲

10. 不符合格列苯脲的描述是（　　　）。

A. 含磺酰脲结构，具有酸性，可溶于氢氧化钠溶液

B. 属第二代磺酰脲类口服降糖药

C. 结构中脲部分不稳定，在酸性溶液中受热易水解

D. 为长效磺酰脲类口服降糖药

E. 在体内不经代谢，以原形排泄

二、简答题

1. 根据磺酰脲类口服降糖药的结构特点，设计简便方法对甲苯磺丁脲和氯磺丙脲进行鉴别？

2. 写出降血糖药的分类。

三、名词解释

1. 糖尿病　2. 胰岛素　3. 胰岛素增敏剂

习题答案（部分）

一、选择题

1. E；2. B；3. B；4. C；5. B；6. B；7. D；8. D；9. C；10. E

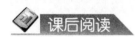 课后阅读

胰岛素的发现

糖尿病是一种古老的疾病。公元前 1550 年，古埃及人书写在纸莎草上的文献上面，记载着一种多饮多尿的疾病。这是考古学上可追溯的最早关于糖尿病的文字记录。大约 3000 多年的时间里，世界各地的人们都在试图用他们各自的语言描述糖尿病。古代中医把糖尿病称为"消渴病"，因为病人有多食多饮多尿和体重消减的症状，仿佛是饥渴所致。公元前 400 年，中国的《黄帝内经》中就有"消渴"病的记载。

糖尿病的发病率较高。在胰岛素发现以前，一旦患上糖尿病，这个病人的生存期也就是一两年。病人的血糖很高，严重的口渴，然后就是酮症酸中毒、昏迷，严重的营养不良，消瘦，很快病人就会出现脱水，直至死亡。随着科学的进步，科学家们不断推进对糖尿病的研究，而每一个小小的进步都为后来者的研究奠定了基础。尽管如此，直到 20 世纪初，糖尿病的治疗还是没有突破性的进展。在 1914 年关于糖尿病的文献上有这样的描述："医院里满是糖尿病人，许多是儿童，他们会慢慢死去。当时的疗法就是将他们送进医院，注射一些生理盐水。"直到 1921 年，医生们还在用饥饿疗法来延长糖尿病人的生命。

最早发现胰岛素的是加拿大的生理学家班廷。1921 年 5 月，班廷与多伦多大学教授、糖尿病学权威麦克劳德的助手贝斯特合作，开始胰岛素的研究。7 月下旬，班廷从一条狗的体内切除了结扎后的胰脏，并给这条狗注射了 4 毫升从狗胰脏中提取的混悬液，发现狗的血糖很快下降，第二次注射后仍保持下降后的水平。继而，激素稳定实验证明：它对碱和蛋白消化酶——胰蛋白酶敏感。由此猜测这种激素是一种蛋白质。贝斯特采用了麦克劳德的建议，使用斯考特乙醇提取法，改进了分离方法。当年圣诞节期间，他们互相注射提取物，除了注射部位略有红肿外，并没有其他危险。于是，将它取名为胰岛素。

1922 年 1 月，胰岛素第一次成功地用于人体试验。它被注射到一个 14 岁的糖尿病患者的体内。当时他正在接受饥饿疗法，体重已经剩下不到 30 公斤，估计几个星期后就会死去。1922 年 1 月 11 日，多伦多大学的医生给这个男孩病注入了班廷团队提取的胰岛素。半个小时后，男孩的血糖值就下降了 25%。12 天以后，医生开始给他连续注射，兰纳德的血糖指标下降了 75%，尿糖近乎完全消失，精神、体力明显恢复。之后，医生们又在几个成年糖尿病人身上进行了临床实验，也获得了惊人的效果。胰岛素对糖尿病的疗效，已经确凿无疑了。

胰岛素的提取，给成千上万单纯性缺乏胰岛素的病人带来了福音。只要按时按量注射胰岛素，尽管不能治愈糖尿病，但可以大大缓解糖尿病的症状，不仅能延长患者生命，而且能极大地改善生活质量。

至今用于临床的胰岛素几乎都是从猪、牛胰脏中提取的。不同动物的胰岛素组成均有所差异，猪的与人的胰岛素结构最为相似，只有 β 链羧基端的一个氨基酸不同。

　　1955 年英国 F·桑格小组测定了牛胰岛素的全部氨基酸序列，开辟了人类认识蛋白质分子化学结构的道路。1965 年 9 月 17 日，中国科学家人工合成了具有全部生物活力的结晶牛胰岛素，它是第一个在实验室中用人工方法合成的蛋白质。稍后美国和联邦德国的科学家也完成了类似的工作。70 年代初期，英国和中国的科学家又成功地用 X 射线衍射方法测定了猪胰岛素的立体结构。这些工作为深入研究胰岛素分子结构与功能关系奠定了基础。1978 年，美国的科学家们利用基因重组生产出了和人胰岛素的序列完全相同的胰岛素产品，简称人胰岛素。几年后，欧洲的科学家也制造出同样的产品，因为与人的胰岛素相同，减少了患者的不良反应。人们再也不用依靠动物胰脏，而是能生产出纯净的人胰岛素了。

第十四章

抗肿瘤药

恶性肿瘤是一种严重威胁人类健康的常见病和多发病，人类因恶性肿瘤而引起的死亡率占所有疾病死亡率的第二位，仅次于心脑血管疾病。恶性肿瘤的治疗方法有手术治疗、放射治疗、药物治疗（化学治疗）、生物治疗，但现在一般采用综合治疗方法，即用多种治疗方法配合治疗，一般以手术治疗、药物治疗为主，配合放射治疗（防止癌细胞转移）。

抗肿瘤药物是指抗恶性肿瘤的药物，又称抗癌药。自 1943 年氮芥（Chlormethine，Nitrogen Mustard）被用于治疗恶性淋巴瘤以来，几十年来抗肿瘤药物已经有了长足的发展，并日益得到重视。近年来，随着重视药物作用靶点的研究，新的抗肿瘤药物不断涌现，肿瘤的化学治疗取得了更加重大的进步。

按照药物的化学结构和来源，抗肿瘤药物可分为以下四类：烷化剂、抗代谢药、天然抗肿瘤药和其他抗肿瘤药。按照抗肿瘤药物的作用原理，抗肿瘤药物也可大致分为四类：直接作用于 DNA，破坏其结构和功能的药物；干扰 DNA 合成的药物；抗有丝分裂的药物；基于肿瘤生物学机制的药物。下面以抗肿瘤药物的作用原理来分类阐述。

第一节　直接作用于 DNA 的药物

这类药物主要通过直接和 DNA 相作用，影响或破坏 DNA 的结构和功能，使 DNA 在细胞增殖过程中不能发挥作用，抑制肿瘤细胞的繁殖。直接作用于 DNA 的药物主要有烷化剂、金属铂络合物、DNA 拓扑异构酶抑制剂等。

一、烷化剂

烷化剂（Alkylating Agents）是应用最早的抗肿瘤药物，在肿瘤药物治疗中有着重要的地位。因其能在体内与大分子化合物发生烷化反应，因而又叫做生物烷化剂。这类药物在体内形成缺电子活泼中间体或其他具有活泼的亲电性基团的化合物，进而与生物大分子如脱氧核糖核酸（DNA）、核糖核酸（RNA）和某些酶类中的氨基、巯基、羧基及磷酸基等发生共价结合，使细胞丧失活性或使 DNA 分子发生断裂，从而抑制细胞分裂，导致细胞死亡。

生物烷化剂属于细胞毒类药物，由于其选择性不高，因而在抑制肿瘤细胞的同时，对于增生较快的正常细胞（如毛发细胞、骨髓细胞、肠上皮细胞，生殖细胞等）同样具有抑制作用，继而用此类药物会产生多种副作用，如呕吐、恶心、骨髓抑制（表现于血细胞的减少）、脱发等。

按照化学结构分类，生物烷化剂可以分为氮芥类、亚乙基亚胺类、甲磺酸酯类、亚硝基脲类等。

1. 氮芥类 （Nitrogen Mustards）

氮芥类是 β-氯乙胺类化合物的总称。最早应用于临床的是盐酸氮芥（Chlormethine Hydrochloride）和盐酸氧化氮芥（Nitromin Hydrochloride），但氮芥和氧化氮芥对肿瘤细胞的选择性差，毒性大。

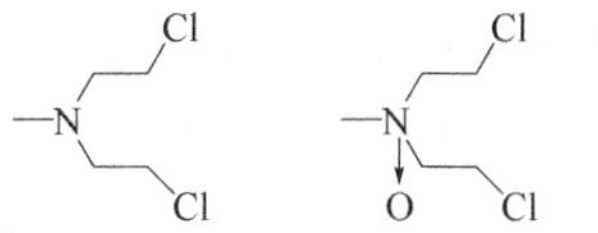

盐酸氮芥　　　　盐酸氧化氮芥

氮芥类药物的结构可以分为两部分，分别是烷化剂部分和载体部分。烷化剂部分是抗肿瘤活性的功能基；载体部分用以改善该类药物在体内的吸收、分布和稳定性，提高选择和抗肿瘤活性，同时降低毒性。

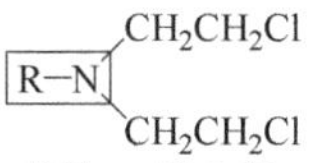

载体　　烷化剂
部分　　部分

氮芥类抗肿瘤药的作用机制主要是氮芥中的氮原子具有一定的电负性，能够进攻 β 位的碳原子，使其脱去氯原子形成高度活泼的亚乙基亚胺正离子，此离子具有极强的亲电性，能够与生物大分子的亲核中心发生烷基化反应。如果在 N 原子上增加吸电子基团来降低 N 原子的亲核性，那么可以降低其烷化能力，进而削弱其与生物大分子的结合能力，从而降低其抗肿瘤活性和毒性。

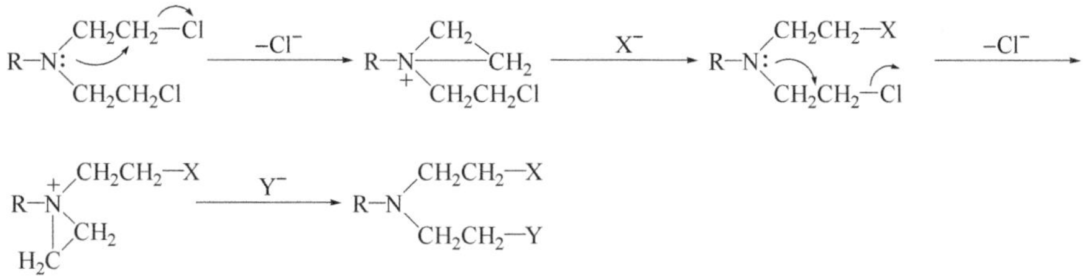

X⁻ 和 Y⁻ 代表细胞成分亲核中心

上述这种思路在氮芥药物的研究过程中常被采用。如盐酸氮芥是最早使用于临床的抗肿瘤药物，用于淋巴肉瘤和霍奇金病的治疗，但毒副作用较大。为了降低 N 的亲核性，将其氧化得到盐酸氧氮芥，从而降低其活性和毒性。同样，将载体部分由原来的脂肪族换成芳香环，同样也可降低此类药物的活性和毒性，并且研究发现，载体为芳基烷酸类取代基时，且当羧基和苯环之间的碳原子数为 3 时效果最好，如苯丁酸氮芥（Chlorambucil），它主要用于治疗慢性淋巴细胞白血病，对淋巴肉瘤、霍奇金病、卵巢癌也有较好的疗效，临床上用其钠盐，水溶性好，易被胃肠道吸收，在体内迅速转化为游离的苯丁酸氮芥。

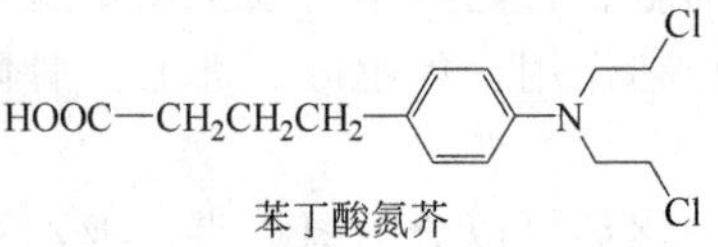

苯丁酸氮芥

除此之外，曾考虑将天然产物作为载体分子，如以苯丙氨酸和尿嘧啶作为载体，用于临床的有美法仑（溶肉瘤素，Melphalan）和乌拉莫斯汀（Uramustine）。对卵巢癌、乳房癌、淋巴肉瘤和多发性骨髓瘤等恶性肿瘤有较好的疗效。

我国在上述研究成果基础上，对美法仑的结构进行酰化得到氮甲（甲酰溶肉瘤素，Formylmerphalan），酰化后药物的毒性降低。临床上氮甲对精原细胞瘤的疗效较为显著，对多发性骨髓瘤、恶性淋巴瘤等非实体瘤也有一定疗效。氮甲和美法仑中都有一个苯丙氨酸结构，当氨基酸部分为 L-型（左旋体）时易被吸收，且效用较 D-型强，而实际上一般药用其消旋体，而作用介于两者之间。

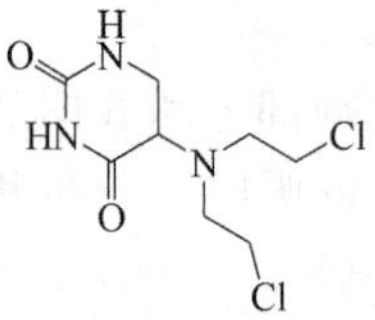

乌拉莫斯汀 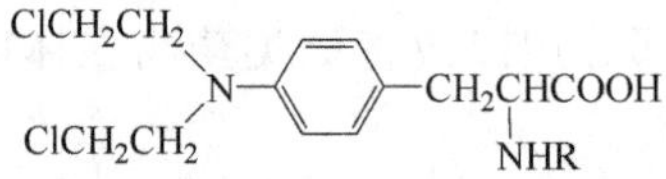   美法仑 R=H
                  氮甲   R=NHCHO

小故事

第一个癌症化疗药物的发现

在第二次世界大战期间，人们重新开始了化学战争试剂（化学武器）的研究。但是没有一个国家能够承担对它们的性能一无所知或对可能发生的伤亡毫无准备带来的后果。在美国，氮芥这种与芥子气非常相近的物质正被耶鲁大学的药理学家古德曼（Louis Goodman）和吉尔曼（Alfred Gilman）深入地研究，他们发现，其性能之一是可以杀灭白细胞（淋巴细胞）。当在患淋巴瘤的老鼠身上给予氮芥后，肿块戏剧性地缩小了，这是以前从未看见过的现象。这个试验是可以重复的，因此医生开始使用氮芥治疗淋巴瘤患者，起初自然是极度谨慎，但不久就获得很大成功。氮芥成为第一个被发现的癌症化疗药物，从此打开了发现癌症化学治疗药物的道路。

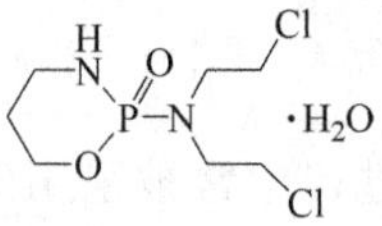

[通用名] 环磷酰胺一水合物；Cyclophosphamide Monohydrate。

[化学名] P-[N,N-双-(β-氯乙基)]-1-氧-3-氮-2-磷杂环己烷-P-氧化物一水合物。

[CAS 号] 50-18-0。

[理化性质] 本品含有一个结晶水时为白色结晶或结晶性粉末，失去结晶水后即液化，mp. 48.5～52℃。本品在乙醇中易溶，在丙酮中溶解；可溶于水，但溶解度不大，水溶液不稳定，遇热更易分解，故应在溶解后短期内使用。

[作用机理] 有报道认为，在肿瘤细胞中磷酰胺酶的活性高于正常组织，以此为目的合成一些含磷酰胺基的前体药物，使其在肿瘤组织中被磷酰胺酶水解成具有抗肿瘤活性的去甲氮芥 [HN(CH$_2$CH$_2$Cl)$_2$]，发挥抗肿瘤效果。环磷酰胺是在氮芥的氮原子上连有一个吸电子的环状磷酰胺内酯，一方面，这样分散了氮原子上的电子云密度，降低了氮原子的亲核性，即降低了其烷化性能，实际表明环磷酰胺在体外几乎没有抗肿瘤活性；另一方面，根据上述理论，由于正常细胞中磷酰胺酶的水解能力低于肿瘤细胞，因其对正常细胞具有较低的毒性，而对肿瘤细胞则具有较强的杀死作用。

[合成] 本品以二乙醇胺为原料，在无水吡啶中用过量的三氯化磷同时进行氯化和磷酰化得到氮芥磷酰二氯。再在二氯乙烷中以三乙胺为催化剂，与 3-氨基丙醇缩合得到油状物粗品，将粗品用水和丙酮反应生成一水合物析出。

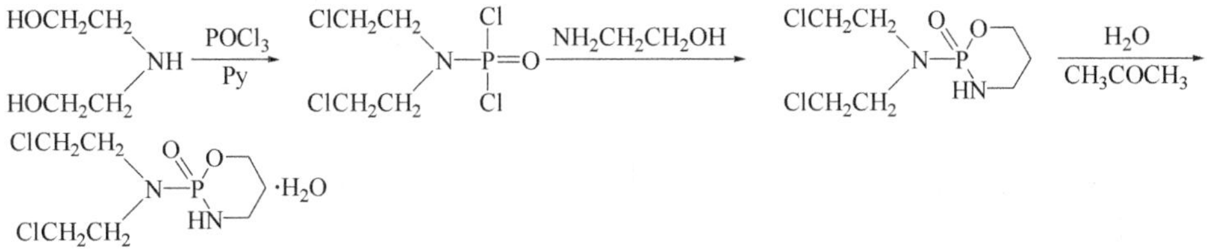

[代谢] 本品体外无活性，进入体内后，经过肝脏活化而发挥作用。首先被氧化成 4-羟基环磷酰胺（4-Hydroxycyclophosphamine）。通过互变异构与醛基磷酰胺（Aldophosphamine）存在平衡，二者在正常组织中通过酶促反应转化为 4-酮基环磷酰胺（4-Ketocyclophosphamide）及羧基代谢物，而在肿瘤细胞中转化为丙烯醛（Acrolein）、磷酰氮芥（Phosphamine Mustard）及水解产物去甲氮芥，这些都是较强的烷化剂，因而具有很强的抗肿瘤活性。

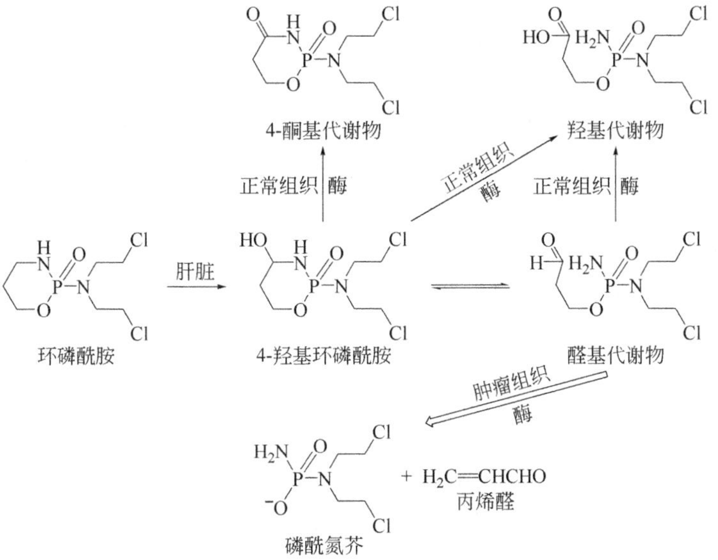

[药理及临床作用] 环磷酰胺的抗瘤谱较广，主要用于恶性淋巴瘤、急性淋巴瘤白血病、

多发性骨髓瘤、肺癌、神经母细胞瘤等非实体瘤，对乳腺癌、卵巢癌、鼻咽癌也有效。毒性比其他氮芥小，副作用在于膀胱毒性，可能与代谢产物丙烯醛有关。

[不良反应] 本品不良反应较轻，主要表现为骨髓抑制（最低值 1～2 周，一般维持 7～10 天，3～5 周恢复）、脱发、消化道反应、口腔炎、膀胱炎，个别报道有肺炎、过量的抗利尿激素（ADH）分泌等。一般剂量对血小板影响不大，也很少引起贫血。此外，环磷酰胺可杀伤精子，但为可逆性。超高剂量时（>120mg/kg）可引起心肌损伤及具有肾毒性。

在磷酰胺的基础上，对其进行类似物的研究，得到异环磷酰胺（Ifosfamide）和氯磷酰胺（Chlorophosphamide），二者的作用机制和环磷酰胺相似，均需在体内经酶在 4 位羟基化。异环磷酰胺比环磷酰胺治疗指数高、毒性小，与其他烷化剂无交叉耐药性，临床用于乳腺癌、肺癌、恶性淋巴瘤、卵巢癌。氯磷酰胺对霍奇金病和慢性白血病疗效较好。

异环磷酰胺　　　　　　　氯磷酰胺

2. 亚乙基亚胺类（Aziridines）

氮芥类药物是通过转变为亚乙基亚胺发挥其烷化作用，因此合成了一系列亚乙基亚胺类衍生物，这类化合物中最早用于临床的是三乙撑亚胺均三嗪（Tretamine，TEM），其治疗作用和毒性与盐酸氮芥相似，具较广的抗瘤谱，用于治疗肺癌、淋巴肉瘤和卵巢瘤效果较好。

三乙撑亚胺均三嗪

同时为了降低亚乙基亚胺基团的反应性，在氮原子用吸电子基团取代，以达到降低其毒性的作用，用于临床的主要有替哌（Tepa）和塞替派（Thiotepa）。替哌主要用于治疗白血病；塞替派含有体积较大的硫代磷酰基，其脂溶性大，对酸不稳定，不能口服，在胃肠道吸收较差，需静脉给药。塞替派进入体内后迅速分布到全身，在肝中很快被肝 P450 酶系代谢生成替哌而发挥作用，因此塞替派可看作是替哌的前体药物，主要用于乳腺癌、卵巢癌、肝癌、膀胱癌的治疗。

替哌　　　　　塞替派

除了在亚乙基亚胺上接上吸电子磷酰基外，还可用苯醌类结构进行修饰，同样发挥降低氮原子的电子云密度，进而降低药物毒性，如抗肿瘤抗生素丝裂霉素 C（Mitomycin C），丝裂霉素对各种胰腺癌有效，如胃癌、胰腺癌、乳腺癌等。通常与其他抗癌药合用来治疗胃癌。

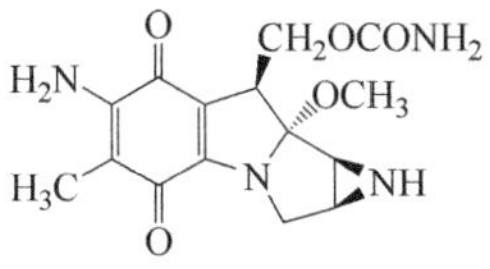

丝裂霉素C

3. 甲磺酸酯类（Methyl Sulfonates）

甲磺酸酯是一类非氮芥类烷化剂，由于甲磺酸酯基是易离去基团，可使 C—O 键变活泼，因而甲磺酸酯类药物具有较强的烷化性能。

甲磺酸酯类临床应用的有白消安（Busulfanmyleran），用于治疗慢性白血病，有显著疗效；对原发性血小板增多症及真性红细胞增多症效果较好。

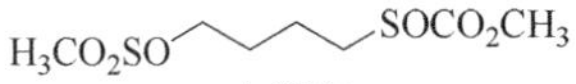

白消安

4. 亚硝基脲类（Nitrosoureas）

亚硝基脲类药物是一类 β-氯乙基亚硝基脲类化合物，相当于将氮芥类抗肿瘤药中的一个 β-氯乙基替换成亚硝基，具有广谱抗肿瘤活性，是典型的烷化剂。此类药物有较多独特性质，主要是其脂溶性大，易透过血脑屏障，因而有助于治疗脑瘤和某些中枢神经系统肿瘤。目前临床上广泛应用的有卡莫司汀（Carmustine）和洛莫司汀（Lomustine），两者对恶性黑色瘤、脑瘤和胃肠道肿瘤有效，但对骨髓均具有较大毒性。

为减少亚硝基脲类药物对骨髓的毒性，对结构进行改良，得到链佐托星（Streptozotocin）、雷莫司汀（Ranimustine）、尼莫司汀（Nimustine）、司莫司汀（Semustine）。链佐托星是由 *Streptomyces acnromogenes* 发酵液中分离出的一种亚硝基脲类化合物，但其骨髓毒性低于卡莫司汀和洛莫司汀，对胰脏的胰小岛细胞癌有独特作用，但对部分病人会引起肾、肝功能的不良反应。盐酸尼莫司汀是一种水溶性亚硝基脲类抗癌药，能缓解脑瘤、消化道肿瘤和肺癌等。雷莫斯汀适用于治疗角质细胞瘤、骨髓瘤、恶性淋巴瘤、慢性骨髓性白血病，主要毒性为胃肠道反应。

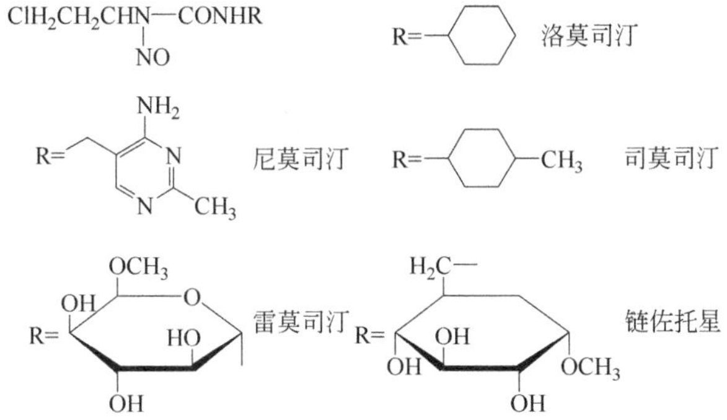

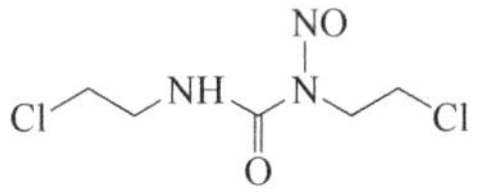

［通用名］卡莫司汀；Carmustine。
［化学名］1,3-双(2-氯乙基)-1-亚硝基脲。

提示：此化合物的母核是 1-亚硝基脲，其母核编号如下：

$$\begin{array}{c} NO \\ | \\ -NH\underset{3}{\overset{2}{}}N\underset{1}{}- \\ | \\ O \end{array}$$

[CAS 号] 154-93-8。

[理化性质] 本品为无色或微黄、为黄绿色结晶或结晶性粉末；无臭。溶于甲醇或乙醇，不溶于水。Mp.30～32℃，熔融同时分解。卡莫司汀在酸性溶液中较稳定，在碱性溶液中不稳定，分解出氮和二氧化碳。

[合成] 本品由乙醇胺和脲为原料合成 2-唑烷酮，再和另一分子乙醇胺反应得到 N,N'-二（β-羟基乙胺）脲，再氯化、氧化得到卡莫司汀。

[代谢] 本品吸收后在血液中迅速代谢，代谢产物排泄缓慢，48h 后仍有较高的血药浓度。60% 以代谢物形式经尿排泄。

[药理及临床作用] 卡莫司汀能够透过血-脑屏障，对脑瘤、脑转移瘤和脑膜白血病有效，对恶性淋巴瘤、多发性骨髓瘤有一定疗效，与其他药物合用对恶性黑色素瘤有效。

[不良反应] 主要为消化道反应及迟发的骨髓抑制，在用药后 4～6 周时白细胞达最低值。此外，对肝肾功能也有影响。快速注射可致局部灼痛及潮红。

二、金属铂络合物

金属铂络合物的抗肿瘤生物活性研究起始于 20 世纪 60 年代，其中最早的抗肿瘤金属络合物顺铂由美国生理学家 Rosensery 等发现，并于 1978 年由美国 FDA 批准其为睾丸肿瘤和卵巢癌的治疗药。顺铂的发现开启了人类研究金属络合物作为抗肿瘤病的新时代，合成了大量的金属化合物，其中有金、铂、锡、铑、钌等元素。

[通用名] 顺铂；Cisplatin。

[化学名] (Z)-二氨二氯铂。

[CAS 号] 15663-27-1。

[理化性质] 本品为亮黄色或橙黄色的结晶性粉末，无臭。易溶于二甲基亚砜，微溶于水中，不溶于乙醇。

顺铂在室温下对光和空气稳定，加热至 170℃ 时即转化为反式，溶解度低，继续加热至 270℃ 分解为 Pt。本品在水溶液中容易发生水解反应，但在 pH 值 2.2～3.0 时相对稳定。

[作用机制] 铂络合物进入肿瘤细胞后水解成水合物，该水合物在体内与 DNA 的两个鸟嘌呤碱基结合，从而扰乱了 DNA 的正常双螺旋结构，使其局部变形失活而丧失复制能力，反式铂络合物则无此作用。

[合成] 本品以六氯铂酸二钾为原料，用盐酸肼或草酸钾还原得四氯铂酸二钾，再与乙酸铵和氯化钾在 pH=7 的条件下回流得到。

[药理及临床作用] 顺铂具有光谱的抗肿瘤活性，临床以静脉注射给药，对睾丸恶性肿瘤、卵巢癌、乳腺癌、膀胱癌疗效好，对食管癌、鼻咽癌、肺癌、恶性淋巴瘤也有效。

在临床应用过程中，发现顺铂有较严重的毒副作用，且其有抗瘤谱窄，耐药性和水溶性低等缺点，因而对其结构进行优化得到第二代铂化合物（顺铂为第一代铂化合物）。如卡铂（Carboplatin）、奥沙利铂（Oxaliplatin）、奈达铂（Nedaplatin）、舒铂（Sunpla）等。卡铂是 20 世纪 80 年代设计，结构中保留了抗癌的活性基团（NH$_3$）Pt^{2+}，并引入了亲水性的 1,1-环丁烷二羧酸根做配体，溶解度大大在改善。同时由于螯合环的存在，其稳定性也大于顺铂。卡铂的肾毒性和引发的恶心呕吐均低于顺铂。奥沙利铂是 1996 年第一个上市的抗肿瘤手性铂络合物。奥沙利铂性质稳定，在水中的溶解度介于顺铂和卡铂之间，也是第一个显现对结肠癌有效的铂类烷化剂。最新铂类抗肿瘤药物双环铂由于分子内的氢键，形成一个相对稳定且具有很强抗癌活性的超分子结构，它是世界上第一个针对 DNA 解旋酶的抗癌药物。

卡铂　　　　　　奥沙利铂　　　　　　奈达铂　　　　　　舒铂

双环铂的超分子结构

[不良反应] ①肾脏毒性。单次中、大剂量用药后，偶会出现轻微、可逆的肾功能障碍，可出现微量血尿。多次高剂量和短期内重复用药，会出现不可逆的肾功能障碍，严重时肾小管坏死，可导致无尿和尿毒症。②消化系统。本品消化系统的不良反应包括恶心、呕吐、食欲减低和腹泻等，反应常在给药后 1～6h 内发生，最长不超过 24～48h。偶见肝功能障碍、血清转氨酶增加，停药后可恢复。③造血系统。造血系统的不良反应表现为白细胞和（或）血小板的减少，一般与用药剂量有关，骨髓抑制一般在 3 周左右达高峰，4～6 周恢复。④耳毒性。可出现耳鸣和高频听力减低，多为可逆性，不需特殊处理。⑤神经毒性。多见于总量超过 300mg/m^2 的患者，周围神经损伤多见，表现为运动失调、肌痛、上下肢感觉异常等；少数病人可能出现大脑功能障碍，亦可出现癫痫、球后视神经炎等。⑥过敏反应。可能出现心率加快、血压降低、呼吸困难、面部水肿、变态性发热反应等症状。⑦其他。可能出现高尿酸血症、血浆电解质紊乱、心脏毒性、免疫抑制、牙龈有铂金属沉积等症状。

小故事

顺铂的故事

对很多人来说，知道顺铂这个药物可能是来源于环法自行车赛的英雄阿姆斯壮和癌症抗争的故事。阿姆斯壮正是通过顺铂战胜了睾丸癌并创造了体育史上的奇迹（虽然他现在因为服用违禁药物，被人诟病）。

顺铂早在1845年就被意大利化学家佩纶（Michel Peyrone）合成，所以历史上又叫佩纶盐。顺铂的分子结构是在1893年被配位化学的创始人维尔纳（Alfred Werner）解析，但是他们都没有发现顺铂的医药用途。在随后的几十年中顺铂一直在化学史上默默无闻。

这种情况直到20世纪60年代初才改变，美国密执安州立大学的生物物理化学教授罗森伯格（Barnett Rosenberg）等人在测量电流对细菌生长的作用的实验的时候，发现得到的大肠杆菌比正常的杆菌长了三百多倍。他们发现这样的实验对大肠杆菌的分裂具有抑制作用，但是对细菌的生长没有影响。他们总结出这种效应不是由电流引起的，而是与一种在实验中用的"惰性"铂电极上产生的化合物有关。这种化合物后来被发现就是顺铂。

顺铂的抑制细菌分裂的功效的发现促使罗森伯格的小组测试了它对癌细胞的效果。1965年，他们报道了顺铂对老鼠癌细胞的较强抑制作用。1971年顺铂进入临床实验，被发现有较强的广谱抗癌作用。

三、博来霉素类

博来霉素类（Bleomycin）抗肿瘤药物是一类天然存在的糖肽类抗肿瘤抗生素，这类药物直接作用于肿瘤细胞的DNA，使DNA链断裂和裂解，最终导致肿瘤细胞死亡。

博来霉素（Bleomycin，BLM）为放线菌（Streptomyces Verticillus）和72号放线菌培养液中分离出的一类水溶性碱性糖肽抗生素，用于临床的是混合物，以A_2（占50％以上）和B_2为主要成分。主要用于头颈部的鳞状上皮癌、皮肤癌的治疗，对肺癌、食道癌、恶性淋巴瘤、睾丸癌也有效。

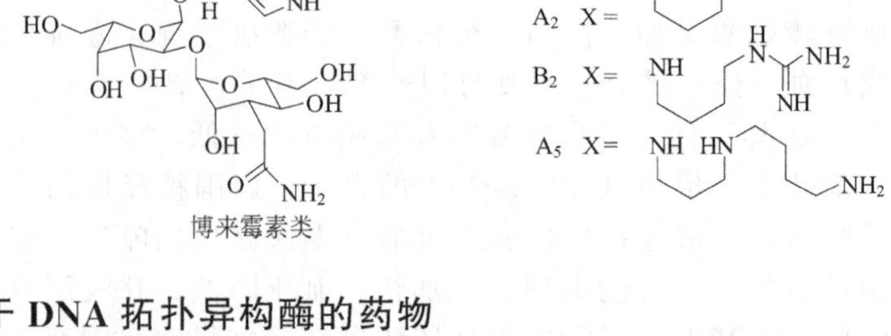

博来霉素类

四、作用于DNA拓扑异构酶的药物

DNA拓扑异构酶（Topoisomerase，TOPO）是细胞的一种基本核酶，在许多与DNA

有关的遗传功能中显示重要作用，例如，与细胞的复制、转录及有丝分裂有关。根据作用机制不同，拓扑异构酶分为拓扑异构酶Ⅰ（TOPO Ⅰ）和拓扑异构酶Ⅱ（TOPO Ⅱ）。

1. 作用于 TOPO Ⅰ 的抗肿瘤药物

喜树（*Camptotheca Acuminata*）是珙桐科乔木，在我国分布很广，含有多种生物碱，如喜树碱（Camptothecine）、羟基喜树碱（Hydroxycamptothecine），对消化系统肿瘤，如胃癌、结肠癌、直肠癌等有效，对白血病、葡萄胎和绒毛膜上皮癌也有一定疗效，但毒性较大，且水溶性差。为了增加水溶性，合成了伊立替康（Erinotecan，CPT-Ⅱ）和托泊替康（Topotecan）。前者用于小细胞和非小细胞肺癌、结肠癌、卵巢癌、子宫癌、恶性淋巴瘤等的治疗，后者用于小细胞肺癌、乳腺癌、结肠癌、直肠癌的治疗效果也很好。

	R_1	R_2	R_3
喜树碱	H	H	H
羟基喜树碱	H	H	H
伊立替康	(哌啶-羰基-O-)	H	C_2H_5
SN-38	OH	H	C_2H_5
托泊替康	OH	$(CH_3)_2NCH_2$	H

2. 作用于 TOPO Ⅱ 的抗肿瘤药物

（1）嵌入型抗肿瘤药物 此类药物主要通过插入到 DNA 相邻的碱基对之间，以嵌入的形式与 DNA 双螺旋形成可逆的结合，从而使 DNA 与 TOPO Ⅱ 形成复合物僵化，最终使 DNA 断裂而达到治疗肿瘤的目的。

此类药物主要有放线菌素 D（Dactinomycin D）、阿霉素类和蒽酮类。放线菌素 D 是从放线菌 *S. Parvullus* 和 1179 号菌株培养液中提纯出来的，属于放线菌素族的一种抗生素。其与 DNA 结合能力较强，但结合方式为可逆。一方面，放线菌素 D 可抑制以 DNA 为模板的 RNA 多聚酶，从而抑制 RNA 的合成；另一方面，其也可抑制 TOP Ⅱ 的作用。其可用于肾母细胞瘤、恶性淋巴瘤、霍奇金病、恶性葡萄胎等。与其他抗肿瘤药合用可提高其疗效。阿霉素类包括多柔比星（阿霉素，Doxorubicin）、柔红霉素（Daunorubicin）、表柔比星（Epirubicin）、佐柔比星（Zorubicin）、阿柔比星（Aclarubicin）等；蒽酮类主要有米托蒽醌（Mitoxantrone）和比生群（Bisantrene）等。前者用于治疗晚期乳腺癌、非霍奇金病、淋巴瘤和成人急性非淋巴细胞、白血病复发；后者对恶性淋巴瘤、卵巢癌、肺癌、肾癌、黑色素瘤和极性白血病有效。

放线菌素D

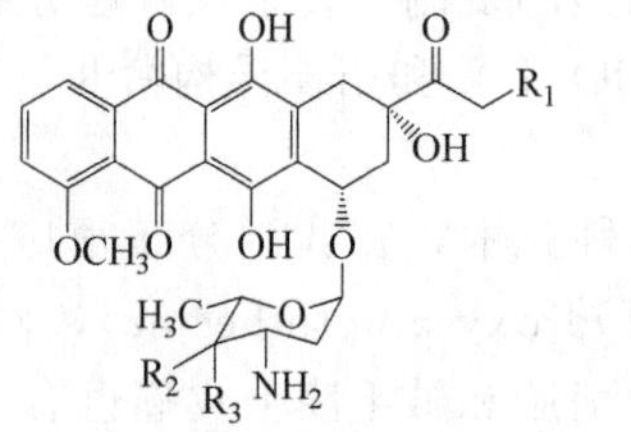

	R₁	R₂	R₃

多柔比星 OH H OH
柔红霉素 H H OH
表柔比星 OH OH H

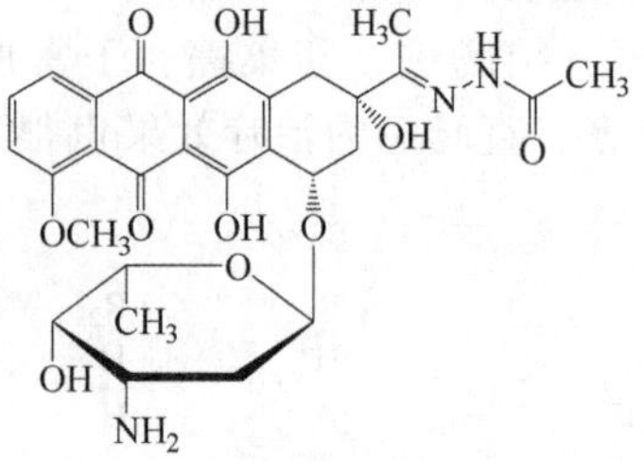

佐柔比星

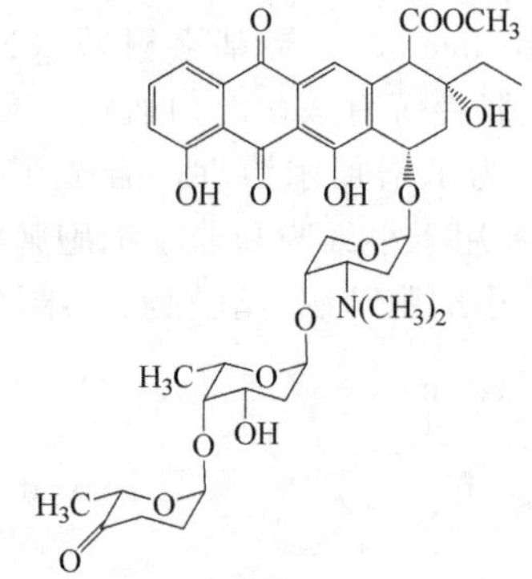

阿柔比星

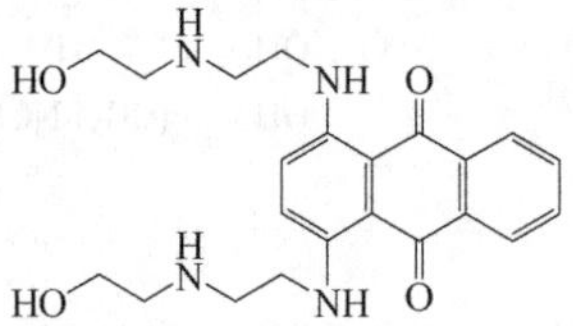

米托蒽醌

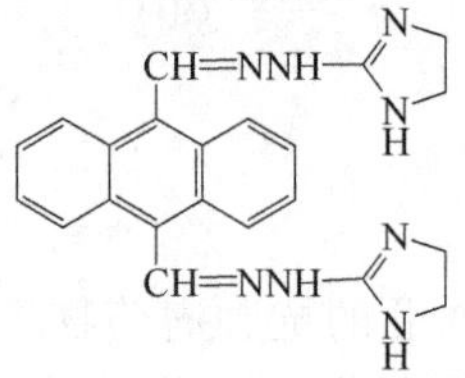

比生群

（2）非嵌入型抗肿瘤药物　作用于 DNA 拓扑异构酶Ⅱ的非嵌入型抗肿瘤药物主要是鬼臼毒的糖苷衍生物。鬼臼毒是从喜马拉雅鬼臼和美鬼臼的根茎中分离得到的生物碱。有较强的细胞毒作用，由于毒性反应比较严重不能用于临床，因而对其结构进行修饰，希望降低其毒性，提高其疗效。对数百个类鬼臼毒的化合物进行研究，发现依托泊苷（Etoposide）和替尼泊苷（Teniposide）有较好的抗肿瘤活性而用于临床。依托泊苷和替尼泊苷是表鬼臼毒素与糖形成的苷类。这些苷类对微管无抑制作用，而是通过作用于 DNA 拓扑异构酶Ⅱ而发挥活性作用。

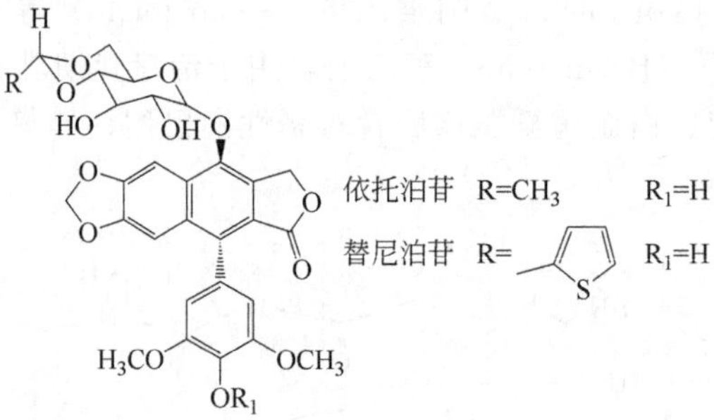

依托泊苷 R=CH₃　　R₁=H
替尼泊苷 R=（噻吩）　R₁=H

第二节　干扰 DNA 合成的药物

干扰 DNA 合成的药物又称抗代谢抗肿瘤药物（Antimetabolite Antitumor Agents），通过干扰 DNA 合成中所需的嘌呤、嘧啶和叶酸及嘧啶核苷的合成和利用，从而抑制肿瘤细胞的生成和复制。此类药物在肿瘤化学治疗上占有 40% 左右的比重。目前尚未发现肿瘤细胞有独特的代谢途径。由于正常细胞与肿瘤细胞之间生长分数的差别，所以抗代谢药物能杀死更多的肿瘤细胞而对正常细胞影响较小。但该类药物选择性较差，对增殖较快的正常组织如骨髓、消化道黏膜等也呈现毒性。

抗代谢药物的结构与代谢物很相似，一般是将代谢物结构母体的局部或母体上的取代基作细微变化，如以 F 或 CH_3 代替 H、以 S 或 CH_2 代替 O，以 NH_2 或 SH 代替 OH 等。

主要的抗代谢药物有嘧啶类拮抗物、嘌呤类拮抗物和叶酸类拮抗物。

一、嘧啶类拮抗物

嘧啶类拮抗物主要分为尿嘧啶衍生物和胞嘧啶衍生物。

1. 尿嘧啶衍生物

尿嘧啶进入肿瘤细胞的速度较其他嘧啶快。根据电子等排原理，用卤原子（主要为氟）代替氢原子合成的卤代尿嘧啶衍生物中，氟尿嘧啶显示最好的抗肿瘤活性，但其毒性也大，为了减少氟尿嘧啶的副作用，又研制了其衍生物，效果较好的有替加氟（Tegafur）、双呋氟尿嘧啶（Tegadifur）、去氧氟尿苷（Doxifluridine）、卡莫氟（Carmofur）等。

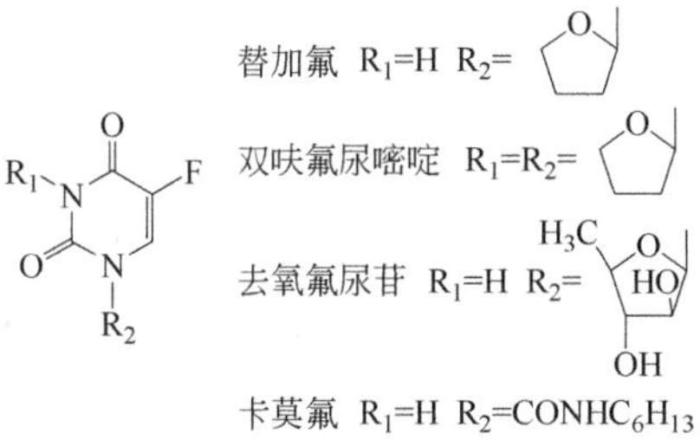

替加氟 $R_1=H$ $R_2=$

双呋氟尿嘧啶 $R_1=R_2=$

去氧氟尿苷 $R_1=H$ $R_2=$

卡莫氟 $R_1=H$ $R_2=CONHC_6H_{13}$

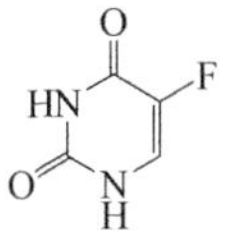

[通用名] 氟尿嘧啶；Fluorouracil。

[化学名] 5-氟-2,4(1H,3H)-嘧啶二酮。

[CAS 号] 66-22-8。

[理化性质] 本品为白色或者类白色结晶或结晶性粉末。Mp.281～284℃（降解）。略溶于水中，微溶于乙醇，不溶于氯仿。可溶于稀盐酸或氢氧化钠溶液。

[作用机制] 氟尿嘧啶（5-FU）进入体内首先转变成氟尿嘧啶脱氧核苷酸（FUDRP），与胸腺嘧啶合成酶（TS）结合，再与辅酶 5,10-次甲基四氢叶酸作用（提供一碳单元），由于 C—F 键很稳定，使得不能有效地合成胸腺嘧啶脱氧核苷酸（TDRP），从而使 TS 失活，进一步抑制 DNA 合成，使肿瘤细胞死亡。

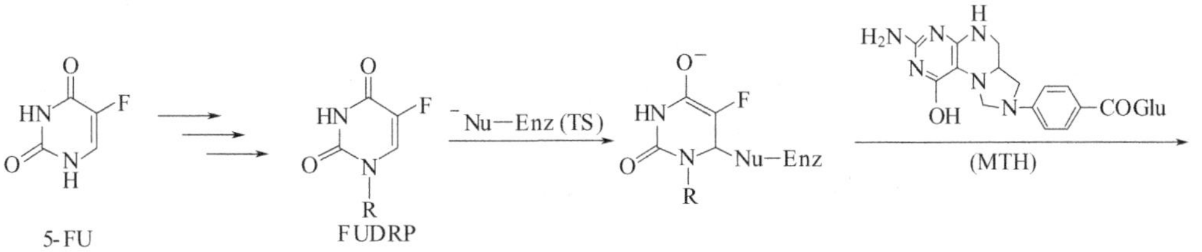

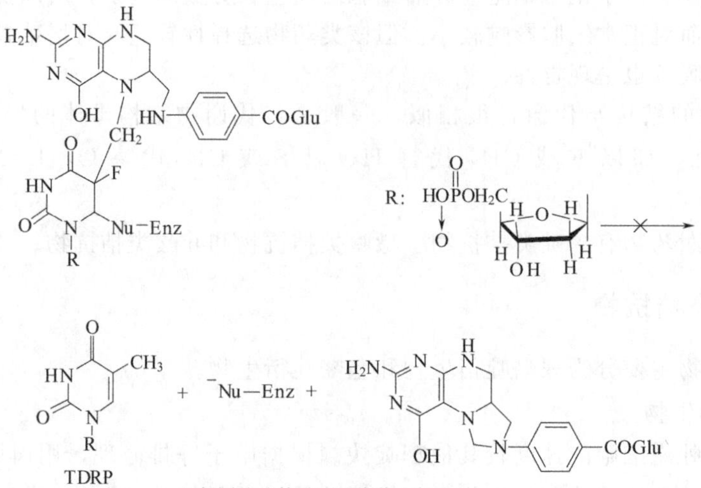

5-氟尿嘧啶的致死代谢作用机理

[合成] 以氯乙酸乙酯为原料，通过氟代反应得到氟乙酸乙酯，再与甲酸乙酯发生甲醛化反应，并在甲醇钠存在下发生重排反应得到氟代甲酰乙酸乙酯烯醇型钠盐，再与甲基异脲缩合成环，稀盐酸水解即得本品。

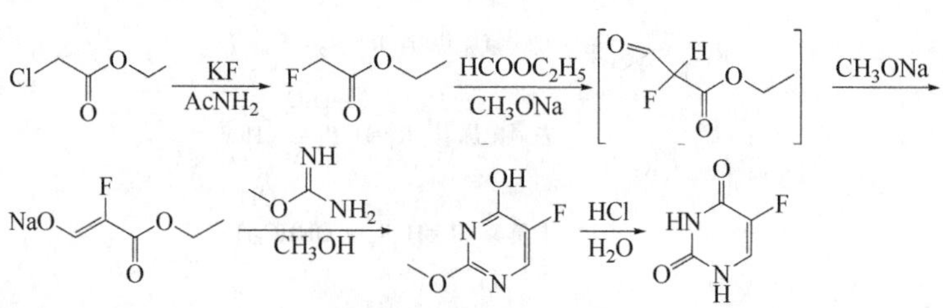

[代谢] 5-氟尿嘧啶在体内可转化为 5-氟尿嘧啶核苷，以伪代谢产物形式掺入 RNA 中干扰蛋白质的合成，故对其他各期细胞也有作用。

[药理及临床作用] 氟尿嘧啶抗瘤谱较少，对绒毛膜上皮癌及恶性葡萄胎有显著疗效，对结肠癌、直肠癌、胃癌、乳腺癌等有效，是治疗实体肿瘤的首选药物。

[不良反应] ①骨髓抑制。主要症状为白细胞减少、血小板下降。②食欲不振、恶心、呕吐、口腔炎、胃炎、腹痛及腹泻等胃肠道反应。③注射局部有疼痛、静脉炎或动脉内膜炎。④其他。常有脱发、红斑性皮炎、皮肤色素沉着手足综合征及暂时性小脑运动失调，偶有影响心脏功能的情况。

2. 胞嘧啶衍生物

在研究尿嘧啶的构效关系时，发现对尿嘧啶脱氧核糖进行结构修饰，所以得到多种具有抗肿瘤活性的药物。

将尿嘧啶核苷的 4 位氧换成氮原子，同时以阿拉伯糖替代正常核苷中的核糖或去氧核糖，得到阿糖胞苷 (Cytarabine)；将阿糖胞苷脱一分子水就得到环胞苷 (Cyclocytidine)，在现实合成中，环胞苷实为合成阿糖胞苷的中间体；将尿嘧啶核苷的 4 位氧换成氮原子，并且 5 位碳换成氮原子，使得到 5-氮杂胞苷 (5-Aza-cytidine)。盐酸阿糖胞苷是嘧啶核苷拮抗剂，在体内转化为活性的三磷酸阿糖胞苷 (Ara-CTP) 而发挥抗癌作用。Ara-CTP 通过抑制 DNA 多聚酶及少量掺入 DNA，阻止 DNA 合成。从而抑制细胞生长。主要用于治疗急性粒细胞白血病。与阿糖胞苷相比，环胞苷在体内代谢较慢，作用时间较长，副作用也较轻。临床用于各类极性白血病，亦用于治疗单病毒角膜炎和虹膜炎。5-氮杂胞苷在体内转化为氮杂胞嘧啶核苷酸掺入 RNA 和 DNA，影响核酸转录过程，抑制蛋白质合成。临床用于极性粒细胞白血病。最新发现将阿糖胞苷中的阿拉伯糖的 3 位由原来的羟基换成二氟原子，就得到吉西他滨（Gemcitabine），则其抗肿瘤活性增强。

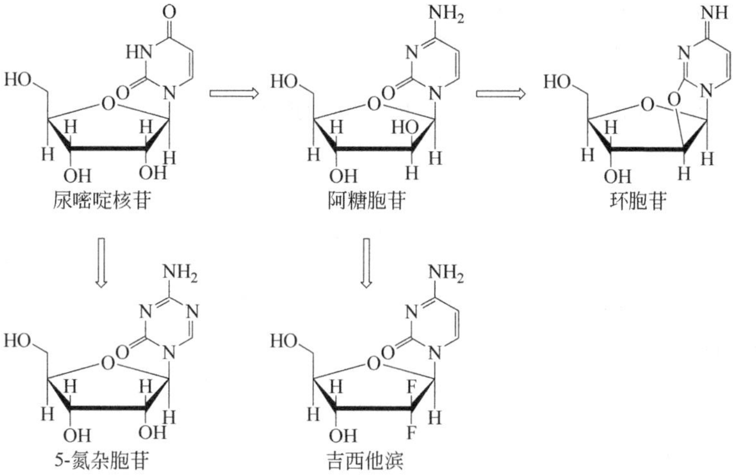

尿嘧啶核苷　　　　　阿糖胞苷　　　　　环胞苷

5-氮杂胞苷　　　　　吉西他滨

小知识

DNA 的结构

1. DNA 分子是由两条互相平行的脱氧核苷酸长链盘绕而成的。

2. DNA 分子中的脱氧核糖和磷酸交替连接，排在外侧，构成基本骨架，碱基排列在内侧。

3. 两条链上的碱基通过氢键相结合，形成碱基对，它的组成有一定的规律。这就是嘌呤与嘧啶配对，而且腺嘌呤（A）只能与胸腺嘧啶（T）配对，鸟嘌呤（G）只能与胞嘧啶（C）配对。如一条链上某一碱基是 C，另一条链上与它配对的碱基必定是 G。碱基之间的这种一一对应的关系叫碱基互补配对原则。组成 DNA 分子的碱基虽然只有 4 种，它们的配对方式也只有 A 与 T、C 与 G 两种，但是，由于碱基可以任何顺序排列，构成了 DNA 分子的多样性。

二、嘌呤类拮抗物

腺嘌呤和鸟嘌呤是 DNA 和 RNA 的主要组成，次黄嘌呤是腺嘌呤和鸟嘌呤生物合成的重要中间体。嘌呤类抗代谢物主要是次黄嘌呤和鸟嘌呤的衍生物。

最早应用于抗肿瘤的次黄嘌呤衍生物是巯嘌呤（又称乐疾宁，Mercaptopurine）。但由于其水溶性较差，应用得到限制。我国学者从人工胰岛素中用亚硫酸钠可使 S—S 键断裂形成水溶性 R—S—SO_3^- 衍生物中得到启发，合成了磺巯嘌呤钠（溶癌呤，Sulfomercaprine Sodium）。

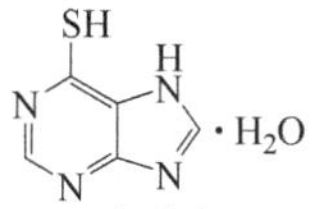

巯嘌呤

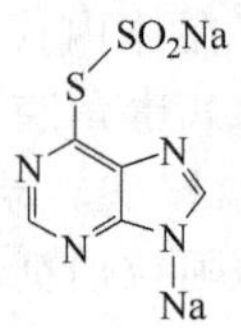

[通用名] 磺巯嘌呤钠；Sulfomercaprine Sodium。

[化学名] 6-(巯基磺酸钠)-9-钠代嘌呤。

> 提示：此化合物的母核是嘌呤，其母核编号如下：
>

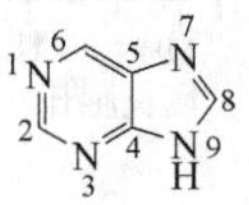

[理化性质] 本品为白色鳞片状结晶，无臭，对酸不稳定，易溶于水，水溶液为碱性，在碱性和中性条件下较稳定。

[作用机制] 本品在体内遇酸性和巯基化合物（如半胱氨酸等）极易释放出巯嘌呤，这对肿瘤可能有一定的选择性，因为肿瘤组织中 pH 较正常组织低，巯基化合物的含量也较高。

[合成] 本品合成方法以硫脲和氰代乙酸乙酯为原料，经过环合、亚硝化、还原、去硫化和环化得到 6-巯基嘌呤（6-MP），6-MP 用碘氧化生成二硫化物，在和亚硫酸钠作用得到一分子磺巯嘌呤钠和一分子 6-MP。

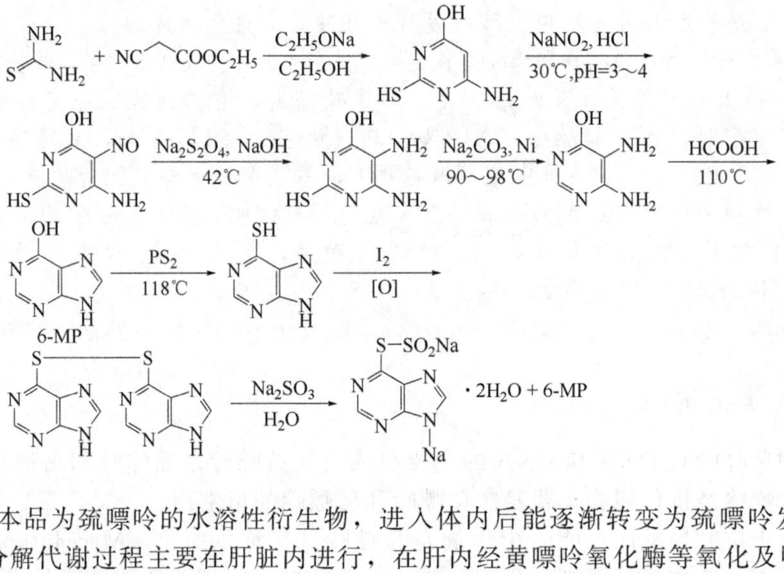

[代谢] 本品为巯嘌呤的水溶性衍生物，进入体内后能逐渐转变为巯嘌呤发挥作用，吸收后的活化分解代谢过程主要在肝脏内进行，在肝内经黄嘌呤氧化酶等氧化及甲基化作用后分解为硫尿酸等产物而失去活性。

[临床应用] 本品主要应用于急性粒细胞及淋巴细胞白血病，绒毛膜上皮癌及恶性葡萄胎等。

对巯嘌呤的结构进行修饰，将其 6-位硫原子引入咪唑环得到硫唑嘌呤，进入体内后转化为巯嘌呤而显效，口服吸收良好。主要用于免疫抑制剂，治疗血小板减少性紫癜、红斑狼疮、类风湿关节炎和器官移植等。将巯嘌呤的 2 位氢变成氨基得到硫鸟嘌呤（Thioguanine，6-TG）在体内转化为硫代鸟嘌呤核苷酸（TGRP），阻止嘌呤核苷酸相互转换，影响 RNA

和 DNA 的合成。

　　除上述外，还有作为腺苷酸脱氢酶（ADA）抑制剂的喷司他丁（Pentostatin），也可抑制 RNA 合成，加剧 DNA 的损害。主要用于白血病的治疗。

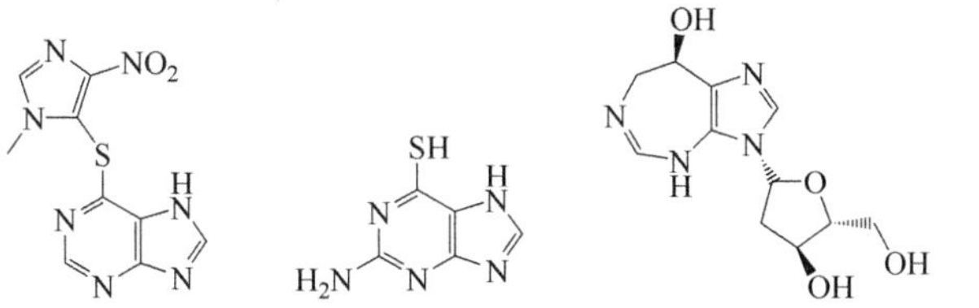

硫唑嘌呤　　　　硫鸟嘌呤　　　　　喷司他丁

三、叶酸类拮抗物

　　叶酸（Folic Acid）参与了许多重要的生物合成过程，如参与核酸的合成，是红细胞发育生长的重要因子。在体内生物合成中，叶酸一般作为一碳单元来增加底物的碳原子。二氢叶酸（DHA）在二氢叶酸还原酶（DHFR）的作用下转化为四氢叶酸（THA），再经丝氨酸羟甲基转移酶（SHMT）作用转化为 N_5,N_{10}-亚甲基四氢叶酸（MTH），与胸腺嘧啶合成酶（TS）催化提供一碳单元将脱氧尿嘧啶核苷酸（DUMP）转化为脱氧胸腺嘧啶核苷酸（DTN），为 DNA 的合成提供胸腺嘧啶。

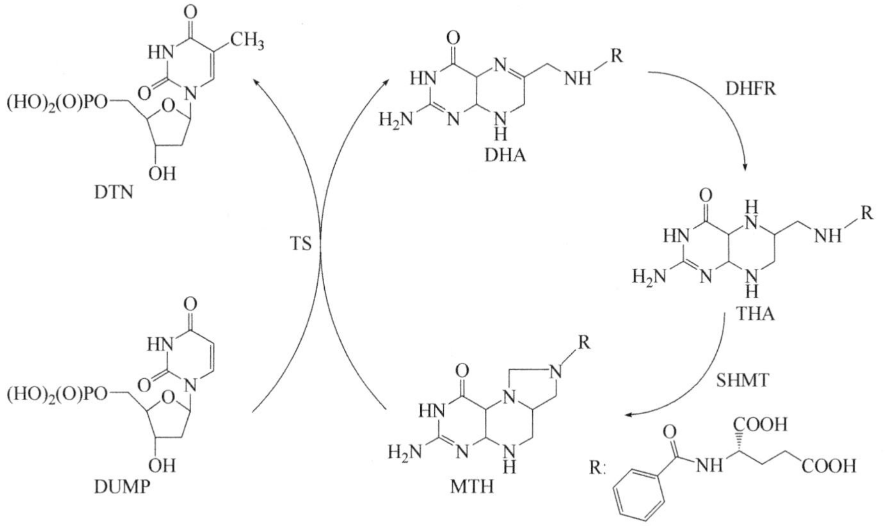

DTN　TS　DHA　DHFR　THA　SHMT　DUMP　MTH

小知识

叶酸的用途

　　叶酸是一种水溶性B族维生素，亦称为维生素BC或维生素M，相当于蝶酰谷氨酸，是米切尔（H.K.Mitchell，1941）从菠菜叶中提取纯化的，而命名为叶酸。其主要用途为与维生素B12共同促进红细胞的生成和成熟；也是嘌呤核酸和嘧啶核苷酸合成和转化的必须参与者。除此之外，近几年来，国内外学者发现叶酸还有抗肿瘤、促进婴幼儿的神经细胞与脑细胞发育、作为精神分裂症患者的辅助治疗剂等作用。总而言之，叶酸成为继维生素C、维生素E之后国际市场上新崛起的一种保健维生素产品，其市场前景十分广阔。

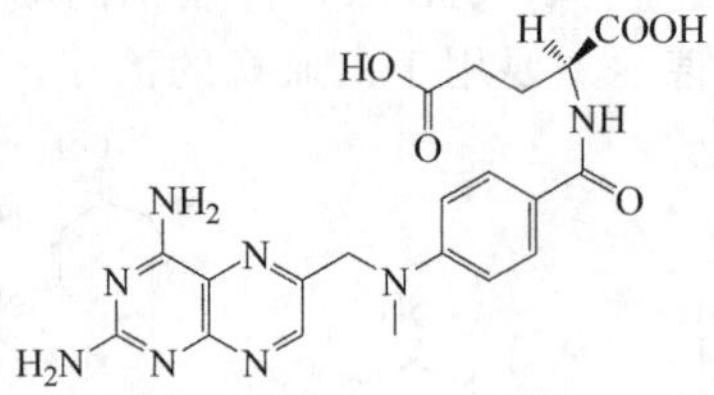

[通用名] 甲氨蝶呤；Methotrexate。

[化学名] L-(＋)-N-[4-[[(2,4-二氨基-6-蝶啶基)甲基]甲氨基]苯甲酰基]谷氨酸。

[CAS号] 59-05-2。

[理化性质] 本品为橙黄色结晶性粉末，几乎不溶于水、乙醚、三氯甲烷或乙醇；易溶于稀碱溶液或稀盐酸中。在强酸中发生水解，生成无活性的谷氨酸和蝶呤酸。

[作用机制] 本品在能与二氢叶酸还原酶进行不可逆结合，使得 DNA 合成和动物细胞复制所需的四氢叶酸辅酶的形成受到抑制，而且也能抑制胸腺嘧啶合成酶（TS），从而双重抑制了胸腺嘧啶的合成，进而使核酸代谢产生致命作用。

[合成] 本品以对氨基苯甲酸为原料，经过甲基化、酰氯化得到 4-N-甲基-苯甲酰氯，再与 L-(＋)-谷氨酸酰胺化，得到的产品在与 6-溴甲基喋呤发生烷化反应得到目标产品。

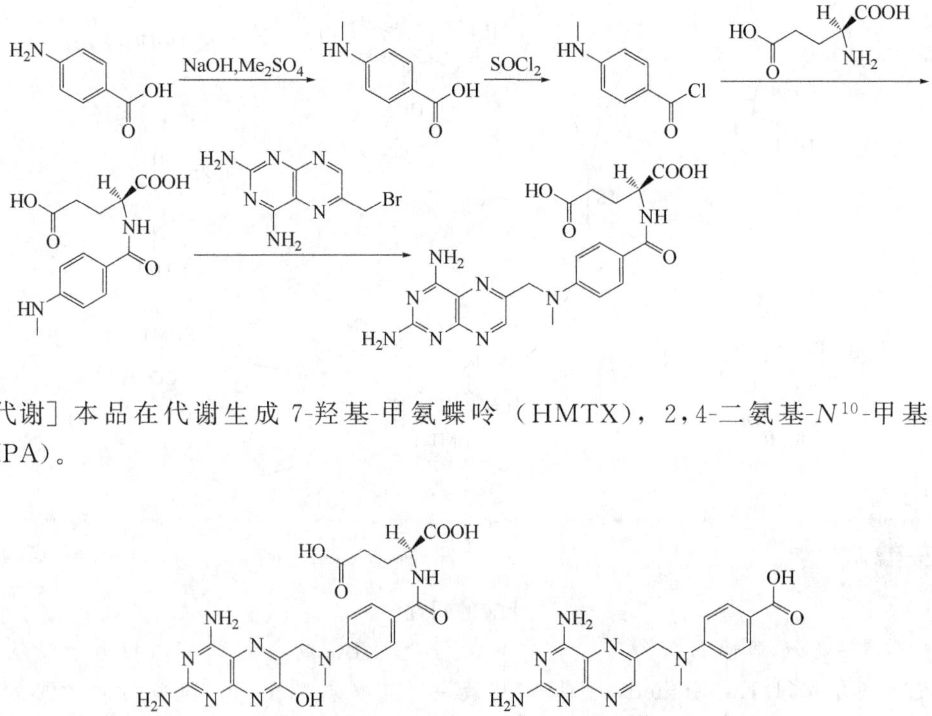

[代谢] 本品在代谢生成 7-羟基-甲氨蝶呤（HMTX），2,4-二氨基-N^{10}-甲基蝶呤酸（DAMPA）。

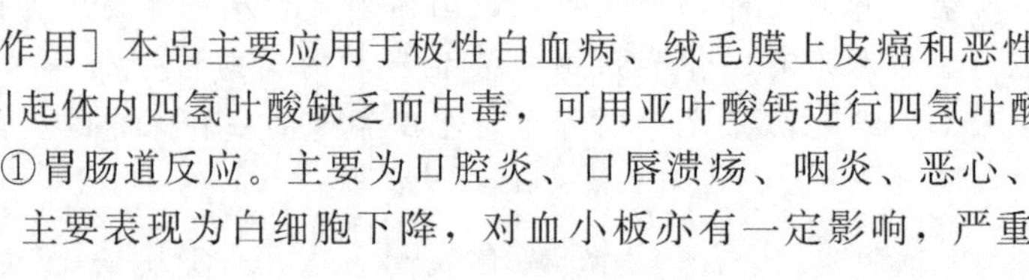

7-羟基-甲氨蝶呤   2,4-二氨基-N^{10}-甲基蝶呤酸

[药理及临床作用] 本品主要应用于极性白血病、绒毛膜上皮癌和恶性葡萄胎。此外本品使用过量极易引起体内四氢叶酸缺乏而中毒，可用亚叶酸钙进行四氢叶酸的补充而解毒。

[不良反应] ①胃肠道反应。主要为口腔炎、口唇溃疡、咽炎、恶心、呕吐、胃炎及腹泻。②骨髓抑制。主要表现为白细胞下降，对血小板亦有一定影响，严重时可出现全血下

降、皮肤或内脏出血。③大量一次应用可致血清丙氨酸氨基转移酶（ALT）升高或药物性肝炎，小量持久应用可致肝硬变。④肾脏损害常见于高剂量时，可出现血尿、蛋白尿、尿少、氮质血症、尿毒症等症状。⑤可能导致脱发、皮炎、色素沉着及药物性肺炎等，鞘内或头颈部动脉注射剂量过大时，可出现头痛、背痛、呕吐、发热及抽搐等症状。⑥妊娠早期使用可致畸胎，少数病人有月经延迟及生殖功能减退的症状。

除了甲氨蝶呤外，广泛应用于临床的叶酸拮抗剂还有氨基蝶呤（Aminopterin），三甲曲塞（Trimetrexat），雷替曲塞（Raltitrexed）和培美曲塞（Pemetrexed），都具有较好的抗肿瘤活性。

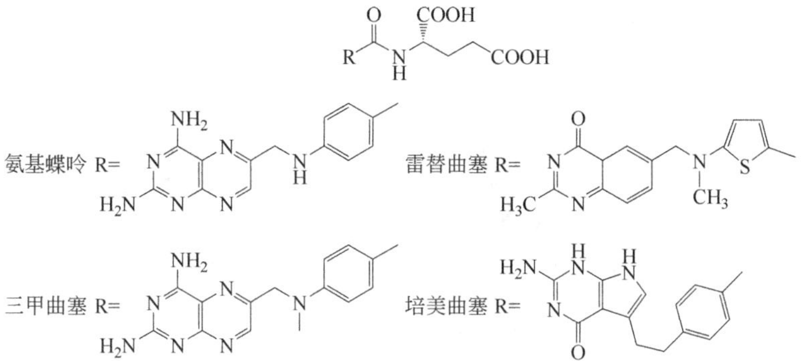

氨基蝶呤 R=　　三甲曲塞 R=　　雷替曲塞 R=　　培美曲塞 R=

第三节　抗有丝分裂的药物

药物作用于细胞有丝分裂期（M 期），可有效抑制细胞分裂和增殖。有丝分裂中期，细胞质中形成纺锤体，分裂后的染色体排列在中间赤道上。到有丝分裂后期，这两套染色体靠纺锤体中的微管和马达蛋白的相互作用向两级的中心移动。到有丝分裂末期，两套染色体分别形成两个细胞核，进一步细胞分裂形成两个细胞。

微管是细胞内丝状结构。所有真核细胞都存在微管，它是中空管状蛋白，称作微管蛋白（Tubulin）。抗有丝分裂的药物通过与微管蛋白之间较强的亲和力，抑制细胞有丝分裂过程，阻止细胞增殖。这些药物大多数是从高等植物提取的天然产物及其衍生物。

一、与微管蛋白有一个结合位点的药物

这类药物主要有秋水仙碱、秋水仙碱胺和鬼臼毒素。作用于微管蛋白上的同一个结合位点。秋水仙碱（Colchicine）是从百合科植物秋水仙中提取得到的生物碱，是典型的抗有丝分裂药物。由于毒性较大，临床上已基本不用。曾用于乳腺癌治疗，对宫颈癌、皮肤癌等也有治疗作用。鬼臼毒素是美鬼臼和喜马拉雅臼根茎中的主要生物碱，由于其毒性较大，基本不用临床。

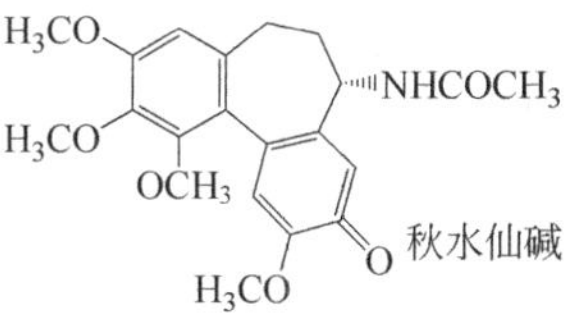

秋水仙碱 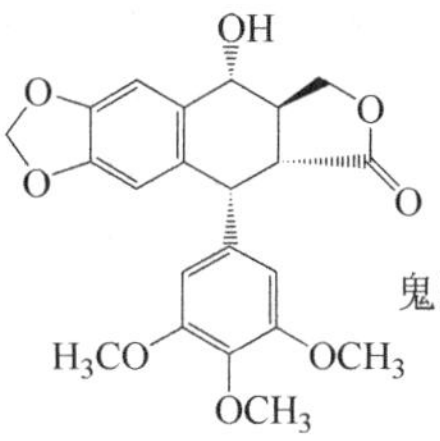　　鬼臼毒素

二、与微管蛋白有两个结合点的药物

这类药物主要有长春碱类、美登木素等生物碱，在微管蛋白上有两个结合位点。

长春碱类抗肿瘤药由夹竹桃科植物长春花分离得到具有抗肿瘤活性的生物碱，主要有长春碱和长春新碱。结构改造后，得到长春地辛（Vindesine）和长春瑞宾（Vinorelbine），对恶性实体瘤和急性淋巴白血病等都有疗效。

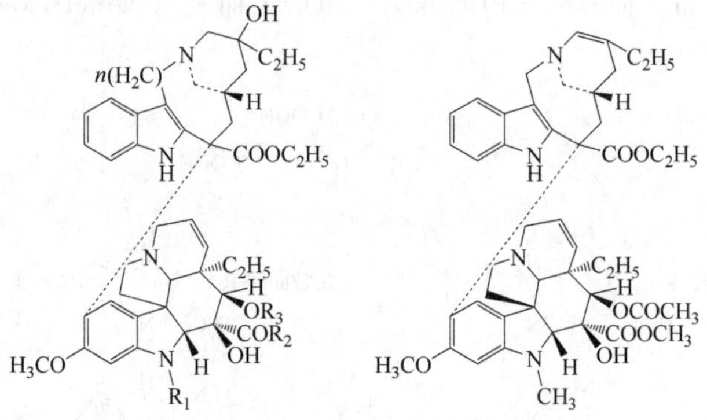

	R_1	R_2	R_3	n
长春碱	CH_3	OCH_3	$COCH_3$	2
长春新碱	CHO	OCH_3	$COCH_3$	2
长春地辛	CH_3	NH_2	H	2

长春瑞宾

三、作用在聚合状态微管的药物

这类药物主要是紫杉烷类药物，主要有紫杉醇及其衍生物。其与微管蛋白的结合位点总是在已成聚合状态的微管上，不是在游离的微蛋白二聚体上。

紫杉醇是从美国西海岸的短叶红豆杉的树皮中提取得到的一个具有紫杉烯环的二萜类化合物，主要用于治疗卵巢癌、非小细胞癌和乳腺癌。由于生产数量受到限制、水溶性差等缺点，紫杉醇的改性就必然进行，通过半合成方法得到一系列紫杉醇衍生物。如多西紫杉醇，就具有活性和水溶性较紫杉醇好的优点。

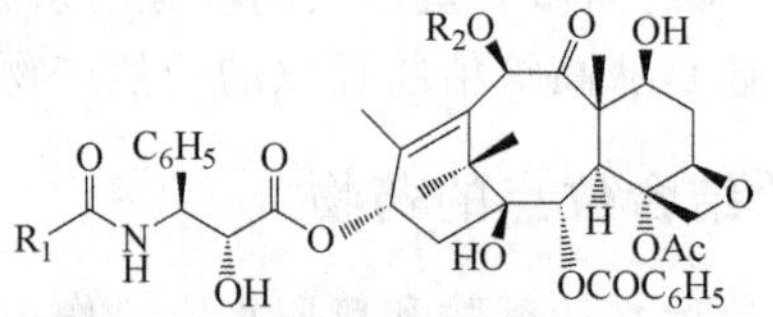

紫杉醇　　　$R_1=C_6H_5$　　$R_2=CH_3CO-$
多西紫杉醇　$R_1=(CH_3)_3C-$　　$R_2=H$

第四节　基于肿瘤信号传导机制的药物

上述讲述的抗肿瘤药，包括直接作用于 DNA 的药物，干扰 DNA 合成的药物及抗有丝分裂的药物都是通过影响 DNA 合成和细胞有丝分裂而发挥作用的。它们具有作用性强的优点，但同时选择性差、毒副作用大的缺点也不可避免。人们希望发现作用与肿瘤细胞特定部位（酶、受体等）的药物，从而达到提高药物的选择性，降低其毒性的目的。随着生命科学学科的发展以及对于肿瘤发生发展的生物学机制的认识的深入，一些在肿瘤细胞增殖、信号传导、代谢中起重要作用的酶被逐渐认识和深入研究。至今，研究最多的包括蛋白质酪氨酸

激酶、蛋白酶体等。

蛋白质酪氨酸激酶是一类具有酪氨酸激酶活性的蛋白质，它通过催化磷酸基团从 ATP 转移到底物蛋白的受体酪氨酸上。蛋白质酪氨酸激酶功能的失调会引起生物体内的一系列疾病。它们的异常表达将导致细胞增殖调节发生紊乱，进一步导致肿瘤发生。蛋白质酪氨酸激酶按照是否存在于细胞膜受体可分为受体型酪氨酸激酶（RTK）和非受体型酪氨酸激酶（NRTK），数量分别为 58 种和 32 种。其中 RTK 按照细胞存在部位又可以分为表皮生长因子受体（包括 EGFR、ErbB 和 ER 等）、血小板衍化生长因子受体（包括 PDGFR-α、PDGFR-β 等）、血管内皮生长因子受体（VEGFR）、成纤维细胞生长因子受体（FGFR）、间变性淋巴瘤激酶（ALK 和 RET 等）。NRTK 通常与细胞膜耦联或存在于细胞质中，一般没有胞外结构，主要包括 SRC、ABL、BTK、C-Kit、JAK 家族等。

一、Bcr-Abl 蛋白激酶抑制剂

Bcr-Abl 蛋白激酶是治疗慢性髓细胞样白血病（CML）的药物作用靶点。CML 患者的染色体会发生异常：第 9 号染色体的末端（称为 Abl）和第 22 号染色体的首端（称为 Bcr）发生了互换而导致白细胞不断增殖分化，凋亡受抑制，白细胞恶性增生。以 Bcr-Abl 蛋白激酶为作用靶点进行筛选得到甲磺酸伊马替尼，作为 CML 治疗的药物。但部分患者对此药存在抗药性，并且随着治疗年数的增加和病情的加重，出现抗药性的几率也增大。为了抵抗耐药性，研究人员继续研发得到达沙替尼、尼罗替尼、波舒替尼、普纳替尼和依鲁替尼。

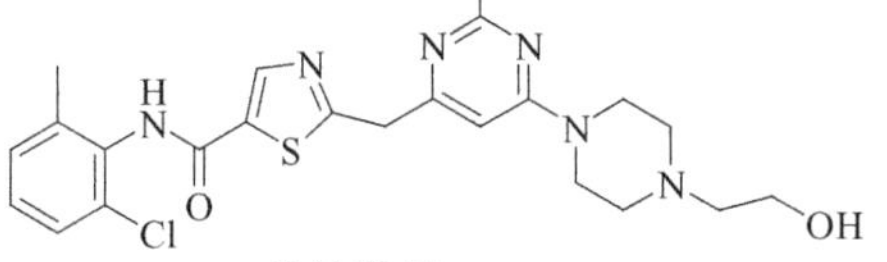

达沙替尼 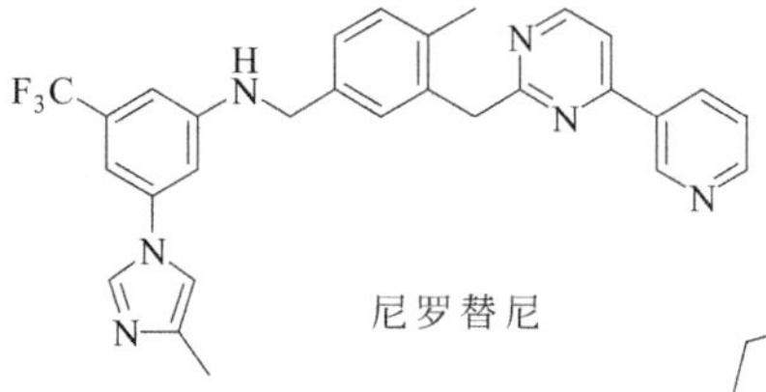　　尼罗替尼 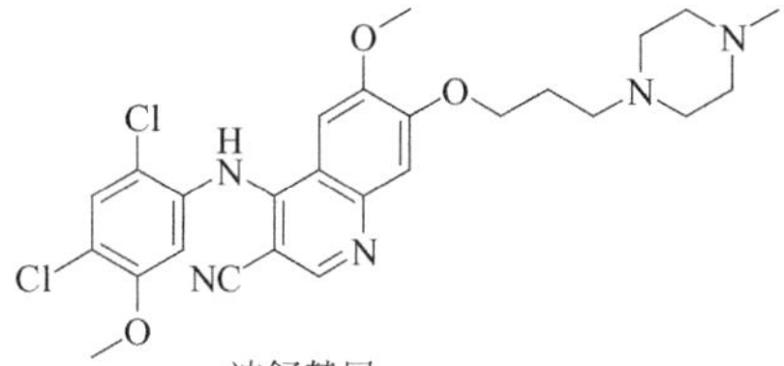　　波舒替尼 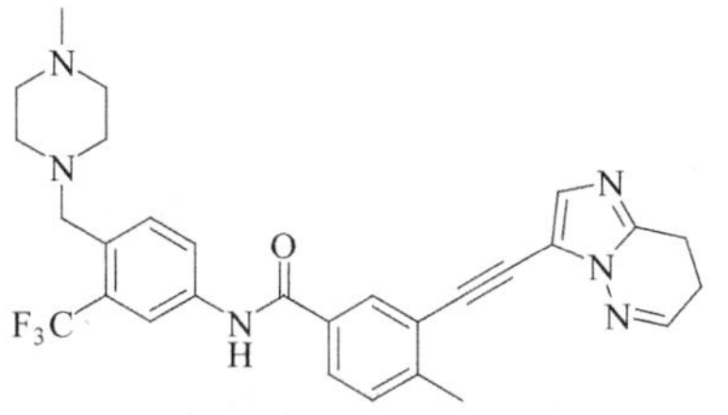　　普纳替尼 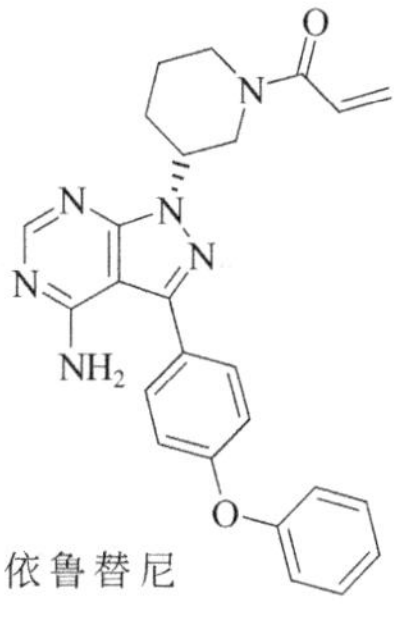　　依鲁替尼

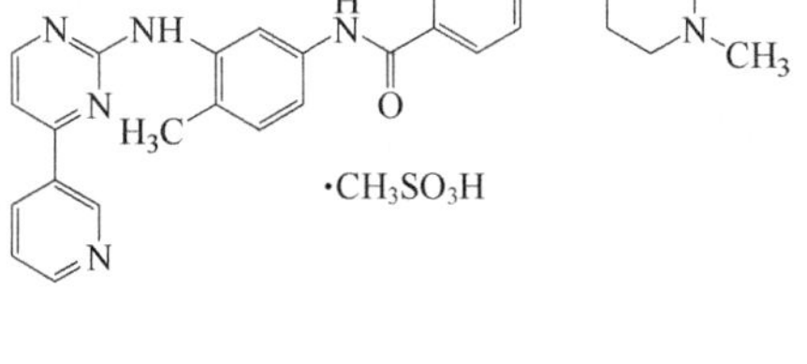

[通用名] 甲磺酸伊马替尼；Imatinib Mesylate。

[化学名] 4-[(4-甲基-1-哌嗪基)甲基]-N-[4-甲基-3-[[4-(3-吡啶基)-2-嘧啶基]氨基]苯基]苯甲酰胺甲磺酸盐。

[CAS 号] 220127-57-1。

[理化性质] 本品为淡黄色或类白色固体，本品有两种晶型，α-晶型，mp.48.5～52℃；

β-晶型，mp.216～217℃。在水中的溶解度为：pH＝4.2 时大于 100g/L；pH＝7.4 时为 49mg/L。

[作用机制] 甲磺酸伊马替尼在体内外均可在细胞水平上抑制 Bcr-Abl 酪氨酸激酶，能选择性抑制 Bcr-Abl 阳性细胞系细胞、Ph 染色体阳性的慢性粒细胞白血病和急性淋巴细胞白血病病人的新鲜细胞的增殖和诱导其凋亡。

[合成] 本品合成方法以 4-甲基-3-硝基苯胺为起始原料，先依次与对氯甲基苯甲酰氯和 N-甲基哌嗪进行缩合反应，然后将硝基还原成氨基，再与单氰胺反应生成胍，最后再与 3-二甲氨基-1-(3-吡啶基)-2-丙烯-1-酮进行环合反应得到伊马替尼。

[代谢] 人体内主要循环代谢产物是 N-去甲基哌嗪衍生物，在体外其药效与原药相似。

[药理及临床作用] 本品主要应用于治疗费城染色体阳性慢性粒细胞白血病和恶性胃肠道间质肿瘤。

二、表皮生长因子受体酪氨酸激酶抑制剂

表皮生长因子（EGFR）家族是一类研究得较多的酪氨酸蛋白激酶。现已知多种实体肿瘤，如头颈部癌、直肠癌、乳腺癌、非小细胞肺癌等的发生都与肿瘤组织中的 EGFR 异常活化有关。通过设计小分子的 ATP 或底物类似物，与 ATP 或底物竞争性地与酶结合，抑制酶的催化活性和酪氨酸的自磷酸化，阻止下游的信号传导。

经过分子筛选，发现喹啉类化合物具有很强的 EGFR 抑制能力，且具有较高的选择性。其中，吉非替尼（Gefitinib）和埃罗替尼（Erlotinib）为可逆的 ATP 竞争性拮抗剂。前者为第一个选择性表皮生长因子受体酪氨酸激酶抑制剂，临床上主要用于非小细胞肺癌的治疗。后者也为选择性的 EGFR 酪氨酸蛋白激酶抑制剂，是目前唯一被证实的对晚期非小细胞肺癌具有抑制作用的药物。阿法替尼（Afatinib）是表皮生长因子受体（EGFR）和人表皮生长因子受体 2（HER2）酪氨酸激酶的强效、不可逆的双重抑制剂，该药物适用于肺癌和乳腺癌。而埃克替尼（Icotinib）是以 EGFR 为靶标的新一代靶向抗癌药，完全由我国科学工作者和肿瘤临床专家自主原创，经历 8 年时间研制而成。对于晚期非小细胞肺癌患者，

埃克替尼的安全性和耐受性良好，其特性与吉非替尼和厄洛替尼类似，安全性相似甚至可能更具优势。拉帕替尼（Lapatinib）临床上主要用于联合卡培他滨治疗 ErbB-2 过度表达的，既往接受过包括蒽环类、紫杉醇、曲妥珠单抗（赫赛汀）治疗的晚期或转移性乳腺癌。

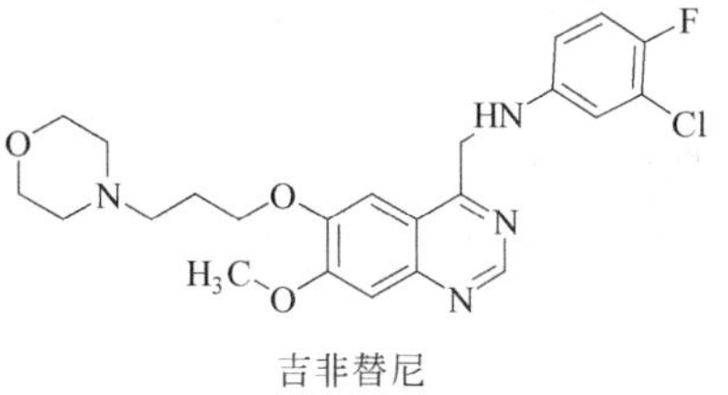

吉非替尼

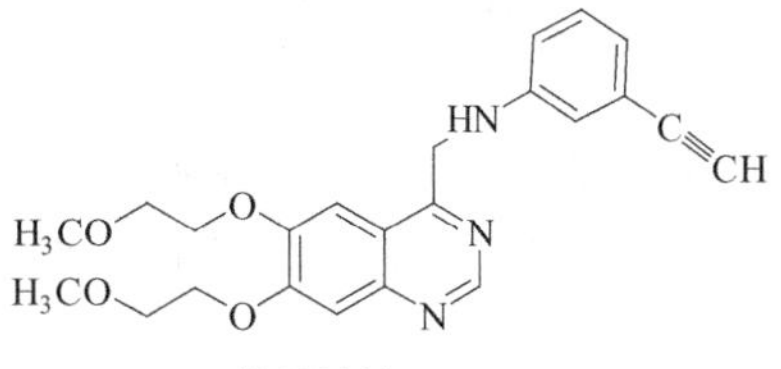

埃罗替尼

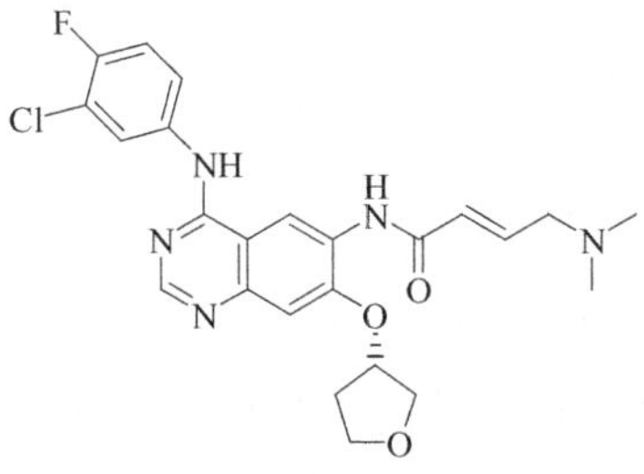

阿法替尼

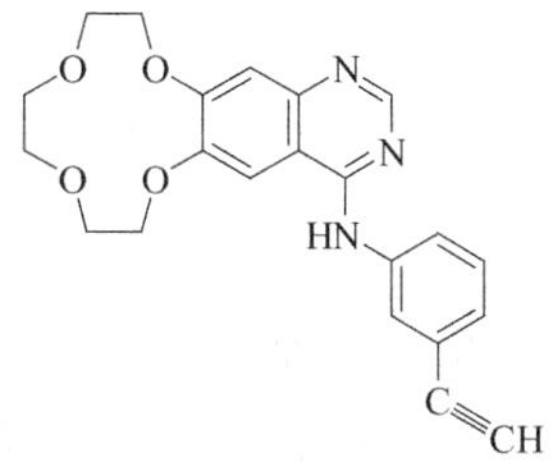

埃克替尼

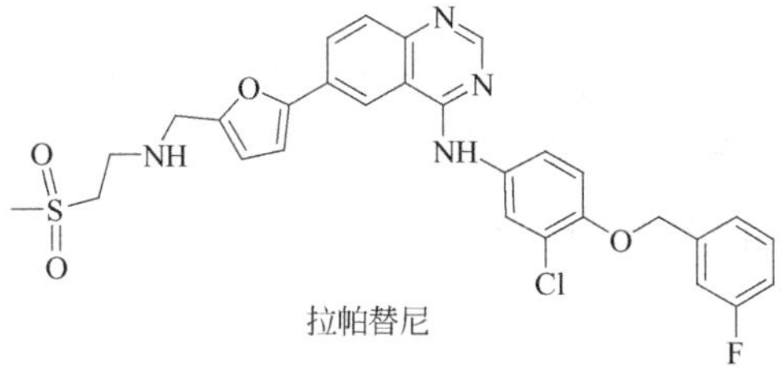

拉帕替尼

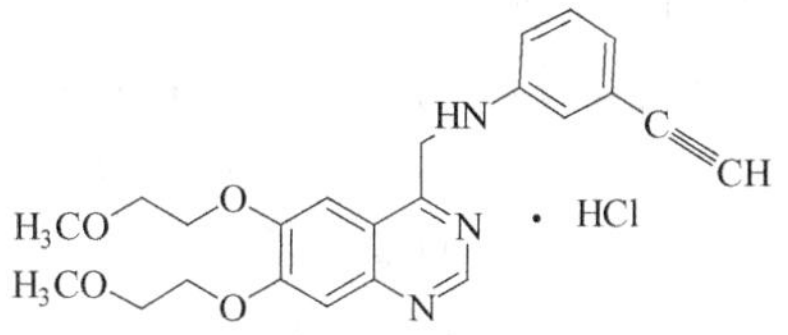

[通用名] 埃罗替尼盐酸盐；Erlotinib Hydrochloride。

[化学名] N-(3-乙炔苯基)-[6,7-二(2-甲氧基乙氧基)]喹唑啉-4-胺盐酸盐。

[CAS 号] 183319-69-9。

[理化性质] Mp.228～230℃，pK_a = 5.42（25℃）。饱和溶液的 pH = 2（0.4mg/mL），在甲醇溶液中微溶，在乙腈、丙酮、乙酸乙酯和正己烷中几乎不溶。

[合成] 本品合成方法以 3,4-二羟基苯甲酸乙酯为起始原料，先与溴代乙甲醚反应，再通过硝化、还原、环合和氯化得到苯并嘧啶氯化物，最后与间氨基苯乙炔取代反应得到埃克替尼。

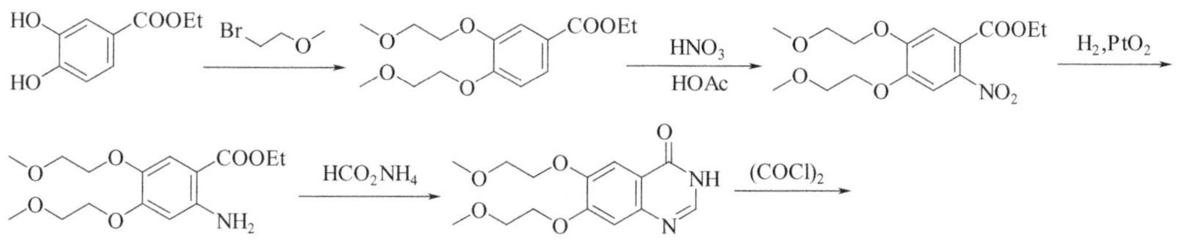

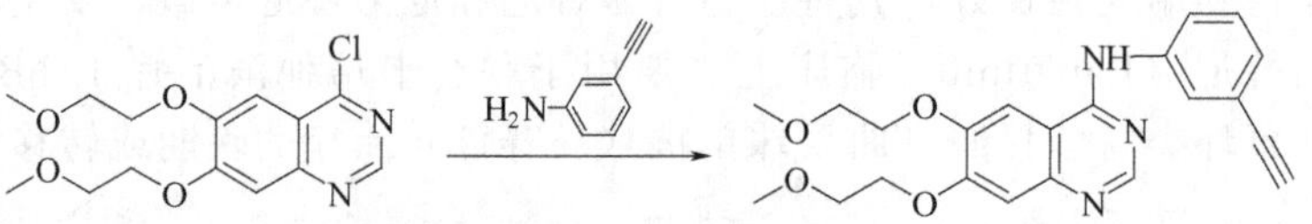

[代谢] 本品口服后大约 60% 被吸收，半衰期约 36h，主要通过亲环素 3A4 代谢途径清除。主要经过肝脏代谢，83% 通过粪便，8% 通过尿液排出。代谢主要产物是其脱甲基产物 OSI-420。

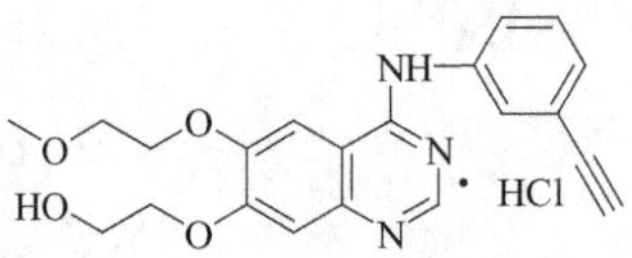

OSI-420

[药理及临床作用] 在细胞内与底物竞争性抑制 EGFR-TK 磷酸化，阻断肿瘤细胞信号的转导，抑制肿瘤细胞的生长，诱导其凋亡。用于局部晚期或转移的非小细胞肺癌的二线治疗。最近已经被美国 FDA 批准可和吉西他滨联合作为晚期胰腺癌一线治疗。

[不良反应] 常见皮疹、发热、厌食、消化不良、恶心、呕吐、腹泻、便秘和腹痛、乏力、体重下降和水肿、骨痛及肌痛、呼吸困难、转氨酶升高。偶见寒战、咳嗽、口腔炎、角膜结膜炎、焦虑和神经疾病、胆红素升高。罕见微血管病溶血性贫血和血小板减少。

三、血管内皮生长因子受体（VEGFR）和血小板衍化生长因子受体（PDGFR）受体抑制剂

血管内皮生长因子（VEGF）和血小板衍化生长因子（PDGF）是肿瘤新生血管形成的关键性促血管生成因子，它们在实体瘤的生长和转移过程中过度表达或过度活化，通过与其相应受体结合，激活酪氨酸激酶信号传导系统，使酪氨酸激酶自动磷酸化，导致细胞过度增生，最终导致肿瘤发生。这些生长因子的受体为具有酪氨酸激酶活性的跨膜受体蛋白，其中血管内皮生长因子受体（VEGFR）家族成员包括 VEGFR-1、VEGFR-2、VEGFR-3；血小板衍化生长因子受体（PDGFR）的家族成员包括 PDGFR-α、PDGFR-β、c-Kit/SCFR、CSF-1R 和 FLK-2/FLT-3。研究表明，VEGFR 和 PDGFR 双靶点抑制剂比单靶点抑制剂具有更好的疗效和耐受性。目前，此类药物上市的有舒尼替尼（Sunitinib）、帕唑帕尼（Pazopanib）、阿西替尼（Axitinib）、瑞戈非尼（Regorafenib）、乐伐替尼（Lenvatinib）、凡德他尼（Vandetanib）和卡博替尼（Cabozantinib）。

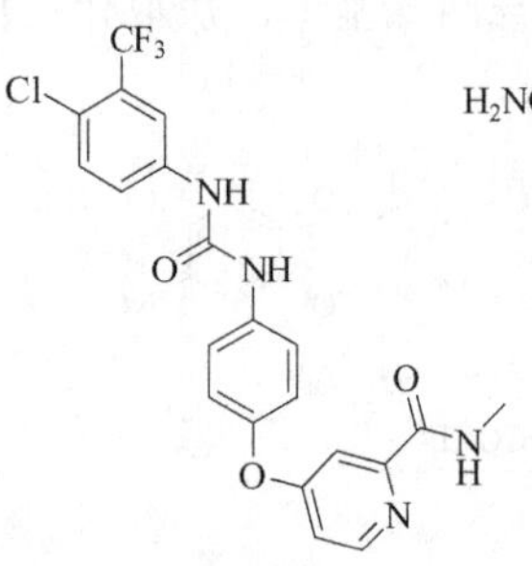

索拉非尼 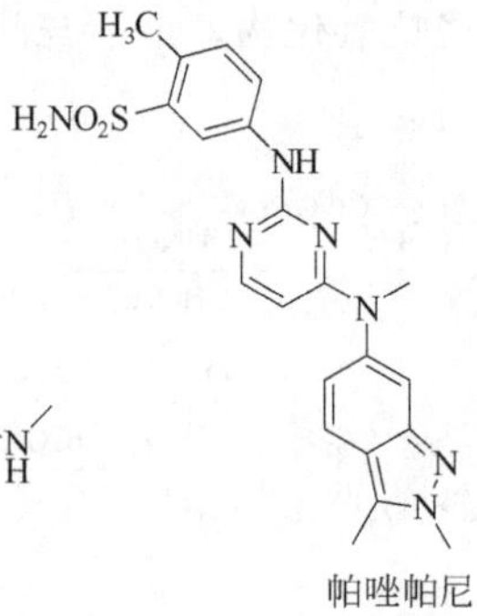　　　　帕唑帕尼 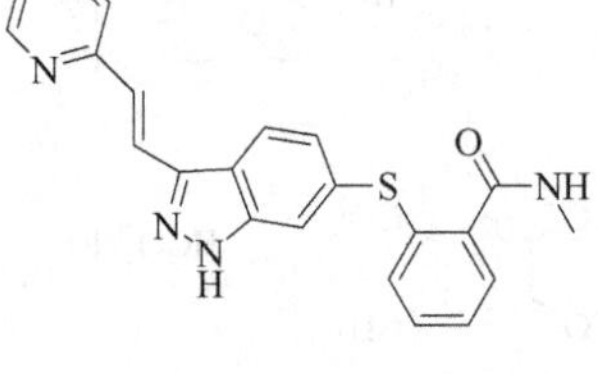　　　　阿西替尼

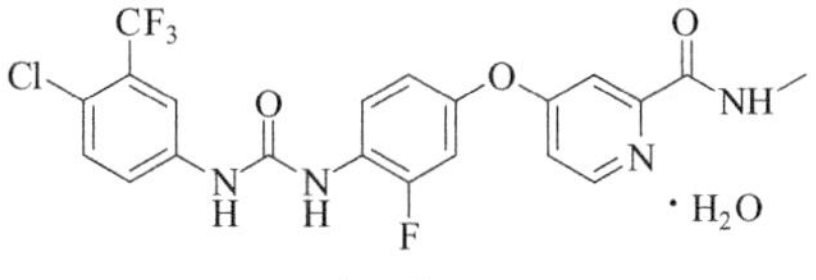

瑞戈非尼

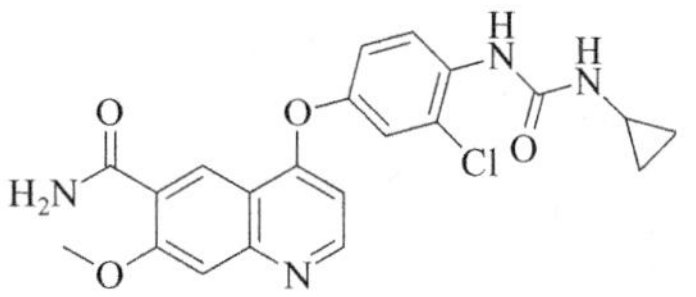

乐伐替尼

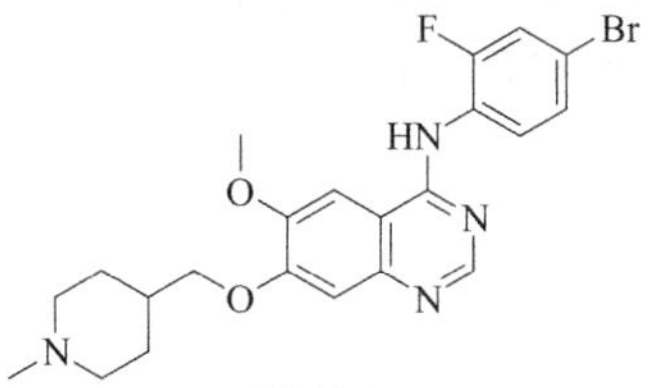

凡德他尼

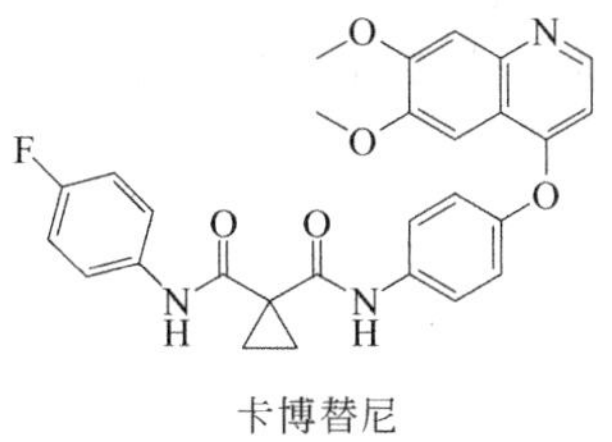

卡博替尼

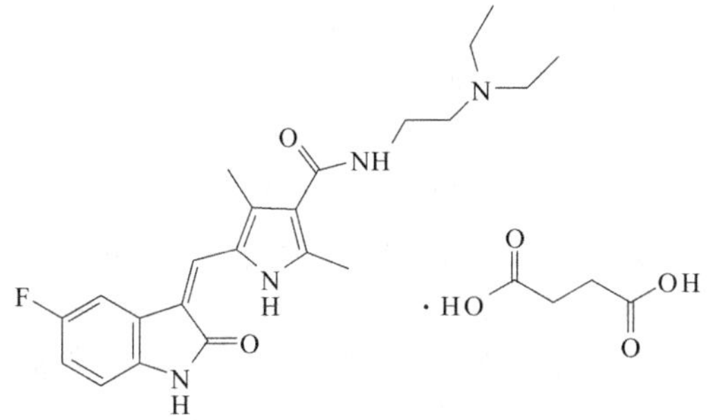

[通用名] 苹果酸舒尼替尼；Sunitinib Malate。

[化学名] *N*-[2-(二乙胺基)乙基]-5-[(*Z*)-5-氟-1,2-二氢-2-氧代-3*H*-吲哚-3-基亚甲基]-2,4-二甲基-1*H*-吡咯-3-甲酰胺-L-苹果酸盐。

[CAS 号] 341031-54-7。

[理化性质] 本品为橘黄色固体，$pK_a＝8.5$。溶解性（22℃）：在 0.02mol/L KCl/HCl（pH＝2）中溶解度为 2582μg/mL；在 0.02mol/L 磷酸溶液（pH＝6）中溶解度为 364μg/mL。

[合成] 本品合成方法以乙酰乙酸叔丁酯为起始原料，通过肟化、还原、环合和甲酰化、水解、缩合和成盐得到苹果酸舒尼替尼。

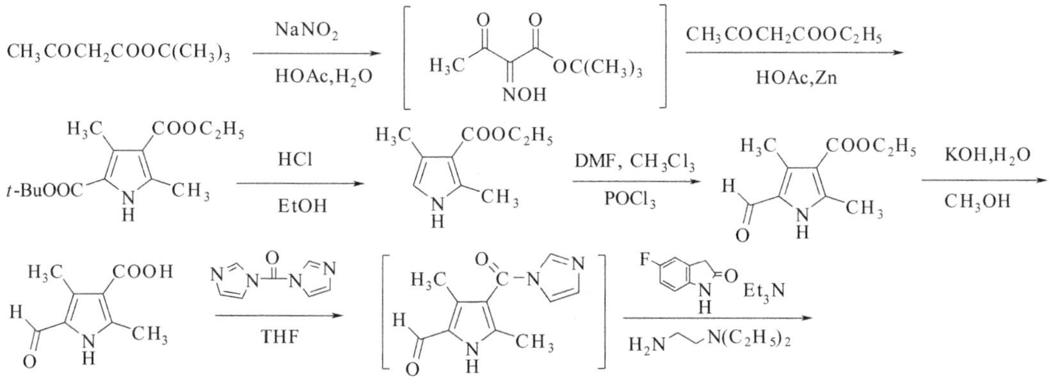

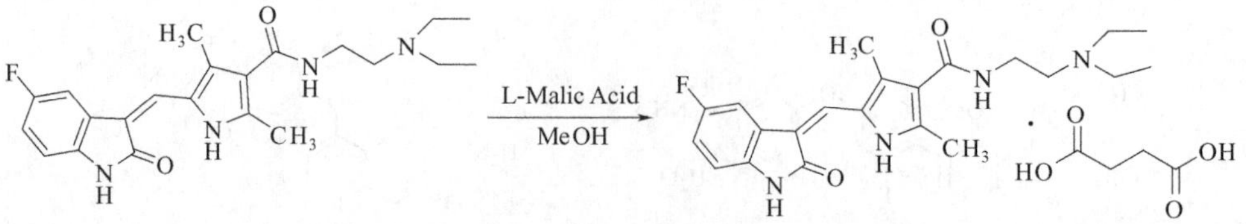

[代谢] 舒尼替尼及其主要代谢物脱乙基化合物的血浆蛋白结合率分别为95%和90%。61%通过粪便排泄，肾脏排泄的药物和代谢物约占剂量的16%。

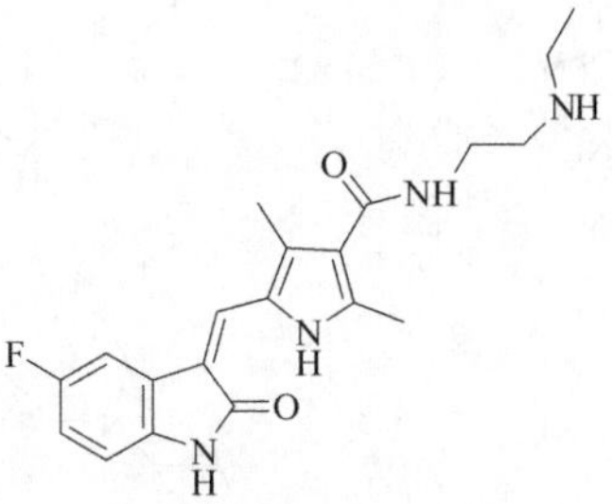

舒尼替尼的脱乙基化合物

[药理及临床应用] 舒尼替尼可以抑制多种受体酪氨酸激酶（PDGFR-β、VEGFR-2 和 KIT）的磷酸化，可抑制肿瘤的生长和抑制癌细胞转移。主要治疗甲磺酸伊马替尼治疗失败或不能耐受的胃肠道间质瘤（GIST）；不能手术的晚期肾细胞癌（RCC）；晚期胰腺等内分泌肿瘤。

[不良反应] 疲劳、乏力、发热、腹泻、恶心、黏膜炎/口腔炎、呕吐、消化不良、腹痛、便秘、高血压、外周水肿、皮疹、手足综合征、皮肤褪色、皮肤干燥、毛发颜色改变、味觉改变、头痛、背痛、关节疼痛、肢端疼痛、咳嗽、呼吸困难、厌食和出血。

四、蛋白酶体抑制剂

蛋白酶体是一个多亚基的大分子复合物，广泛分布在真核细胞的细胞质和细胞核中，是具有多种催化功能的蛋白酶复合物。它可参与细胞内大多数蛋白的降解。蛋白酶体对蛋白质的降解通过泛素（Ubiquitin）介导，它的主要作用是识别要被降解的蛋白质，然后将这种蛋白质送入蛋白酶体的作用部位进行降解。泛素-蛋白酶体是细胞中重要的非溶酶体蛋白降解途径，能直接或间接影响各种恶性肿瘤的发生。因而，泛素-蛋白酶体途径已经成为肿瘤预防和抗肿瘤药物的新靶点。硼替佐米（Bortezomib）是第一个用于临床的蛋白酶体的抑制剂，用于多发性骨髓瘤的治疗。

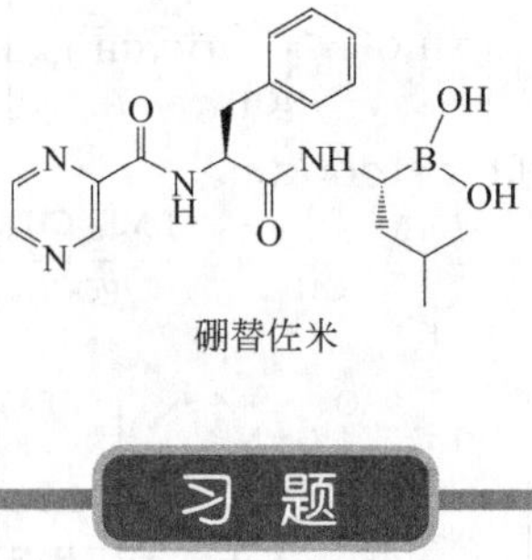

硼替佐米

习 题

一、选择题

1. 环磷酰胺属于哪一类抗肿瘤药？（　　　）

A. 生物碱　　　　　　　B. 抗代谢物　　　　　C. 烷化剂
D. 抗生素　　　　　　　E. 金属配合物

2. 环磷酰胺毒性小的原因是（　　）。
A. 在正常组织中，磷酰胺酶活性低于肿瘤组织中
B. 在正常组织中，磷酰胺酶活性高于肿瘤组织中
C. 使用剂量小
D. 在肿瘤组织中代谢速度快
E. 在正常组织中代谢速度快

3. 抗肿瘤药卡莫司汀属于（　　）。
A. 亚硝基脲类　　　　　B. 氮芥类　　　　　　C. 亚乙基亚胺类
D. 磺酸酯类　　　　　　E. 金属铂类

4. 下列关于抗肿瘤药顺铂的表述错误的是（　　）。
A. 顺式铂具有抗肿瘤活性，反式铂不具备相应活性
B. 顺铂在室温下稳定，在加热或水溶液中不稳定，易发生水解或聚合
C. 一般通过静脉注射给药
D. 一般如将其配成水溶液后，在 pH 值为 7～8 下较稳定
E. 其作用机制是使肿瘤细胞 DNA 复制停止，阻碍细胞分裂

5. 甲氨蝶呤的作用机理是（　　）。
A. 抑制二氢叶酸的合成　B. 抑制二氢叶酸还原酶　C. 抑制丝氨酸羟甲基转移酶
D. 抑制胸腺嘧啶合成酶　E. 抑制叶酸的合成

6. 下列不属于抗有丝分裂的药物是（　　）。
A. 秋水仙碱　　　　　　B. 紫杉醇　　　　　　C. 鬼臼毒素
D. 长春碱　　　　　　　E. 博来霉素

7. 过量使用甲氨蝶呤容易中毒，能解毒的药物是（　　）。
A. 二氢叶酸　　　　　　B. 蝶呤酸　　　　　　C. 酒石酸
D. 叶酸　　　　　　　　E. 亚叶酸钙

8. 下列抗肿瘤药的不来源于植物中的是（　　）。
A. 秋水仙碱　　　　　　B. 紫杉醇　　　　　　C. 鬼臼毒素
D. 长春碱　　　　　　　E. 放线菌素

二、简答题
1. 抗肿瘤类药物按照化学结构和来源分为几类？按照作用原理又能分为几类？
2. 写出顺铂合成工艺。
3. 顺铂的作用机理是什么？
4. 氟尿嘧啶的作用机理是什么？

三、名词解释
1. 生物烷化剂　2. 抗代谢抗肿瘤药物　3. 蛋白质酪氨酸激酶

习题答案（部分）

一、选择题
1. C；2. A；3. A；4. D；5. B；6. E；7. E；8. E

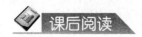 课后阅读

预防癌症的要点

癌症的可怕之处众人皆知，但是重治轻防的观念却根深蒂固，很多癌症其实都与人们的饮食及生活习惯有关，如果采取有效的措施，约 40% 的癌症是可以预防的，30% 的癌症是可以治愈的。结肠癌、乳腺癌、食管癌、胃癌等几乎都是与不良的饮食习惯有关，也是最有可能通过改变习惯预防的。

以下是这 10 项预防癌症注意事项。

① 不吸烟，不使用烟碱产品，如果你已经开始试着戒烟，请不要放弃，最终你会取得一定的效果。

② 定期地进行癌症检查（结肠癌、乳腺癌、前列腺癌、子宫癌和皮肤癌等），并询问医生身体检测的年龄和时间间隔要求。发现早期癌症可增大治愈的可能性，并降低死亡几率。

③ 控制饮酒，这意味着每天男性不得超过两瓶啤酒，女性每天不得超过一瓶啤酒。同时，限制人体每天饮用最低的酒水并不是意味着人们可以积攒一周的酒水，然后在周末晚上尽情畅饮。

④ 保护你的皮肤免遭太阳照射。每次出外时使用防晒油，或戴着宽边太阳帽和太阳镜。

⑤ 积极锻炼身体。你不必做运动员需要完成的体格训练，但日常应该经常快走、骑自行车、跳舞以及做任何能够加快心跳和流汗的运动。

⑥ 依据身高控制体重在正常范围内。这意味着使体重符合身体质量指数（BMI）。

⑦ 避免更年期激素治疗。如果你的身体需要摄入激素，必须限制激素摄入治疗在 5 年之内。

⑧ 认为需要进行药物治疗，最好先向医师进行咨询，这样可以减少患癌症几率。目前经测试有几种药物可有效降低患癌症几率。

⑨ 避免暴露于致癌物质环境中，辐射暴露和一些化学物质可以导致癌症。

⑩ 日常多吃一些预防癌症的食物。食物对于预防癌症具有重要的作用，但是研究人员暗示蔬菜水果食物能够有效减少多种癌症患病几率，尤其是对结肠癌。具体的饮食方针是：平均每天食用红肉不超过 4 盎司，避免吃香肠和熏香肠等加工肉食；每天吃多种非淀粉类蔬菜和水果；每天至少进食 5 次（400～800g 为宜）；尽可能降低饮用糖水饮料、果汁、餐后甜点和糖果，少吃精炼面包、百吉饼（先蒸后烤的发面圈）和炸土豆片；不吃烧焦的食物，烤鱼、烤肉时应避免肉汁烧焦；多食用蟹味菇、白玉菇等抗癌食物；限制腌制食品的摄入并控制盐和调料的使用，高盐饮食会增加胃癌的患病率，世界卫生组织建议每人每天食盐摄入量应小于 6g；多吃点海产品，包括紫菜、海带等。此外，人们常说喝茶能解乏，除了茶叶中的兴奋成分外，茶碱能"中和"体内的酸性物质，也有缓解疲乏的作用；再有素食是最好的方法，只要坚持素食一段时间，身体自然就会变成碱性体质。

最后，了解家族病史。家族病史是致命癌症的最大诱因，遗传可能导致基因中有致癌因素。如果直系亲属（父母、兄弟姐妹、子女）有过癌症，那么你可能需要在比较年轻的时候就做定期检查。无论如何，人们不应该害怕，而应采取积极的态度预防癌症。

第十五章

维生素

<<<<<<<<<

维生素（Vitamins）是维持人体正常代谢所必需的一类微量有机物质。维生素不是细胞的组成部分，不能自身合成或合成的量很少，必须从外界获得。维生素在人体内发挥非常重要的生理作用，当人体缺乏某种维生素时，就会导致新陈代谢某些环节的障碍，影响人体的生长发育和正常的生理功能，甚至引起特殊的疾病或危及生命。如维生素 A 缺乏就会患干眼症、夜盲症等；维生素 D 缺乏就会出现佝偻病或软骨化症等。维生素对防治维生素不足引起的疾病具有不可替代的作用，但人体每天需要量有一定范围，过量服用不但无益，有时还会导致疾病。如长期大量服用维生素 A、维生素 D 会引起中毒反应；口服维生素 C 过多，可破坏膳食中的维生素 B_{12} 而引起贫血。因此应合理使用维生素。

维生素种类繁多，生理功能各异，其化学结构又缺乏类缘关系，故国际上通常根据它们的溶解性质将其分为脂溶性维生素和水溶性维生素两大类。脂溶性维生素包括维生素 A、维生素 D、维生素 E、维生素 K 等，水溶性维生素包括维生素 B_1、维生素 B_2、维生素 B_6、维生素 B_{12}、烟酸、烟酰胺、叶酸和维生素 C 等。

第一节　脂溶性维生素

脂溶性维生素（Fat-soluble Vitamins）通常与食物中脂类共同存在，并随脂类一同被吸收进入机体内，包括维生素 A、维生素 D、维生素 E、维生素 K 等。

一、维生素 A

维生素 A（Vitamin A）主要存在于动物来源的食物，如肝、奶、肉类、蛋黄等，尤以海洋鱼类的鱼肝油中含量最为丰富。1931 年 Karrer 从鱼肝油中分离出视黄醇（Retinol），同时阐明其化学结构，并命名为维生素 A_1。后来又从淡水鱼中分离得到 3-去氢视黄醇（3-Dehydroretinol），即维生素 A_2，其生物效价仅为维生素 A_1 的 30%～40%。

植物中仅含有能在动物体内转变成维生素 A 的维生素 A 原，如 α、β、γ-胡萝卜素及玉米黄素等，但它们的转换率并不相同。其中以 β-胡萝卜素（β-Carotene）的转换率最高。人体中 2/3 的维生素 A 来自 β-胡萝卜素，它在小肠经酶解得到 2 分子维生素 A。

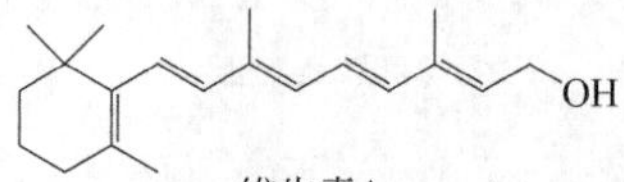

维生素A₁ 维生素A₂

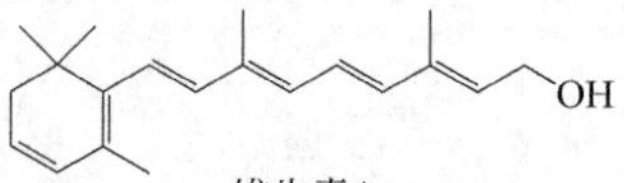

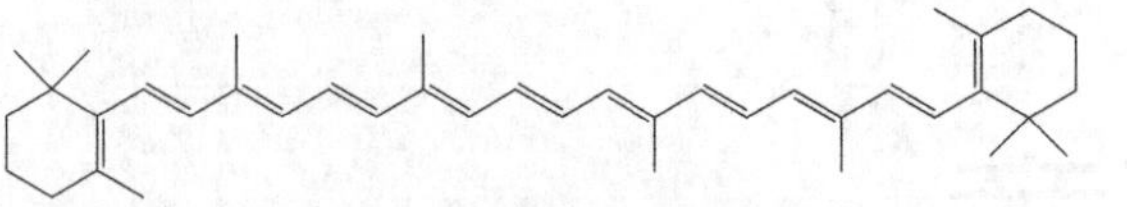

β-胡萝卜素

维生素 A 分子中具有共轭多烯醇结构，侧链上有 4 个双键，理论上应有 16 个顺反异构体，由于空间位阻的影响，只有少数位阻较小的异构体能存在，目前仅发现 6 个异构体，其中全反式维生素 A₁ 最稳定，活性最强。中国药典收载的维生素 A 实际上为维生素 A 醋酸酯。

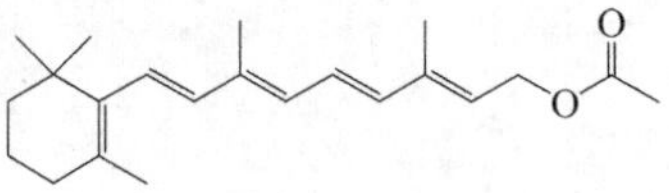

[通用名] 维生素 A 醋酸酯；Vitamin A Acetate。
[化学名] 全反式-3,7-二甲基-9-(2,6,6-三甲基-1-环己烯基)-2,4,6,8-壬四烯-1-醇醋酸酯。
[CAS 号] 68-26-8。
[理化性质] 本品为淡黄色油溶液或结晶与油的混合物（加热至 60℃ 应为澄清溶液），无臭；在空气中易氧化，遇光易变质。与三氯甲烷、乙醚、环己烷或石油醚能任意混合，在乙醇中微溶，在水中不溶。

本品为酯类化合物，在酸、碱或体内酶的催化下，易发生水解反应，生成维生素 A 和乙酸。维生素 A 分子中具有共轭多烯醇侧链，在光照、空气、加热及重金属离子存在下，可生成环氧化物，在酸性条件下可发生重排，生成呋喃型氧化物，生物活性消失。所以维生素 A 应充氮气密封置阴凉干燥处保存，或加入抗氧剂维生素 E。

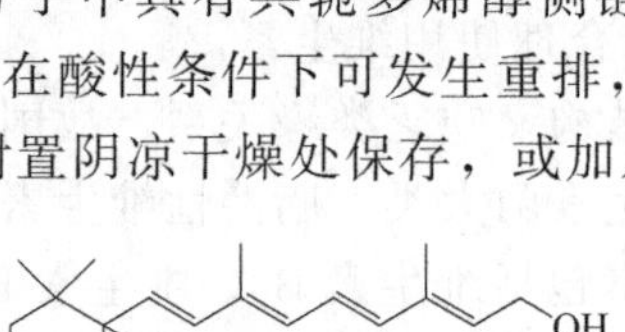

环氧化物 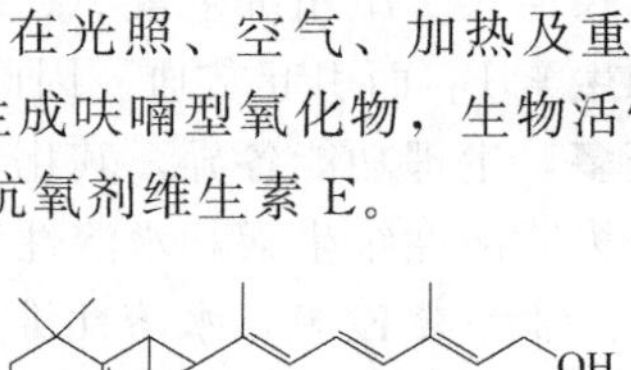 环氧化物

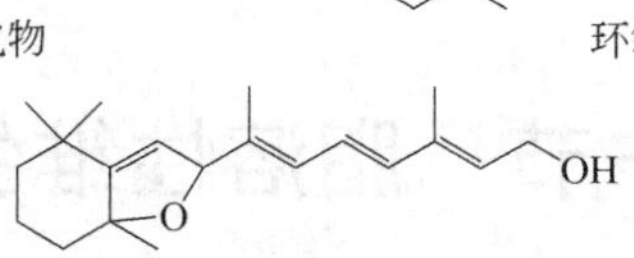

呋喃型氧化物

维生素 A 属烯丙型醇，对酸不稳定，遇 Lewis 酸或无水氯化氢乙醇液，可发生脱水反应，生成脱水维生素 A，其活性仅为维生素 A 的 0.4%。

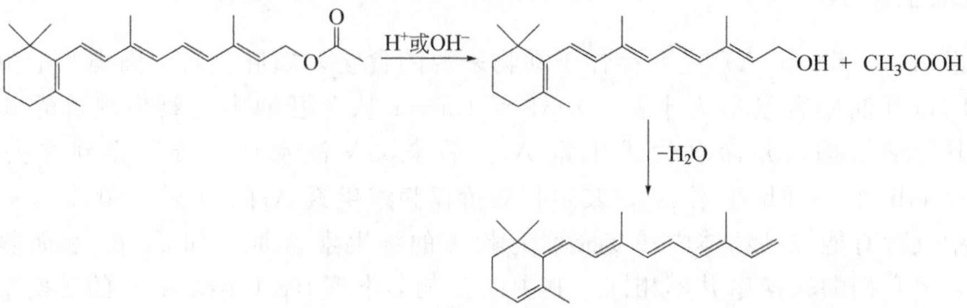

取本品 1 滴，加三氯甲烷 10mL 振摇使溶解；取 2 滴，加三氯甲烷 2mL 与 25％三氯化锑的三氯甲烷溶液 0.5mL，即显蓝色，渐变成紫红色。

[代谢] 维生素 A 酯在输入肝细胞前被水解，而在肝细胞中维生素 A 再酯化并储存。具有生理活性的维生素 A 是以醇的形式——视黄醇，从肝脏被动员出来，结合成一种特殊的蛋白质，称为视黄醇结合蛋白（RBP），通过血液输送到机体各种组织，以供动物正常代谢，如有剩余则储存在肝脏和脂肪组织中，而不从肾脏排出。不同动物在肝脏储存的量也不同。

视黄醇

[药理及临床作用] 本品能维持黏膜及上皮组织的功能，参与视色素的合成。用于防治维生素 A 缺乏症，如角膜软化症、干眼症、夜盲症、皮肤干燥及皮肤硬化症等。

小知识

维生素 A 在视觉形成中的作用及生物效价表示方法

维生素 A 在视觉形成中起很重要作用。视网膜上杆状细胞中含有一种感受弱光的视色素（视紫红），它是由视蛋白和 4-顺型视黄醛在弱光下结合而成的。在强光下，视紫红中的 4-顺型视黄醛转化为全反型视黄醛，再解离成视蛋白和全反视黄醛。后者在视黄醛还原酶及视黄醇异构酶的氧化还原及异构化作用，生成 4-顺型视黄醛，再与视蛋白结合重新生成视紫红，参与视循环。

维生素 A 的生物效价常用国际单位（IU）表示，一般用纯维生素 A 或醋酸酯作为测定效价的标准，一个 IU 维生素 A 相当于 $0.3\mu g$ 维生素 A。正常成人每日维生素 A 需要量约为 3500IU，儿童约为 2000～2500IU，婴儿约为 1500～2000IU，孕妇约为 4000IU。

二、维生素 D

维生素 D（Vitamin D）是一类抗佝偻病维生素的总称，主要存在于鱼肝油、肝脏、蛋黄和乳汁中。维生素 D 类均属于甾醇衍生物，目前已知的约有 10 余种，其中最重要的为维生素 D_2 和维生素 D_3。动物组织、人体皮肤内储存的 7-脱氢胆固醇，在日光或紫外线的照射下，经裂解转化为维生素 D_3。植物油和酵母中含有麦角甾醇，经日光或紫外线照射可转变为维生素 D_2。故 7-脱氢胆固醇和麦角甾醇称为维生素 D 原，多晒太阳可预防维生素 D 缺乏。

[通用名] 维生素 D_2；Vitamin D_2。

[化学名] 9,10-开环麦角甾-5,7,10(19),22-四烯-3β-醇，又名骨化醇。

提示：此母核为麦角甾醇：

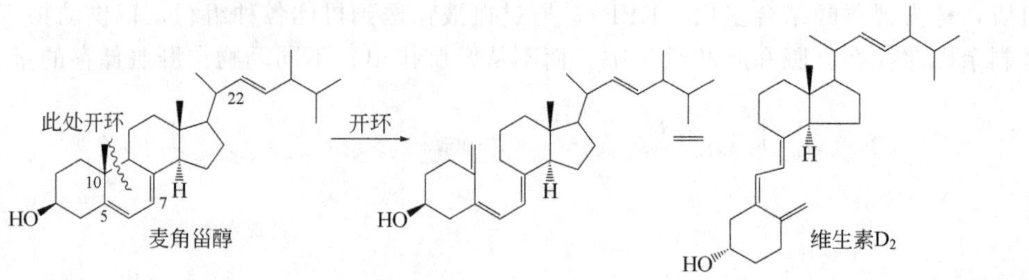

麦角甾醇 开环 维生素D_2

[CAS 号] 50-14-6。

[理化性质] 本品为无色针状结晶或白色结晶性粉末，无臭，无味，遇光或空气均易变质。在三氯甲烷中极易溶解，在乙醇、丙酮或乙醚中易溶，在植物油中略溶，在水中不溶。Mp. 115～118℃。在无水乙醇中比旋度为＋102.5°～＋107.5°。

本品分子中具有四个双键，对光敏感，在空气和日光下，遇酸或氧化剂均能发生氧化而变质，失去药理活性，毒性增加。故储存时应遮光、充氮、密封，在冷处保存。

取本品约 0.5mg，加三氯甲烷 5mL 溶解后，加醋酐 0.3mL 与硫酸 0.1mL，振摇，初显黄色，渐变红色，迅即变为紫色，最后成绿色。

[代谢] 维生素 D_2 是体内可以合成而且可以长期储存的物质。吸收后的维生素 D_2 没有活性，储存在血浆、肝、脂肪和肌肉内，经血液转送至肝脏转化生成骨化二醇，然后在肾脏进一步羟化成为骨化三醇，才能发挥激素作用。

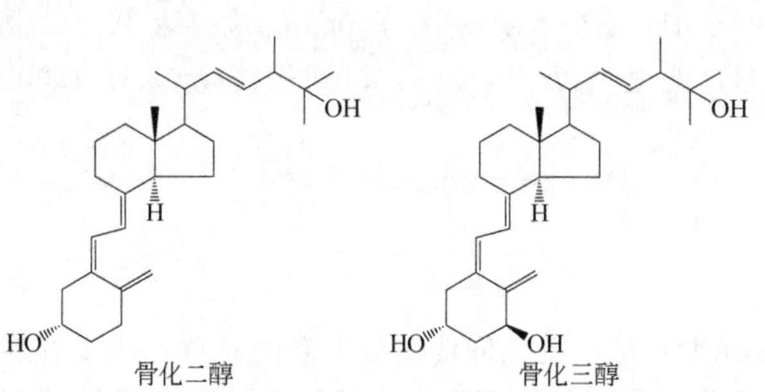

骨化二醇　　　　骨化三醇

[药理及临床作用] 本品为维生素类药，可以促进人体对钙和磷的吸收，并帮助骨骼钙化，临床上主要用于预防和治疗佝偻病和骨质软化病。

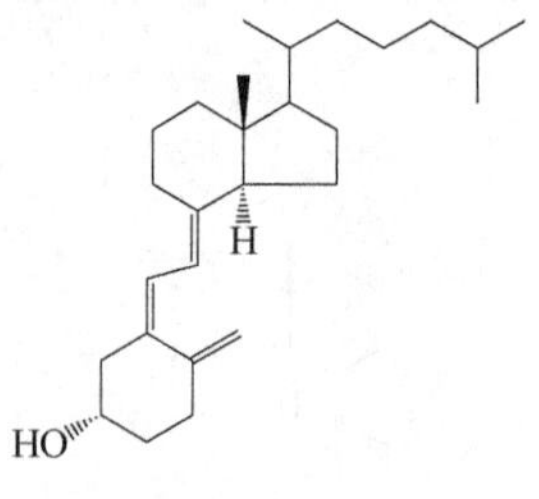

[通用名] 维生素 D_3；Vitamin D_3。

[化学名] 9,10-开环胆甾-5,7,10(19)-三烯-3β-醇,又名胆骨化醇。

提示：此母核为胆甾醇：

胆甾醇(胆固醇) → 开环 → 维生素D_3

[CAS 号] 67-97-0。

[理化性质] 本品为无色针状结晶或白色结晶性粉末，无臭，无味，遇光或空气均易变质。在乙醇、丙酮、三氯甲烷或乙醚中极易溶解，在植物油中略溶，在水中不溶。Mp.83~86℃。在无水乙醇中比旋度为+105°~+112°。

本品在化学结构上与维生素D_2比较，因侧链上无双键，C_{24}上没有甲基，故其稳定性高于维生素D_2，但遇空气或光照仍可变质，故储存时应遮光、充氮、密封，在冷处保存。

取本品约0.5mg，加三氯甲烷5mL溶解后，加醋酐0.3mL与硫酸0.1mL，振摇，初显黄色，渐变红色，迅即变为紫色，最后变为绿色。

[代谢] 类似于维生素D_2。

[药理及临床作用] 本品用途与维生素D_2相同，主要用于调节体内钙、磷的代谢。

小知识

机体内钙、磷代谢与维生素D的应用

维生素D在体内的代谢产物中以$1\alpha,25$-二羟基维生素D_3活性最强。而机体内钙、磷代谢要依赖$1\alpha,25$-二羟基维生素D_3。它能促进小肠黏膜合成钙结合蛋白，使小肠增强对钙、磷的吸收和转运，亦能促进肾小管对钙、磷的重吸收，帮助骨骼钙化，促进骨骼生长，从而维持血浆中钙、磷的正常水平。当维生素D缺乏时，儿童可导致佝偻病，出现骨骼畸形、骨质疏松、多汗等；成人骨软化，骨骼含有过量未钙化的基质，出现骨骼疼痛、软弱乏力等症状。但是维生素D摄入过多可引起过多症，可累及心脏、肾脏等。因此，要依据需要正确服用维生素D。

三、维生素E

维生素E（Vitamin E）是一类与生殖功能有关的维生素总称，广泛存在于绿色蔬菜和植物油中，以麦胚油、花生油、玉米油中含量最丰富。它们都是苯并二氢吡喃衍生物，在苯环上有一个酚羟基，故又称生育酚。维生素E已知有8种，即：α-生育酚、β-生育酚、γ-生育酚、δ-生育酚、ε-生育酚、ζ_1-生育酚、ζ_2-生育酚、η-生育酚。各异构体显示不同强度的生理活性，其中α-生育酚活性最强，δ-生育酚活性最小。维生素E通常即指α-生育酚。天然的α-生育酚均为右旋体，人工合成品为消旋体，其活性为右旋体的40%左右。中国药典中收载的维生素E实际上为维生素E醋酸酯。

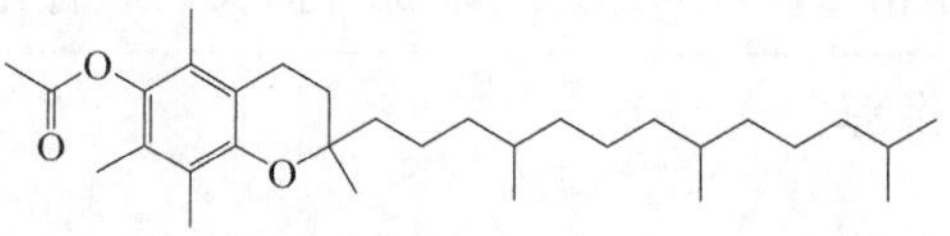

[通用名] 维生素 E 醋酸酯；Vitamin E Acetate。

[化学名]（±）-2,5,7,8-四甲基-2-(4,8,12-三甲基十三烷基)-6-苯并二氢吡喃醇醋酸酯，d-α-生育酚醋酸酯。

[CAS 号] 58-95-7。

[理化性质] 本品为微黄色至黄色或黄绿色澄清的黏稠液体，几乎无臭，遇光色渐变深。在无水乙醇、丙酮、乙醚或植物油中易溶，在水中不溶。本品在无氧条件下对热稳定，加热至 200℃ 也不被破坏，但对氧非常敏感，遇光、空气可部分氧化为 α-生育醌及 α-生育酚二聚体。

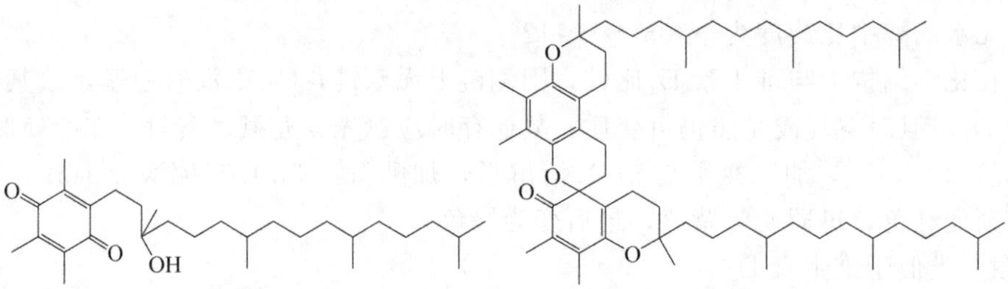

α-生育醌　　　　　α-生育酚二聚体

取本品约 30mg，加无水乙醇 10mL 溶解后，加硝酸 2mL，摇匀，在 75℃ 加热约 15min，溶液显橙红色。

[代谢] 本品在体内迅速转化成游离的 α-生育酚，进一步代谢为 α-生育醌，后者还原为 α-生育氢醌后在肝脏中与葡萄糖醛酸结合，其后随胆汁入肠，经粪便排出体外，此为其主要代谢途径。在氧化过程中，其侧链上进行 ω-氧化及 β-氧化，形成 α-生育酸及 α-生育酸内酯，以葡萄糖醛酸结合物形式随尿排出。

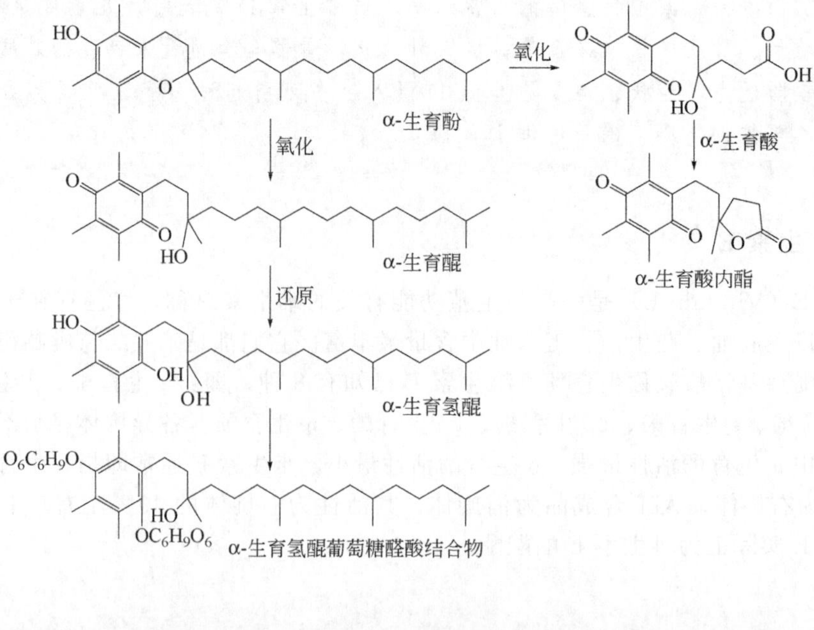

[药理及临床作用] 本品临床用于习惯性流产、先兆性流产、月经失调、男女不孕症及更年期综合征、进行性肌营养不良、间歇性跛行，预防脑血管疾病，可抑制脑血管痉挛，并增加脑血管血液流动性，改善微循环，预防血栓栓塞。还可用于调节免疫功能，抗衰老。长期过量服用可产生眩晕，视力模糊，并可能导致血小板聚集及血栓形成。

📖 小知识

自由基清除剂——维生素 E

体内外实验表明维生素 E 是非常重要的阻断自由基链式反应的抗氧化剂，能够清除 O_2^-、OH^- 等自由基，保护免疫细胞免受自由基损伤；能阻滞不饱和脂肪酸的过氧化反应，减少过氧化脂质的生成，从而保护了细胞膜的完整性，使细胞及组织器官功能得以正常发挥；还能保护细胞内过氧化氢酶和过氧化物酶的活性，减少脑组织等细胞中脂褐素的形成，从而有助于延缓衰老过程。

四、维生素 K

维生素 K（Vitamin K）是一类具有凝血作用的维生素的总称，广泛存在于绿色植物中，在菠菜、白菜、萝卜、卷心菜中含量最为丰富，此外，瘦肉、猪肝、蛋等含量也较高，多数微生物也能合成维生素 K。最初从苜蓿中得到的为维生素 K_1，从腐鱼肉中分离出维生素 K_2，后又相继合成维生素 K_3 和 K_4。目前已发现的有 7 种，即维生素 $K_1 \sim K_7$，其中维生素 $K_1 \sim K_4$ 都属于 2-甲基-1,4-萘醌类衍生物；维生素 $K_5 \sim K_7$ 则都属于萘胺类衍生物。有药用价值的是维生素 $K_1 \sim K_4$，其中维生素 K_3 的生物活性最强。

[通用名] 维生素 K_3；Vitamin K_3。

[化学名] 1,2,3,4-四氢-2-甲基-1,4-二氢-2-萘磺酸钠盐三水合物，又名亚硫酸氢钠甲萘醌。

[CAS 号] 58-27-5。

[理化性质] 本品为白色结晶或结晶性粉末，几乎无臭。溶于水（虽属脂溶性维生素），易吸湿，遇光易变色。在水溶液中，本品与甲萘醌和亚硫酸氢钠间存在着平衡。当与空气中的氧气、酸或碱作用时，亚硫酸氢钠分解，平衡被破坏，甲萘醌从溶液中析出。遇光或热会加速上述变化。加入氯化钠或焦亚硫酸钠可增加稳定性。将含有焦亚硫酸钠的本品水溶液储存于惰性气体中，不会变黄或生成沉淀，但受日光照射，仍会变色。

[合成] 以 2-甲基萘为原料，先与过氧乙酸反应得到 2-甲基-1,4-萘醌，再与亚硫酸钠水

溶液反应得到维生素 K$_3$。

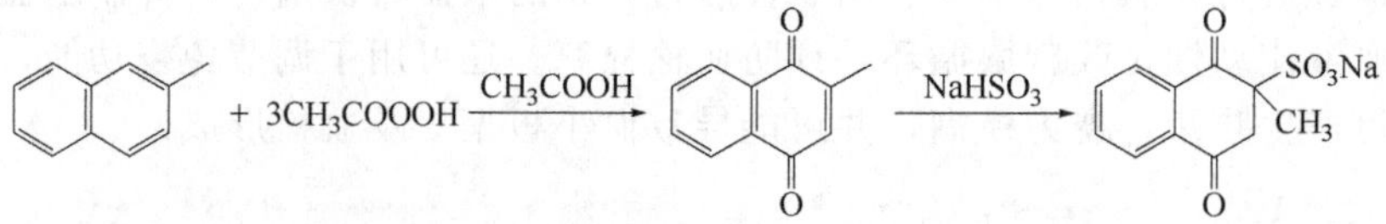

[代谢] 维生素 K$_3$ 在动物体内主要代谢产物为双氢维生素 K$_3$ 葡萄糖苷酸的硫酸酯。

[药理及临床作用] 本品临床上主要用于凝血酶原过低症，维生素 K 缺乏病及新生儿出血症的防治。

第二节　水溶性维生素

水溶性维生素（Water-soluble Vitamins）通常是指溶于水而不溶于油脂的维生素，但部分水溶性维生素可以微溶于有机溶剂。水溶性维生素主要有维生素 B 类（包括维生素 B$_1$、维生素 B$_2$、维生素 B$_6$、维生素 B$_{12}$）、维生素 C 和叶酸等。

一、维生素 B$_1$

维生素 B$_1$（Vitamin B$_1$）为抗神经炎的维生素，广泛存在于植物中，在谷类、豆类的种皮中含量丰富，尤其在酵母中含量更多，此外来源于人工合成。

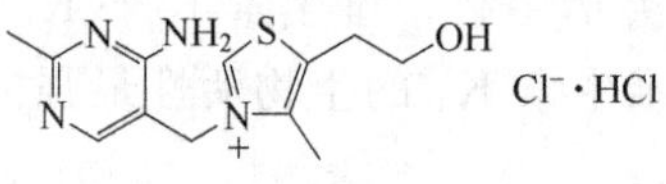

[通用名] 维生素 B$_1$；Vitamin B$_1$。

[化学名] 氯化 4-甲基-3-[（2-甲基-4-氨基-5-嘧啶基）甲基]-5-（2-羟基乙基）噻唑锇盐酸盐，又名盐酸硫胺。

[CAS 号] 67-03-8。

[理化性质] 本品为白色结晶或结晶性粉末，有微弱的特臭，味苦，易溶于水，微溶于乙醇，不溶于乙醚。本品具有极强的吸湿性，干燥品在空气中迅即吸收约 4% 的水分，故应密闭保存。

本品在固体状态时，性质稳定。其水溶液随 pH 升高稳定性减小。在碱性溶液中很快分解。与空气长时间接触，可部分氧化成具有荧光的硫色素。遇光或有铜、铁等金属离子存在时，能加速氧化反应。

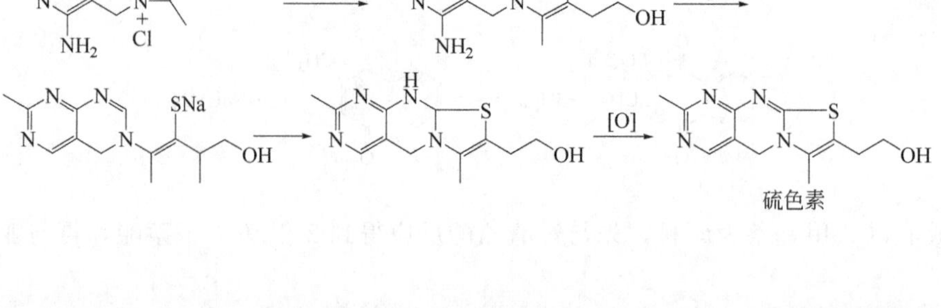

硫色素

维生素 B_1 水溶液在 pH 5～6 时与亚硫酸钠作用，可发生分解反应，故不能用亚硫酸盐作抗氧剂。

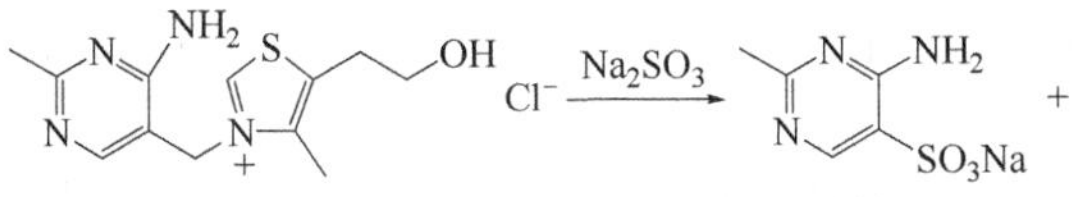

维生素 B_1 在氢氧化钠存在下，经开环、自动氧化，转变为二硫化物。

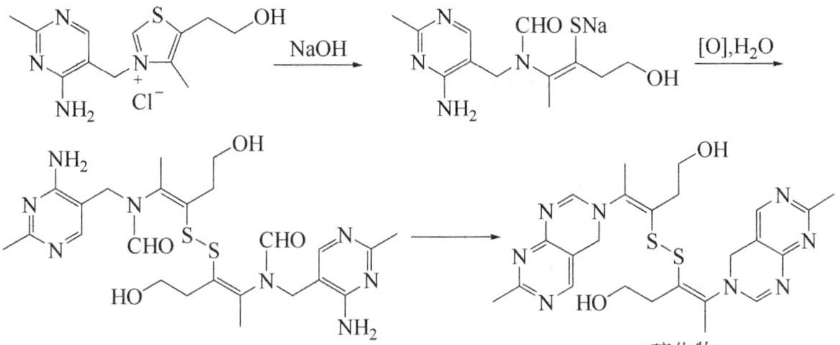

二硫化物

取本品约 5mg，加氢氧化钠试液 2.5mL 溶解后，加铁氰化钾试液 0.5mL 与正丁醇 5mL，强力振摇 2min，放置使分层，上面的醇层显强烈的蓝色荧光；加酸使成酸性，荧光即消失；再加碱使成碱性，荧光又显出。

[代谢] 该品经口服给药，在胃肠道主要是十二指肠吸收。吸收后可分布于机体各组织中，也可进入乳汁，体内不储存。维生素 B_1 在肝、肾和白细胞内转变成硫胺焦磷酸酯，后者是体内丙酮酸分解所需的羧代酶的辅酶。但该品在体内不储存，故短期缺乏即可造成患者丙酮酸在体内的蓄积，从而扰乱糖代谢。

M15-1
维生素 B_1 的
鉴别实验

[药理及临床作用] 本品临床上主要用于防治维生素 B_1 缺乏所致的脚气病，也可用于神经炎、消化不良等。

二、维生素 B_2

维生素 B_2（Vitamin B_2）广泛存在于动植物中，米糠、肝脏、酵母、蛋黄中含量丰富，在绿色植物和多数微生物体内是通过生物合成的。

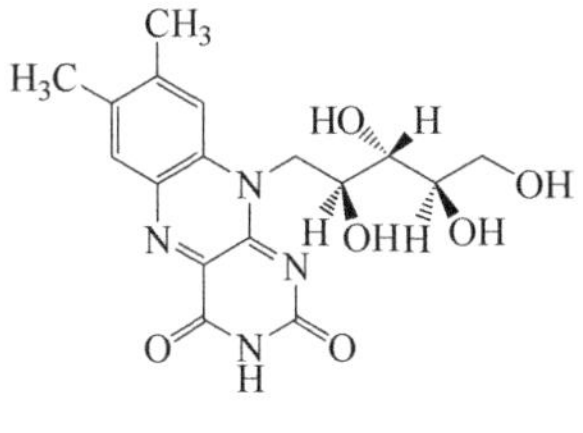

[通用名] 维生素 B_2；Vitamin B_2。

[化学名] 7,8-二甲基-10[(2S,3S,4R)-2,3,4,5-四羟基戊基]-3,10-二氢苯并蝶啶-2,4-二酮，又名核黄素。

[CAS 号] 83-88-5。

[理化性质] 本品为橙黄色结晶性粉末，微臭，味微苦。不溶于水、乙醇、三氯甲烷或乙醚，溶于稀氢氧化钠溶液。

本品分子中含有酰亚胺和叔胺结构，故为两性化合物，可溶于酸和碱；其饱和溶液的 pH 为 6。其水溶液呈黄绿色荧光，当 pH 为 6～7 时荧光最强，但加入酸或碱，荧光立即消失。

本品对光线极不稳定，分解速度随温度的升高而加速，pH 不同其分解方式不同。在碱性溶液中分解为感光黄素，在酸性或中性溶液中分解为光化色素。

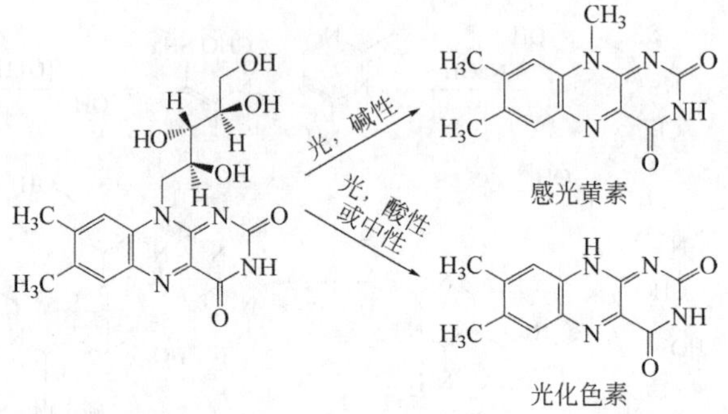

取本品约 1mg，加水 100mL 溶解后，溶液在透射光下显淡黄绿色并有强烈的黄绿色荧光。分成二份：一份中加无机酸或碱溶液，荧光即消失；另一份中加连二亚硫酸钠结晶少许，摇匀后，黄色即消退，荧光亦消失。

[代谢] 膳食中的大部分维生素 B_2 是以黄素单核苷酸（FMN）和黄素腺嘌呤二核苷酸（FAD）辅酶形式和蛋白质结合存在。进入胃后，在胃酸的作用下，与蛋白质分离，在上消化道转变为游离型维生素 B_2 后，在小肠上部被吸收。正常成年人从膳食中摄入的核黄素 60%～70% 从尿液排出，在核黄素摄入过量后也很少在体内储存，也可从其他分泌物中排出如汗液、乳汁。

[药理及临床作用] 本品主要用于治疗维生素 B_2 缺乏所致的唇炎、脂溢性皮炎、结膜炎、阴囊炎等。

三、维生素 B_6

维生素 B_6（Vitamin B_6）在动植物中分布很广，谷类外皮含量尤为丰富。它包括吡多醇、吡多醛、吡多胺。因最初分离得到的是吡多醇，故一般以它作为维生素 B_6 的代表。

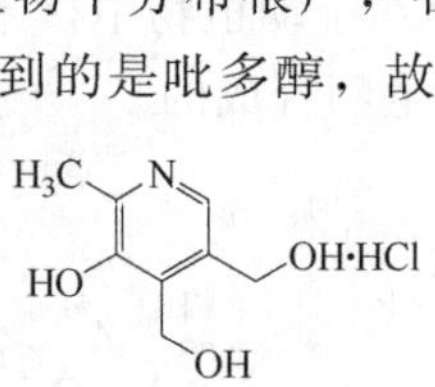

[通用名] 维生素 B_6；Vitamin B_6。

[化学名] 6-甲基-5-羟基-3,4-吡啶二甲醇盐酸盐，又名吡多辛、吡多醇。

[CAS 号] 58-56-0。

[理化性质] 本品为白色或类白色结晶或结晶性粉末，无臭，味微苦，具升华性，易溶于水，微溶于乙醇，不溶于三氯甲烷或乙醚。

本品在干燥情况下对空气和光稳定，但水溶液遇空气渐被氧化变色，而且随 pH 升高，氧化反应加速。本品在酸性溶液中稳定，在中性或碱性溶液中遇光分解，在中性溶液中加热发生分子聚合生成二聚物而失去活性。由于本品与三氯化铁试液作用显红色，故制备时不能使用铁制容器。

取本品约 10mg，加水 100mL 溶解后，各取 1mL，分别置甲、乙两支试管中，各加20％乙酸钠溶液 2mL，甲管中加水 1mL，乙管中加 4％硼酸溶液 1mL，混匀，各迅速加氯亚氨基-2,6-二氯醌试液 1mL；甲管中显蓝色，几分钟后即消失，并转变为红色；乙管中不显蓝色。

[代谢] 在生物体内，吡哆醇、吡哆醛和吡哆胺分别与磷酸成酯，参与代谢作用的主要是磷酸吡多醛及磷酸吡多胺。这两种磷酸酯与氨基酸代谢密切相关，在氨基酸的转氨基、脱羧和消旋中起辅酶作用，参与氨基酸和神经递质的代谢。

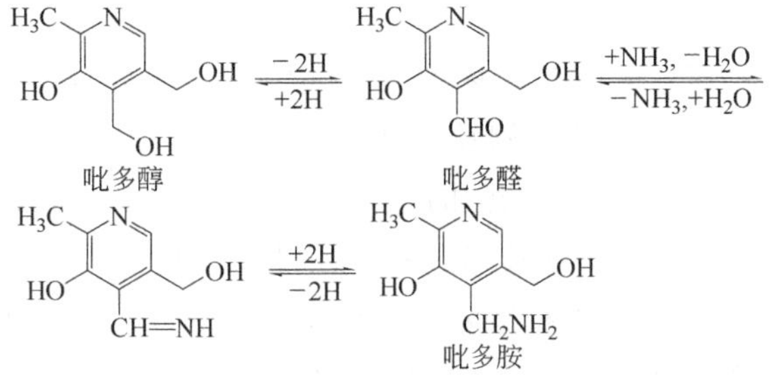

[药理及临床作用] 本品临床用于因放射治疗引起的恶心、妊娠呕吐、异烟肼和肼苯哒嗪等药物引起的周围神经炎、白细胞减少症及痤疮、脂溢性湿疹等。

四、维生素 C

维生素 C（Vitamin C）是一种己糖衍生物，广泛存在于绿色蔬菜和新鲜水果中，特别是番茄、猕猴桃、柑橘、柠檬、鲜枣、山楂、辣椒等含量丰富，药用维生素 C 主要通过化学合成。

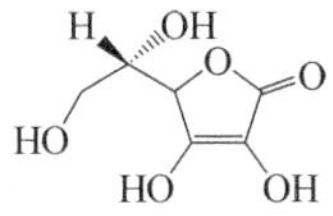

[通用名] 维生素 C；Vitamin C。

[化学名] L-（＋）-苏阿糖型-2,3,4,5,6-五羟基-2-己烯酸-4-内酯，又名 L-抗坏血酸。

[CAS 号] 50-81-7。

[理化性质] 本品为白色结晶或结晶性粉末；无臭，味酸；久置色渐变微黄。易溶于水，略溶于乙醇，不溶于三氯甲烷或乙醚。Mp.190～192℃，熔融时同时分解。

本品分子中有两个手性碳原子，故有 4 个光学异构体。其中以 L-（＋）-抗坏血酸的活性最高，D-（－）-异抗坏血酸活性仅为其 1/20。D-（－）-抗坏血酸及 L-（＋）-异抗坏血酸几乎无效，大多作为食品添加剂。

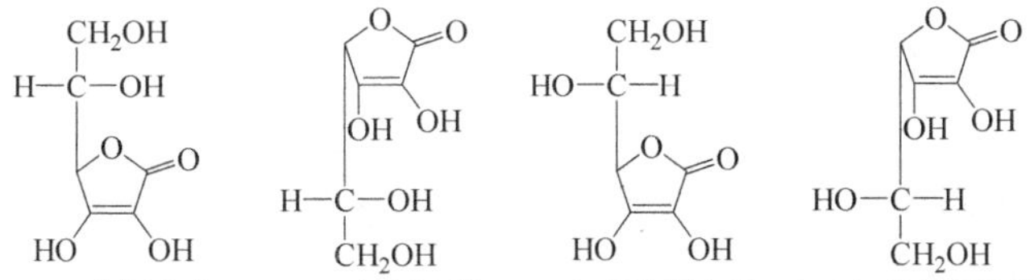

L-(+)-抗坏血酸　D-(-)-抗坏血酸　D-(-)-异抗坏血酸　L-(+)-异抗坏血酸

本品在干燥条件下较稳定，但遇光及湿气，色渐变黄，故应避光、密闭保存。

本品在水溶液中存在互变异构现象，主要以烯醇式为主，酮式量很少。两种酮式异构体中，2-酮式较 3-酮式稳定，能分离出来，3-酮式极不稳定，易变成烯醇式结构。

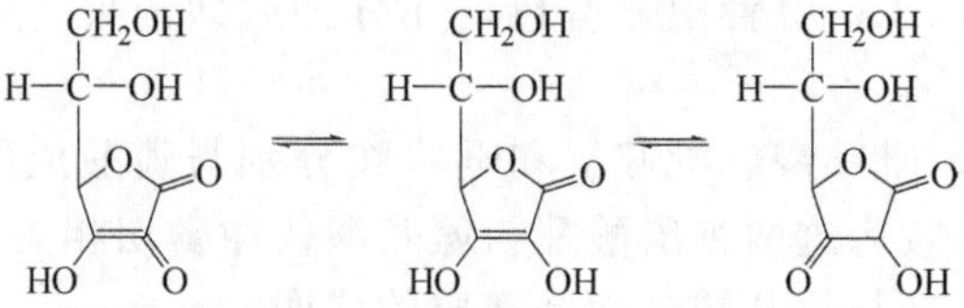

2-酮式　　　　　烯醇式　　　　　3-酮式

本品具有连二烯醇结构，显酸性。羰基与其邻位羟基形成分子内氢键，使之酸性较弱（$pK_a 11.57$），而其对位醇羟基的酸性则较强（$pK_a 4.17$）。

本品因含有连二烯醇结构，呈现较强的还原性。在水溶液中易被空气中的氧气氧化。遇光、热、碱和金属离子会加速其氧化破坏。另外也可被硝酸银、碱性酒石酸铜、三氯化铁、碘、碘酸盐等氧化剂氧化成去氢抗坏血酸。维生素 C 被氧化成去氢抗坏血酸后，分子中的共轭体系被破坏，更易被水解，生成 2,3-二酮古洛糖酸，进一步氧化为苏阿糖酸和草酸。

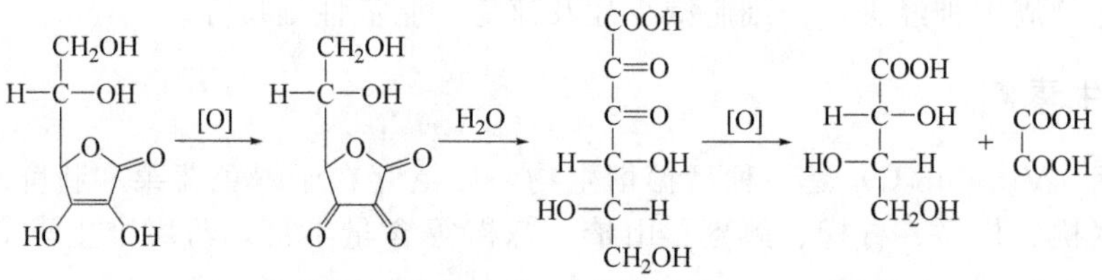

去氢抗坏血酸　　　　2,3-二酮古洛糖酸　　　　苏阿糖酸　　草酸

本品在无氧条件下可脱水和水解，再进一步发生脱羧、脱水而生成糠醛，以致氧化聚合而呈色。这是维生素 C 及制剂在储存中变色的主要原因。所以本品应密闭避光保存，配制注射液时，应使用二氧化碳饱和的注射用水，pH 控制在 5.0～6.0 之间，并加入 EDTA-2Na 和焦亚硫酸钠或半胱氨酸等作为稳定剂，此外，还需通入二氧化碳或氮气等惰性气体置换安瓿液面上的空气。

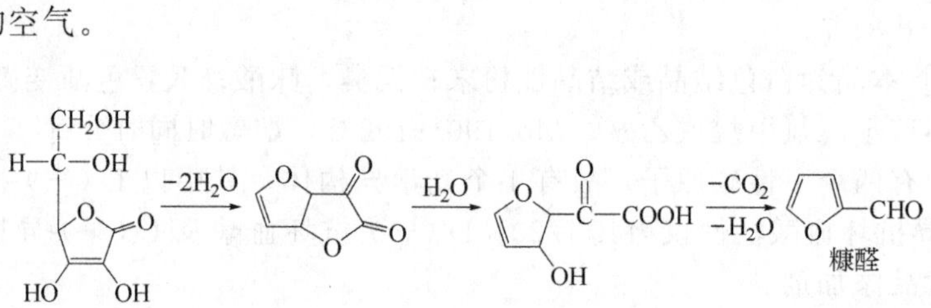

糠醛

取本品 0.2g，加水 10mL 溶解后，分成二等份，在一份中加硝酸银试液 0.5mL，即生成银的黑色沉淀；在另一份中，加二氯靛酚钠试液 1～2 滴，试液的颜色即消失。

[合成] 本品用生物发酵法制得。以 D-山梨醇为原料，经黑醋酸菌生物氧化，生成 L-山梨糖，经假单胞菌生物氧化，生成 2-氧-L-古洛糖酸，再经烯醇化及内酯化，即得维生素 C。

[代谢] 维生素 C 绝大部分在体内经代谢分解成草酸或与硫酸结合生成抗坏血酸-2-硫酸由尿排出；另一部分可直接由尿排出体外，维生素 C 在体内的活性形式是抗坏血酸。

M15-2
维生素 C 的
鉴别实验

草酸　　　　　　　　　　　　　　坏血酸-2-硫酸

[药理及临床作用] 本品临床用于坏血病的预防及治疗，用于肝硬化、急性肝炎和砷、铅等慢性中毒时肝脏损伤的辅助治疗。大剂量维生素 C 可用于克山病患者发生心源性休克的治疗。本品也可用于贫血、过敏性皮肤病，还可用于高脂血症、感冒和癌症的辅助治疗。

习 题

一、选择题

1. 下列哪个维生素本身不具有生物活性，进入机体后代谢才有活性？（　　　）

A. 维生素 B_1　　　　　　B. 维生素 D_3　　　　　　C. 维生素 K_3

D. 维生素 A　　　　　　　E. 维生素 E

2. 维生素 A 立体异构体中活性最强的异构体为（　　　）。

A. 全反式　　　　　　　　B. 9-顺式　　　　　　　　C. 13-顺式

D. 9,13-顺式　　　　　　　E. 11,13-顺式

3. 活性维生素 D_3 为（　　　）。

A. 1α,25-二羟基维生素 D_3　　B. 4-羟基维生素 D_3　　　C. 9-羟基维生素 D_3

D. 5-羟基维生素 D_3　　　　　　E. 20-羟基维生素 D_3

4. 可用于抗佝偻病的维生素是（　　　）。

A. 维生素 A　　　　　　　B. 维生素 B　　　　　　　C. 维生素 C

D. 维生素 D　　　　　　　E. 维生素 E

5. 下述维生素又称抗坏血酸的是（　　　）。

A. 维生素 A　　　　　　　B. 维生素 B　　　　　　　C. 维生素 C

D. 维生素 D　　　　　　　E. 维生素 E

6. 在水溶液中维生素 C 以何种形式稳定？（　　　）

A. 2-酮式　　　　　　　　B. 3-酮式　　　　　　　　C. 4-酮式

D. 酮醇式　　　　　　　　E. 烯醇式

7. 维生素 B_1 在碱性水溶液中可被氧化成为具有荧光的化合物为（　　　）。

A. 核黄素　　　　　　　　B. 感光黄素　　　　　　　C. 光化色素
D. 硫色素　　　　　　　　E. 甲基核黄素

8. 可溶于水的脂溶性维生素是（　　　）。
A. 维生素 A　　　　　　　B. 维生素 D_2　　　　　　C. 维生素 E
D. 维生素 K_3　　　　　　E. 维生素 D_3

9. 能用于油溶性药物抗氧剂的维生素是（　　　）。
A. 维生素 A　　　　　　　B. 维生素 B　　　　　　　C. 维生素 C
D. 维生素 D　　　　　　　E. 维生素 E

10. 与甾体的结构比较相近的一类维生素是（　　　）。
A. 维生素 A　　　　　　　B. 维生素 B_1　　　　　　C. 维生素 C
D. 维生素 D_2　　　　　　E. 维生素 E

二、简答题

1. 维生素 C 在制备成注射剂时需要采取哪些措施以增加其稳定性？
2. 哪些维生素可作抗氧剂？为什么？
3. 维生素 K_3 注射剂遇酸性或碱性药物出现沉淀的原因是什么？
4. 为什么要将维生素 A 和维生素 E 制成酯类化合物？
5. 为什么不能用亚硫酸氢钠作为维生素 B_1 的抗氧剂？

三、名词解释

1. 维生素　　2. 水溶性维生素　　3. 脂溶性维生素

习题答案（部分）

一、选择题

1. B；2. A；3. A；4. D；5. C；6. E；7. D；8. D；9. E；10. D

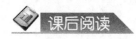课后阅读

维生素的发现

　　维生素也称维他命，是维持人体正常代谢机能所必需的一类微量有机物质。人体中如果缺少维生素，就会患各种各样的疾病。那么维生素是怎么被人们发现的呢？在这个过程中人类付出了多少代价？维生素的发现有一个漫长的历程。

　　人类对维生素的认识始于 3000 多年前。当时古埃及人发现一些食物可以治愈夜盲症，虽然他们并不清楚食物中什么物质起了医疗作用，但这是人类对维生素最早的朦胧认识。中国早在公元前 2600 年就有关于脚气病的记载，后来认识到这是一种食米地区的病，并可用谷皮煎汤防治脚气病。

　　1519 年，葡萄牙航海家麦哲伦率领的远洋船队从南美洲东岸向太平洋进发。3 个月后，有的船员牙床破了，有的船员流鼻血，有的船员浑身无力，待船到达目的地时，原来的 200 多人，活下来的只有 35 人，人们对此找不出原因。

　　1734 年，在开往格陵兰的海船上，有一个船员得了严重的坏血病，当时，这种病无法医治，其他船员只好把他抛弃在一个荒岛上。这名船员苏醒过来后，用野草充饥，几天后他的坏血病竟不治而愈了。而诸如此类的坏血病，曾夺去了几十万英国水手的生命。1747 年英国海军军医林德总结了前人的经验，建议海军和远征船队的船员在远航时要多吃些柠檬，他的意见被采纳，人们从此未曾大量发生过坏血病。但那时还不知柠檬中的什么物质对坏血病有抵抗作用。直到一百年后的 1932 年，科学家们终于从柠檬中分离出这种神奇的物质——维生素 C，并命名为抗坏血酸。

在 17 世纪末和 18 世纪时，人们逐渐认识到夜盲症和佝偻病与日常缺乏的某种食物有关。古希腊、罗马和阿拉伯人发现肝脏可治疗夜盲症。

1881 年，科学家 Lunin 发现，仅含蛋白质（乳蛋白）、碳水化合物、脂肪、食盐和水分的物质，还不能满足动物和人体的需要，他猜想动物和人体也许还需要某些少量未知物种。

为了更确切地知道某些营养物质对动物肌体（尤其是人类）的作用，很多研究人员在 1890 年开始利用动物进行试验，他们首先用去皮的大米作为鸡的主要食物，发现会诱发多神经炎（这种病与人的脚气病相似）。如果喂没有去皮的稻米，或者去皮稻米和米糠一起喂养动物，则不会出现这种情况，而且可以治疗该病。这个试验结果表明，在米糠中，有一种人体必需的营养物质，脚气病的病因就是缺乏这种营养物质。直到 1911 年，波兰科学家 Funk，经过千百次的试验，终于从米糠中提取出一种能够治疗脚气病的白色物质。1912 年，Funk 证明该化学物质为胺类，并将其命名为 Vitamine（维持生命的胺类物质）。但后来发现维生素并不都是胺类，因此，1920 年科学家 Drummond 将其改为 Vitamin（维他命），也称维生素。

随着时间的推移，越来越多的维生素种类被人们认识和发现，维生素成了一个大家族。人们把它们排列起来以便于记忆，维生素按 A、B、C 一直排列到 L、P、U 等几十种。

第十六章

抗生素

古时候，我们的祖先就有豆腐霉素治疗疮的记录。数世纪前，欧洲、南美也有用发霉的面包治疗溃疡、肠道感染的习惯。1928 年，英国细菌学家 Fleming 报告当葡萄球菌培养的平板上污染了青霉菌以后，有部分溶解葡萄球菌落的现象。1940 年，Florey 和 Chain 联合有关的基础和临床研究结果，发现了可以供临床使用的青霉素。

抗生素（Antibiotics）是某些微生物的代谢产物或合成的类似物，在小剂量的情况下能抑制微生物的生长和存活，而对宿主不会产生严重的毒性，其发展起源于 19 世纪 40 年代青霉素的临床应用。

在临床应用上，大多数抗生素具有抑制病原菌生长的作用，用于治疗细菌感染性疾病。除了抗感染的作用外，某些抗生素，还具有抗肿瘤活性，用于肿瘤的化学治疗；有些抗生素还具有免疫抑制和刺激植物生长的作用。所以抗生素不仅应用于医疗，而且还应用于农业、畜牧和食品工业方面。本章主要介绍用于细菌感染疾病治疗中常用的抗生素。

抗生素的来源主要有微生物合成、全合成及半合成。

抗生素的种类繁多、结构复杂。有关抗生素的分类方法有很多种，但还没有哪种分类被普遍采用。比如，按来源分类，抗生素可分为三类：①天然抗生素（Natural Antibiotics），通过微生物发酵，从培养液中提取获得，是我国抗生素的主要来源；②半合成抗生素（Semisynthetic Antibiotics），通过对天然抗生素的基本化学结构进行改造得到；③全合成抗生素（Fully synthetic Antibiotic），数量比较少。按化学结构可分为：①β-内酰胺类抗生素（β-Lactam Antibiotics），如青霉素、头孢菌素；②四环素类（Tetracyclines），如四环素、金霉素、土霉素；③氨基糖苷类（Aminoglycosides），如链霉素、卡那霉素、庆大霉素；④大环内酯类（Macrolides），如红霉素；⑤氯霉素类（Chloramphenicols），如氯霉素。

抗生素杀菌或抑菌的作用机制大致有：①抑制细菌细胞壁的合成，如青霉素类和头孢菌素类；②与细胞膜相互作用，如多黏菌素和短杆菌素；③抑制细菌蛋白质的合成，如氨基糖苷类和四环素类；④抑制核酸的转录和复制。

细菌对抗生素的耐药机制大致有：①使抗生素分解或失去活性；②使靶点发生改变；③细胞特性的改变；④细菌产生药泵将进入细胞的抗生素泵出细胞。

小知识

抗生素的发现意义

在抗生素被发现以前，人类文明的进程不时地被重复爆发的毁灭性流行病所打断。中世纪时期，欧洲人口因为黑死病的爆发而急剧下降，当时人类不了解传染病发生的根源，因此并不知道如何防治此类疾病。直到 1929 年英国医生 Robert Fleming 发现青霉菌可以抑制其周围共生细菌的生长，改变了整个人类。随后 20 年里，Florey、Chain 等分别从青霉菌中分离纯化出青霉素并在临床上取得了巨大成功。

第一节　β-内酰胺类抗生素

β-内酰胺类抗生素（β-Lactam Antibiotics）是指分子中含有由四个原子组成的 β-内酰胺环的抗生素。β-内酰胺环是该类抗生素发挥生物活性的必需基团，在和细菌作用时，β-内酰胺环开环与细菌发生酰化作用，抑制细菌的生长。而同时由于 β-内酰胺是由四个原子组成，其分子张力比较大，使其化学性质不稳定易发生开环导致失活。

β-内酰胺类抗生素分为经典的和非经典的，经典的 β-内酰胺类抗生素主要包括青霉素类和头孢菌素类，非经典的 β-内酰胺类抗生素包括头霉素类、碳青霉烯类、单环 β-内酰胺类、β-内酰胺酶抑制等。

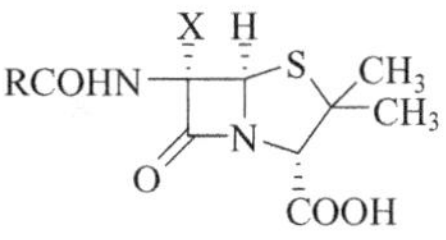

青霉素类　　　　头孢菌素类

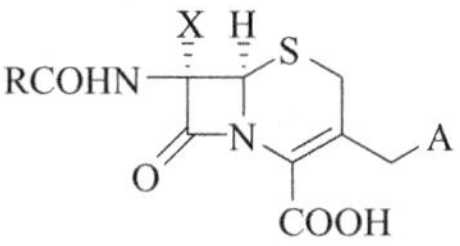

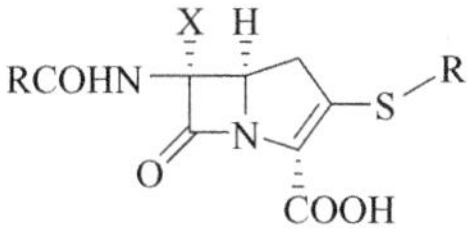

碳青霉烯类 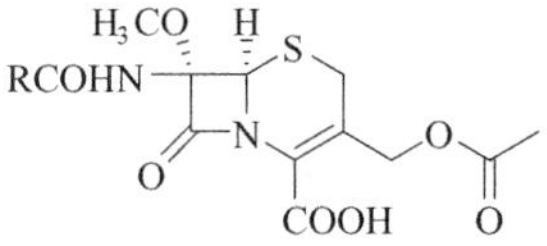　　　头霉素类 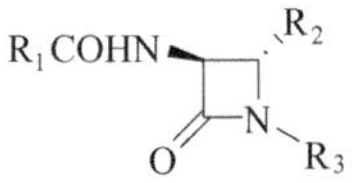　　　单环β-内酰胺类

其基本母核为：

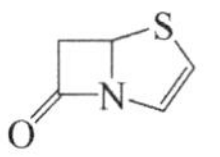

青霉烯 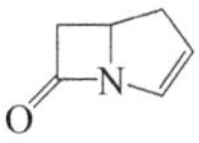　　碳青霉烯 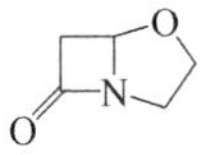　　氧青霉烷 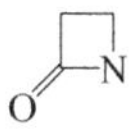　　单环β-内酰胺

β-内酰胺类抗生素有以下结构特征：都有一个四元的 β-内酰胺环，除单环 β-内酰胺抗生素外，β-内酰胺环都与另一个五元环或六元环相稠合，稠合环不共平面，青霉素沿 N1-C5 轴折叠，头孢菌素沿 N1-C6 轴折叠；与 β-内酰胺环稠合的环上都有一个羧基；β-内酰胺环羧基 α-碳上大都有一个酰胺基侧链。

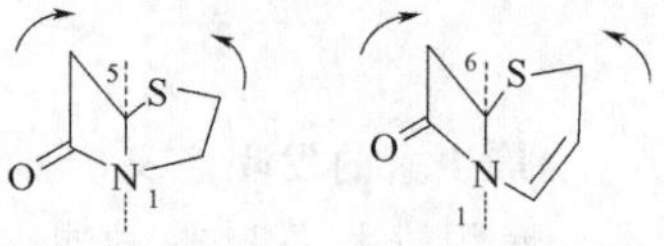

β-内酰胺类抗生素抗菌活性与旋光性密切相关，青霉素类的绝对构型为 2S、5R、6R，头孢类的绝对构型为 6R、7R。

一、天然青霉素及半合成青霉素类

天然青霉素是从霉菌属的青霉菌发酵液中提取得到的，半合成青霉素则是在 6-氨基青霉烷酸（6-APA）上接上适当的侧链获得的。

（一）天然青霉素

天然青霉素从青霉素培养液和头孢菌素发酵液中得到，共七种，其中苄青霉素（又称青霉素 G）因作用强且产量最高、具有临床应用价值，成为第一个临床应用的抗生素。

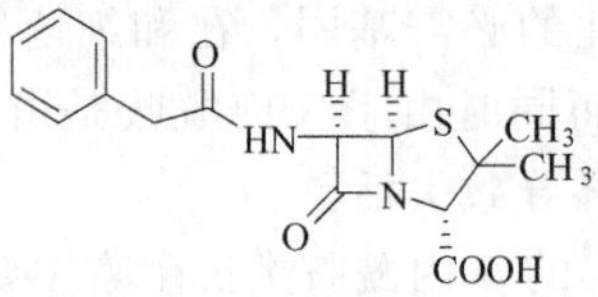

青霉素G

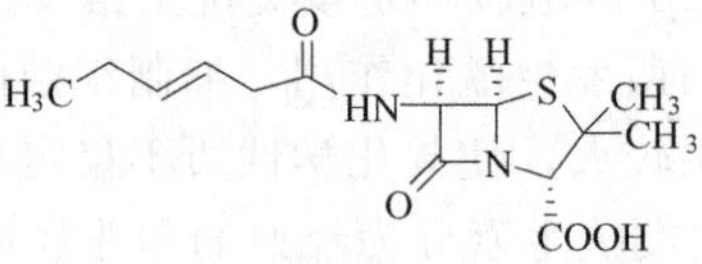

青霉素F

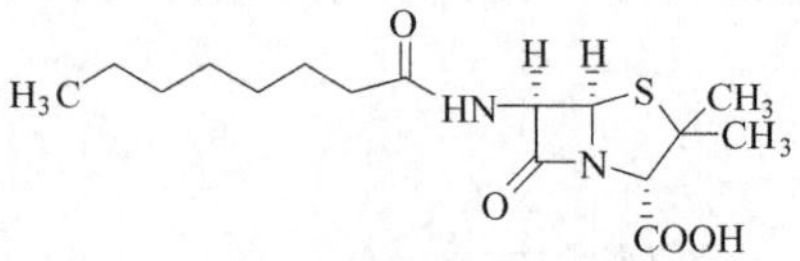

青霉素K

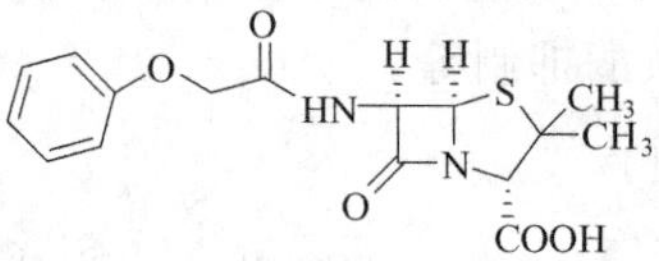

青霉素V

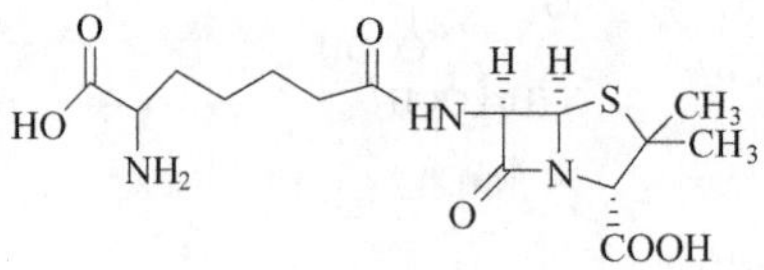

青霉素N

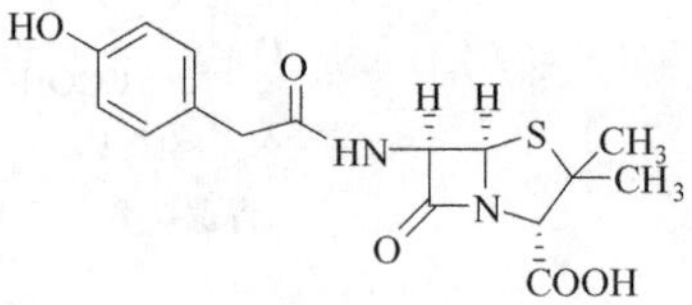

青霉素X

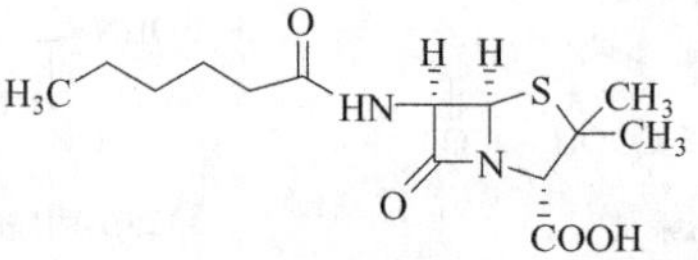

双氢青霉素F

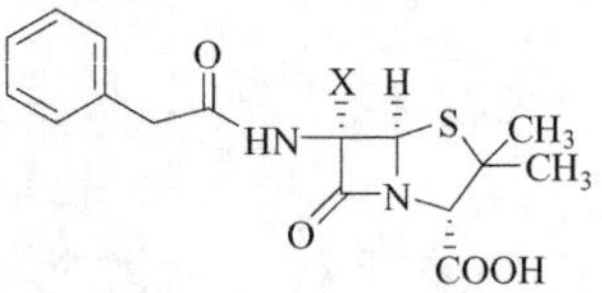

[通用名] 青霉素 G；Benzylpenicillin。

[化学名]（2S，5R，6R）-3,3-二甲基-6-(2-苯乙酰氨基)-7-氧代-4-硫杂-1-氮杂双环[3.2.0]-庚烷-2-甲酸。

[CAS 号] 61-33-6。

[理化性质] 青霉素为有机酸，不溶于水，可溶于有机溶剂，临床上常用其钠（或钾）盐。青霉素钠（或钾）盐为白色结晶性粉末，味微苦，有引湿性。

青霉素结构中含有的 β-内酰胺环为结构中最不稳定的部分，在酸、碱条件下或 β-内酰胺酶存在下，均易发生水解开环而失去抗菌活性。

① 不耐酸　青霉素 G 在强酸或二氯化汞条件下发生裂解，生成青霉酸和青霉醛酸。青霉醛酸不稳定，释放出二氧化碳，生成青霉醛。

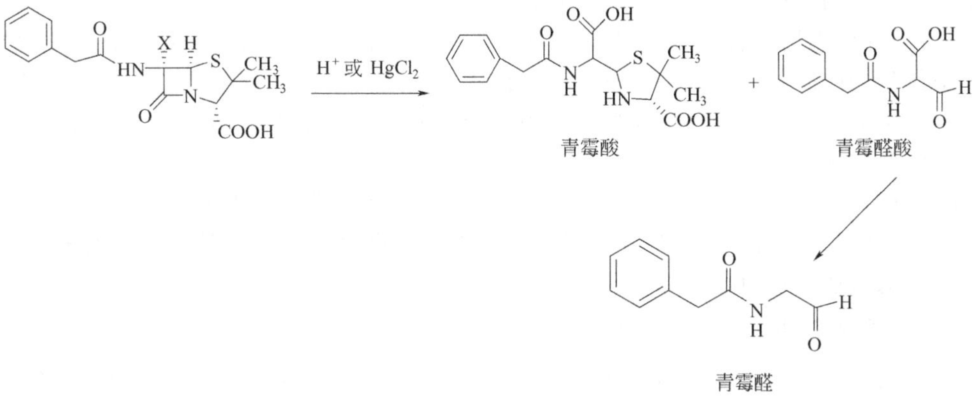

在稀酸溶液中（pH＝4.0）、室温条件下，侧链上羰基氧原子上的孤对电子可作为亲核试剂进攻 β-内酰胺环，生成中间体，再经重排生成青霉二酸，青霉二酸可经进一步分解生成青霉胺和青霉醛。

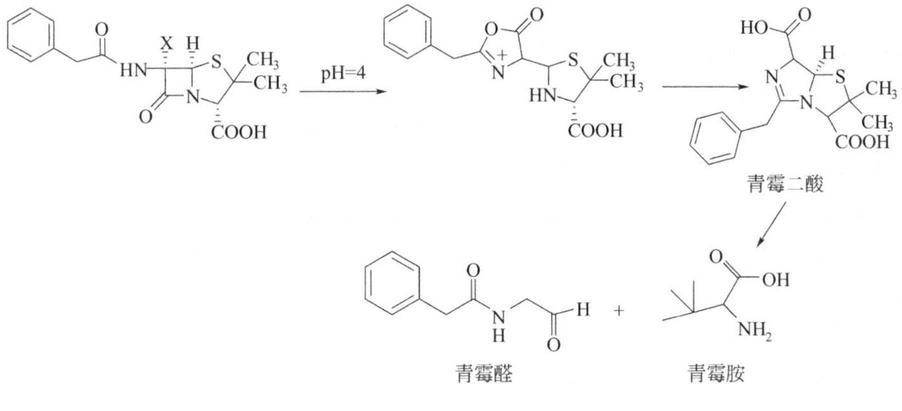

② 不耐碱、不耐酶。在碱性条件或酶的作用下，碱性基团或酶中亲核性基团可向 β-内酰胺环进攻，生成青霉酸。青霉酸加热时易失去二氧化碳，生成青霉噻唑酸，遇二氯化汞后，青霉噻唑酸进一步分解生成青霉胺和青霉醛。

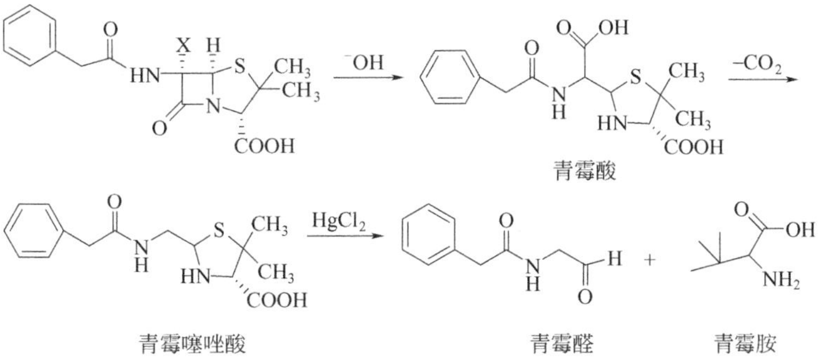

由于胃酸会导致青霉素 G 的 β-内酰胺环开环和侧链水解失去活性，故青霉素 G 不能口服给药，只能注射给药，常用其钠盐或钾盐。由于其水溶液在室温下易分解，故应制成粉针剂，注射前新鲜配制。

青霉素 G 体内作用时间短，每天至少注射两次。长期使用过程中，细菌逐渐产生一些分解酶，如 β-内酰胺酶，使其产生耐药性。

［药理及临床作用］青霉素对哺乳动物无影响，选择性高，对革兰氏阳性菌的活性高，特别是对繁殖期敏感菌有强大的杀菌作用，抗菌谱较窄。临床主要用于敏感菌引起的各种急性感染，如肺炎、支气管炎、脑膜炎、心内膜炎、腹膜炎、脓肿、败血症、乳腺炎、淋病、梅毒、白喉及中耳炎等。

［不良反应］过敏反应是青霉素类最常见的不良反应，其过敏性休克的发生率为0.5‰~1‰。其余不良反应还有神经毒性、赫氏反应和局部刺激性反应。临床出现青霉素过敏性休克时，治疗的首选药物为肾上腺素。

（二）半合成青霉素

青霉素类化合物的母核是由 β-内酰胺环和五元的氢化噻唑环骈合而成的，两个环的张力都比较大，另外青霉素 G 结构中 β-内酰胺环中羰基和氮原子的孤对电子不能共轭，易受到亲核性或亲电性试剂的进攻，使 β-内酰胺环破裂。因此青霉素 G 存在抗菌谱窄、不耐酸、不耐酶、过敏反应发生率高等缺点，使其在临床应用上受到较大限制，因此研究人员通过对青霉素的母核 6-氨基青霉烷酸（6-APA）进行化学结构改造，得到半合成青霉素。根据半合成青霉素的特点，可将其分为耐酸半合成青霉素、耐酶半合成青霉素及广谱半合成青霉素。半合成青霉素均与青霉素有交叉过敏反应。

1. 耐酸半合成青霉素

青霉素 G 因易受亲电试剂的进攻，故口服无效。天然青霉素中的青霉素 V 可以口服，不易被胃酸破坏，这说明青霉素 V 具有耐酸性质，虽然其抗菌活性低于青霉素 G，但它的耐酸性质值得关注。比较其结构与青霉素 G 的异同，其仅在 6 位侧链酰胺的 α 位碳原子多一个电负性较强的氧原子，降低了羰基上的电子云密度，从而阻止了侧链羰基电子向 β-内酰胺环的转移，增加了药物对酸的稳定性。根据此原理研究人员设计合成了在酰氨基 α 位引入含 O、N、X 等电负性大的原子的衍生物，如非奈西林（Phenethicillin）、丙匹西林（Propicillin）、阿度西林（Azidocillin）。

青霉素V

青霉素G

非奈西林

丙匹西林

阿度西林

耐酸青霉素的结构特点：6-位侧链上有吸电性的取代基，如 O、N 等电负性原子。

2. 耐酶半合成青霉素

青霉素类药物产生耐药性的主要机制是细菌产生 β-内酰胺酶，使青霉素的 β-内酰胺环开环破裂。在研究半合成青霉素的过程中，人们发现三苯甲基青霉素对 β-内酰胺酶稳定，设想可能是由于三苯甲基有较大的空间位阻，阻止了化合物与酶活性中心的结合。又由于空间阻碍限制酰胺侧链 R 与羧基间的单键旋转，从而降低了青霉素分子与酶活性中心作用的适应性，加之 R 基比较靠近 β-内酰胺环，也可能对其有保护作用。

三苯甲基青霉素   甲氧西林

苯唑西林（Oxacillin）是利用生物电子等排原理发现的。人们以异噁唑取代甲氧西林（Meticillin）的苯环，同时在 C3 和 C5 分别以苯基和甲基取代，便得到苯唑西林，其中苯基兼有吸电子和空间位阻的作用。这类侧链含有苯甲异噁唑环的青霉素的发现，是耐酶青霉素的一大进展，这类化合物不仅能耐酶，还能耐酸，抗菌作用也比较强。同类药物还有氯唑西林（Cloxacillin）。

苯唑西林   氯唑西林

耐酶青霉素的结构特点：侧链上有较大的取代基，占用较大的空间。

3. 广谱青霉素

青霉素 G 对革兰阳性菌有较强的抑制作用，但对革兰阴性菌作用弱。天然青霉素 N 对革兰阳性菌作用弱，但对革兰阴性菌作用较强。比较其化学结构，发现两者仅是侧链不同，青霉素 N 的侧链含有的 α-氨基改变了整个分子的极性，使其容易透过细菌的细胞膜，扩大了抗菌谱。据此人们合成了氨苄西林（Ampicillin），发现它对阳性、阴性菌都有效。之后研究人员用羧基和磺酸基等极性基团代替氨基，得到羧苄西林（Carbenicillin）和磺苄西林（Sulbenicillin），抗菌谱得到了扩大，它们除对革兰阳性菌和革兰阴性菌有效外，对铜绿假单胞菌和变形杆菌也有较强的作用。

氨苄西林耐酸，但口服效果差，只有注射剂在临床上使用。为解决口服问题，人们在氨苄西林苯环的 4 位引入羟基，于是得到阿莫西林（Amoxicillin），口服吸收好。

广谱青霉素的结构特点：侧链上有极性基团取代。

青霉素N   青霉素G

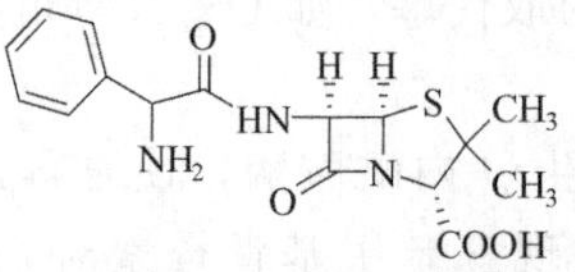

氨苄西林

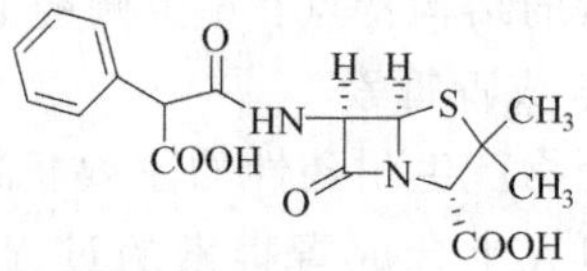

羧苄西林

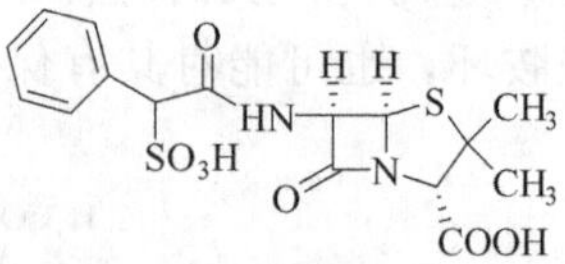

磺苄西林

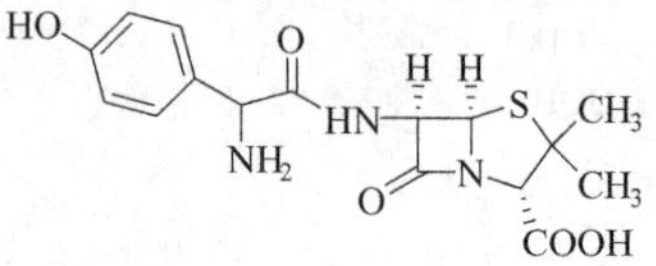

[通用名] 阿莫西林；Amoxicillin。

[化学名] （2S，5R，6R）-3,3-二甲基-6-[（R）-（-）-2-氨基（4-羟基苯基）乙酰氨基]-7-氧代-4-硫杂-1-氮杂双环[3.2.0]-庚烷-2-甲酸三水合物。

[CAS 号] 26787-78-0。

[理化性质] 本品为白色或类白色结晶性粉末，味微苦。在乙醇中几乎不溶。在水中（1mg/mL）比旋度为+290°～+310°。

本品的侧链为对氨基苯甘氨酸，有一个手性碳原子，临床用其右旋体，其构型为 R-构型。化学结构中含有酸性的羧基、弱酸性的酚羟基和碱性的氨基，因此为酸碱两性。其水溶液在 pH=6 时比较稳定。

[药理及临床作用] 本品主要用于耐青霉素的葡萄球菌所致的多种感染，如呼吸道感染、心内膜炎、烧伤、骨髓炎、脑膜炎、败血症等。

[不良反应] 本品除易致过敏反应外，不良反应还偶有轻度上腹部不适、腹泻、食欲减退、恶心、呕吐等。

β-内酰胺抗生素在临床使用时，对某些病人易引起过敏反应，严重时会导致死亡。β-内酰胺抗生素的过敏原有外源性和内源性，外源性过敏原主要来自 β-内酰胺抗生素在生物合成时带入的残留量的蛋白多肽类杂质；内源性过敏原可能来自于生产、贮存和使用过程中 β-内酰胺环开环自身聚合生成的高分子聚合物。

青霉素类药物的构效关系：

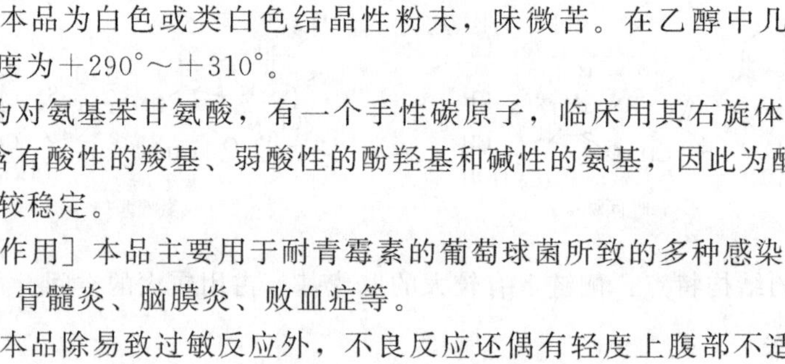

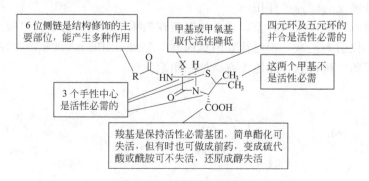

青霉素类抗生素过敏原的主要抗原决定簇是青霉噻唑基，由于不同侧链的青霉素都能形成相同结构的抗原决定簇青霉噻唑基，因此青霉素类抗生素之间能发生强烈的交叉过敏反应。

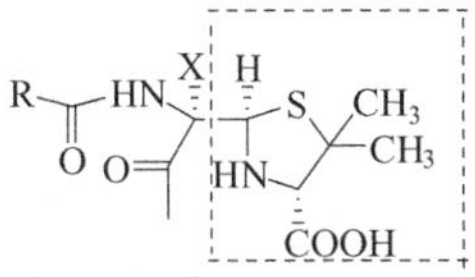

抗原决定簇　青霉噻唑基

半合成青霉素衍生物的化学合成方法：以青霉素 G 为原料，经青霉素酰化酶（Penicillin Acylase）进行酶解，生成 6-氨基青霉烷酸（6-APA），它是半合成青霉素的主要中间体。得到 6-APA 后，再与相应的侧链酸进行缩合。

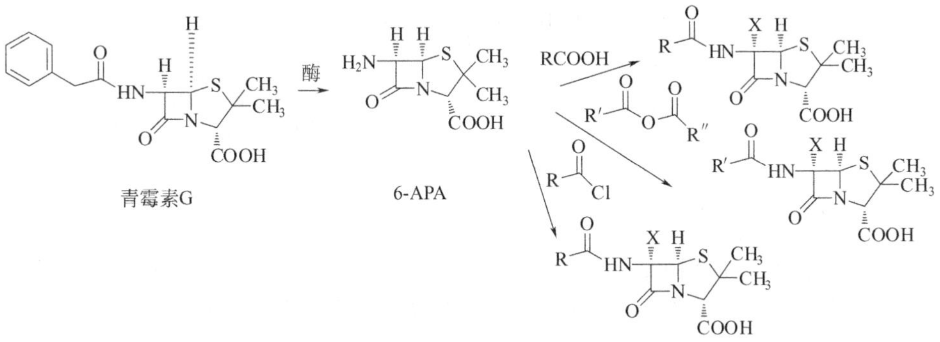

青霉素G　　　　　　6-APA

二、头孢菌素类

头孢菌素类包括天然头孢菌素和半合成头孢菌素。天然头孢菌素是从菌种发酵制备的，半合成头孢菌素是以 7-氨基头孢烷酸（7-ACA）和 7-氨基去乙酰氧基头孢烷酸（7-ADCA）为原料制备得到的。

（一）天然头孢菌素

天然头孢菌素中的头孢菌素 C 虽然抗菌活性低，但具有抗菌谱广、毒性小、与青霉素无交叉过敏、对酶稳定等优点。

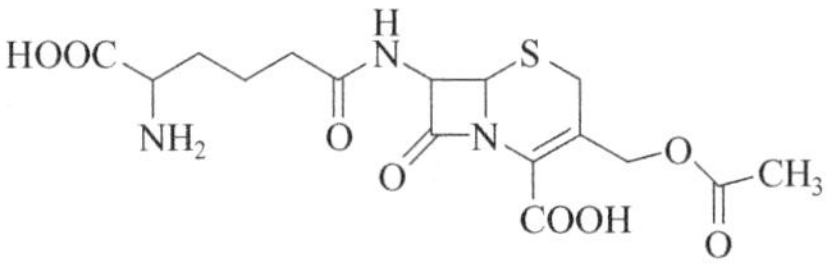

头孢菌素C

头孢菌素 C 为亲水性侧链 D-α-氨基己二酸与 7-氨基头孢烷酸（7-ACA）缩合而成，7-ACA 是其抗菌活性的基本母核，该母核由四元的 β-内酰胺环与六元的氢化噻嗪环骈合而成。由于"四元环骈六元环"的稠合体系受到的环张力比青霉素母核的"四元环骈五元环"体系的环张力小，结构中 C2-C3 的双键可与 N1 的未共用电子对共轭。因此，头孢菌素比青霉素更稳定。但是头孢菌素 C3 位乙酰氧基和 C2-C3 双键以及 β-内酰胺环形成了一个较大的共轭体系，当受到亲核试剂对 β-内酰胺羰基的进攻时，C3 位乙酰氧基是一个较好的离去基团，可带着负电荷离去，导致 β-内酰胺环开环，从而使头孢菌素失活。

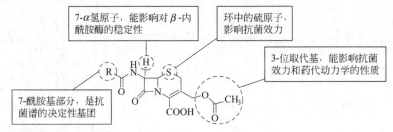

头孢菌素 C3 位的乙酰氧基进入体内后，也易被体内的酶水解，而代谢失活。这也是头孢菌素类药物活性降低的最主要原因。为增加头孢菌素类药物的稳定性，可考虑从改变 C7 位侧链和 C3 位取代基着手。

（二）半合成头孢菌素

头孢菌素 C 的结构较青霉素稳定，在其基本母核 7-ACA 的基础上进行结构改造，可得到不同作用特点的半合成头孢菌素类药物。从头孢菌素的结构出发，可进行结构改造的位置如下：

7-α 氢原子，能影响对 β-内酰胺酶的稳定性

环中的硫原子，影响抗菌效力

3-位取代基，能影响抗菌效力和药代动力学的性质

7-酰胺基部分，是抗菌谱的决定性基团

头孢菌素类药物具有抗菌谱广、杀菌力强、耐酸、耐酶、过敏反应少等优点，发展很快，根据其抗菌谱、抗菌强度、对 β-内酰胺酶的稳定性及对肾毒性大小、临床应用先后的不同，可分为四代。

（1）第一代头孢菌素　第一代头孢菌素主要有以下药物：

头孢噻吩

头孢匹林

头孢唑啉

头孢噻啶

第一代头孢菌素抗菌谱较窄，对革兰阳性菌抗菌活性高，强于第二代和第三代头孢菌素；对革兰阴性菌抗菌活性差，不如第二代和第三代头孢菌素；对铜绿假单孢菌、耐药肠杆菌和厌氧菌无效，可被金葡菌产生的 β-内酰胺酶所破坏。对肾脏有一定的毒性。

（2）第二代头孢菌素　第二代头孢菌素主要有以下药物：

头孢呋辛

头孢尼西

第二代头孢菌素与第一代头孢菌素在化学性质方面没有明显的区别，但对多数 β-内酰胺酶稳定，抗菌谱较第一代广，对革兰阴性菌的作用较第一代强，但抗革兰阳性菌的作用则较第一代低。

（3）第三代头孢菌素　第三代头孢菌素主要有以下药物：

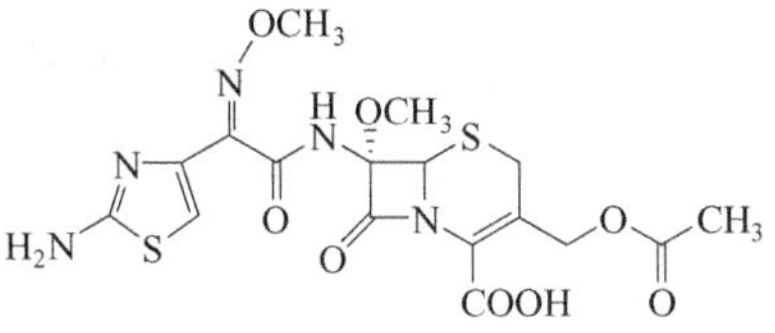

头孢噻肟

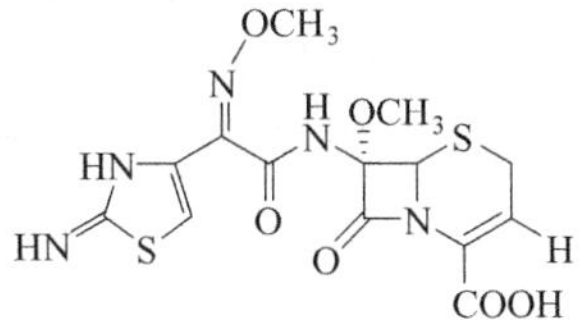

头孢唑肟

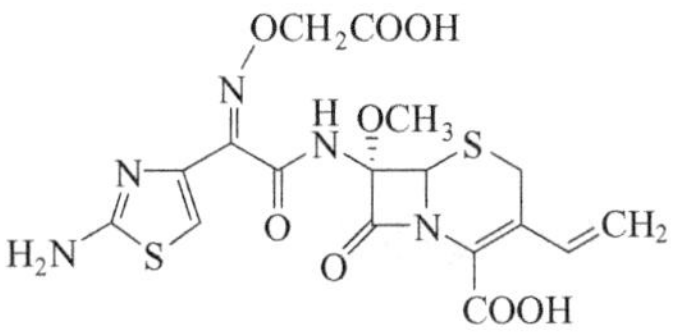

头孢克肟

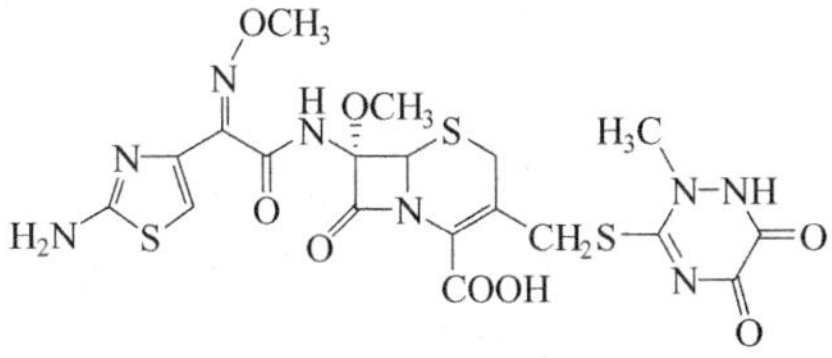

头孢曲松

第三代头孢菌素类药物抗菌谱广，对革兰阳性菌的抗菌活性大多低于第一代和第二代；对革兰阴性菌的抗菌活性明显优于第一代和第二代，部分品种对铜绿假单胞和厌氧菌也有抗菌作用。主要用于治疗尿路感染以及危及生命的脑膜炎、败血症、肺炎等严重感染。新生儿脑膜炎和肠杆菌科细菌所致的成人脑膜炎须选用头孢曲松（Ceftriaxone）等。头孢曲松也可作为治疗伤寒的首选药物。

（4）第四代头孢菌素　第四代头孢菌素主要有如下药物：

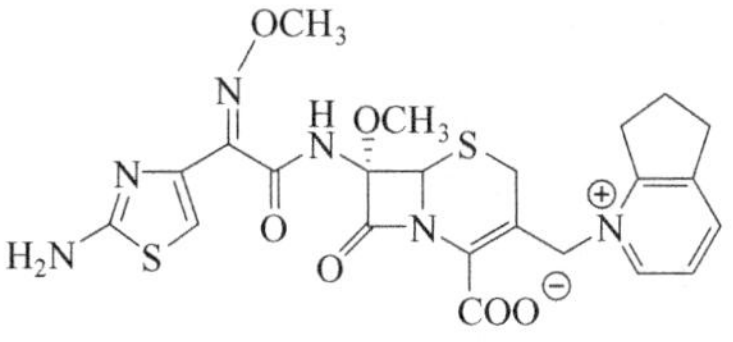

头孢匹罗

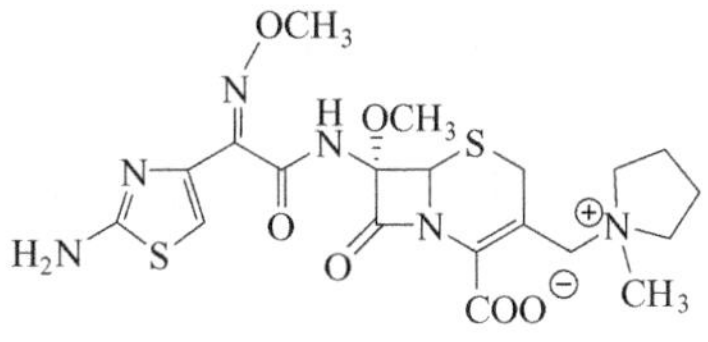

头孢吡肟

第四代头孢菌素的3位含有正电荷的季铵基团，正电荷使药物能更快地透过革兰阴性杆菌的外膜，而且对青霉素结合蛋白有更高的亲和力，对细菌的 β-内酰胺酶更稳定，与第三代品种相比，增强了抗革兰阳性菌活性，特别对链球菌、肺炎链球菌等有很强的活性。

随着对头孢菌素的研究不断发展，新概念的第五代头孢菌素也相继问世。第五代头孢菌素保持了第三代的特点，扩大了抗菌谱，增强了对耐药菌株的作用能力。

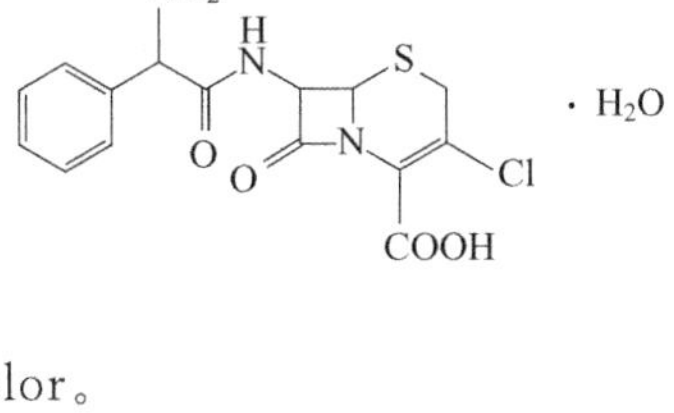

[通用名] 头孢克洛；Cefaclor。

[化学名]（6R，7R）-3-氯-7-[（R）-2-氨基-2-苯乙酰氨基]-8-氧代-5-硫杂-1-氮杂双环[4.2.0]-辛-2-烯-2-甲酸水合物。

[CAS 号] 53994-73-3。

[理化性质] 本品为白色结晶性粉末,水溶液在 pH 2.5～4.5 时较稳定。无臭,有引湿性。在水中易溶,在甲醇中略溶,在乙醇中极微溶,在丙酮和乙酸乙酯中不溶。本品为 3 位氯原子取代,并将氨苄西林的侧链引入其分子中得到的口服药物。3 位氯的引入,使其对碱和亲核试剂变得稳定,同时,活性提高,药代动力学性质得到改善。

[药理及临床作用] 本品是半合成可口服第二代头孢菌素,用于敏感菌所致的呼吸道、泌尿道、皮肤和软组织感染以及中耳炎等。

[通用名] 头孢噻肟钠;Cefotaxime Sodium。

[化学名] (6R,7R)-3-[(乙酰氧基)甲基]-7-[(2-氨基-4-噻唑基)-(甲氧亚氨基)乙酰氨基]-8-氧代-5-硫杂-1-氮杂双环[4.2.0]-辛-2-烯-2-甲酸钠盐。

[CAS 号] 64485-93-4。

[理化性质] 本品为白色至微黄色结晶,无臭或微有特殊臭。在水中易溶,在乙醇中微溶,在乙醇中微溶,在三氯甲烷中不溶。

头孢噻肟结构中的甲氧肟基通常是顺式构型,顺式异构体的抗菌活性是反式异构体的 40～100 倍。光照会引发构型转化,因此,本品常需避光保存,在临用前加注射用水溶解后立即使用。

头孢噻肟具有氨噻肟侧链,C7 位侧链的甲氧肟基可占据 β-内酰胺羰基位置,阻止酶分子对 β-内酰胺环的接近,使药物耐酶;2-氨基噻唑基可增加药物与细菌青霉素结合蛋白的亲和力,这两个基团的结合使该药物具有耐酶和广谱的特点。

[药理及临床作用] 本品对革兰氏阴性菌(包括大肠杆菌、沙门菌等)的抗菌活性高于第一代及第二代头孢菌素,尤其对大肠杆菌作用强。对大多数厌氧菌有强效抑制作用,用于治疗敏感细菌引起的败血症、化脓性脑膜炎、呼吸道、泌尿道等部位的感染,此外还可用于免疫功能低下、抗体细胞减少等防御功能低下的感染性疾病的治疗。

[不良反应] 不良反应发生率低,常见的有皮疹、药物热、静脉炎、腹泻、恶心、呕吐、食欲不振、碱性磷酸酶或血清氨基转移酶轻度升高、暂时性血尿素氮和肌酐升高,偶见头痛、麻木、呼吸困难和面部潮红,极少数病人可发生黏膜念珠菌病。

(三) 半合成头孢菌素的合成

头孢菌素的半合成方法与青霉素类似,是以 7-氨基头孢烷酸 (7-ACA) 和 7-氨基去乙酰氧基头孢烷酸 (7-ADCA) 为原料,在 C7 和 C3 位接上相应的取代基。

1. 7-ACA 和 7-ADCA 的制备

头孢菌素 C 通过裂解方法得到 7-氨基头孢烷酸 (7-ACA),其裂解方法有二种,化学裂解法和酶水解法。

去乙酰氧基头孢霉烷酸（7-ADCA）是工业生产上来源较为广泛的青霉素 G 原料，通过保护羧基、氧化、扩环、水解反应的方式来制备。

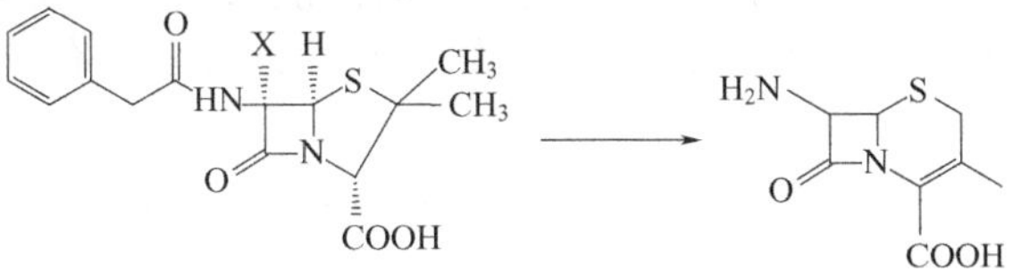

7-ADCA

2. 半合成头孢菌素药物的合成

将 7-ACA、7-ADCA 与相应的酸、酰氯或酸酐进行缩合，可制得各种半合成头孢菌素。

三、非经典的 *β*-内酰胺抗生素及 *β*-内酰胺酶抑制剂

碳青霉烯（如亚安培南）、氧青霉素（如克拉维酸）、青霉烷砜（如舒巴坦、舒他西林）和单环的 *β*-内酰胺抗生素（氨曲南）通常称为非典型的 *β*-内酰胺类抗生素。

亚胺培南（Imipenem）稳定性好，抑酶和抗菌活性均较强，是广谱抗生素，尤其对脆弱杆菌、铜绿假单胞菌有高效。

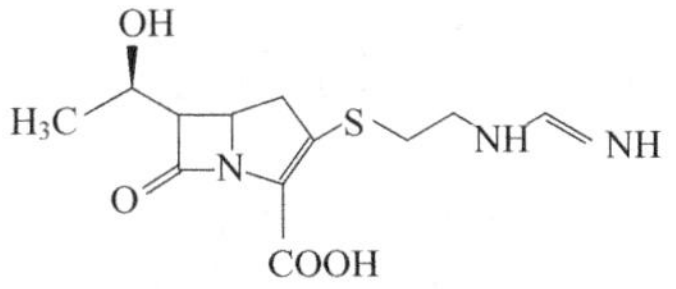

亚胺培南

克拉维酸（Clavulanate Potassium）是从链霉菌得到的非经典的 *β*-内酰胺抗生素，也是第一个用于临床的 *β*-内酰胺酶抑制剂，对革兰阴性菌和革兰阳性菌产生的 *β*-内酰胺酶均有效，常与青霉素类药物联合应用以提高疗效，但单独使用无抗菌活性。临床上使用克拉维酸和阿莫西林组成的复方制剂称为奥格门汀（Augumentin），可使阿莫西林增效 130 倍，用于治疗耐阿莫西林细菌引起的感染。

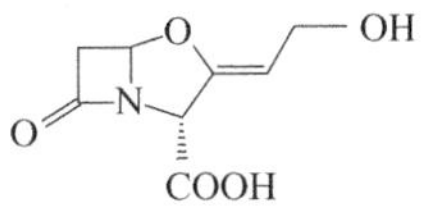

克拉维酸

舒巴坦（Sulbactam）是一种广谱的酶抑制剂，口服吸收差，一般静注给药。它的酶活性比克拉维酸稍差，但化学结构却稳定得多。将氨苄青霉素与舒巴坦以酯键相接得到舒他西林，是一个口服效果良好的前药，到达作用部位后分解出舒巴坦和氨苄青霉素，具有抗菌和抑制 *β*-内酰胺酶的双重作用。

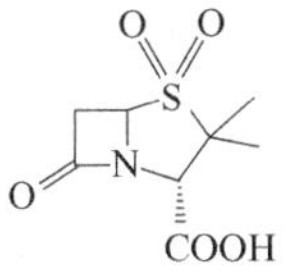

舒巴坦 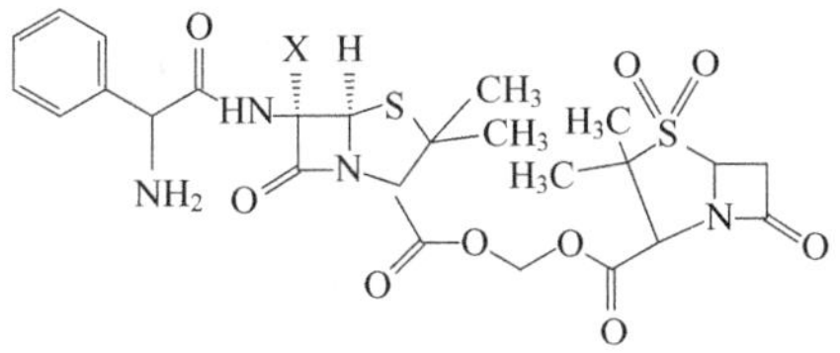　　　　　　　舒他西林

氨曲南（Aztreonam）为第一个全合成的单环 β-内酰胺抗生素，其对革兰阴性菌包括铜绿假单胞菌有很强的活性，对需氧革兰阳性菌和厌氧菌作用都很小，但其对各种 β-内酰胺酶很稳定，可能与 C2 位的 α-甲基的位阻有关。氨曲南能透过血脑屏障，不良反应少。临床用于呼吸道感染、尿路感染、软组织感染和败血症等。氨曲南没有过敏反应，与青霉素类、头孢菌素类不发生交叉过敏。

氨曲南

某些耐药菌能产生一种保护性酶叫 β-内酰胺酶，它会使 β-内酰胺类抗生素在没发挥抗菌作用之前就使抗生素的 β-内酰胺环开环水解从而失活，这是药物产生耐药性的原因。为避免 β-内酰胺类抗生素被 β-内酰胺酶灭活，可采取在药物分子中接上能抗 β-内酰胺酶的结构，如前述的耐酶的青霉素类、头孢菌素类药物。β-内酰胺酶抑制剂则是针对细菌对 β-内酰胺类抗生素耐药的机制而开发出来的一类药物。这类药物对细菌的 β-内酰胺酶有很强的抑制作用，本身也有抗菌作用。

第二节　四环素类抗生素

四环素类抗生素（Eracycline Antibiotics）化学结构中具有氢化并四苯的基本母核，含有酸性的酚羟基和烯醇式羟基及碱性的二甲胺基，因此，该类药物均为两性化合物。这类抗生素广谱、对革兰阴性菌、阳性菌、立克次体、衣原体、支原体等均有抑制作用。

天然四环素由放线菌产生，包括四环素（Tetracycline）、土霉素（Oxytetracycline）和金霉素（Chlortetracycline），其结构特征基本相似，有共同的 A、B、C、D 四个环的基本母核，仅在 5、6、7 位上有不同的取代基。

	R₁	R₂
土霉素	OH	H
金霉素	H	Cl
四环素	H	H

四环素类药物的构效关系如下：

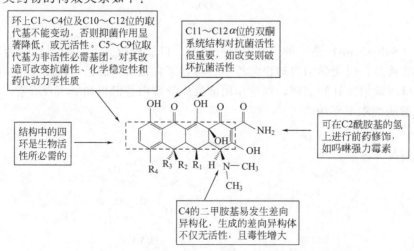

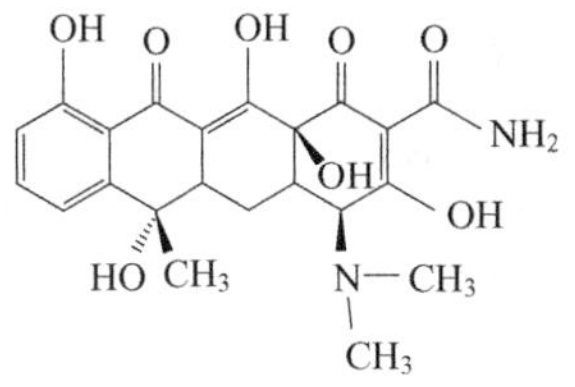

[通用名] 四环素；Tetracycline。

[化学名] 6-甲基-4-(二甲胺基)-3,6,10,12,12α-五羟基-1,11-二氧代-1,4,4α,5,5α,6,11,12α-八氢-2-并四苯甲酰胺。

[CAS 号] 60-54-8。

[理化性质] 本品为黄色结晶性粉末，无臭，味苦，略有引湿性。遇光色渐变深，应避光保存。干燥条件下较稳定，水溶液在酸性及碱性条件下都不稳定，易发生变化。

因结构中含有酸性基团酚羟基、烯醇基和碱性基团二甲胺基，故显酸碱两性，化学等电点为 pH=5，临床上通常用四环素的盐酸盐。

① 酸性条件下不稳定。因四环素类抗生素结构中的 C6 羟基与 C5α 上的氢正好处于反式构型，在酸性条件下有利于发生消除反应。在酸性条件下，四环素类抗生素的 C6 羟基与 C5α 上的氢发生消除反应，生成无活性的橙黄色脱水产物。

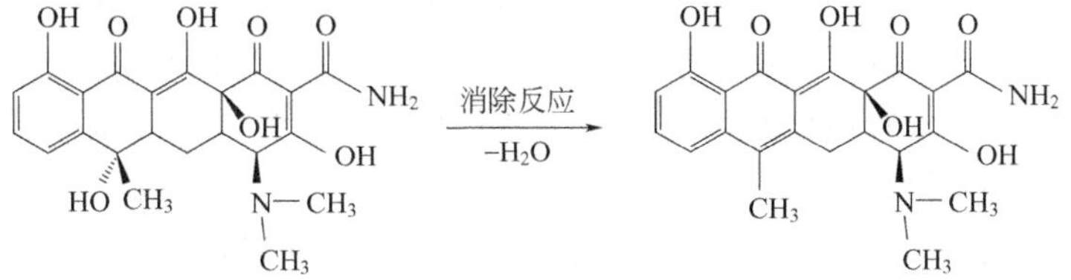

另外，在 pH 2～6 条件下，C4 上的二甲胺基可发生差向异构化，生成差向异构体产物，导致抗菌活性减弱，毒性增加。

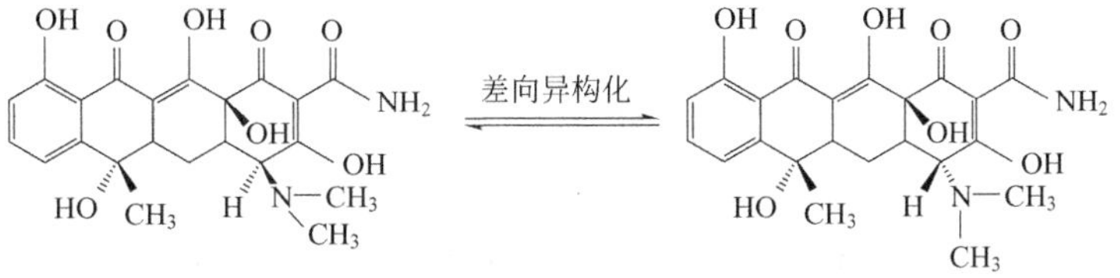

某些阴离子，如磷酸根、枸橼酸根、乙酸根离子的存在，可加速这种异构化反应的进行。结构因素也影响四环素类药物的差向异构化的进行，土霉素中由于 C5 羟基与 C4 二甲胺基之间形成了氢键，C4 的差向异构化反应难于四环素；而金霉素由于 C7 氯原子的空间排斥作用，使 C4 位的差向异构化反应比四环素更易发生。

② 碱性条件下不稳定。在碱性条件下，C6 上的羟基形成氧负离子，向 C11 上的羰基发动分子内亲核进攻，经电子转移，C 环打开，生成具有内酯结构的异构体。

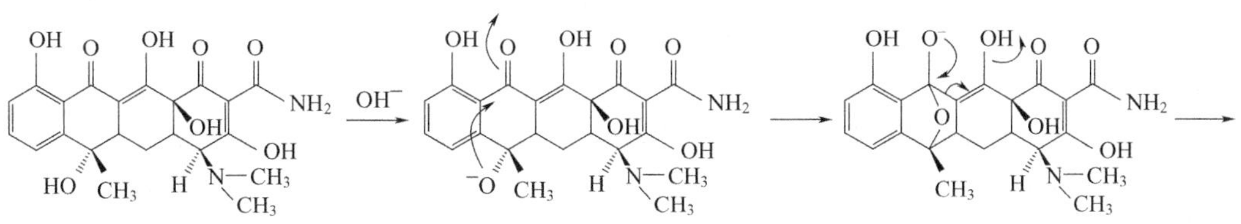

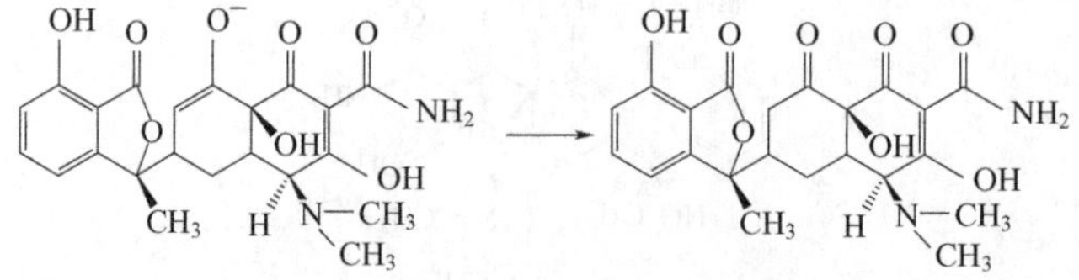

③ 与金属离子的反应。四环素类药物分子中含有许多羟基、烯醇羟基及羧基，在近中性条件下能与多种金属离子形成不溶性螯合物。如与钙离子、镁离子形成不溶性的钙盐或镁盐；与铁离子形成红色络合物，与铝离子形成黄色络合物。

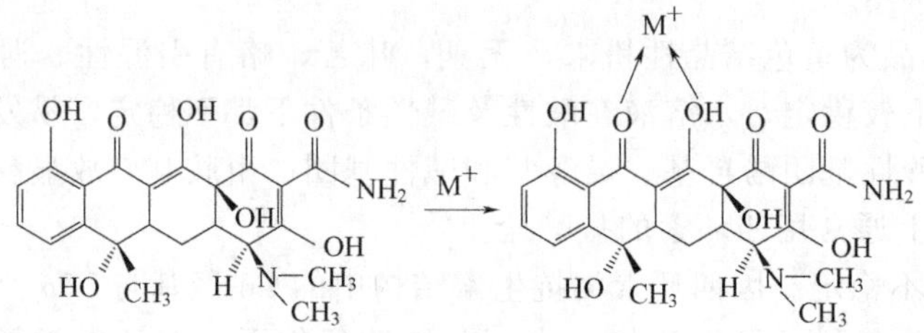

四环素类药物与某些含金属离子的药物和富含钙、铁等金属离子的食物，如与牛奶同服时，会因形成难溶性的络合物，而影响药物的吸收进而影响药物的血药浓度。由于四环素类药物能和钙离子形成络合物，在体内该络合物呈黄色，沉积在骨骼和牙齿上，小儿服用会发生牙齿变黄的现象，孕妇服用后其产儿可能出现牙齿变色、骨骼生长抑制。因此，小儿和孕妇应慎用或禁用此类药物。

[药理及临床作用] 四环素类药物属广谱抗生素，通过抑制细菌蛋白质的合成，对多数革兰氏阳性菌和革兰氏阴性菌、立克次体、支原体、衣原体、螺旋体、某些厌氧菌及放线菌均有抑制作用，对阿米巴原虫也有间接抑制作用，对革兰氏阳性菌作用不如 β-内酰胺类，对病毒、真菌、铜绿假单胞菌无效。四环素对立克次体感染、斑疹伤寒、支原体肺炎和霍乱等疗效较好，列为首选。

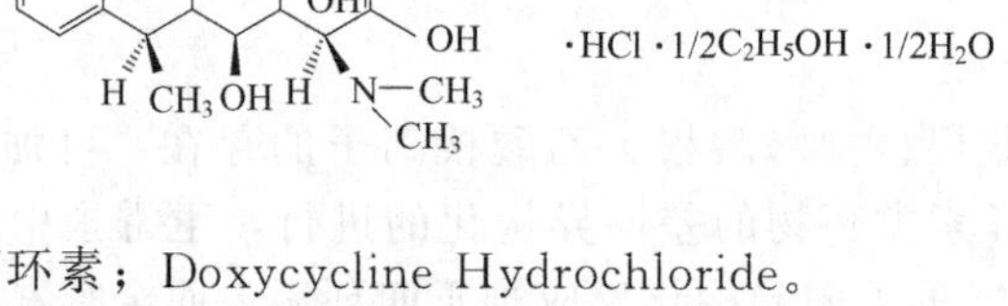

$\cdot HCl \cdot 1/2C_2H_5OH \cdot 1/2H_2O$

[通用名] 盐酸多西环素；Doxycycline Hydrochloride。

[化学名] 6-甲基-4-(二甲胺基)-3,5,10,12,12α-五羟基-1,11-二氧代-1,4,4α,5,5α,6,11,12α-八氢-2-并四苯甲酰胺盐酸盐半乙醇半水合物。

[CAS号] 10592-13-9。

[理化性质] 本品为淡黄色或黄色结晶性粉末；无臭，味苦。在水或甲醇中易溶，在乙醇或丙酮中微溶，在三氯甲烷中几乎不溶。本品1%水溶液的pH为2.0～3.0。比旋度为－116°～－98°。

多西环素与四环素结构相似，具有四环素类抗生素的通性，但由于6位无羟基，故无四环素类抗生素的脱水反应和生成内酯结构的开环反应，性质较稳定，因而效力较强。但对光不稳定，因此宜遮光、密封保存。

本品遇硫酸显黄色；水溶液加重铬酸钾硫酸溶液一起加热，产生乙醛气味；水溶液还显氯化物的鉴别反应。

[药理及临床作用] 本品抗菌作用比四环素强，且对四环素、土霉素耐药金黄色葡萄球菌及脆弱拟杆菌有效。口服吸收良好，主要用于敏感的革兰氏阳性菌和革兰氏阴性杆菌所致的上呼吸道感染、扁桃腺炎、尿道炎、老年慢性支气管炎等。由于本品对肾无明显毒性，特别适用于四环素适应证而合并肾功能不全的感染者。

[不良反应] 本品胃肠道反应多见，如恶心、呕吐、腹泻等，饭后服药可减轻。

第三节　大环内酯类抗生素

大环内酯类抗生素（Macrolide Antibiotics）是链霉菌产生的一类弱碱性抗生素，因分子中含有一个内酯结构的十四元或十六元大环而得名。大环内酯类抗生素与临床常用的其他抗生素之间无交叉耐药性，但细菌对同类药物仍可产生耐药性；毒性较低，无严重不良反应。本类抗生素的作用机制是作用于敏感细菌的 50S 核糖体亚基，抑制细菌的蛋白质合成。

大环内酯类抗生素的应用仅次于 β-内酰胺类抗生素，对革兰氏阳性菌和某些革兰氏阴性菌、支原体等有较强的作用，特别是对 β-内酰胺抗生素无效的支原体、衣原体、弯曲菌等感染有特效，是军团菌病的首选药，还可以治疗艾滋病患者的弓形虫感染。

红霉素（Erythromycin）是在 1952 年被发现的，是由红色链丝菌产生的，通常所说的红霉素是指红霉素 A。

[通用名] 红霉素；Erythromycin。

[化学名] 3-[（2,6-二脱氧-3-C-甲基-3-O-甲基-α-L-吡喃糖基）氧]-13-乙基-6,11,12-三羟基-2,4,6,8,10,12-六甲基-5-[3,4,6,-三脱氧-3-（二甲胺基）-β-D-吡喃木糖基]氧-1-氧杂环十四烷-1,9-二酮。

[CAS 号] 114-07-8。

[理化性质] 本品为白色或类白色结晶或粉末；无臭、味苦，微有引湿性。微溶于水，易溶于甲醇、乙醇或丙酮。

M16-1
红霉素的
鉴别反应

红霉素在酸中不稳定，易被胃酸破坏失活。

红霉胺　　　　　克拉定糖

本品的结构是由红霉内酯与脱氧氨基糖和克拉定糖缩合而成的碱性苷。红霉内酯环为 14 原子的大环，无双键，偶数碳原子上共有 6 个甲基，9 位上有一个羰基，C3、C5、C6、C12 共有四个羟基，内酯环的 C3 通过氧原子与克拉定糖相连，C5 通过氧原子与脱氧氨基糖相连。

［药理及临床作用］本品抗菌谱与青霉素近似，对革兰氏阳性菌如葡萄球菌、化脓性链球菌、肺炎链球菌、白喉杆菌等有较强的抑制作用。对革兰氏阴性菌如淋球菌、螺旋杆菌、百日咳杆菌、军团菌以及流感嗜血杆菌也有相当的抑制作用。此外，对支原体、放线菌、螺旋体、立克次体、衣原体和阿米巴原虫有抑制作用。

临床主要用于耐青霉素的金葡菌感染及对青霉素过敏的金葡菌感染，为耐青霉素的金黄色葡萄球菌和溶血性链球菌引起感染的首选药。此外，对白喉患者，以本品与白喉抗毒素联用则疗效显著。

［不良反应］本品胃肠道反应有腹泻、恶心、呕吐、胃绞痛、口舌疼痛、胃纳减退等，其发生率与剂量大小有关。过敏反应表现为药物热、皮疹、嗜酸性粒细胞增多等。

20 世纪 70 年代，对红霉素的结构改造主要集中在红霉内酯环的 C6 羟基、C9 羰基、C8 氢的改造上，结构修饰的目的是提高红霉素对酸的稳定性以及改善其药代动力学性质、扩大其抗菌谱。

罗红霉素（Roxithromycin）是将 C9 羰基制成肟的衍生物，因 C9 羰基成肟后，可以阻止 C6 羟基与 C9 羰基的缩合，增加其稳定性。罗红霉素有较好的化学稳定性，口服吸收迅速，抗菌作用比红霉素强 6 倍，组织分布广，特别是在肺组织中的浓度比较高。

将红霉素的 C6 羟基甲基化得到克拉霉素（Clarithromycin），由于 C6 羟基甲基化，使其不能与 C9 羰基缩合而增加其在酸中的稳定性。因此，克拉霉素耐酸，需要浓度高而持久，对需氧菌、厌氧菌、支原体、衣原体等病原微生物有效。体内活性比红霉素强，毒性低，用量小。

氟红霉素（Flurithromycin）是将 C8 上的氢用其电子等排体 F 替换的产物，F 原子的引入降低了酮羰基的活性，阻断红霉素半缩酮的脱水过程，对酸稳定。

阿奇霉素（Azithromycin）是一个含氮的十五元环大环内酯衍生物，对许多革兰氏阴性菌有较大活性。阿奇霉素在组织中浓度较高，体内半衰期比较长，有较好的药代动力学性质。

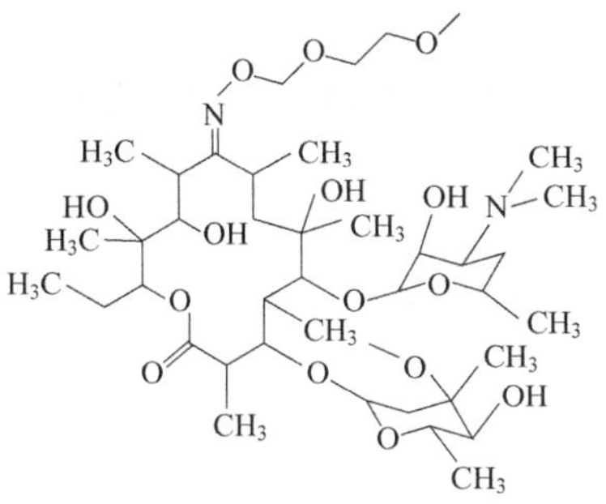

罗红霉素

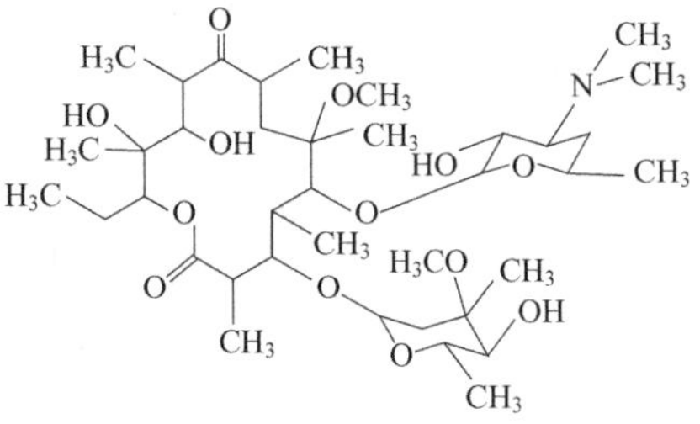

克拉霉素

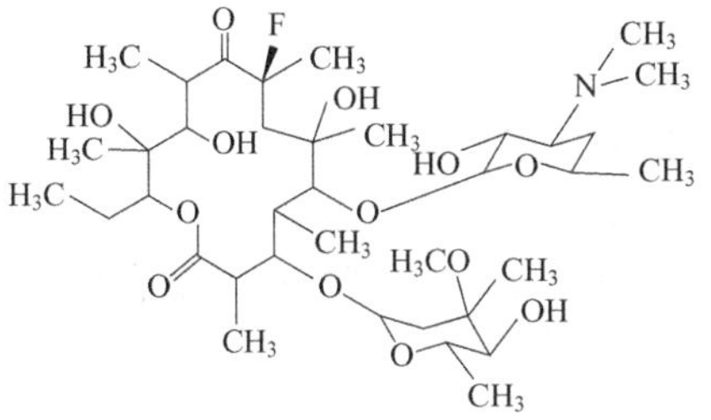

氟红霉素

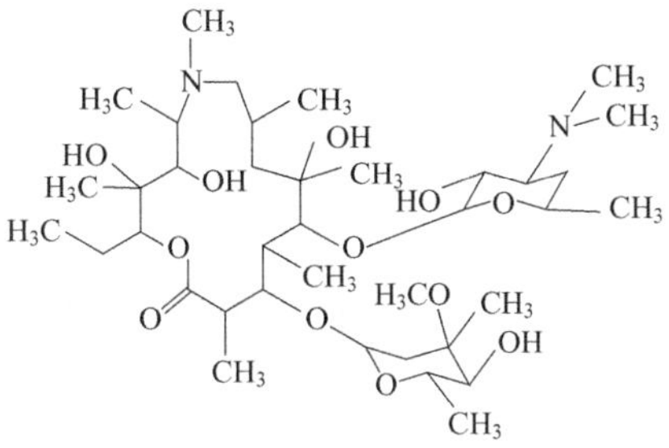

阿奇霉素

第四节 氨基糖苷类抗生素

氨基糖苷类抗生素（Aminoglycoside Antibiotics）是由链霉菌、小单孢菌和细菌所产生的具有氨基糖苷结构的抗生素，本类抗生素的化学结构都是由氨基糖（单糖或双糖）与1,3-二氨基肌醇（如链霉胺）形成的苷。

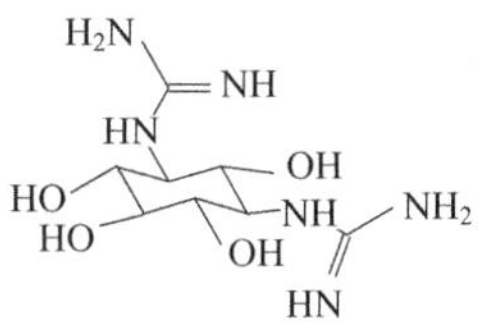

链霉胺

目前用于临床的氨基糖苷抗生素主要有链霉素（Streptomycin）、卡那霉素 A（Kanamycin A）、庆大霉素 C（Gentamicin C）等。

链霉素主要用于抗结核，对酸、碱均不稳定，碱性条件下水解产生的麦牙酚与 Fe^{3+} 反应生成紫红色络合物。链霉素具有易产生耐药性的缺点，故需与其他抗结核药联合用药。

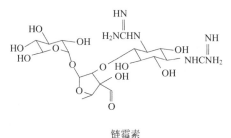

链霉素

M16-2 链霉素的
毒性反应及钙剂
的对抗作用

卡那霉素 A 是由氨基去氧-D-葡萄糖与脱氧链霉素缩合而成的碱性苷。受氨基糖苷钝化酶的影响，易产生耐药性，对其结构改造得到的阿米卡星是在结构中引入位阻基团 4-氨基-2-羟基丁酰胺，改善了耐药性。

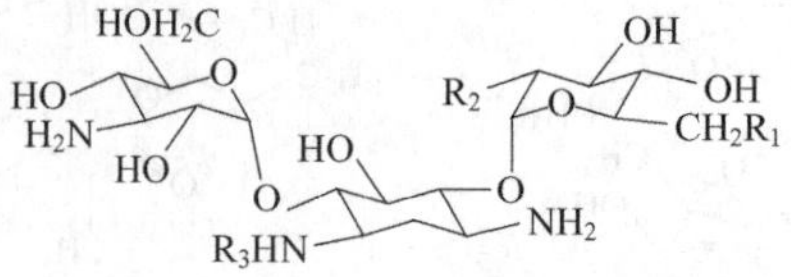

	R_1	R_2	R_3
卡那霉素 A	—NH$_2$	—OH	H
卡那霉素 B	—NH$_2$	—NH$_2$	H
卡那霉素 C	—OH	—NH$_2$	H
阿米卡星	—NH$_2$	—OH	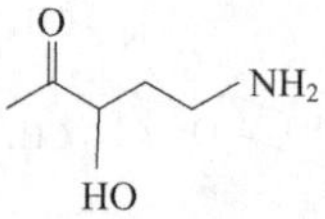

庆大霉素 C 是由脱氧链霉胺、紫素胺和 3-甲基-3-去氧-4-甲基戊糖胺缩合成的苷。

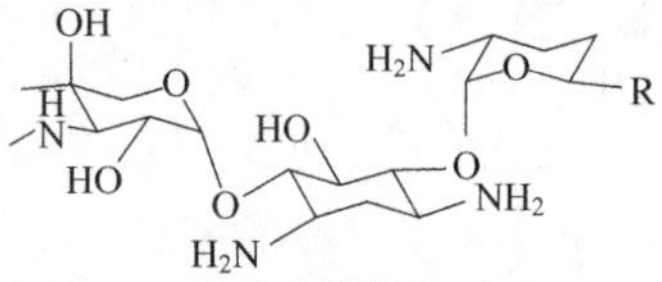

庆大霉素C

第五节　氯霉素及其衍生物

除前面讲述的几类抗生素外，临床上常用的其他抗生素主要有氯霉素（Chloramphenicol）及其衍生物。

氯霉素类抗生素主要作用于细胞核糖体 50S 亚基，能特异性地阻止 mRNA 与核糖体结合，同时还可以抑制转肽酶，使肽链不能增长，从而阻止蛋白质的合成，抑制细菌的生长。

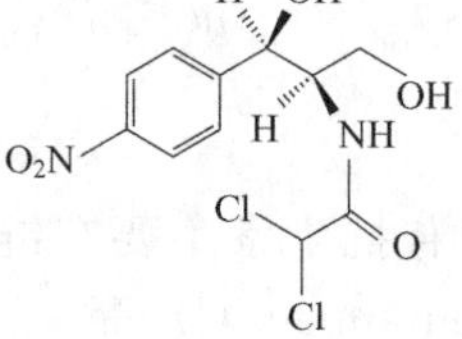

M16-3
氯霉素的
鉴别反应

[通用名] 氯霉素，Chloramphenicol

[化学名] D-苏式-(-)-N-[α-羟基甲基-β-羟基-对硝基苯乙基]-2,2-二氯乙酰基。

[CAS 号] 56-75-7。

[理化性质] 氯霉素是抗生素中第一个人工全合成的药物，具 1,3-丙二醇结构，含有两个 C*，有四个光学异构体，其中只有 1R,2R-D(-) 有抗菌活性。

本品在中性或弱酸性（pH 4.5~7.5）条件下稳定，pH>9 或 pH<2 时易水解。

本品的鉴别方式：

① —NO$_2$ 经 CaCl$_2$/Zn 还原成羟胺衍生物，在 NaOOCCH$_3$ 下与苯甲酰氯进行苯甲酰化，生成物在弱酸性溶液中与 Fe^{3+} 生成紫红色络合物。

② —NO₂ 经 HCl/Zn 还原成氨基，发生 $NaNO_2$、HCl 重氮化，与 β-萘酚偶联，发生颜色反应。

[药理及临床作用] 本品对革兰氏阴性菌作用较强，特别是对伤寒杆菌、副伤寒杆菌、脑膜炎奈瑟菌作用强，对流感嗜血杆菌、百日咳鲍特菌、痢疾杆菌作用较强，对立克次体、螺旋体、支原体、衣原体有效，对革兰氏阳性球菌的作用不及青霉素和四环素类。临床上主要用于治疗伤寒、副伤寒、斑疹伤寒、百日咳、沙眼、细菌性痢疾等。

[不良反应] 毒性大，味苦。长期和多次应用可损害骨髓的造血功能，引起再生障碍性贫血。

对氯霉素进行结构改造得到以下两种药物。氯霉素与丁二酸成酯得到琥珀氯霉素；氯霉素与棕榈酸成酯得到棕榈氯霉素。

这是两个前药，到达体内经酶解释放出氯霉素产生作用。

习 题

一、选择题

1. 口服易吸收的 β-内酰胺类抗生素是（　　）。

A. 链霉素　　　　B. 头孢氨苄　　　　C. 青霉素钠　　　　D. 氯霉素

2. 下列抗生素药物中没有 β-内酰胺结构的是（　　）。

A. 青霉素 G　　　B. 头孢氨苄　　　　C. 阿莫西林　　　　D. 卡那霉素

3. β-内酰胺类抗生素的作用机理是（　　）。

A. 抗叶酸代谢　　　　　　　　　　B. 抑制 DNA 回旋酶

C. 抑制细菌细胞壁的合成　　　　　D. 抑制蛋白质的合成

4. 广谱青霉素的结构特点为酰胺侧链上的 α-碳上含有（　　）基团。

A. 较大空间位阻　　B. 亲水性　　　　C. 吸电子　　　　　D. 较小空间位阻

5. 耐酶青霉素的结构特点是侧链结构中含有（　　）。

A. 电负性原子　　　B. 大空间位阻基团　C. 水溶性基团　　　D. 脂溶性基团

6. 青霉素 G 在室温 pH＝4 条件下，重排产物是（　　）。

A. 青霉胺　　　　　B. 青霉二酸　　　　C. 青霉醛　　　　　D. 青霉醛和青霉胺

7. 青霉素钠制成粉针剂的原因是（　　）。

A. 易氧化变质　　　B. 易水解失效　　　C. 不溶于水　　　　D. 便于使用

8. 各种青霉素在化学上的主要区别在于（　　）。

A. 形成不同的盐　　　　　　　　　B. 不同的酰基侧链

C. 分子的光学活性不一样　　　　　D. 分子内环的大小不同

9. 具有下列化学结构的药物，说法正确的一项是（　　）。

A. 广谱抗菌　　　　　　　　　　　B. 可以口服使用

C. 属于大环内酯类抗生素　　　　　D. 具活性的构型为 $2S,5R,6R$

10. 在 pH 2～6 条件下易发生差向异构化的药物是（　　）。

A. 氯霉素　　　　　B. 头孢噻肟钠　　　C. 阿莫西林　　　　D. 四环素

11. 下列哪一种药物属于四环素类抗生素？（　　）
A. 氯霉素　　　　　　B. 土霉素　　　　　C. 庆大霉素　　　　D. 红霉素

12. 下列哪一种药物可发生聚合反应？（　　）
A. 氯霉素　　　　　　B. 头孢噻肟钠　　　C. 阿莫西林
D. 环素　　　　　　　E. 克拉维酸

13. 下列哪种药物以 $1R,2R(-)$ 体供药用？（　　）
A. 氯霉素　　　　　　B. 头孢噻肟钠　　　C. 阿莫西林
D. 四环素　　　　　　E. 克拉维酸

14. 下列哪个是氯霉素具抗菌活性的构型？（　　）
A. $1S,2S$　　　　　B. $1S,2R$　　　　C. $1R,2R$　　　　D. $1R,2S$

15. （　　）为第一个用于临床的 β-内酰胺酶抑制剂。
A. 氯霉素　　　　　　B. 头孢噻肟钠　　　C. 阿莫西林
D. 四环素　　　　　　E. 克拉维酸

16. 副作用能引起第八对颅脑神经损害，造成不可逆耳聋的抗生素是（　　）。
A. 青霉素　　　　　　B. 红霉素　　　　　C. 链霉素　　　　　D. 土霉素

17. 下列哪个药物可以损害听觉神经？（　　）
A. 链霉素　　　　　　B. 四环素　　　　　C. 红霉素　　　　　D. 青霉素

18. 下列抗生素，属于氨基糖苷类的是（　　）。
A. 红霉素　　　　　　B. 氯霉素　　　　　C. 土霉素　　　　　D. 链霉素

19. 属于大环内酯类抗生素的是（　　）。
A. 氯霉素　　　　　　B. 红霉素　　　　　C. 新霉素　　　　　D. 卡那霉素

20. 属于大环内酯类抗生素的药物是（　　）。
A. 克拉维酸　　　　　B. 链霉素　　　　　C. 红霉素　　　　　D. 头孢克洛

21. 化学结构中含有两个手性中心的药物是（　　）。
A. 氯霉素　　　　　　B. 头孢氨苄　　　　C. 青霉素 G　　　　D. 氨苄西林

22. 下列哪个药物是 β-内酰胺酶抑制剂？（　　）
A. 阿莫西林　　　　　B. 头孢噻吩钠　　　C. 克拉维酸　　　　D. 米诺环素

23. 下列对青霉素的描述不正确的是（　　）。
A. 能口服　　　　　　　　　　　　　B. 易产生过敏
C. 对革兰氏阳性菌效果较好　　　　　D. 易产生耐药性

24. 土霉素结构中不稳定的部位是（　　）。
A. 3 位烯醇羟基　　　B. 5 位羟基　　　　C. 6 位羟基　　　　D. 10 位酚羟基

25. 下列具有酸碱两性的药物是（　　）。
A. 吡罗昔康　　　　　B. 土霉素　　　　　C. 氢氯噻嗪　　　　D. 青霉素 G

二、简答题

1. 试说明耐酶、耐酸、广谱青霉素的结构特点，并各举一例。

2. 为什么头孢菌素类抗生素比青霉素类相对稳定？

三、填空题

1. 四环素类药物对酸、碱不稳定是由结构中的＿＿＿＿＿＿＿＿造成的。

2. 四环素类抗生素是一类具有＿＿＿＿＿＿母核的抗生素总称。

3. 四环素类药物为两性化合物，其中＿＿＿＿＿显碱性，＿＿＿＿＿显酸性。

4. 土霉素结构中含有的＿＿＿＿＿显弱酸性，还含有＿＿＿＿＿显碱性，故为两性化合物。

5. 6-APA 的结构式为_____。

6. 氯霉素分子中有_____个手性碳原子，氯霉素的临床用途为_____。

7. 青霉素的母核为_____，头孢菌素的母核为_____。

习题答案（部分）

一、选择题

1. B；2. D；3. C；4. B；5. B；6. B；7. B；8. B；9. D；10. D；11. D；12. C；13. A；14. C；15. E；16. C；17. A；18. D；19. B；20. C；21. A；22. C；23. A；24. C；25. B

三、填空题

1. C6 位上的羟基

2. 氢化并四苯

3. 二甲氨基；酚羟基和烯醇基

4. 酚羟基和烯醇基；二甲氨基

5.

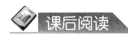

6. 2；抗菌

7. 6-APA；7-ACA

课后阅读

青霉素的传奇式发现

弗莱明的一生充满了传奇性的意外事件。1901 年，他才 20 岁，便以最高分数考取了全英国入学试的第一名。当时，所有的学府都向他敞开了大门，可他却偏偏选中了圣·玛利医学院。他有他的理由："我跟这所学院的学生玩过水球，希望入学以后可以一块玩……"他没想到，这所圣·玛利医学院在微生物学领域里颇负盛名。喜欢玩水球，给了他日后成功一个绝好的机会。

弗莱明水球打得好，步枪射击也不错。临毕业那年，他去参加校际射击比赛，结果又夺了第一名。学院的步枪俱乐部为了让他长期为他们的射击队效力，邀请他毕业后留在细菌学试验室工作，他接受了。可他怎么也没有想到，他就是从这里走上了夺取诺贝尔桂冠的道路。

1928 年 9 月的一天早晨，弗莱明走进研究室去看培养皿。怎么搞的？器皿里长满了霉菌！显然，试验失败了，他一咋舌，就想把盘子扔掉。但当他仔细地去再看一个究竟时，却不禁惊叫起来——原来他发现霉菌的周围清澈明净而且浮泛着淡淡的绿色，完全不像葡萄球菌繁殖区域里那些黄颜色那样讨厌，仿佛黄色被绿色一点一点地溶化蚕食掉了。他把那些绿绒毛样的物质拿到显微镜下观察，发现是一些绿霉菌。"那么，绿霉菌中是否有能杀死有害细菌的东西呢？"他不禁想起了孩提时代往伤口上擦"绿毛"的事……那是在弗莱明 9 岁的时候了，每当他碰伤了皮肤的时候，母亲常常用面包上长出来的"绿毛"擦在他的伤口上，这样做了之后，伤口就可以不化脓并且能很快地愈合。他对绿霉菌进行了观察和研究，最终成为第一个发现青霉素的人。

巧事真的都让弗莱明给碰上了。原来，空气中就刚好有那么一粒绿霉菌的种子，又刚好在他打开细菌培养基盖子的瞬间（平时都是盖着的，只在需要用显微镜观察时才打开）落到器皿里，更刚好被弗莱明发现，并且又刚好让他立刻联想起少年时用"绿毛"治伤口的往事……哲学科学家贝弗里奇在他写的《科学研究的艺术》里甚至说："当时弗莱明若不是刚好在一座拥有大量灰尘从而容易发生污染的旧房子这种'不利'的条件下工作，那么这个发现可能也就做不出来了。"那倒是确切的，没有这一系列带有传奇色彩的机遇，现代科学最重要的奇迹就不会产生了。

课内实验

课内实验一 阿司匹林的合成、鉴别、含量测定和胶囊剂型的制备

一、实验目的

1. 了解乙酰化反应的原理及如何通过控制反应条件（如反应温度、反应时间等）使目的产物成为主产物。
2. 掌握高效液相色谱和薄层色谱法对阿司匹林进行纯度的定性和定量的检测。
3. 掌握化合物的重结晶提纯方法。
4. 掌握熔点、红外光谱法对化合物的表征。
5. 掌握阿司匹林胶囊的制备方法。

二、阿司匹林的合成

1. 合成路线

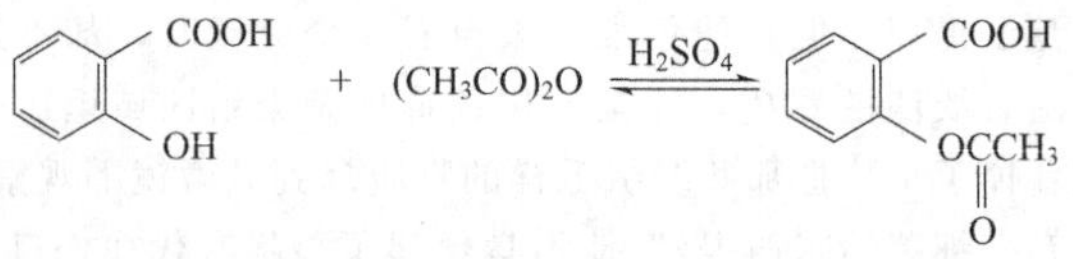

$$\text{COOH} \quad + \quad (CH_3CO)_2O \quad \underset{}{\overset{H_2SO_4}{\rightleftharpoons}} \quad \text{COOH, OCCH}_3$$

2. 合成工艺及重结晶

（1）在 250mL 的三口烧瓶中，依次加入水杨酸 8.0g、乙酸酐 25.0mL、20 滴浓硫酸，开始搅拌（注意搅拌速度，防止物料飞溅到烧瓶壁上方），使固体全部溶解完。

（2）开始用电热套加热，控温在 85～90℃，反应 50min。

（3）反应结束，搅拌下冷却至室温，先加入 5mL 冰水，然后再将 150mL 冰水加入，搅拌 20min。

（4）将烧瓶内物料转移至锥形瓶，烧瓶内残留的部分物料，也要用冰水润洗一起倒入锥形瓶，将锥形瓶（做好记号）放置在冰柜中冷却 10min。待晶体完全析出，减压抽滤，得到粗品，烘干称重。

（5）在 100mL 圆底烧瓶中，依次加入阿司匹林粗品 6g、95％的乙醇 30mL、2 颗沸石，然后装上球形冷凝管，加热溶解。同时在 250mL 烧杯中加入适量蒸馏水并加热至 70℃，量取热水 45mL 倾入到圆底烧瓶中，摇匀后趁热过滤，滤液迅速转移至烧杯中，慢慢冷却至 10℃，结晶 30min，抽滤，烘干，称重，计算产率。

M1 阿司匹林的制备

三、阿司匹林的鉴别

（1）显色对比法   取两只干净试管，分别放入重结晶前的阿司匹林（A）和重结晶后的阿司匹林（B）。加入乙醇各 1mL，使固体溶解。然后分别在每只试管中加入 1～2 滴 1％ $FeCl_3$ 溶液，比较两支试管的颜色。

（2）薄层色谱比较法   供试品溶液的制备：取本品细粉 100mg，加乙醇 5mL，振摇溶解，静置，取上清液，即得。对照品溶液制备：取阿司匹林对照品 100mg，加乙醇 10mL，振摇溶解，静置，取上清液，即得。取对照品溶液和供试品溶液各 2μL，点样于硅胶 GF254 板（快检专用薄层板），将正己烷-乙酸乙酯-冰乙酸（15∶5∶1）混合液 3mL 倒入层析缸中，将点样完毕的薄层板放入，待展开前沿至距原点 8cm 处或距离硅胶板顶端 0.5cm 处，将板取出，待展开剂挥尽，置于 254nm 紫外光灯下观察，计算比移值。

M2 阿司匹林的重结晶及鉴别实验

（3）熔点测定   纯乙酰水杨酸为白色针状或片状晶体，mp. 135～136℃，但由于它受热易分解，因此熔点难测准（不同熔点仪使用方法不一，这里不再赘述）。

（4）红外光谱图   采用红外光谱仪对精制的阿司匹林进行红外光谱的测定，并和标准谱图进行对照比较。

M3 阿司匹林的熔点测定

阿司匹林标准红外光谱及峰值（KBr 固体）见图 1。

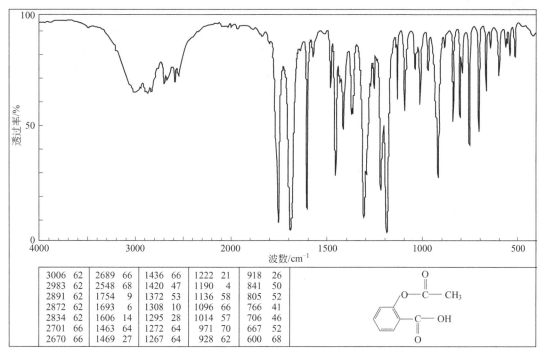

图 1   阿司匹林标准红外光谱及峰值（KBr 固体）

M4 用高效液相色
谱法进行阿司匹
林的含量测定

M5 动物实验
基本操作技术

M6 小鼠的
止痛实验

四、阿司匹林的含量测定

用高效液相色谱法（HPLC）对阿司匹林进行含量的测定。

五、小鼠止痛实验

（1）取体重相近的小鼠 2 只，称重，编号，随机分为甲、乙 2 组。

（2）观察小鼠正常活动。

（3）给药：甲组 0.4％阿司匹林悬液灌胃 0.3mL/10g、乙组等体积生理盐水腹腔注射，记录给药时间。

（4）给药后 15min，各组小鼠均腹腔注射 0.7％乙酸溶液 0.1mL/10g，观察 10min 内各组出现扭体反应的次数。

（5）取小鼠 2 只，随机分成 2 组，分别喂急支糖浆 0.3mL/10g，以生理盐水为空白对照，灌胃给药后 15min，置于充满氨气的烧杯中观察小鼠 15min 内咳嗽潜伏及咳嗽次数。

六、阿司匹林胶囊的制备

（1）处方 1　阿司匹林（20g）研钵中研细，原辅料过 40 目筛，加滑石粉（3％）在培养皿中混合均匀，手工填充板上用 1♯蓝白双色硬胶囊填充 100 粒，清洗表面粉末，即得。

（2）处方 2　阿司匹林（20g）和 MCC（9g）研钵中分别研细，原辅料过 40 目筛，加滑石粉（3％）在培养皿中混合均匀，手工填充板上用 1♯蓝白双色硬胶囊填充 100 粒，清洗表面粉末，即得。

（3）处方 3　阿司匹林（10g）和 MCC（3g）研钵中分别研细，原辅料过 40 目筛，在培养皿中将阿司匹林、乳糖（6g）、MCC 混合均匀。另制备 10％淀粉浆 20mL［2g 淀粉加入 20mL 纯化水中，加入柠檬酸（0.2g），搅匀，电热套上加热，待成澄清透明状后取下，冷却备用］。将淀粉浆慢慢加

M7 胶囊
填充方法

入混合好的原辅料中，边加边混合，制成软材后颗粒机上挤压制粒，所得湿颗粒平铺在培养皿上置于烘箱中 50～60℃ 干燥 1h。取出颗粒机制得的整粒，加入滑石粉混匀，手工填充板上用 1♯蓝白双色硬胶囊填充 100 粒，清洗表面粉末，即得。

七、思考题

1. 反应容器为什么要干燥无水？

2. 加入浓硫酸的目的是什么？

3. 减压抽滤装置包括哪些部分？

4. 趁液热过滤后溶液不析出晶体，可以有什么方法解决？

5. 常用高效液相色谱流动相有哪些溶剂？

6. 红外光谱中，波数 2897cm^{-1}、1754cm^{-1}、1693cm^{-1}、766cm^{-1} 是哪些官能团的特征峰？

7. 红外光谱操作流程是什么？

8. 阿司匹林胶囊制作步骤有哪些？

9. 用阿司匹林进行小鼠止痛实验，小鼠在给药后的表现如何？

课内实验二　磺胺醋酰的制备及鉴别

一、实验目的

1. 了解乙酰化反应的原理及如何通过控制反应条件（如 pH 值、温度等）使目的产物成为主产物。

2. 掌握有机常见的碱溶酸析提纯法。

3. 掌握芳伯氨基常见的重氮化反应进行药物鉴别。

二、实验原理

$$H_2N-\!\!\!\!\bigcirc\!\!\!\!-SO_2NH_2 + (CH_3CO)_2O \xrightarrow{NaOH} H_2N-\!\!\!\!\bigcirc\!\!\!\!-SO_2NCOCH_3 \xrightarrow{H^+}$$

（其中 SO$_2$NCOCH$_3$ 下方连 Na）

$$H_2N-\!\!\!\!\bigcirc\!\!\!\!-SO_2NCOCH_3$$

（SO$_2$NCOCH$_3$ 下方连 H）

三、磺胺醋酰的制备

在 100mL 的三颈瓶中加入 8.6g 磺胺和 11.5mL 22.5％的 NaOH 溶液，装上温度计，投入搅拌子，边搅拌边将反应液用热水浴加热至 50～55℃。固体溶解后，每隔 5min 加入约 1/4 的 77％的 NaOH 溶液及乙酐，加毕保持温度在 50～55℃，继续反应 0.5h。

当反应结束后，将反应液倒到 50mL 的烧杯中并加入 5mL 水，用 1∶1 盐酸中和至 pH＝7（约用 3mL）。混合物用冰浴冷却 1～2h，使固体充分析出，抽滤，滤液用 1∶1 的盐酸酸化至 pH＝5～4 后放在冰浴中冷却 15min，析出固体，抽滤收集固体。边用玻璃棒搅拌边在固体中加入 10％的盐酸（用量约是固体的 3 倍），然后静置 30min。过滤除去固体，滤液中加入少量活性炭，室温搅拌。过滤除去活性炭，滤液用 40％的 NaOH 溶液中和至 pH＝5，这时 SA 结晶析出。抽滤收集固体，干燥并称重，计算产率，测得熔点为 178～182℃。如果不纯，可以用热水重结晶。

M8 磺胺醋酰
钠的合成

四、磺胺醋酰的鉴别

鉴别 1——利用芳伯氨基鉴别

取供试品约 50mg，加稀盐酸 1mL，必要时缓缓煮沸使溶解；加 0.1mol/L 亚硝酸钠溶液数滴；加与 0.1mol/L 亚硝酸钠等体积的 1mol/L 脲溶液，震摇 1min；滴加碱性 β-萘酚试液数滴，观察现象。

五、思考题

1. 磺胺有哪些性质？

2. 在操作过程中，pH 为 7 时结晶析出的固体是什么？pH 为 5 时析出的又是什么？在 10％的盐酸中，哪些物质能溶解，哪些物质不溶，为什么？

课内实验三   c-Met 激酶抑制剂三唑并四嗪的制备

一、实验目的

1. 了解 c-Met 激酶抑制剂的作用原理。
2. 掌握三唑并四嗪类药物的合成工艺和原理。
3. 初步具备独自开关反应的能力。

二、实验原理

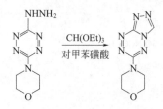

三、三唑并四嗪的制备

在 100mL 三口瓶中加入 3-(吗啉-4-基)-6-肼基-1,2,4,5-四嗪（1.97g，10mmol）和少量的对甲苯磺酸（0.21g，1.2mmol），然后再加入原甲酸三乙酯（16mL）。将反应混合物加热至 60℃持续 2h，析出大量黄色固体。反应完毕，冷至室温，减压抽滤，滤饼用少量乙醚（约 5mL）进行淋洗，烘干得到产品。

M9 三唑并
四嗪的合成

四、思考题

1. 反应中原甲酸三乙酯和对甲苯磺酸分别起什么作用？
2. 反应中反应液的颜色有什么明显变化？

参 考 文 献

[1] 王润玲. 药物化学 [M]. 北京：中国医药科技出版社，2012.
[2] 何敬文. 药物化学 [M]. 武汉：华中科技大学出版社，2013.
[3] 彭司勋. 药物化学 [M]. 北京：中国医药科技出版社，2002.
[4] 葛淑兰. 药物化学 [M]. 北京：人民卫生出版社，2009.
[5] 王玮瑛. 药物化学 [M]. 北京：人民卫生出版社，2006.
[6] 张彦文. 药物化学 [M]. 第 2 版. 北京：高等教育出版社，2012.
[7] 尤启东. 药物化学 [M]. 第 3 版. 北京：化学工业出版社，2016.
[8] 郑虎. 药物化学 [M]. 第 6 版. 北京：人民卫生出版社，2007.
[9] 李瑞芳. 药物化学教程 [M]. 北京：化学工业出版社，2006.
[10] 翁玲玲. 临床药物化学 [M]. 北京：人民卫生出版社，2007.
[11] 徐正. 药物化学学习指导与习题集 [M]. 第 2 版. 北京：人民卫生出版社，2007.
[12] 郭宗儒. 药物化学总论 [M]. 第 3 版. 北京：中国医药科技出版社，2010.
[13] 国家药典委员会. 中华人民共和国药典 [S]. 北京：中国医药科技出版社，2015.
[14] 徐文芳. 药物化学 [M]. 北京：科学出版社，2006.
[15] 李振肃. 药物化学 [M]. 北京：化学工业出版社，1981.